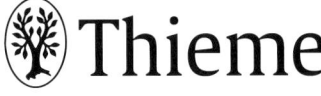

Diabetologie kompakt

Grundlagen und Praxis

Herausgegeben von Helmut Schatz

3., neu bearbeitete und aktualisierte Auflage

Mit Beiträgen von

Hermann P. T. Ammon
Bernd Balletshofer
Ariane Behre
Peter Bottermann
Reinhard G. Bretzel
Karl-Michael Derwahl
Marianne Ehren
Guido Freckmann
Martin Füchtenbusch
Baptist Gallwitz
Hans-Peter Hammes
Hans-Ulrich Häring
Hans Hauner
Axel Heidenreich
Eberhard Heinze

Anita Hennige
Klaus Peter Hoffmann
Stephan Jacob
Hans Uwe Janka
Monika Kellerer
Hubert Kolb
Ernst von Kriegstein
Bernhard Kulzer
Uwe Lang
Thomas Linn
Dieter Luft
Stephan Martin
Stephan Matthaei
Andreas Mügge
Michael Nauck

Uwe Panten
Andreas F. H. Pfeiffer
Martin Pfohl
Bernadette Reinsch
Alexander Risse
Helmut Schatz
Werner A. Scherbaum
Ekkehard Schifferdecker
Erwin Schleicher
Reinhold M. Schmülling
Eberhard Standl
Walter Zidek
Stefan Zimny

47 Abbildungen
110 Tabellen

Georg Thieme Verlag
Stuttgart · New York

Bibliographische Information
Der Deutschen Bibliothek

Die Deutsche Bibliothek verzeichnet diese Publikation in der Deutschen Nationalbibliographie; detaillierte bibliographische Daten sind im Internet über http://dnb.ddb.de abrufbar

1. Auflage 2001 Blackwell Verlag, Berlin
2. Auflage 2002 Blackwell Verlag, Berlin

Wichtiger Hinweis: Wie jede Wissenschaft ist die Medizin ständigen Entwicklungen unterworfen. Forschung und klinische Erfahrung erweitern unsere Erkenntnisse, insbesondere was Behandlung und medikamentöse Therapie anbelangt. Soweit in diesem Werk eine Dosierung oder eine Applikation erwähnt wird, darf der Leser zwar darauf vertrauen, dass Autoren, Herausgeber und Verlag große Sorgfalt darauf verwandt haben, dass diese Angabe **dem Wissensstand bei Fertigstellung des Werkes** entspricht.

Für Angaben über Dosierungsanweisungen und Applikationsformen kann vom Verlag jedoch keine Gewähr übernommen werden. **Jeder Benutzer ist angehalten,** durch sorgfältige Prüfung der Beipackzettel der verwendeten Präparate und gegebenenfalls nach Konsultation eines Spezialisten festzustellen, ob die dort gegebene Empfehlung für Dosierungen oder die Beachtung von Kontraindikationen gegenüber der Angabe in diesem Buch abweicht. Eine solche Prüfung ist besonders wichtig bei selten verwendeten Präparaten oder solchen, die neu auf den Markt gebracht worden sind. **Jede Dosierung oder Applikation erfolgt auf eigene Gefahr des Benutzers.** Autoren und Verlag appellieren an jeden Benutzer, ihm etwa auffallende Ungenauigkeiten dem Verlag mitzuteilen.

© 2004 Georg Thieme Verlag
Rüdigerstraße 14
D – 70469 Stuttgart
Telefon: + 49 / 07 11 / 89 31-0
Unsere Homepage: http://www.thieme.de

Printed in Germany

Umschlaggestaltung: Thieme Verlagsgruppe
Satz: XYZ-Satzstudio, Naumburg
Druck: Druckhaus Köthen, Köthen

ISBN 3-13-137723-2   1 2 3 4 5 6

Anschriften

Prof. em. Dr. med. Hermann P. T. Ammon
Lehrstuhl Pharmakologie und Toxikologie
für Naturwissenschaftler am Pharmazeutischen Institut an der Universität Tübingen
Auf der Morgenstelle 8
72076 Tübingen

OA Dr. med Bernd Balletshofer
Medizinische Klinik IV des
Universitätsklinikums der
Eberhard-Karls-Universität Tübingen
Otfried-Müller-Straße 10
72076 Tübingen

Dr. med. Ariane Behre
Medizinische Klinik I
Evangelisches Krankenhaus Bethesda
zu Duisburg gGMBH
Heerstraße 219
47053 Duisburg

Prof. Dr. med. Peter Bottermann
August-Macke-Weg 8
81477 München

Prof. Dr. med. Reinhard G. Bretzel
Direktor der Medizinischen Klinik und
Poliklinik III
Universitätsklinikum Gießen
Rodthohl 6
35392 Gießen

Prof. Dr. med. Karl-Michael Derwahl
Direktor der Medizinischen Klinik des
St.-Hedwig-Krankenhauses
Akademisches Lehrkrankenhaus der
Charité der Humboldt-Universität
Große Hamburger Straße 5–11
10115 Berlin

Dr. med. Marianne Ehren
Medizinische Klinik I
BG-Kliniken Bergmannsheil
Universitätsklinikum der Ruhr-Universität
Bürkle-de-la-Camp-Platz 1
44789 Bochum

Dr. med. Guido Freckmann
Institut für Diabetes-Technologie (IDT)
Helmholtzstraße 20
89081 Ulm

Dr. med. Martin Füchtenbusch
Institut für Diabetesforschung und
III. Med. Abt. des Städtischen Kranken-
hauses München-Schwabing
Kölner Platz 1
80804 München

Prof. Dr. med. Baptist Gallwitz
Medizinische Klinik IV des
Universitätsklinikums der
Eberhard-Karls-Universität Tübingen
Otfried-Müller-Straße 10
72076 Tübingen

Prof. Dr. med. Hans-Peter Hammes
5. Medizinische Klinik des Klinikums
Mannheim der Universität Heidelberg
Theodor-Kutzer-Ufer 1–3
68167 Mannheim

Prof. Dr. med. Hans-Ulrich Häring
Ärztl. Direktor der Abt. Innere Medizin IV
Medizinische Klinik und Poliklinik
des Universitätsklinikums der
Eberhard-Karls-Universität Tübingen
Otfried-Müller-Straße 10
72076 Tübingen

Prof. Dr. med. Hans Hauner
Else-Kröner-Fresenius-Zentrum
für Ernährungsmedizin
Klinikum rechts der Isar der
Technischen Universität München
Ismaninger Straße 22
81675 München

Prof. Dr. med. Axel Heidenreich
Leiter der Sektion Uro-Onkologie
Klinik und Poliklinik für Urologie
an der Universität Köln
Joseph-Stelzmann-Straße 9
50924 Köln

Prof. Dr. med. Eberhard Heinze
Universitäts-Kinderklinik
Prittwitzstraße 43
89075 Ulm

Dr. med. Anita Hennige
Medizinische Klinik und Poliklinik
Innere Medizin IV des Universitätsklinikums
der Eberhard-Karls-Universität Tübingen
Otfried-Müller-Straße 10
72076 Tübingen

Dr. med. Klaus Peter Hoffmann
Leitender Oberarzt
Klinik für Dermatologie und Allergologie
des St.-Josef-Hospitals
Klinikum der Ruhr-Universität Bochum
Gudrunstraße 56
44791 Bochum

PD Dr. med. Stephan Jacob
Ärztlicher Direktor
Chefarzt Albert-Schweitzer-Klinik
Diabetologie/Stoffwechsel
Parkstraße 10
78126 Königsfeld

Prof. Dr. med. Hans Uwe Janka
Klinikdirektor
Klinikum Bremen-Nord
Hammersbecker Straße 228
28755 Bremen

PD Dr. med. Monika Kellerer
Ärztliche Direktorin der Klinik für
Diabetologie, Endokrinologie und
Internistische Intensivmedizin des
Marienhospitals Stuttgart
Akademisches Lehrkrankenhaus der
Universität Tübingen
Zentrum für Innere Medizin I
Postfach 10 31 63
70027 Stuttgart

Prof. Dr. rer. nat. Hubert Kolb
Deutsches Diabetes-Forschungsinstitut
an der Heinrich-Heine-Universität
Auf'm Hennekamp 65
40225 Düsseldorf

Dr. med. Ernst von Kriegstein
Lyraweg 1
29549 Bad Bevensen

Dr. phil. Dipl.-Psych. Bernhard Kulzer
Diabetes Zentrum Mergentheim
Theodor-Klotzbücher-Straße 12
97980 Bad Mergentheim

Prof. Dr. med. Uwe Lang
Leitender Oberarzt
Zentrum für Frauenheilkunde und Geburts-
hilfe der Justus-Liebig-Universität
Klinikstraße 32
35385 Gießen

Prof. Dr. med. Thomas Linn
Medizinische Klinik und Poliklinik III des
Universitätsklinikums Gießen der
Justus-Liebig-Universität
Rodthohl 6
35392 Gießen

Prof. Dr. med. Dieter Luft
Medizinische Klinik und Poliklinik des
Universitätsklinikums der
Eberhard-Karls-Universität Tübingen
Otfried-Müller-Straße 10
72076 Tübingen

Prof. Dr. med. Stephan Martin
Deutsches Diabetes-Forschungsinstitut an
der Heinrich-Heine-Universität Düsseldorf
Auf'm Hennekamp 65
40225 Düsseldorf

Prof. Dr. med. Stephan Matthaei
Diabetes-Zentrum Quakenbrück
Christliches Krankenhaus Quakenbrück
Danziger Straße 10
49610 Quakenbrück

Prof. Dr. med. Andreas Mügge
Direktor der Medizinischen Klinik II
(Kardiologie) des St. Josef-Hospitals
und der BG-Kliniken Bergmannsheil
Universitätsklinikum der Ruhr-Universität
Gudrunstraße 56 und
Bürkle-de-la-Camp-Platz1
44791 Bochum

Prof. Dr. med. Michael Nauck
Leitender Arzt des Diabetes-Zentrums
Fachklinik für Diabetes und
Stoffwechselkrankheiten
Kirchberg 21
37431 Bad Lauterberg im Harz

Prof. Dr. med. Uwe Panten
Institut für Pharmakologie und
Toxikologie der Technischen Universität
Braunschweig
Mendelssohnstraße 1
38106 Braunschweig

Prof. Dr. med. Andreas F. H. Pfeiffer
Direktor am Deutschen Institut für Ernäh-
rungsforschung, Abt. Klinische Ernährung,
Potsdam-Rehbrücke, und Universitätsklinikum Benjamin Franklin, Abt. Ernährungsmedizin, Endokrinologie und Diabetes, Berlin
Arthur-Scheunert-Allee 114–116
14558 Nuthetal

PD Dr. med. Martin Pfohl
Direktor der Medizinischen Klinik I
Evangelisches Krankenhaus Bethesda
zu Duisburg GGMBH
Heerstraße 219
47053 Duisburg

Dr. med. Bernadette Reinsch
Medizinische Klinik I
BG-Kliniken Bergmannsheil
Universitätsklinikum der Ruhr-Universität
Bürkle-de-la-Camp-Platz 1
44789 Bochum

Dr. med. Alexander Risse
Diabeteszentrum Nord
Klinikum Dortmund gGmbH
Münsterstraße 240
44145 Dortmund

Prof. em. Dr. med. Helmut Schatz
BG-Kliniken Bergmannsheil
Universitätsklinikum der Ruhr-Universität
Bürkle-de-la-Camp-Platz 1
44789 Bochum

Prof. Dr. med. Werner A. Scherbaum
Ärztlicher Direktor der Deutschen Diabetes-
Klinik des DDFi an der Heinrich-Heine-
Universität Düsseldorf
Auf'm Hennekamp 65
40225 Düsseldorf

Prof. Dr. med. Ekkehard Schifferdecker
Chefarzt der Medizinischen Klinik des
Elisabeth-Krankenhauses gGmbH
Weinbergstraße 7
34117 Kassel

Prof. Dr. rer. nat. Erwin Schleicher
Medizinische Klinik und Poliklinik
(Zentrallabor) des Universitätsklinikums der
Eberhard-Karls-Universität Tübingen
Otfried-Müller-Straße 10
72076 Tübingen

Prof. Dr. med. Reinhold M. Schmülling
Medizinische Klinik und Poliklinik
des Universitätsklinikums der
Eberhard-Karls-Universität Tübingen
Otfried-Müller-Straße 10
72076 Tübingen

Prof. Dr. med. Eberhard Standl
Direktor der III. Medizinischen Klinik des
Städtischen Krankenhauses
München-Schwabing
Kölner Platz 1
80804 München

Prof. Dr. med. Walter Zidek
Direktor der Medizinischen Klinik IV
Endokrinologie und Nephrologie
Freie Universität Berlin
Bereich Humanmedizin
Universitätsklinikum Benjamin Franklin
Hindenburgdamm 30
12200 Berlin

Dr. med. Stefan Zimny
Medizinische Klinik I
Evangelisches Krankenhaus Bethesda
zu Duisburg gGMBH
Heerstraße 219
47053 Duisburg

Inhaltsverzeichnis

Vorwort des Herausgebers zur 3. Auflage

Anhaltender „Boom" in der Diabetologie

Die Diabetologie ist heute vollends aus ihrer Ecke ins helle Licht der Öffentlichkeit getreten. Fast alle medizinischen Disziplinen, an der Spitze die Kardiologie und Angiologie sowie die Nephrologie, aber auch viele weitere Fächer haben die große Bedeutung dieser „Volkskrankheit Nr. 1" für ihr Gebiet erkannt, ebenso wie auch die Gesundheitsbehörden, Krankenkassen und die Institutionen der Ärzteschaft: Endlich wurde der Diabetologie auf dem Deutschen Ärztetag in Köln 2003 offiziell die ihr entsprechende Position eingeräumt, welche es nun auf Landesärztekammer-Ebene gewissenhaft und verantwortungsvoll umzusetzen gilt. In der Ärztekammer Westfalen-Lippe war schon vorher die führbare Bezeichnung „Spezielle Diabetologie" als ein Fortbildungszertifikat geschaffen worden, und als Kommissionsgutachter kann ich an der Zahl der Anträge für diese diabetologische Qualifikation sehen, welch starkes Interesse daran besteht, dem großen Bedarf für eine qualifizierte Diabetesversorgung entsprechend. Die meisten Kolleginnen und Kollegen dokumentieren in ihren zur Begutachtung vorgelegten Anträgen ihre hohe Qualifikation, entsprechend den von der Deutschen Diabetes-Gesellschaft gesetzten Standards.

Schwerpunkt-, nicht „Schwachpunkt"-Diabetologen

Es gibt allerdings hin und wieder Anträge zu begutachten, die zwar formal den äußeren Kriterien entsprechen mögen, bei deren näherer Prüfung, z. B. der von Krankenhausärzten eingereichten, anonymisierten Arztbriefe, sich aber rasch herausstellt, dass der Ablauf bzw. die Versorgung der Diabetespatienten im Krankenhaus des Antragstellers häufig in keiner Weise den heutigen Anforderungen entsprochen hatte. Der im Jahre 2002 früh verstorbene, verdienstvolle Prof. Michael Berger aus Düsseldorf hat immer wieder öffentlich gemahnt, Schwerpunktdiabetologen und nicht „Schwachpunkt-Diabetologen" zu etablieren.

Die 3. Auflage unseres Buches schon nach 3 Jahren

Bei der „Fortbildung" – und bald wohl einer durch Ärztekammerprüfung abzuschließenden „Weiterbildung" – zum Diabetologen mag die überarbeitete 3. Auflage unserer *Diabetologie kompakt* behilflich sein. Alle Autoren haben sich gemeinsam mit dem Herausgeber bemüht, das weite Feld der Diabetologie in ihrem interdisziplinären Ansatz kompetent und dennoch gut verständlich und flüssig lesbar – und auch memorierbar – aufzubereiten. Es war uns bewusst, dass die Kolleginnen und Kollegen im Praxis- und Klinikalltag zwischendurch, abends oder an Wochenenden sich einerseits nicht durch allzu dicke Bücher durcharbeiten können, andererseits aber das erforderliche Wissen auch nicht aus knappen Bändchen zu erwerben ist, welches den heutigen Anforderungen einer qualifizierten Diabetesversorgung entspricht. Unser Buch sollte die richtige Mitte halten, und die freundliche Aufnahme der ersten beiden Auflagen von *„Diabetologie kompakt"* zeigt uns, dass dies offenbar gelungen ist.

Leitlinien, Disease-Management-Programme, neue Medikamente und neue Studienergebnisse

In der 3. Auflage wurden die Leitlinien und Disease-Management-Programme, soweit verfügbar bzw. existent, gegenübergestellt, z. T. in Tabellenform. Zu Anfang des Buches wurden nach dem Kapitel über „Evidenz-basierte Medizin und die Leitlinien der Deutschen Diabetes-Gesellschaft" die Disease-Management-Programme grundsätzlich kommentiert. Individuelle Begründungen für den Einsatz neuerer Medikamente im Rahmen des Disease-Management-Programms Typ-2-Diabetes werden in einem eigenen Abschnitt gebracht. Sämtliche Kapitel wurden gründlich überarbeitet und auf den neuesten Stand gebracht. Ein neues Kapitel behandelt ausführlich die Analoginsuline. Ebenfalls neu ist eine tabellarische Zusammenstellung der Ergebnisse zur Hochdrucktherapie bei Diabetespatienten und am Ende des Buches als „Jahresrückblick" ein Kapitel über Studienergebnisse des letzten Jahres.

Diabetologie kompakt jetzt in „Thieme-Blau"

Der Blackwell Verlag hat seine deutschsprachige Buchproduktion eingestellt, und unser Buch wurde vom Thieme Verlag, Stuttgart, übernommen. Zu meiner ganz besonderen Freude hat Thieme auch Frau Korinna Engeli, die schon für die erste und zweite Auflage unseres Buches bei Blackwell zuständige Verlagslektorin, mit übernommen, so dass die Zusammenarbeit mit ihr auch bei der 3. Auflage in der bewährten Weise ebenso fortgesetzt werden konnte wie auch mit Herrn Hartmut Eisel, Schönefeld, der schon die beiden ersten Auflagen redaktionell bearbeitet hatte. Der Leitung unseres neuen Verlages und allen mit der 3. Auflage befassten Mitarbeitern danke ich herzlich für die freundliche Aufnahme unseres Buches, die nunmehr – ekklesiastisch gesprochen – die „Höheren Weihen" erhalten hat und in „Thieme-Blau" eingekleidet wurde.

Ein weiteres herzliches „Dankeschön"

Mein Dank gilt auch Herrn Dr. V. Bühlhoff von der Hauptverwaltung der Bergbau-Berufsgenossenschaft, dem Träger unserer Bochumer Klinik, deren Krankenhausdirektor, Herrn Dipl. rer. soc. W. Kick, und meinem Nachfolger, Herrn Prof. Dr. H. H. Klein, die mir ein „Emeritus-Zimmer" an der Klinik trotz umbaubedingter Raumknappheit zur Verfügung gestellt haben, in welchem ich die 3. Auflage von *„Diabetologie kompakt"* bearbeiten konnte – und hoffentlich bald noch weitere! Ganz besonders danke ich sowohl allen alten als auch neu dazu gekommenen Autorinnen und Autoren für ihre so sorgfältige und insgesamt letztlich doch noch termingerechte Überarbeitung bzw. Neuabfassung ihrer Kapitel. Ihnen allen gilt das anerkennende Lob, das in der vielfach zu hörenden Aussage steckt, *Diabetologie kompakt* sei das „Standardlehrbuch der deutschen Diabetologie".

Bochum, im Frühjahr 2004   Helmut Schatz

Vorwort des Herausgebers zur 2. Auflage

„Non-Stop-Revolution in der Diabetologie"

Unter diesem Motto stand die 25. Jahrestagung der Österreichischen Diabetes-Gesellschaft in Baden bei Wien vom 28. November bis 01. Dezember 2001. Es erinnert manchen an das „Non-Stop-Kino" vergangener Zeiten, bei dem es keine Film-Beginnzeiten gab, wo man vielmehr jederzeit hineingehen konnte und ständig etwas Neues oder Interessantes sah. Das Motto umschreibt treffend die derzeitige Situation der Diabetologie und erklärt auch, dass schon ein Jahr nach dem Erscheinen von „Diabetologie kompakt" eine Neuauflage des Buches notwendig wurde.

Die neuen, Evidenz-basierten Leitlinien der Deutschen Diabetes-Gesellschaft wurden berücksichtigt.

Ein weiterer Grund für eine Neuauflage war auch das Erscheinen der ersten Kapitel der Evidenz-basierten Leitlinien der Deutschen Diabetes-Gesellschaft (DDG) bzw. der Entwürfe für noch zu verabschiedende Kapitel. Der Vorsitzende der Leitlinien-Kommission der DDG, Herr Professor Werner Scherbaum, konnte als Mitautor für unser Buch gewonnen werden; er beschreibt in seinem neuen Beitrag prägnant und klar die Bedeutung Evidenz-basierter Leitlinien für das ärztliche Handeln – und auch deren Grenzen. Alle Autoren unseres Buches wurden von mir gebeten, bei der Überarbeitung ihrer Kapitel die Leitlinien der DDG zu berücksichtigen. Da sie vielfach ohnedies schon für ihr jeweiliges Spezialgebiet in den entsprechenden Leitlinien-Kommissionen mitgearbeitet hatten, war der zusätzliche Aufwand dafür nicht übermäßig groß.

Aktualisierung und neue Kapitel über Diabetes-Prävention und Medikamente in der „Pipeline"

Ein weiteres, in die 2. Auflage neu aufgenommenes Kapitel fasst die auf den großen Diabetes-Kongressen des Jahres 2001 mitgeteilten Resultate der Studien zur Prävention des Typ-2-Diabetes zusammen. Der Abschnitt zur Prävention des Typ-1-Diabetes im Kapitel „Immunpathogenese, Immunintervention und Immunprävention" wurde aktualisiert. Ein anderes neues Kapitel gibt einen Überblick über die Diabetes-Medikamente, die sich zurzeit in Entwicklung befinden und möglicherweise bald auf den Markt kommen werden. Die insulinotropen Nicht-Sulfonylharnstoff-Substanzen mit rascher und kurzer Wirkung und die Insulinsensitizer werden jetzt in getrennten Kapiteln besprochen. In alle Beiträge wurden die letzten Resultate und aktuellen Entwicklungen mit der entsprechenden Literatur eingearbeitet. Dafür und insbesondere für die zügige Überarbeitung möchte ich allen Autoren meinen aufrichtigen Dank aussprechen.

Die 1. Auflage war etwa zwei Monate nach dem Erscheinen vergriffen und wurde bereits nachgedruckt. Dies zeigt, dass die Konzeption des Buches und auch dessen Gestaltung durch den Blackwell Verlag offenbar große Akzeptanz gefunden haben. Ich hoffe, dass die überarbeitete 2. Auflage ebenso freundlich aufgenommen werden wird. Auch die zweite Auflage wurde – ebenso wie schon die erste – von Frau K. Engeli vom Lektorat Humanmedizin des Blackwell Verlages in ganz hervorragender Weise betreut. Dafür gebührt ihr mein besonderer Dank.

Bochum, im Frühjahr 2002   Helmut Schatz

Vorwort des Herausgebers zur 1. Auflage

Aufbruchstimmung in der Diabetologie

Die Diabetologie befindet sich gegenwärtig in stürmischer Entwicklung. Sie ist im Umbruch und im Aufbruch zugleich, vergleichbar mit den zwanziger Jahren, nachdem das Insulin entdeckt worden war. Den Patienten ging es damals plötzlich unvergleichlich besser, aber durch die verlängerte Lebenszeit mit der viel längeren Krankheitsdauer enthüllte sich das „2. Gesicht" des Diabetes erst richtig. E. Joslin hatte noch im Jahre 1917 geschrieben, dass „der Diabetes weder Augen noch Nieren schädige". Heute wissen wir freilich, wie auf dem Europäischen Diabetes-Kongress in Jerusalem im September 2000 im allererst en Kongressvortrag an einer großen Patientenzahl erst wieder dargestellt wurde, dass schon bei der Diagnosestellung eines Typ-2-Diabetes etwa ein Drittel aller Patienten Folgeerkrankungen aufweist, bei jedem 4. finden sich mikrovaskuläre und bei jedem 6. kardiovaskuläre Komplikationen. Diese bestimmen heute beim überwiegenden Teil der Betroffenen deren Schicksal.

Die St.-Vincent-Deklaration 1989 – ein „Fünfjahresplan" der Diabetologie

Im Oktober 1989 trafen sich daher Vertreter der Weltgesundheitsorganisation WHO, der Internationalen Diabetes-Gesellschaft und der Gesundheitsbehörden der Europäischen Länder in St. Vincent im Aosta-Tal und stellten folgende Fünf-Jahres-Ziele als Forderungen an die Diabetestherapie auf: mindestens ein Drittel weniger Erblindungen und ein Drittel weniger Nierenversagen, Halbierung der Fußamputationen, Senkung der Morbidität und Mortalität durch koronare Herzerkrankung und Reduktion der Schwangerschaftskomplikationen in den Bereich von stoffwechselgesunden Frauen. Zur Erreichung dieser Ziele wurden konkrete gesundheitspolitische Maßnahmen vorgeschlagen, die jedoch noch keineswegs durchgehend umgesetzt werden konnten. Dementsprechend sind die Zielwerte auch heute, nach über 10 Jahren, noch längst nicht erreicht, wenn sich auch an einigen Stellen eine Besserung abzuzeichnen beginnt: So sind die Resultate bei den Schwangerschaften von Diabetikerinnen bereits befriedigend. Eine wesentliche Forderung der St.-Vincent-Deklaration war die „Weckung des Bewusstseins in der Bevölkerung und bei den Trägern des öffentlichen Gesundheitswesens über die bereits bestehenden und zukünftigen Möglichkeiten der Prävention von Diabetes-Komplikationen und des Diabetes selbst". Erst heute wird aber die breite Öffentlichkeit, sowohl in der Allgemeinbevölkerung, aber auch in der Ärzteschaft, gewahr, und auch das oft mit noch etwas ungläubigem Staunen, welch ungemein großen Einfluss der scheinbar „leichte Alterszucker", ja selbst schon dessen Vorstadium der gestörten Glucosetoleranz, auf die kardiovaskuläre Morbidität und Mortalität hat.

Der Diabetes: Eine kardiovaskuläre Erkrankung mit Stoffwechselstörung?

In seinem Hauptreferat auf dem Jerusalemer Diabetes-Kongress im September 2000 definierte ein eingeladener Kardiologe den Diabetes recht originell als eine „kardiovaskuläre Erkrankung mit einer Stoffwechselstörung". Ähnliches mag auch für die Nephrologie gelten: heute sind gut ein Drittel, mancherorts sogar bald die Hälfte aller neu chronisch Dialysierten Diabetes-Patienten. Ein deutscher Nephrologe sprach diesbezüglich vor kurzem von einer „von der deutschen Ärzteschaft bisher weitgehend unbemerkt gebliebenen, schleichenden Epidemie im letzten Jahrzehnt".

Schulung, Selbstbehandlung und „Micro-High-Tech" in der Diabetologie

Die Diabetologie der letzten Jahrzehnte erlebte eine höchst erfolgreiche Entfaltung der Selbstkontrolle und Selbsttherapie, basierend auf einer strukturierten Schulung und der Motivation der Betroffenen. Die früher strenge Diät der Patienten konnte gelockert bzw. so weit aufgehoben werden, dass man heute statt von „Diät" von „Diabetes-gerechter Kost" sprechen kann, wobei auch früher undenkbare „kleine Sünden" ohne Stoffwechsel-Entgleisungen möglich sind, wenn der Patient gut geschult wurde und adäquat reagiert. Die diabetologische „Micro-High-Tech" hat dies möglich gemacht: der Blutzucker kann durch die Patienten sehr exakt bestimmt werden, und die Insulinzufuhr stellt heute durch die Pen-Systeme mit ihren ultrafeinen, schmerzarmen Nadeln in der Regel kein oder kaum mehr ein Problem dar. Selbst die Insulinpumpentherapie ist heute sehr einfach geworden.

Neue Insuline, neue Tabletten

Neue, gentechnologisch hergestellte Insuline, sehr rasch und kurz als Bolus-Insulin wirkend oder seit kürzerem mit langer und gleichmäßiger Wirkung zur Basal-Insulin-Versorgung, ermöglichen eine dem physiologischen Sekretionsmuster nahe kommende Insulinsubstitution. Sechs verschiedene Firmen-Kooperationen entwickeln inhalierbare Insuline, ein Präparat befindet sich bereits in Phase III der klinischen Erprobung. Zur oralen Diabetestherapie stehen neben den Sulfonylharnstoffen, den eine Renaissance erlebenden Biguaniden und den Alpha-Glucosidase-Hemmern neue, rasch und kurz wirkende insulinotrope Substanzen, die keine Sulfonylharnstoffe sind, zur Verfügung. Sie verbessern somit die Hormonversorgung gerade in der Frühphase nach einer Mahlzeit. Eine gestörte Insulinsekretion in dieser Frühphase ist ja ein Charakteristikum des Typ-2-Diabetes und auch schon seiner Vorstadien. Die Thiazolidindione wiederum mit ihren Präparaten der zweiten Generation sowie bald auch andere, am Peroxisomen-Proliferator-aktivierten Rezeptor gamma angreifende Substanzen senken die Insulinresistenz. Sie greifen somit an dem anderen, fundamentalen Defekt des Typ-2-Diabetes an, der verminderten Insulinempfindlichkeit. Der Typ-2-Diabetes wird heute als eine „duale Erkrankung" angesehen. Vermutlich wird es nicht mehr allzu lange dauern, bis auch in Deutschland – ebenso wie heute schon in den USA – ein „duales Therapieprinzip" in Form einer entsprechend zusammengesetzten Misch-Tablette von der pharmazeutischen Industrie angeboten werden wird. Auch die gerade bei Diabetes so wichtige energische Absenkung des Blutdrucks und der Blutfette ist durch den Einsatz neuerer Medikamente heute noch besser möglich als früher.

Durchbruch bei der Inselzelltransplantation?

Im Jahre 2000 erzielte eine kanadische Arbeitsgruppe einen Durchbruch bei der Inseltransplantation, nach weltweiten, jahrzehntelangen Forschungen auf diesem Gebiet. Mit einer neuen Technik, insbesondere einem steroidfreien Protokoll mit neuen Substanzen zur Immunsuppression, wurde in bisher fast allen Fällen eine anhaltende Insulinfreiheit erzielt. Ähnliches war in größerem Ausmaß bisher nur durch die den Patienten viel belastendere – und kaum wiederholbare – Pankreasorgantransplantation gelungen.

Hoffnungen auf den biotechnologischen Ersatz der insulinproduzierenden Zellen durch „Genetic engineering"

Prinzipiell erscheinen hier fünf Verfahren aussichtsreich: die genetische Manipulation von humanen, explantierten Beta-Zellen eines Spenders, um diese vor Immunzerstörung zu schützen, die Züchtung von modifizierten Beta-Zellen aus Stammzellen des Patienten, eine Beta-Zell-Induktion durch In-vivo-Gentransfer, der Beta-Zell-Ersatz durch immunisolierte Zell-Linien und schließlich die gentechnologische Modifikation von Nicht-Beta-Zellen, z. B. Keratinozyten, Hepatozyten oder Darmzellen des Patienten, zur glucoseregulierten Insulinproduktion und -sekretion. Hier scheint im Jahre 2000 ebenfalls ein erster Durchbruch erzielt worden zu sein.

Ein „duales" Diabetes-Buch

Als der Blackwell Verlag mit der Frage herantrat, ob ich ein Diabetes-Buch schreiben wolle, war zu entscheiden: allein schreiben, gleichsam als „diabetologischer Generalist", oder möglichst von dem jeweils besten Spezialisten auf seinem Gebiet verfasste Kapitel gesammelt als Buch herausgeben? Die Entscheidung fiel zunächst für ein „Vielmänner-/frauen-Buch" mit dem großen Vorzug der jeweils höchstmöglichen Fachkompetenz. Zugleich sollte das Buch aber auch etwas von dem unbestreitbaren Vorteil eines Ein-Mann-Werkes haben, dass nämlich die einzelnen Themen bei dem vorgegebenen Gesamtumfang einigermaßen ausgewogen, ohne größere Überschneidungen, Lücken oder Widersprüche untereinander in möglichst einheitlicher Form dargestellt werden. Nach einer ersten Planung wurden von mir in den Sommerferien des Jahres 2000 nochmals alle Manuskripte in Inhalt und Umfang aufeinander abgestimmt, selbst in den Schlussfolgerungen. Auch stilistische Änderungen im Manuskript wurden mit dem Ziele einer Straffung und Kürzung der Kapitel vorgeschlagen. Eine letzte Angleichung erfolgte noch in den Druckfahnen im Februar 2001. Anstelle der traditionellen Überschriften wurden den Kapiteln und Absätzen „Merksätze" vorangestellt, wie es in einigen der aus dem Amerikanischen übersetzten Medizinlehrbücher meiner Kinder zu sehen war und wie es von den heutigen Medizinstudenten geschätzt wird. Ich war überrascht, dass dies von den „gestandenen" Autoren, allesamt hochaktive Kliniker und Grundlagenforscher aus der Spitzenmannschaft der deutschen Diabetologie, darunter 8 Lehrstuhlinhaber und 6 Präsidenten der Deutschen Diabetes-Gesellschaft, ohne Murren oder irgendeine Unmutsäußerung akzeptiert wurde. Dafür mein herzlicher Dank an alle! Der „geneigte Leser" möge entscheiden, ob sich die große Mühe von uns allen gelohnt hat, ob tatsächlich „ein Werk wie aus einem Guss" entstanden ist, um bei der früher üblichen Diktion deutschsprachiger wissenschaftlicher Verlage zu verharren. So hatte es ja oft in Begleittexten zu Vielmänner-Büchern werbewirksam geheißen, ohne dass dies immer zutreffend gewesen wäre. Zwischen den Kapiteln zur Therapie des Typ-1- und Typ-2-Diabetes und den Kapiteln zu den einzelnen Antidiabetika wird man freilich manche unterschiedlichen Nuancen finden können: Dies spiegelt die vielfältigen Möglichkeiten und die Vielfalt der Auffassungen in der deutschen Diabetologie – und das Prinzip der „Therapiefreiheit" – wider.

Aktuellste Informationen aus „erster Hand" für den diabetologisch tätigen Arzt

Unser Buch wurde vor allem für diabetologisch interessierte Ärzte aller Fachrichtungen geschrieben, welche sich rasch und möglichst knapp und einprägsam aus „erster Hand" über den neuesten Stand der Diabetologie informieren wollen. Vielleicht findet aber auch der spezialisierte Diabetologe einige Hinweise auf aktuelle Entwicklungen an mancher Stelle auf dem weiten Feld der Diabetologie. Entsprechend dem multidisziplinären Charakter der Diabetologie sind unter den Autoren nicht nur Internisten mit endokrinologisch-diabetologischem Schwerpunkt, sondern auch Kardiologen, Nephrologen, Gastroenterologen, Pädiater, Gynäkologen, Urologen, Laboratoriumsmediziner, Biochemiker, Pharmakologen, Immunologen und Psychologen.

Das Buch wurde während eines Abendessens in einem ausgezeichneten Fisch-Restaurant im Golf von Palermo am Rande einer Diabetes-Tagung von Herrn Professor Hans-Ulrich Häring, Tübingen, und mir konzipiert und die Liste der Wunschkandidaten für die einzelnen Kapitel – bei vorzüglichem Wein – gleich auf der Rückseite der Speisekarte festgehalten. Alle dieser damals ins Auge gefassten Personen haben, mit nur einer einzigen, wegen der knappen Terminplanung zeitlich bedingten Ausnahme, mitgemacht. Dafür mein ganz herzlicher Dank an alle Autoren und auch an ihre hilfreichen Mitstreiter „vor Ort"! Ganz besonderer Dank gebührt meinem Mitarbeiter in Bochum, Herrn PD Martin Pfohl, welcher die größte Zahl an Kapiteln zur Bearbeitung übernommen hat.
  Den so überaus freundlichen Damen in Berlin beim Blackwell Wissenschafts-Verlag sei für ihre stete Hilfe bei der Umsetzung meiner Wünsche gedankt. Frau G. Bartel, Frau I. Leifels und Frau Ch. Schröder aus meinem Sekretariat gebührt der Dank für ihre Mitarbeit bei der Redaktion der Manuskripte und meiner Sekretärin, Frau R. Cramer, für die organisatorische Arbeit im Zusammenhang mit der Herausgabe dieses Buches.

Bochum, im Frühjahr 2001   Helmut Schatz

1 Allgemeine Grundlagen des Diabetes mellitus

1.1 Evidenz-basierte Medizin (EBM) und die Leitlinien der Deutschen Diabetes-Gesellschaft

W. A. Scherbaum (Düsseldorf)

EBM – Leitlinien und Entscheidungsprozesse

Entsprechend der Definition nach David Sackett, Oxford (Sackett et al. 1997), dem Mentor in der Erarbeitung von Kriterien der Evidenz-basierten Medizin (EBM), ist

> EBM: „der gewissenhafte, ausdrückliche und vernünftige Gebrauch der gegenwärtig besten externen, wissenschaftlich begründeten Evidenz für Entscheidungen in der medizinischen Versorgung individueller Patienten".

Es gibt viele Ärzte, die schon heute die aus systematischer Forschung erarbeitete bestmögliche Evidenz in ihre individuelle klinische Praxis integrieren.

Gerade in der Diabetologie besteht aber eine große Diskrepanz zwischen dem medizinisch Erreichbaren und den in der ärztlichen Praxis tatsächlich erzielten Ergebnissen. Die Notwendigkeit für Leitlinien ergibt sich aus dem Bestreben, bei möglichst vielen Patienten optimale Behandlungserfolge zu erzielen.

> Leitlinien sollen dazu dienen, ärztliche Entscheidungen und medizinische Abläufe in Prophylaxe, Diagnostik, Therapie und Langzeitbehandlung zu unterstützen.

Die Erkenntnisse in den einzelnen Fachgebieten hinsichtlich der optimalen Behandlung des Diabetes mellitus sind einem **raschen Fortschritt und Wandel** unterworfen. Daher müssen die **jeweils aktuellen wissenschaftlichen Erkenntnisse** zur Klinik des Diabetes mellitus zusammengefasst und sowohl den Ärzten als auch dem nichtärztlichen Betreuungspersonal verfügbar gemacht werden.

Der Prozess der ärztlichen Entscheidungsfindung (Decision making) schließt nicht nur die **Sicht des Arztes,** sondern die **gleichberechtigte Abstimmung mit den Anforderungen des Patienten** ein (Shared Decision making). Dabei müssen also z. B. die berufliche und soziale Situation, die medizinische Gesamtprognose sowie Vorlieben und Abneigungen des Patienten in die Entscheidungsprozesse bezüglich Diagnostik und Therapie mit einbezogen werden.

Die drei wesentlichen Kriterien der „EBM" (nach Sackett):
1. bestmögliche Evidenz nach wissenschaftlichen Studien,
2. Expertise des Arztes,
3. Einbeziehung des Patienten in Entscheidungsprozesse.

Die Notwendigkeit Evidenz-basierter Leitlinien beim Diabetes mellitus

Von einzelnen **Experten** werden **z. T. unterschiedliche Aussagen** als allgemein gültiger Standard dargestellt. Die Ursache dafür liegt in der unterschiedlichen Gewichtung von Sachverhalten aufgrund unterschiedlicher Erfahrung oder der Zugehörigkeit zu verschiedenen Schulen in der Medizin. Dies erschwert die Kommunikation sowohl auf der Ebene der Ärzte als auch im nichtärztlichen Bereich und hat negative Auswirkungen auf die Aus-, Weiter- und Fortbildung. Eine einheitliche Sprachregelung ist ebenfalls eine unabdingbare Basis für die Dokumentation und Kommunikation von Daten zwischen verschiedenen Beteiligten im Gesundheitswesen. Dies ist in der Diabetologie von ganz besonderer Bedeutung. Eine Konsensbildung zwischen verschiedenen Interessengruppen ist aber nur dann möglich, wenn die medizinischen **Handlungsempfehlungen auf einer wissenschaftlich gut begründeten Evidenz** aufbauen. Dieser Evidenz-basierte Konsens auf nationaler Ebene bietet auch den übergeordneten Rahmen für regionale Detailregelungen, bei denen die örtlichen Gegebenheiten einschließlich der verfügbaren Ressourcen mit in Betracht zu ziehen sind.

Leitlinien sollen eine orientierende Hilfe bei der Definition des Notwendigen und Überflüssigen in der Versorgung von Diabetikern sein.

Um dies zu erreichen, bedarf es einer koordinierten Erarbeitung entsprechender Algorithmen mit einer fachübergreifenden Abstimmung der Leitlinien-Aktivität. Ziel ist letztlich die effiziente, anwendungsbezogene und problemorientierte Umsetzung der Leitlinien in der Praxis im Sinne einer Verbesserung der flächendeckenden Versorgung von Diabetikern.

Verschiedene Typen von Leitlinien

Konsensus-Leitlinien werden von einzelnen Gremien erstellt, die die Ergebnisse des Konsensus niederlegen. Dabei ist jedoch die Evidenzbasis der Empfehlungen nicht im Einzelnen belegt. Wenn solche Leitlinien auch nützlich sein mögen, so ist ihr wissenschaftlicher Wert gering, und die Akzeptanz solcher Leitlinien auf überregionaler Ebene ist zweifelhaft.

Evidenz-basierte Konsensus-Leitlinien sind in ihren Aussagen durch wissenschaftliche Daten klinischer Studien begründet und werden durch repräsentative Gremien erarbeitet, wobei die einzelnen Aussagen durch einen formalisierten Konsens belegt werden. Sowohl der praktische Nutzen als auch die wissenschaftliche Qualität solcher Leitlinien sind hoch, und es kann von einer großen Akzeptanz auf überregionaler Ebene ausgegangen werden.

**Erarbeitung der Evidenz-basierten Diabetes-Leitlinien
der Deutschen Diabetes-Gesellschaft (DDG)**

Bei diesen Leitlinien handelt es sich um ein durchgehendes integriertes System, bei dem neben den **wissenschaftlichen Evidenz-basierten Leitlinien** auch entsprechende **Anwender- oder Praxis-Leitlinien** sowie eine **Patienten- oder Bürgerversion der Leitlinien** entwickelt werden. Dabei wird eine inhaltlich einheitliche Vermittlung der Kernaussagen für Epidemiologie, Diagnostik, Klassifikation, Prophylaxe, Therapie, Therapiekontrollen und Langzeitbetreuung des Diabetes mellitus und seiner Begleit- und Folgekrankheiten angestrebt. Die Erstellung dieser Leitlinien erfolgt nach einem vorher geplanten und streng eingehaltenen Prozess. Jede der Evidenz-basierten Diabetes-Leitlinien der DDG durchläuft im Einzelnen verschiedene Schritte, u. a. mit der Definition von Suchbegriffen, der systematischen Datenbank-Recherche der wissenschaftlichen Literatur, der verfügbaren Standard-Leitlinien und Expertenmeinungen sowie der Evaluation der Evidenz dieser Publikationen nach den Kriterien der Agency for Health Care Policy and Research (AHCPR) (Hayward et al. 1995) und des Scottish Intercollegiate Guidelines Network (SIGN) (1999). Die **Evidenzklassen** sind in Tab. 1.1-**1** aufgelistet.

Die Entwürfe für die einzelnen Leitlinien werden jeweils von Experten erarbeitet und einer breiten Öffentlichkeit zur Diskussion gestellt, bevor sie endgültig formuliert und verabschiedet werden.

Um der Weiterentwicklung in der Medizin Rechnung zu tragen, gilt:

Jede Leitlinie der Deutschen Diabetes-Gesellschaft hat nur maximal
2 Jahre Gültigkeit.

Tabelle 1.1-1   Evidenzgrade nach der Agency for Health Care Policy and Research (AHCPR) zur Bewertung von Studien

Evidenzklasse	Art der Evidenz
Ia	Evidenz aufgrund von Metaanalysen von gut angelegten randomisierten, kontrollierten klinischen Studien
Ib	Evidenz aufgrund mindestens einer randomisierten, kontrollierten Studie
IIa	Evidenz aufgrund mindestens einer gut angelegten, kontrollierten Studie ohne Randomisation
IIb	Evidenz aufgrund mindestens einer anderen Art von gut angelegter, quasi-experimenteller Studie
III	Evidenz aufgrund gut angelegter, nichtexperimenteller, deskriptiver Studien, wie z. B. Vergleichsstudien, Korrelationsstudien und Fall-Kontroll-Studien
IV	Evidenz aufgrund von Berichten der Experten-Ausschüsse oder Expertenmeinungen und/oder klinischer Erfahrung anerkannter Autoritäten

Die Diabetes-Leitlinien der DDG entsprechen den für gute Leitlinien geforderten Qualitätskriterien, wie sie u. a. von der Zentralstelle der Deutschen Ärzteschaft zur Qualitätssicherung der Medizin als Standard definiert wurden (ÄZQ 2001).

Die Implementierung von Leitlinien erfolgt auf drei Ebenen.

- Die **Expertenversion** der Leitlinie ist die Basis für wissenschaftliche Erhebungen, epidemiologische Studien, klinische Studien und die universitäre Lehre.
- Die **Anwenderversion** der Leitlinie ist die Basis für die Umsetzung in der ärztlichen Praxis sowie für eine Standardisierung von Aus- und Weiterbildung.
- Die **Laienversion** der Leitlinie ist die Basis für Patientenschulung, Fortbildung von Apothekern sowie Bürgerinformationen und Pressetexte.

Praxisleitlinien in der Diabetologie (Anwenderversion)

Die Abläufe des ärztlichen Handelns in der Praxis weichen bisweilen stark von den Empfehlungen der Leitlinien ab (Cabana et al. 1999). Dies ist z. T. dadurch bedingt, dass die Anwender selbst nicht in den Herstellungsprozess der Leitlinien einbezogen waren oder die Empfehlungen nicht den Abläufen in der Praxis gerecht werden.

Dies muss bei der Implementierung der Leitlinien berücksichtigt werden. Die wesentlichen Partner in der täglichen Praxis sind die **niedergelassenen Ärzte, die Krankenhausärzte und die Kostenträger,** die nur **in enger Zusammenarbeit** miteinander geeignete Strukturen und Prozesse umsetzen können. Diese Praxisleitlinien umfassen auch klar strukturierte Algorithmen für diagnostische und therapeutische Entscheidungsprozesse.

Nationale Versorgungs-Leitlinie Diabetes mellitus Typ 2

In Deutschland existierten bis Anfang 2002 verschiedene Diabetes-Leitlinien unterschiedlicher Organisationen mit unterschiedlicher Qualität.

Im Auftrag der Bundesärztekammer (BÄK) haben daher die Arzneimittelkommission der deutschen Ärzteschaft (AkdÄ), die Deutsche Diabetes-Gesellschaft (DDG), die Fachkommission Diabetes Sachsen, die Deutsche Gesellschaft für Innere Medizin (DGIM) und die Arbeitsgemeinschaft der Wissenschaftlichen Medizinischen Fachgesellschaften (AWMF) existierende Leitlinien in einem Konsensusprozess gesichtet und intensiv diskutiert. In der daraus entstandenen Publikation werden Evidenzbasierte Eckpunkte und Maßnahmen der Prävention, Diagnostik und Therapie des Typ-2-Diabetes und seiner Komplikationen, zu denen Konsens zwischen den o. g. Organisationen bezüglich der Ziele und des Vorgehens bestand, zusammengefasst.

Empfehlungen zum Typ-1-Diabetes, zum Gestationsdiabetes und zu sonstigen Diabetesformen wurden explizit nicht berücksichtigt.

Einschränkungen der Evidenz-basierten Leitlinien

„Härtegrade" von Aussagen
Die Aussagen streng Evidenz-basierter Leitlinien sind von kontrollierten klinischen Studien abgeleitet. Auch wenn die Studienergebnisse noch so eindeutig und statistisch signifikant sind, so muss dennoch ihre **klinische Relevanz jeweils hinterfragt** werden. Dies wird in den Evidenz-basierten Diabetes-Leitlinien der DDG durch die Einteilung in die „Härtegrade" A, B und C ausgedrückt. **Härtegrad A** bedeutet, die Aussage hat eine hohe klinische Relevanz, **Härtegrad C** bezeichnet eine niedrige klinische Relevanz.

Bedeutung der Leitlinien für den individuellen Fall
Die mit einem hohen Evidenzgrad ausgezeichneten Aussagen beruhen auf Ergebnissen randomisierter klinischer Studien. Diese Studien spiegeln aber lediglich Durchschnittswerte, z. B. zur Wirksamkeit einer Therapie wider. Diese Daten entsprechen also den Angaben eines Mittelwertes eines heterogenen Kollektivs, das verschiedene Subgruppen umfasst. Darin sind z. B. Patienten eingeschlossen, die von der Therapie **besonders gut** profitieren, aber auch solche, die **überhaupt nicht** darauf ansprechen oder die Studie abgebrochen haben. Des Weiteren sind die speziellen Bedingungen der Studie zu hinterfragen. Beispielsweise ist eine genaue Kenntnis der Liste von **Ein- und Ausschlusskriterien** von Patientengruppen wesentlich für das richtige Verständnis eines Studienergebnisses. Dieses und andere Argumente machen deutlich, dass eine wissenschaftliche Berechnung des **individuellen Therapiegewinns aus Studiendaten nicht möglich** ist, zumal die in der täglichen Praxis behandelten, z. T. multimorbiden Patienten oft nicht in Studien eingeschlossen werden.

> Klinische Studien liefern für definierte Kollektive statistische Durchschnittsergebnisse, die beim individuellen Patienten nicht immer zutreffen müssen.

Im individuellen Fall ist es für den Arzt durchaus **statthaft, von den Empfehlungen der Leitlinien abzuweichen, wenn diese Entscheidung gut begründet** werden kann. Dennoch hat sich gezeigt, dass die Implementierung geeigneter Leitlinien in die diabetologische Praxis in der Lage ist, den Qualitätsstandard der Versorgung deutlich zu verbessern.

Fazit für die Praxis

Die Leitlinien sind ein wichtiges Instrument, um den allgemeinen Standard der Diabetesbehandlung zu erhöhen. Dennoch muss betont werden, dass Leitlinien allein nicht ausreichen, um eine gute klinische Versorgung der Patienten zu gewährleisten. Für eine Evidenz-basierte Medizin im Sinne von Sackett sind vielmehr eine Integration der ärztlichen Erfahrung, die Instruktion des Patienten sowie die Einbeziehung des Patienten in medizinische Entscheidungsprozesse unabdingbar.

Tabelle 1.1-2 Übersicht Evidenz-basierte Leitlinien der DDG und Praxis-Leitlinien (Stand: Oktober 2003)

Evidenz-basierte Diabetes-Leitlinien	Sprecher	Status	Praxis-Leitlinie	Status
	F. A. Gries		Therapieziele und Behandlungsstrategien beim DM	5 / 2002 publiziert
1. Definition, Klassifikation und Diagnostik	W. Kerner	05 / 2001 publiziert	+	5 / 2002 publiziert
2. Epidemiologie	H. U. Janka	06 / 2000 publiziert	+	5 / 2002 publiziert
3. Hypertonie und Diabetes mellitus	E. Standl	06 / 2000 publiziert	+	5 / 2002 publiziert
4. Sensomotorische diabetische Neuropathien	M. Haslbeck	06 / 2000 publiziert	+	5 / 2002 publiziert
5. Diabetische Nephropathie	C. Hasslbacher	06 / 2000 publiziert	+	5 / 2002 publiziert
6. Autonome diabetische Neuropathie	M. Haslbeck	10 / 2002 publiziert	+	5 / 2002 publiziert
7. Diabetische Retinopathie und Makulopathie	H.-P. Hammes	06 / 2000 publiziert	+	5 / 2002 publiziert
8. Diabetes und Herz	E. Standl	5 / 2003 publiziert	+	5 / 2002 publiziert
9. Diabetes mellitus Typ 1	M. Dreyer	5 / 2003 publiziert	+	5 / 2002 publiziert
10. Diabetes mellitus Typ 2	U. Häring	5 / 2003 publiziert	+	-
11. Diabetes und Adipositas	H. Hauner	5 / 2003 publiziert	-	-
12. Psychosoziales und Diabetes mellitus	B. Kulzer	5 / 2003 publiziert	-	-
13. Diabetischer Fuß	S. Morbach	Nov. 2002: Europäisches Konsenspapier liegt vor	-	-
14. Diabetes und Lipide	D. Müller-Wieland	In Bearbeitung	-	-
15. Ernährung und Diabetes	M. Toeller-Suchan	In Bearbeitung	-	-
16. Diabetes im höheren Lebensalter	C. Hader	Entwurf liegt vor	-	-
17. Behandlung des Typ-1-Diabetes im Kindes- und Jugendalter				
18. Diabetes und Sport				
19. Diabetes und Schwangerschaft				

Alle Evidenz-basierten Diabetes-Leitlinien der DDG wurden nach den Qualitätskriterien der Ärztlichen Zentralstelle für Qualitätssicherung (ÄZQ) beurteilt und danach als S3-Leitlinien, der höchsten Qualitätsstufe der Arbeitsgemeinschaft der Wissenschaftlichen Medizinischen Fachgesellschaften (AWMF), eingestuft.

1.2 Disease-Management-Programm Diabetes mellitus Typ 2

W. A. Scherbaum (Düsseldorf)

Beim Disease Management handelt es sich um einen Versuch, den Prozessverlauf bei Krankheiten zielgerichteter und erfolgreicher zu steuern. Im Mittelpunkt steht dabei eine integrierte Versorgung, bei der das Verhalten der Patienten und Leistungserbringer so beeinflusst werden soll, dass der bestmögliche Gesundheitszustand zu möglichst niedrigen Kosten erreicht werden kann. Im Gegensatz zum Case Management ist das Disease Management ein systematischer, Sektoren übergreifender und populationsbezogener Ansatz zur Förderung einer kontinuierlichen Evidenz-basierten Versorgung von Patienten mit chronischen Erkrankungen über alle Krankheitsstadien hinweg. Grundvoraussetzung für Disease-Management-Programme (DMPs) ist die Existenz von Evidenz-basierten Leitlinien.

Gesundheitsökonomischer Hintergrund

Über 85 % aller Deutschen beanspruchen die solidarisch finanzierte Krankenversicherung und haben dadurch unabhängig von ihrem Einkommen Zugang zu medizinischen Leistungen.

Der Großteil der Mittel der gesetzlichen Krankenkassen wird für chronisch Kranke ausgegeben.

Da in Deutschland die Gesundheitskosten auf die Lohnnebenkosten umgelegt werden, wird damit auch der Faktor Arbeit verteuert. Die Disease-Management-Programme sind u. a. als Versuch zu verstehen, die volkswirtschaftlich relevanten Gesundheitskosten zu reduzieren und damit die solidarische Krankenversicherung zu erhalten.

Versorgungsmedizinischer Hintergrund

Die Qualität der medizinischen Versorgung von chronisch Kranken, speziell von Menschen mit Typ-2-Diabetes, ist in Deutschland noch defizitär und nicht flächendeckend gewährleistet.

Das Gutachten des Sachverständigenrates für die konzertierte Aktion im Gesundheitswesen hat zahlreiche Defizite in der Versorgung chronisch Kranker formuliert (Schwartz et al. 2000/2001). Mit den strukturierten Behandlungsprogrammen sollen die genannten Defizite in der Versorgung angegangen und abgebaut werden.

Gesetzliche Regelung

Im Gesetz zur Reform des Risikostrukturausgleichs in der gesetzlichen Krankenversicherung vom 10.12.2001 ist vorgesehen, dass die Durchführung strukturierter Behandlungsprogramme (DMPs) für chronisch Kranke durch die Krankenkassen im Risikostrukturausgleich (RSA) finanziell gefördert werden soll. Zur Vorbereitung und Begleitung des Prozesses wurde ein Koordinierungsausschuss, bestehend aus Vertretern der Bundesärztekammer, der Kassenärztlichen Bundesvereinigung, der Deutschen Krankenhausgesellschaft und der gesetzlichen Krankenversicherung eingesetzt. Dieser hat in einem ersten Schritt vier chronische Krankheiten, darunter den Diabetes mellitus Typ 2, vorgeschlagen. Als Kriterien für die Auswahl gelten die hohe Zahl von betroffenen Menschen, die Verfügbarkeit von Evidenz-basierten Leitlinien, die Möglichkeit zur Verbesserung der Qualität der Versorgung, der Sektoren übergreifende Behandlungsbedarf und dessen Beeinflussbarkeit durch Eigeninitiative des Versicherten sowie der hohe finanzielle Aufwand der Behandlung.

In der 4. Änderungsverordnung zur Risikostruktur-Ausgleichsverordnung, die am 1.07.2002 in Kraft getreten ist, hat das Bundesministerium für Gesundheit und Soziales (BMGS) u. a. den Diabetes mellitus Typ 2 als chronische Krankheit eingestuft, für die die Krankenkassen strukturierte Behandlungsprogramme entwickeln können und deren Durchführung über den RSA finanziell gefördert wird. Diese Programme müssen den vom Koordinierungsausschuss spezifisch formulierten Empfehlungen zu den Anforderungen an strukturierte Behandlungsprogramme für Diabetes mellitus Typ 2 entsprechen und können jeweils erst nach Zulassung durch das Bundesversicherungsamt (BVA) ausgelöst werden.

Voraussetzungen für die Zulassung eines DMP

Entsprechend der gesetzlichen Festlegung müssen die DMP den aktuellen Stand der Wissenschaft nach Evidenz-basierten Leitlinien oder der am besten verfügbaren Evidenz berücksichtigen. Therapieziel und individuelle Zielvereinbarungen müssen formuliert werden; Vorgaben für eine qualitätsorientierte und effiziente Versorgung müssen beachtet werden. Weitere Voraussetzungen sind:
- die gesicherte Diagnose nach festgelegten Kriterien,
- die freiwillige Teilnahme des Patienten (Einschreibung),
- Weitergabe von Befunddaten an die Krankenkasse,
- Schulung von Patienten und Ärzten,
- Versicherten-bezogene Dokumentation,
- Evaluation.

Ärztinnen und Ärzte, die an den Programmen teilnehmen, müssen bestimmte qualitative Voraussetzungen erfüllen, um die Patienten in den Programmen behandeln zu dürfen (DMP-Ärzte).

Auf die im DMP Typ-2-Diabetes formulierten diagnostischen Kriterien, Therapieziele und therapeutischen Maßnahmen wird in den einzelnen Kapiteln dieses Buches speziell eingegangen.

Sektoren-übergreifende und interdisziplinäre Behandlung

Die Verordnung sieht eine strukturierte Kooperation zwischen Hausärzten und Spezialisten vor. Zum Beispiel ist der Augenarzt einmal pro Jahr zu kontaktieren, bei Retinopathie oder Mikroalbuminurie muss an einen Nephrologen bzw. an einen Schwerpunktdiabetologen überwiesen werden. Beim diabetischen Fuß-Syndrom muss in jedem Fall eine diabetologische Fußambulanz bzw. ein Fußzentrum eingebunden werden. Innerhalb des DMP dürfen stationäre Einweisungen wegen Diabetes oder eines diabetischen Fuß-Syndroms nur in dafür ausgewiesene Kliniken (DMP-Kliniken) erfolgen, deren Strukturanforderungen festgelegt sind. Diese Einrichtungen haben ganz bestimmte Strukturmerkmale zu erfüllen. Lediglich in Notfällen kann in die nächstgelegene Klinik eingewiesen werden.

Umsetzung des DMP Typ-2-Diabetes

Die Umsetzung des DMP ist mit einem beträchtlichen zusätzlichen Verwaltungsaufwand für den DMP-Arzt wie auch für die gesetzliche Krankenversicherung verbunden. Die Kosten dafür werden von den Versicherten mit ihrem Krankenkassenbeitrag getragen. Zudem geht der bürokratische Zeitaufwand des Arztes zu Lasten der Zuwendungsmöglichkeit für den Patienten. Daher muss der bürokratische Aufwand für die Durchführung des DMP im Rahmen einer gezielten Weiterentwicklung des Programms zu Gunsten der Patienten, der Ärzte und der Kostenträger noch reduziert werden.

1.3 Epidemiologie des Diabetes mellitus: Häufigkeit, Lebenserwartung, Todesursachen

H.-U. Janka (Bremen)

Weltweite Zunahme des Diabetes mellitus

Der Diabetes mellitus zählt zu den häufigsten, schwersten und aufgrund der Folgeschäden zu den kostenträchtigsten Krankheitsbildern. Weltweit ist eine Zunahme der Prävalenz zu beobachten. Die globale Zahl der Diabetiker von ca. 150 Mio. im Jahre 2000 wird sich bis zum Jahr 2025 auf 300 Mio. verdoppeln (King et al. 1998).

Offensichtlich ist es auch zu einem starken Anstieg der Anzahl von Personen mit Diabetes in der deutschen Bevölkerung gekommen. Die Erhebungen von H. Hauner, München, an einer repräsentativen Versichertenstichprobe der AOK Hessen bestätigen die Daten des KORA Surveys der Region Augsburg, wobei mit sensitiven Methoden doppelt so viele Diabetiker entdeckt wurden als bisher bekannt waren (Rathmann et al. 2003). Hochgerechnet sind **6 Mio. Deutsche (7 %) an Diabetes erkrankt**, noch größer ist die Zahl der Vorstadien des Diabetes (Impaired Glucose Tolerance [IGT], Impaired Fasting Glucose [IFG], Metabolisches Syndrom), wobei die Amerikaner neuerdings dafür den Begriff „Prädiabetes" wegen der kardialen Gefährdung wieder einführten (The Expert Committee 2003). Nach dem 40. Lebensjahr verdoppeln sich die Häufigkeiten in jedem Altersjahrzehnt und erreichen zwischen dem 70. und 80. Lebensjahr eine Prävalenz von über 20 % (Hauner 1998).

Die amerikanischen Diagnosekriterien: Kein Ersatz für den oralen Glucosetoleranztest

Die Amerikanische Diabetes-Gesellschaft (ADA) veröffentlichte 1997 neue Diabetes-Diagnosekriterien (The Expert Committee 2003), die z. T. auch von der Deutschen Diabetes-Gesellschaft übernommen wurden. Dabei kann die Diagnose eines Diabetes allein aufgrund eines zweifach gemessenen **Nüchtern-Blutzuckerspiegels (aus Blutplasma) von 126 mg/dl (7,0 mmol/l) oder von 110 mg/dl (6,1 mmol/l)** (**Kapillarblut** aus der Fingerbeere) und mehr gestellt werden. Es wurde aber überzeugend nachgewiesen, dass ein großer Teil der Personen, insbesondere ältere Diabetiker, mit dieser Klassifizierung nicht erfasst werden, weil sie normale Nüchternblutzucker haben, aber deutlich erhöhte Werte nach der Zuckerbelastung aufweisen (The DECODE Study 1998). Auf den oralen Glucosetoleranztest (oGTT) sollte deshalb in der Diabetesdiagnostik nicht verzichtet werden. Darüber hinaus besitzt der **2-h-Wert im oGTT eine höhere Sensitivität in der Prädiktion** von manifestem Diabetes als auch von subsequenten kardiovaskulären Erkrankungen. Die Kombination der neuen Nüchtern-Blutzucker-Grenzwerte mit den 2-h-Werten nach oGTT (>200 mg/dl [11,2 mmol/l]) ergibt eine ca. 30–50 % höhere Häufigkeit an Diabetesfällen (Übersicht: Janka et al. 2000). Auf deutsche Verhältnisse übertragen, ergibt sich dann ebenfalls eine **Häufigkeit des Diabetes von ca. 7 %.** Es wird also zu Recht die **Beibehaltung des oGTT** in einer Diabetes-Risikopopulation (positive Familienanamnese, Übergewicht, Hypertonie, Fettstoffwechselstörungen etc.) gefordert, insbesondere auch bei Personen mit einem **Nüchtern-Vollblut-Glucosewert von ≥90 mg/dl (≥5,0 mmol/l).**

Zunahme auch des Typ-1-Diabetes

Der Anteil der Patienten mit Typ-1-Diabetes an allen Diabetespatienten in Deutschland wird gegenwärtig auf mindestens 5–7 % geschätzt. Neuere Studien zur Verbreitung des „verzögerten Typ-1-Diabetes im Erwachsenenalter" (**L**atent **A**utoimmune **D**iabetes in **A**dults, **LADA-Diabetes**) lassen vermuten, dass der autoimmun bedingte Insulinmangeldiabetes im Erwachsenenalter weitaus häufiger vorkommt als bisher angenommen und möglicherweise für 10–15 % aller Diabetesmanifestationen im mittleren und höheren Lebensalter verantwortlich ist (Hauner 1998). Die jährliche Erkrankungsrate (Inzidenz) des jugendlichen Typ-1-Diabetes lag Ende der 1980er Jahre in Deutschland bei 7,4/100.000 Personen. Die Inzidenz hat auch beim Typ-1-Diabetes in den letzten Jahren deutlich zugenommen und wird für Kinder der Altersgruppe 0–14 Jahre mit 14,0/100.000 Personenjahre im Jahre 2000 angegeben (Übersicht: Janka et al. 2000). Die Inzidenzzahlen für Typ-2-Diabetes liegen im Vergleich beträchtlich höher, z. B. bei den über 60-Jährigen etwa 1200/100.000 Personenjahre.

Der Anstieg der Diabeteshäufigkeit wird beim Typ-2-Diabetes mit einer Zunahme der Adipositas in der Bevölkerung und der gesteigerten Lebenserwartung begründet, beim Typ-1-Diabetes werden Veränderungen beim Geburtsgewicht, schnelles postpartales Wachstum und perinatale Infektionen vermutet.

Diabetiker leben im Mittel 6 Jahre kürzer

Die Hyperglykämie beim Diabetes mellitus gilt als eigenständiger Risikofaktor für Gefäßkomplikationen. Darüber hinaus tragen die assoziierten Komorbiditäten und Folgekrankheiten erheblich zur Verminderung der Lebensqualität und Verkürzung der Lebensdauer bei. Die Lebenserwartung von Patienten mit Typ-1- und Typ-2-Diabetes ist vermindert (Übersicht in: Janka et al. 2000). In der gesamten Diabetespopulation wird ein **Verlust von 6 – 7 Jahren im Vergleich zur Standardbevölkerung** angegeben, wobei eine **deutliche Altersabhängigkeit** besteht. Je früher im Leben der Diabetes auftritt, desto größer ist der Verlust an Lebensjahren. In einer amerikanischen Studie war die Lebenserwartung der Diabetiker im Vergleich zu den Nichtdiabetikern in der Altersgruppe 55 – 64 Jahre um ca. 8 Jahre und in der Altersgruppe 65 – 74 Jahre um ca. 4 Jahre reduziert (Gu et al. 1998). Besonders hoch ist die Reduktion an Lebensjahren bei den Typ-1-Diabetikern. Die Mortalitätsrate wird mit 5- bis 10fach im Vergleich zur Normalbevölkerung angegeben.

Kardiovaskuläre Folgekrankheiten führend

Gefäßkrankheiten bei Diabetes mellitus sind in erster Linie für die hohe Morbidität und Mortalität dieser Personen verantwortlich. Klinische Ausprägung und Schwere der Gefäßveränderungen sind abhängig von ihrer Lokalisation (Retina, Niere, Koronararterien, Zerebralgefäße, periphere Gefäße der Extremitäten, auch der Vasa nervorum) und dem Ausmaß der beteiligten Gefäßareale. Tab. 1.3-**1** enthält die relativen Risiken für Komplikationen von Patienten mit Diabetes.

Tabelle 1.3-1   Relative Risiken für Komplikationen von Patienten mit Diabetes mellitus im Vergleich zu Nichtdiabetikern bzw. zur Normalbevölkerung (Übersicht in: Janka et al. 2000)

Komplikation	Relatives Risiko
Myokardinfarkt	Männer: 3,7
	Frauen: 5,9
Herz-Kreislauf-Tod	
• Diagnose vor dem 30. Lebensjahr	9,1
• Diagnose nach dem 30. Lebensjahr	2,3
Apoplex	2 – 4
Erblindung	5,2
Niereninsuffizienz bei Männern	12,7
Amputation der unteren Extremitäten	22,2 – 45
Fußulzera	vielfach

Die **Makroangiopathie** (kardiovaskuläre Erkrankungen) ist die Hauptursache für die hohe Morbidität und Mortalität bei Diabetikern. Arteriosklerotische Gefäßveränderungen treten bei ihnen in einem früheren Alter auf als bei Nichtdiabetikern, zeigen **rasche Progredienz** und führen häufig zu so schweren und fatalen Komplikationen wie **Myokardinfarkt, Schlaganfall und ischämische Fußgangrän**. Der Herzinfarkt tritt bei diabetischen Männern 3,7fach, bei diabetischen Frauen 5,9fach häufiger als bei Nichtdiabetikern auf. Bei Typ-1-Diabetikern entwickeln ca. 20 – 30 % aller Patienten eine diabetische Nierenerkrankung, die Schrittmacher für die Makroangiopathie ist und dann maßgeblich die Lebenserwartung determiniert. In Deutschland ist der Anteil der Patienten mit Diabetes unter den Patienten mit terminaler Niereninsuffizienz von 36 % im Jahre 1990 auf 59 % im Jahre 1995 angestiegen (Ritz et al. 1996).

Angiopathien in über 75 % der Fälle die Todesursache

Im Verlauf der letzten Jahrzehnte vollzog sich ein grundlegender Wandel in der Häufigkeit der einzelnen Todesursachen. Durch die größere Lebenserwartung werden heute die Gefäßkrankheiten für das Schicksal des Diabetikers bestimmend. Angiopathien sind mit über 75 % die häufigste Todesursache für zuckerkranke Patienten. Diese besondere Anfälligkeit von Diabetikern für makroangiopathische Komplikationen wurde in zahlreichen epidemiologischen Untersuchungen nachgewiesen. Obgleich die Mortalität an Herz-Kreislauf-Krankheiten in der Allgemeinbevölkerung in den letzten Jahrzehnten deutlich abgenommen hat, stieg sie paradoxerweise bei den Diabetikern stark an (Gu et al. 1998). In allen Studien liegt **die koronare Herzkrankheit an erster Stelle der Todesursachen** (Abb. 1.3-**1**).

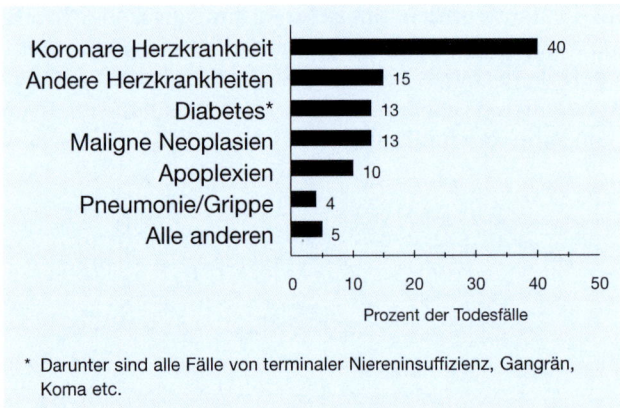

* Darunter sind alle Fälle von terminaler Niereninsuffizienz, Gangrän, Koma etc.

Abbildung 1.3-1
Todesursache bei Personen mit Diabetes mellitus, basierend auf amerikanischen Studien (Geiss et al. 1995).

Die rasche Progredienz der Atherosklerose findet sich bei allen Diabetestypen. Besonders häufig sind ältere Typ-2-Diabetiker betroffen, doch liegt der Herzinfarkt auch beim Diabetiker vor dem 50. Lebensjahr an erster Stelle der Todesursachen. Die Mortalität an Herz-Kreislauf-Krankheiten bei Typ-2-Diabetikern ist 3- bis 4fach höher als bei Nichtdiabetikern. Frauen mit Diabetes mellitus haben eine nahezu gleich hohe Inzidenz wie diabetische Männer, während nichtdiabetische Frauen beträchtlich weniger davon betroffen sind. Der in den letzten Jahren festgestellte Rückgang an Herz-Kreislauf-Erkrankungen in den Industrienationen war bei Personen mit Diabetes nicht zu beobachten.

Die Makroangiopathie ist auch für das Auftreten von ischämischen Fußläsionen, meist in Kombination mit neuropathischen Schädigungen, und den dadurch oftmals erforderlichen Amputationen verantwortlich. Die Überlebensrate nach einer Beinamputation ist dramatisch eingeschränkt, und eine sekundäre Amputation ist ausgesprochen häufig. Nicht zuletzt findet sich auch eine größere Häufigkeit an zerebrovaskulären Erkrankungen bei Diabetikern. Unabhängig von anderen Risikofaktoren haben Diabetiker ein erhöhtes Risiko für einen Schlaganfall; das relative Risiko wurde mit 1,8 für diabetische Männer und 3,0 für diabetische Frauen berichtet. An den Folgen der zerebrovaskulären Insuffizienz sterben dreimal so viele Diabetiker wie Nichtdiabetiker. Die Gesamtmortalität beträgt 10 % und beruht in erster Linie auf ischämischen Hirninfarkten. Obgleich in der Regel Hirninfarkte in einem höheren Lebensalter auftreten als die symptomatische koronare Herzkrankheit, sind sie doch für viele Diabetiker eine wichtige Ursache für Siechtum und letztlich Tod.

1.4 Die verschiedenen Formen der Zuckerkrankheit und deren Genetik

A. F. H. Pfeiffer (Berlin/Potsdam)

Die neue Einteilung des Diabetes mellitus

Eine neue Klassifikation des Diabetes mellitus wurde 1997 von der amerikanischen Diabetes-Gesellschaft vorgeschlagen (Tab. 1.4-**1**; [The Expert Committee 1997]). Sie versucht, den Diabetes mellitus unter ätiologischen Aspekten zu klassifizieren. Die Nomenklatur ähnelt teilweise der in Europa üblichen und unterscheidet den **Typ-1-Diabetes** als **„immunvermittelten"** Diabetes, der durch eine autoimmune Zerstörung der pankreatischen Betazellen als Ursache gekennzeichnet ist, einen absoluten Insulinbedarf aufweist und bei Ausbleiben der Insulintherapie in der Regel zu einer diabetischen Ketoazidose führt. Er ist durch absoluten Insulinmangel gekennzeichnet. Eine Subklassifikation unterscheidet den autoimmunvermittelten Typ 1a vom Typ 1b, der einen Betazellverlust ohne Immunmarker aufweist und somit „unklarer" Genese ist (idiopathischer Typ 1b).

Der **Typ-2-Diabetes** ist die häufigste Diabetesform und durch eine variable Kombination von relativem Insulinmangel und Insulinresistenz gekennzeichnet.

Die dritte große Gruppe umfasst **„andere spezifische Typen"** des Diabetes mellitus und listet hierunter auf:
- genetische Defekte der Betazellfunktion,
- genetische Defekte der Insulinwirkung,
- Erkrankungen des exokrinen Pankreas,
- Endokrinopathien,
- Medikamente und Chemikalien,
- Infektionen,
- ungewöhnliche Formen des immunvermittelten Diabetes (Stiff-Man-Syndrom und Antiinsulinrezeptor-Antikörper) sowie
- andere genetische Syndrome, die mit Diabetes assoziiert sind.

Die vierte Hauptkategorie schließlich repräsentiert den **Gestationsdiabetes**.

Tabelle 1.4-1   Die neue Klassifikation des Diabetes mellitus nach den Empfehlungen des Expert Committee (1997)

Typ-1-Diabetes

    a) Immunvermittelt
    b) Idiopathisch

Typ-2-Diabetes

Andere spezifische Typen

A. *Genetische Defekte der Betazelle*
    – Chromosom 12, HNF-1-alpha (früher MODY 3)
    – Chromosom 7, Glucokinase (früher MODY 2)
    – Chromosom 20, HNF-4-alpha (früher MODY 1)
    – Mitochondriale DNA

B. *Genetische Defekte der Insulinsekretion*
    – Typ-A-Insulinresistenz
    – Leprechaunismus
    – Lipoatrophischer Diabetes

C. *Erkrankung des exokrinen Pankreas*
    – Pankreatitis
    – Trauma/Pankreatektomie
    – Neoplasie
    – Zystische Fibrose
    – Hämochromatose
    – Fibrokalkuläre Pankreatitis

D. *Endokrinopathien*
    – Cushing-Syndrom
    – Akromegalie
    – Phäochromozytom
    – Glucagonom
    – Hyperthyreose
    – Primärer Hyperaldosteronismus (mit Hypokaliämie)
    – Somatostatinom

E. *Medikamente oder Chemikalien*
    – Glucocorticoide
    – Thiaziddiuretika
    – Nicotinsäure
    – Vacor
    – Pentamidin
    – Andere

Fortsetzung **Tabelle 1.4-1**   Die neue Klassifikation des Diabetes mellitus nach den Empfehlungen des Expert Committee (1997)

F. *Infektionen*
 – Kongenitale Röteln
 – Zytomegalie-Virusinfektionen
 – Andere

G. *Ungewöhnliche Formen des immunvermittelten Diabetes*
 – „Stiff-Man"-Syndrom
 – Antiinsulinrezeptor-Antikörper-Syndrom

H. *Andere genetische Syndrome, die mit Diabetes assoziiert sind*
 – Diabetes insipidus, Diabetes mellitus, Atrophie des N. opticus und Taubheit (DIDMOAD)
 – Down-Syndrom
 – Klinefelter-Syndrom
 – Turner-Syndrom, Friedreich-Ataxie, myotone Dystrophie u. a.

Gestationsdiabetes

Mit dieser Klassifikation wurde vor allem die alte und oft irreführende Nomenklatur des „nichtinsulinabhängigen Diabetes mellitus", jetzt Typ-2-Diabetes, und des „insulinabhängigen Diabetes mellitus", jetzt Typ-1-Diabetes, verlassen, bei der insulinpflichtig gewordene Typ-2-Diabetiker durch die alte Nomenklatur eigentlich nicht korrekt erfasst wurden.

Der immunvermittelte Diabetes Typ 1 umfasst sowohl die jugendliche Manifestation wie die langsamere Manifestation im Erwachsenenalter, den **„latenten Autoimmun-Diabetes der Erwachsenen" (LADA),** der durch Glutamatdecarboxylase(GAD)- oder Phosphatase-Antikörper (IA2-A) belegt werden kann und durchschnittlich mit etwa 50 Jahren manifest wird.

Das Versprechen genetischer Erkenntnisse zum Diabetes mellitus

Eng verknüpft mit der Entschlüsselung des menschlichen Genoms ist das Versprechen, aus dem Verständnis der Genetik wesentliche Einsichten in den **Diabetes mellitus** gewinnen zu können. Tatsächlich ist die Hoffnung berechtigt, durch die Entschlüsselung entscheidender **Diabetesgene** ein besseres Verständnis der Pathogenese zu erlangen. Wahrscheinlich werden sich hieraus auch therapeutisch nutzbare Erkenntnisse ableiten lassen. Ganz besonders aber sollten präventive Strategien von einer zukünftig möglichen genaueren Vorhersage des individuellen Risikos, ausgehend von dem Nachweis bestimmter Varianten in Diabetesgenen, profitieren. Eine ähnliche Entwicklung zeichnet sich in den benachbarten Gebieten der **Hypertonie-, Arteriosklerose-** und **Fettstoffwechselforschung** ab. Deren Verlauf ist mit dem Diabetes durch das **Metabolische Syndrom** verknüpft und vielleicht auch genetisch verbunden. Man kann sich leicht vorstellen, dass ein Zusammenspiel ganzer Gruppen von Genen für das einzelne Individuum in einer jeweils einzigartigen Konstellation bedeutsam sein wird. Absehbar ist auch ein **Zusammenspiel von Umweltfaktoren mit genetischen Anlagen,** wodurch das Individuum durch sein Verhalten und ggf. auch Pharmakotherapie erheblichen Einfluss nehmen kann. Solche Angaben zum persönlichen Risiko und dem Gewinn durch eine entsprechende Verhaltensanpassung werden wohl präziser werden als dies bisher möglich war, und sind in der Vision der genetischen Chip-Diagnostik absehbar.

Potenzieller Gewinn einer Aufschlüsselung genetischer Varianten, die zum Diabetes mellitus prädisponieren:
- besseres Verständnis der Pathophysiologie des Typ-1- und Typ-2-Diabetes,
- pathophysiologisch orientierte Therapieansätze,
- Vorhersage individueller Risikofaktoren für das Auftreten eines Typ-1- oder Typ-2-Diabetes,
- Vorhersage individueller Risikofaktoren für das Auftreten von Komplikationen im Rahmen eines Diabetes mellitus,
- Empfehlung von Verhaltens- und Ernährungsweisen zur Reduktion des individuellen Risikos,
- Vorhersage überlappender genetischer Prädispositionen zu Hypertonie, Arteriosklerose oder Fettstoffwechselstörung.

Die Genetik des Typ-1-Diabetes

Das Risiko, einen Typ-1-Diabetes zu bekommen, beträgt in der weißen europäischen Bevölkerung 0,4 %. Wenn ein Verwandter ersten Grades einen Typ-1-Diabetes hat, steigt dieses Risiko auf **6 % für Nachkommen** von Typ-1-Diabetikern, **5 % für Geschwister** von Typ-1-Diabetikern und auf **30 % für monozygote Zwillinge.** Dizygote Zwillinge dagegen haben das gleiche Risiko wie Geschwister.

Das Risiko, einen Typ-1-Diabetes zu bekommen, variiert – in den skandinavischen Ländern sowie in Sardinien ist es am höchsten, im südlichen Italien ist das Risiko niedrig. Es besteht also ein **Nord-Süd-Gefälle** mit Ausnahme von Sardinien.

Mit der Entwicklung genetischer Techniken wurden schon Anfang der 1990er Jahre **genomweite Kopplungsanalysen** auf der Suche nach Diabetesgenen durchgeführt. Diese zeigten, dass Gene sowohl in dem Haupthistokompatibilitätskomplex (MHC – Major Histocompatibility Complex) als auch andernorts im Genom beteiligt sind.

Den größten Einfluss hat in allen Studien die HLA-Region auf dem **p-Arm des Chromosoms 6,** die etwa 40 % der familiären Häufung des Diabetes mellitus Typ 1 erklären kann. In dieser Region wird der MHC-Klasse-II-Komplex kodiert, der Antigene auf der Oberfläche von antigenpräsentierenden Zellen darbietet. Solche Zellen sind beispielsweise Makrophagen, die dem Antigen zusammen mit dem MHC-Molekül T-Zellen präsentieren, die mit ihrem T-Zell-Rezeptor den Komplex aus Antigen und MHC-Ketten erkennen können. Die Zusammensetzung der Alpha- und Beta-Ketten des antigenpräsentierenden Klasse-II-Moleküls scheint deren Fähigkeit der Antigenpräsentation zu bestimmen. Dementsprechend finden sich bestimmte Varianten dieser Moleküle, die mit einem hohen Diabetesrisiko verknüpft sind, und diese erklären teilweise das Nord-Süd-Gefälle sowie die sardische Enklave, die vor allem die risikoassoziierte Asp-67-Variante der Beta-Kette der HLA-Komplexe aufweisen. Dieser HLA-Genlocus wird als **IDDM 1** bezeichnet.

Weitere Genorte, die das Auftreten eines Typ-1-Diabetes mitbestimmen, liegen auf **Chromosom 11,** in unmittelbarer Nähe des Insulingens (IDDM 2) sowie auf **etlichen anderen Chromosomen, mit 16 Genorten bisher,** die jedoch jeder für sich einen sehr viel kleineren Einfluss als der IDDM-1-Locus haben.

Bisher ließ sich **kein einzelnes Antigen,** wie z.B. ein Virus, finden, das typischerweise die falsche Erkennung und dadurch die Autoimmunreaktion auslöst. Ebenso scheint auch **kein einzelnes Autoantigen** zu existieren, von dem die Immunreaktion regelmäßig ausgeht. Dagegen zeichnet sich ab, dass ein matrixartiges Netz von Immunregulatoren besteht, das auf unterschiedliche Weise entgleisen kann, entsprechend einer Interaktion vieler Komponenten.

Hohe Erblichkeit des Typ-2-Diabetes

Die Genetik spielt für die Entstehung eines **Typ-2-Diabetes eine sehr viel größere Rolle** als für den Typ-1-Diabetes. Dies zeigt sich einerseits bei der Betrachtung der unterschiedlichen Prävalenz zwischen verschiedenen ethnischen Populationen und andererseits durch die **hohen Konkordanzraten monozygoter Zwillinge** sowie **die familiäre Häufung** der Erkrankung.

In einigen ethnischen Gruppen findet sich eine enorme Prävalenz des Diabetes mellitus. Am bekanntesten sind die **Pima-Indianer** in Arizona mit einer Prävalenz von 35 % Typ-2-Diabetes nach dem 20. Lebensjahr. In der weißen europäischen (oder **„kaukasischen"**) Population liegt die Inzidenz zwischen 4 – 7 % für die Bevölkerung insgesamt. Das Risiko für die Nachkommen eines diabeteskranken Elternteils, ebenfalls an Diabetes zu erkranken, liegt 3- bis 6fach höher als für Kinder von stoffwechselgesunden Eltern. Köbberling und Tillil (1982) bezifferten 1982 die Prävalenz des Typ-2-Diabetes bei beiden Geschwistern mit 38 % bis zum 80. Lebensjahr, und diese Zahlen wurden bestätigt. Etwa 25 % der Eltern von Typ-2-Diabetikern haben selbst die Erkrankung, wobei häufiger die Mutter betroffen ist. Diese Beobachtung machten bereits Köbberling und Tillil (1982) und mehrere spätere Studien, wenngleich der Grund hierfür unbekannt ist. In Zwillingsstudien ergab sich eine Konkordanzrate für monozygote Zwillinge zwischen 35 – 90 %. Diese Unterschiede erklären sich u. a. durch das Alter der untersuchten Zwillinge.

Je höher die genetische Belastung eines Individuums ist, **desto früher** manifestiert sich der Diabetes. In Familienuntersuchungen hatten von 156 Patienten, bei denen sich der Diabetes im Durchschnitt mit 40 Jahren manifestierte, 67 % diabetische Eltern. Eine weitere Untersuchung von über 800 diabetischen Geschwistern mit einem Manifestationsalter von 55 Jahren fand bei 40 % diabetische Eltern, wobei diabetische Mütter mehr als doppelt so häufig waren wie diabetische Väter. Bei über 4800 Typ-2-Diabetikern mit einem Manifestationsalter von über 60 Jahren fanden sich bei 24 % diabetische Eltern, wiederum doppelt so häufig eine diabetische Mutter wie ein diabetischer Vater (Frayling et al. 1999).

Es wurde eine Vielzahl von Genpolymorphismen mit Austausch einzelner Basen (Single-Nucleotide Polymorphisms, SNPs [sprich „Snip"]) beschrieben, die das Diabetesrisiko beeinflussen, allerdings ist deren Einfluss insgesamt gering. Eine große Studie von 152 SNPs in 71 Kandidatengenen an 2134 Weißen zeigte schwache Assoziationen mit 8 Genen, was das Konzept geringer Einflüsse vieler Gene bestärkt (Barroso et al. 2003).

Die genetischen Defekte der Betazellfunktion: MODY und mitochondrialer Diabetes

Etwa 2 – 3 % aller Diabetespatienten zeigen eine Manifestation im Kindesalter oder frühen Erwachsenenalter, haben häufig eine milde Erkrankung und ein autosomal-dominantes Muster der Vererbung. Dieser Typ wurde in den 1970er Jahren von Tattersall und Fajans (1975) als **M**aturity **O**nset **D**iabetes of the **Y**oung (**MODY**) beschrieben (Fajans et al. 2001). Tatsächlich zeigte sich, dass diese Patienten verschiedene Erkrankungen mit unterschiedlichem klinischem Verlauf und auch unterschiedlicher Pathogenese haben. Mittlerweile sind **5 MODY-Typen** in ihrer genetischen Ursache charakterisiert und zusätzlich eine häufige **Mutation der mitochondrialen DNS** als mütterlich vererbte dominante Diabetesursache beschrieben (**MIDD,** siehe S. 20) – neben weiteren mitochondrialen Mutationen, die einen Diabetes bedingen können. Die neue Klassifikation hat den Terminus MODY-Diabetes durch die Beschreibung des genetischen Defektes ersetzt. Dies geschah in Vorwegnahme der zu erwartenden Identifikation weiterer Diabetesgene. In der klinischen Praxis wird nach wie vor die Klassifikation MODY-Diabetes verwendet (Velho u. Froguel 1998).

Die häufigsten MODY-Formen sind der sog. MODY-Typ 2, eine Mutation im Glucokinase-Gen auf Chromosom 7, und der MODY-Typ 3, der auf einer Mutation im Gen des Transkriptionsfaktors „Hepatocyte Nuclear Factor 1 alpha" (HNF-1α) auf Chromosom 12 beruht.

MODY 2 (Chromosom 7, Glucokinase-Defekt)

Der MODY 2 findet sich bei über 60 % der in Frankreich sowie bei 13 % der in England bekannten MODY-Patienten und bei über 60 % der MODY-Patienten, deren Gendefekt in der Arbeitsgruppe des Autors in Deutschland identifiziert wurde. Die Mutation führt zu einem **Defekt der Glucokinase,** des Enzyms, das in Betazellen und in der Leber als Hexokinase die Glucose phosphoryliert und ihren Stoffwechsel einleitet. Da man zwei Allele dieses Enzyms hat, führt der Ausfall eines Allels zu einer verminderten Menge des Enzyms und damit zu einer verminderten Glucosephosphorylierung, sodass die Zelle die Glucose falsch niedrig misst. Dementsprechend liegen die Blutzuckerspiegel der Patienten etwas höher als bei Gesunden, z. B. zwischen 100 und 120 mg% nüchtern. Postprandial findet eine Regulation der Insulinsekretion auf etwas erhöhtem Niveau statt, bleibt aber im Allgemeinen so gut erhalten, dass keine diabetischen Spätkomplikationen auftreten.

Da die Mutation des Glucokinasegens ab der Geburt vorhanden ist, manifestiert sich die Erkrankung frühzeitig und wird **häufig im Kindesalter** diagnostiziert. Dann besteht oft Unsicherheit, ob ein beginnender Typ-1-Diabetes oder eine andere Stoffwechselstörung vorliegt.

Bei Frauen fällt bisweilen lediglich ein „**Gestationsdiabetes**" (siehe Kap. 5.2, S. 226 f.) auf. Die Diagnose des MODY-Diabetes kann häufig durch die Familienanamnese gestellt werden, insofern die **typischen Kriterien** erfüllt sind (Tab. 1.4-**2**). Die Abgrenzung von anderen MODY-Formen bleibt jedoch auch dann unsicher. Deshalb ist häufig eine **genetische Diagnose** gerechtfertigt, um einerseits prognostische Aussagen bezüglich des Verlaufs des Diabetes treffen und andererseits entsprechende therapeutische Konsequenzen ergreifen zu können. Im Falle des MODY-2-Diabetes ist der

Tabelle 1.4-2   Kriterien des MODY-Diabetes

1. Manifestation vor dem 25. Lebensjahr

2. Vererbung über 3 Generationen bei erstgradigen Verwandten einer Familie

3. Body-Mass-Index unter 25 kg/(m)^2 (nicht übergewichtig)

4. Kein Typ-1-Diabetes in der Familie bzw. keine Typ-1-Diabetesmarker beim Patienten

Blutzuckerspiegel im weiteren Verlauf nicht ansteigend, sondern die glykämische Kontrolle bleibt in etwa erhalten.

MODY 3 (Chromosom 12, HNF-1α-Defekt)

Die zweite häufige dominante **Mutation** ist die des **HNF-1α.** Diese findet sich bei über 60 % der englischen Patienten, jedoch nur bei einer kleinen Gruppe französischer Patienten. In einer Dresdener Untersuchung von Lindner und Mitarbeitern (Lindner et al. 1999), in der die Patienten aus einer Erwachsenen-Diabetesambulanz rekrutiert worden waren, fand man überwiegend MODY-3-Diabetiker und nur selten MODY-2-Diabetesfamilien. Werden Kinder in solche Untersuchungen einbezogen, so finden sich häufig MODY-2-Mutationen, sodass insgesamt wahrscheinlich diese beiden Typen vergleichbar häufig sein werden.

Der MODY-3-Diabetes manifestiert sich meistens **nach der Pubertät im frühen Erwachsenenalter,** kann aber schon vorher manifest sein. Die Mutation des Transkriptionsfaktors scheint zu einem langsamen Verlust der Betazellfunktion und -masse zu führen, neben Sekretionsdefekten in Antwort auf Glucose. Dies beruht wahrscheinlich auf einer Steuerung verschiedener zuckermetabolisierender Enzyme durch den Transkriptionsfaktor HNF-1α.

Im Verlauf nimmt der MODY-3-Diabetes, ähnlich dem klassischen Typ-2-Diabetes, im Schweregrad zu und führt zu einem zunehmenden Insulinsekretionsdefekt. Dieser wird durch Umweltfaktoren wie körperliche Bewegung, Gewicht und Ernährung moduliert, sodass Patienten mit dem Gendefekt auch ohne Therapie euglykämisch sein können. Ein erheblicher Teil der Patienten entwickelt aber einen schwerwiegenden Diabetes, und die Inzidenz von diabetischen Komplikationen wie Retinopathie, Nephropathie und Neuropathie entspricht der des Typ-2-Diabetes. Bei Kindern findet sich häufig eine Glukosurie, da HNF-1α auch in den Tubuli der Niere exprimiert wird und dort Transportproteine zu steuern scheint. Entsprechend wurde die Glukosurie als Screeningmarker vorgeschlagen.

Die Therapie des MODY-3-Diabetes entspricht bisher der des Typ-2-Diabetes, initial mit oralen Antidiabetika und ggf. mit Insulin. Eine frühzeitige Diagnose der Patienten ist für die klinische Betreuung hilfreich.

MODY 1 (Chromosom 20, HNF-4α-Defekt)

Der MODY 1 beruht auf einer dominanten **Mutation** des Transkriptionsfaktors **HNF-4α,** der ähnlich wie der HNF-1α die Expression metabolisch wichtiger Enzyme der Betazelle steuert. Der klinische Verlauf ist ähnlich wie beim MODY 3. In Deutschland muss mit 5 – 10% MODY 1 unter den MODY-Patienten gerechnet werden.

MODY 4 und MODY 5

Äußerst seltene MODY-Formen sind der MODY 4 und der MODY 5, die ebenfalls auf **Mutationen von Transkriptionsfaktoren** beruhen. Beim MODY 4 ist der Insulin Promoter Factor-1/Pancreatic Duodenal Homeobox-1 **(IPF-1/PDX-1)** betroffen, der die Differenzierung des Pankreas in einem frühen Entwicklungsstadium steuert. Bei einem homozygoten Mangel des IPF-1 kommt es bei Menschen und Mäusen zu einer weitgehenden **Agenesie des Pankreas.** Ein heterozygoter Mangel geht mit einem erhöhten Diabetesrisiko und **verkleinerten Inseln** einher. Insgesamt wurden bisher drei Familien mit dieser Mutation weltweit beschrieben. Beim MODY 5 ist der **HNF-3-beta** mutiert, was zu ähnlichen Defekten wie bei MODY 1 und MODY 3 zu führen scheint.

Mitochondrialer Diabetes

Die Punktmutation beim **MIDD (Maternally Inherited Diabetes and Deafness),** mitochondrialer Diabetes, betrifft eine Transport-RNS im mitochondrialen Genom (Jaksch-Angerer et al. 1999). Ein **Ausfall der tRNS** führt zu einem kompletten Ausfall der Synthese sämtlicher mitochondrial produzierter Proteine, wodurch auch die Atmungskette defekt wird. Da man mehrere tausend Mitochondrien mit der mütterlichen Eizelle erbt, sind im Allgemeinen nicht alle, sondern nur ein kleiner Teil der Mitochondrien betroffen (Heteroplasmie). Beim MIDD findet sich häufig eine **Hochtonschwerhörigkeit** im Bereich um 4000 Hz. Bei manchen Patienten bedingt die gleiche Mutation das **MELAS-Syndrom** (**M**yopathy, **E**ncephalopathy, **L**actic **A**cidosis, **S**eizures), ein schweres neurologisches Krankheitsbild mit Diabetes. Die Mutation findet sich bei 1–2% der Typ-2- und bei bis zu 5% der Typ-1-Diabetes-Patienten. Der Verlauf des Diabetes kann hochgradig sein und mit einem Verlust der Betazellen einhergehen, was typischerweise zur Verwechslung mit einem Diabetes mellitus Typ 1 führt, oder aber der Verlauf ist der eines Typ-2-Diabetes. Die Manifestation liegt im **frühen bis mittleren Erwachsenenalter** und die Penetranz um 70%. Die **Vererbung** ist mit den Mitochondrien **mütterlich.** Die genetische Diagnostik muss sich auf die Besonderheiten der mitochondrialen DNS einrichten, die sensitive Nachweismethoden erfordert. Diabetische Komplikationen sind beim MIDD ebenso wie beim Typ-2-Diabetes anzutreffen, und entsprechend muss die Therapie orientiert werden. Verschiedene Therapieschemata wurden bisher nicht verglichen, es ist nicht bekannt, ob bestimmte Therapieformen Vorteile mit sich bringen.

1.5 Diagnostische Kriterien des Diabetes mellitus und der gestörten Glucosetoleranz

M. Pfohl (Duisburg)

Die Kriterien für den Diabetes mellitus sind klar definiert.

Der Diabetes mellitus wird über den Nachweis einer chronischen Hyperglykämie diagnostiziert. Dabei ist zu berücksichtigen, dass sich die Glucosekonzentration im Blut beim Menschen über ein weites Kontinuum verteilt, sodass der **Grenzwert für die Diagnosestellung eines Diabetes mellitus immer einen Kompromiss** zwischen der Erfassung aller Patienten mit einem substanziellen Risiko der Entwicklung von Diabetesfolgeerkrankungen und dem Versuch, die Feststellung eines Diabetes mellitus bei Personen ohne nennenswertes Risiko von Folgeerkrankungen zu vermeiden, darstellt. Die von einer Expertengruppe der **WHO 1985** etablierten diagnostischen Kriterien orientierten sich vor allem am Risiko für mikroangiopathische Folgeerkrankungen, das mit der jeweiligen Plasmaglucosekonzentration – bei venöser, nicht aber kapillärer Probenentnahme mit der Serumglucose vergleichbar – assoziiert ist. Nach diesen Kriterien bestand ein Diabetes mellitus bei einer Plasmaglucosekonzentration von nüchtern ≥140 mg/dl (7,8 mmol/l) und/oder im oralen Glucose-Toleranztest (oGTT) mit 75 g Glucose bei ≥200 mg/dl (11,2 mmol/l) nach 2 h. Da diese Grenzwerte nicht äquivalent sind – Patienten mit einer Nüchtern-Plasmaglucose ≥140 mg/dl (7,8 mmol/l) weisen im 75-g-oGTT praktisch immer 2-h-Werte ≥200 mg/dl (11,2 mmol/l) auf, während dies umgekehrt nur bei etwa 25 % der Fälle gilt –, hat **1997** eine Expertenkommission der American Diabetes Association (**ADA**) neue Diagnosekriterien etabliert, die bereits bei einer wiederholten **Nüchtern-Plasmaglucosekonzentration ≥126 mg/dl (7,0 mmol/l)** einen Diabetes mellitus und bei 110–125 mg/dl (6,0–6,9 mmol/l) eine abnorme Nüchtern-Glykämie („Impaired Fasting Glucose") definieren (Tab. 1.5-**1** und 1.5-**2**).

Tabelle 1.5-1 Diagnosekriterien des Diabetes mellitus (nach: ADA 1997)

---

1. Diabetessymptome und Plasmaglucosekonzentration ≥ 200 mg/dl (11,2 mmol/l)
   (Symptome: Polydipsie, Polyurie, unerklärter Gewichtsverlust;
   Plasmaglucose-Bestimmung unabhängig von Tageszeit und Nahrungsaufnahme)

2. Plasmaglucosekonzentration nüchtern ≥ 126 mg/dl (7,0 mmol/l)
   (nüchtern ist definiert als keine Kalorienaufnahme seit mindestens 8 h)

3. 2-h-Plasmaglucosekonzentration im 75-g-oGTT ≥ 200 mg/dl (11,2 mmol/l)

Außer bei einer akuten Stoffwechseldekompensation sollten die Kriterien 1 und 2 an einem anderen Tag kontrolliert werden. Der 75-g-oGTT wird nicht für den klinischen Routinegebrauch empfohlen.

Tabelle 1.5-2 Grenzwerte der venösen Nüchtern-Plasmaglucose und des 75-g-oGTT (nach: ADA 1997)

1. Nüchtern-Plasmaglucose

<110 mg/dl (6,0 mmol/l)	=	normale Nüchtern-Plasmaglucose
110 – 125 mg/dl (6,0 – 7,0 mmol/l)	=	abnorme Nüchtern-Glykämie („Impaired Fasting Glucose")
≥ 126 mg/dl (7,0 mmol/l)	=	Diabetes mellitus (Bestätigung erforderlich)

2. Plasmaglucose im 75-g-oGTT

nach 2 h <140 mg/dl (7,8 mmol/l)	=	normale Glucosetoleranz
nach 2 h 140 – 199 mg/dl (7,8 – 11,2 mmol/l)	=	gestörte Glucosetoleranz „Impaired Glucose Tolerance" (IGT)
nach 2 h ≥ 200 mg/dl (11,2 mmol/l)	=	Diabetes mellitus

Nach ADA und DDG wird auch bei einer unabhängig von der Nahrungsaufnahme **zu irgendeinem Tageszeitpunkt** („casual") wiederholt gemessenen **Plasmaglucosekonzentration ≥ 200 mg/dl (11,2 mmol/l) in Verbindung mit typischen Diabetessymptomen** ein Diabetes mellitus diagnostiziert. Die Definition der Glucose-Intoleranz (IGT) mit einer Plasmaglucosekonzentration von 140 – 200 mg/dl (7,8 – 11,2 mmol/l) nach 2 h im 75-g-oGTT wurde beibehalten. Vergleiche der Diabeteskriterien von WHO und ADA haben gezeigt, dass sich die Kriterien in etwa der Hälfte der Fälle nicht decken (Abb. 1.5-**1**), wobei diese Diskrepanz bei Einbeziehung des 75-g-oGTT zugunsten der ADA-Kriterien reduziert wird. Zusätzlich ist bei der Diagnostik zu berücksichtigen, dass sich diese Diagnosekriterien auf venöse Plasmaglucosekonzentrationen beziehen und dass bei der Glucosebestimmung im kapillären oder venösen Vollblut teilweise niedrigere Grenzwerte bestehen (Äquivalenzwerte siehe Tab. 1.5-**3**). Generell sind für die Blut- oder Plasmaglucosemessung im Rahmen der Diagnostik eines Diabetes mellitus nass-chemische Methoden anzuwenden, und nicht – wie teilweise üblich – die für die Blutglucose-Selbstmessung konzipierten Messstreifen. Die ADA-Kriterien für die Diagnostik des Diabetes mellitus wurden in die Leitlinien der Deutschen Diabetes-Gesellschaft unverändert übernommen (Kerner et al. 2001).

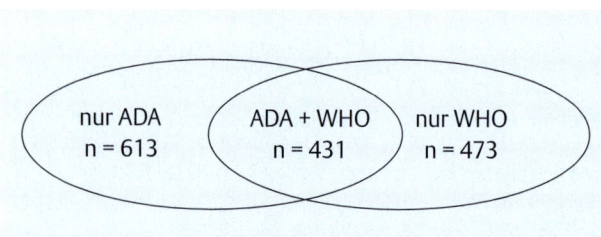

nur ADA	ADA + WHO	nur WHO
n = 613	n = 431	n = 473

Abbildung 1.5-1 Überlappung von Patientenkollektiven mit der Diagnose Diabetes mellitus nach ADA-Kriterien (hier: Nüchtern-Plasmaglucose ≥126 mg/dl [7,0 mmol/l]) und nach WHO-Kriterien (hier: 2-h-Plasmaglucose nach 75-g-oGTT ≥200 mg/dl [11,2 mmol/l]), (nach Daten aus der DECODE-Studie 1999).

Tabelle 1.5-3 Diagnostische Äquivalente von Glucosebestimmungen in Plasma oder Vollblut

| | | Plasmaglucose | | Vollblut | |
		Venös	Kapillär	Venös	Kapillär
Nüchtern					
Normal					
	mg/dl	<110	<110	<100	<100
	mmol/l	<6,0	<6,0	<5,2	<5,2
Abnorme Nüchtern-Glykämie					
	mg/dl	110–125	110–125	100–109	100–109
	mmol/l	6,0–6,9	6,0–6,9	5,2–5,9	5,2–5,9
Diabetes mellitus					
	mg/dl	≥126	≥126	>110	>110
	mmol/l	≥7,0	≥7,0	>6,0	>6,0
2-h-Wert im 75-g-oGTT					
Normal					
	mg/dl	<140	<160	<120	<140
	mmol/l	<7,8	<9,0	<6,7	<7,8
Gestörte Glucosetoleranz					
	mg/dl	140–199	160–219	120–179	140–199
	mmol/l	7,8–11,1	9,0–12,2	6,7–10,0	7,8–11,1
Diabetes mellitus					
	mg/dl	≥200	≥220	≥180	≥200
	mmol/l	≥11,2	≥12,3	≥10,1	≥11,2

Stellenwert des oralen Glucose-Toleranztests

In den meisten Fällen eines symptomatischen Diabetes mellitus dürfte damit eine einfache, nicht zeitgebundene Blut- oder Plasmaglucosebestimmung in Verbindung mit dem klinischen Bild ausreichen. Bei einer wiederholt gefundenen **Glucosekonzentration** ≥ **200 mg/dl (11,2 mmol/l) und typischer Symptomatik ist ein oGTT unnötig,** lediglich bei Patienten mit Glukosurie, aber normalen Plasmaglucosekonzentrationen (siehe Kap. 1.6, S. 26 ff.) oder grenzwertig hohen postprandialen Plasmaglucosewerten zwischen 140 und 200 mg/dl (7,8 – 11,2 mmol/l) ist die Durchführung eines oGTT erforderlich. In der Diagnostik des Gestationsdiabetes hat der oGTT nach wie vor einen hohen Stellenwert (siehe Kap. 5.2, S. 226 ff.). Obwohl der **oGTT** ein relativ einfacher Test ist, muss er wegen seiner hohen biologischen Variationsbreite **streng standardisiert** durchgeführt werden. Vor Durchführung des Tests ist eine mindestens **dreitägige Ernährung ohne Kohlenhydratbeschränkung** (> 150 g/d) mit **normaler körperlicher Aktivität** erforderlich. Der Test selbst soll morgens nüchtern mit 75 g eines Mono-/Oligosaccharid-Gemischs in 300 ml Wasser, über 5 min getrunken, am sitzenden Patienten durchgeführt werden. Für die Diagnostik essenziell ist die Bestimmung der **2-Stunden-Glucose**. Die Bestimmung der Nüchtern-Glucose erscheint sinnvoll, während die Zwischenwerte nach 30, 60 und 90 min zwar gelegentlich hilfreich, aber für die eigentliche Diagnostik nicht erforderlich sind – außer beim Gestationsdiabetes, bei dem auch die 60-Minuten-Plasmaglucose wichtig ist. Bei der klinischen Bewertung einer festgestellten Glucoseintoleranz ist zu beachten, dass es sich hierbei um eine Bezeichnung für einen abnormen Laborbefund handelt, der am ehesten als Risiko-Marker etwa bei einem Metabolischen Syndrom zu sehen ist und mit einer **erhöhten Rate von zukünftigen kardiovaskulären Ereignissen,** nicht aber mit der Entwicklung einer Mikroangiopathie einhergeht. Die **Progressionsrate zu einem manifesten Diabetes mellitus liegt bei 2 – 5 % pro Jahr,** bei vielen Patienten findet sich aber auch eine Normalisierung der Glucosetoleranz bei Kontroll-Untersuchungen. Therapeutisch lassen sich deshalb aus dem Nachweis einer eingeschränkten Nüchtern-Glucose oder einer Glucoseintoleranz keine über die allgemeine Risikofaktoren-Modifikation hinausgehenden Empfehlungen ableiten. Durch eine Lifestyle-Intervention lässt sich der Übergang in einen manifesten Diabetes mellitus in vielen Fällen vermeiden (siehe Kap. 3.3, S. 132 ff.).

Wann ist ein Diabetes-Screening beim „Gesunden" indiziert?

Obwohl noch keine kontrollierten Studien zum Erfolg von Screening-Maßnahmen zur Diabetesfrüherkennung vorliegen, wird ein Diabetes-Screening mittels Nüchternplasmaglukose-Bestimmung bei allen Personen über 45 Jahren sowohl von der ADA (2004) als auch von der DDG (Kerner et al. 2001) empfohlen. Bei Normalbefunden ist eine Wiederholungsuntersuchung in dreijährigen Abständen indiziert. Bei jüngeren Personen oder in kürzeren Abständen ist ein Diabetes-Screening in Betracht zu ziehen, wenn eine oder mehrere der folgenden Bedingungen vorliegen:
- Übergewicht (BMI >25 kg/[m]^2)*,
- Diabetes mellitus bei erstgradigen Verwandten,
- körperliche Inaktivität**,
- bei Frauen frühere Diagnose eines Gestationsdiabetes oder Geburt eines Kindes mit einem Geburtsgewicht über 4000 g,
- arterielle Hypertonie ($>$ 140/90 mmHg),
- Dyslipidämie (HDL-Cholesterin $\leq$ 35 mg/dl (0,90 mmol/l) und/oder Triglyceride $\leq$ 250 mg/dl (2,82 mmol/l)),
- früher festgestellte abnorme Nüchternglykämie oder gestörte Glucosetoleranz,
- Syndrom der polyzystischen Ovarien**,
- manifeste Arteriosklerose**.

 * Die ADA empfiehlt ein Screening ab einem BMI $>$ 25 kg/(m)^2, die DDG erst $>$ 27 kg/(m)^2.
** Empfehlungen der ADA, (noch) nicht in den Leitlinien der DDG enthalten.

Ein Screening auf Typ-1-Diabetes wird nicht empfohlen, auch ein Antikörper-Screening zur Risikoabschätzung des Typ-1-Diabetes wird außerhalb von klinischen Studien wegen noch fehlender Therapiemöglichkeiten nicht angeraten (ADA 2004, Kerner et al. 2001).

Das glykierte Hämoglobin ist keine Diabetes-Screeningmethode.

In den seltenen unklaren Fällen, beispielsweise bei während akuter Erkrankungen festgestellter Hyperglykämien, unter Behandlung mit Blutzucker-erhöhenden Medikamenten oder bei Diabetes-verdächtigen Symptomen mit normalen Plasmaglucosewerten, kann zusätzlich auch die Bestimmung des **glykierten Hämoglobins** (HbA$_{1c}$) zur Diagnostik eines Diabetes mellitus angezeigt sein. Dabei sollte eine standardisierte und validierte Bestimmungsmethode verwendet werden, eine Störung des Erythrozytenumsatzes durch verschiedene Anämieformen und Hämoglobinopathien sollte ausgeschlossen werden. Als Routinemethode zum Nachweis eines Diabetes mellitus oder gar als Screeningmethode ist die HbA$_{1c}$-Bestimmung derzeit – unter anderem auch aus Kostengründen – noch nicht geeignet.

Die Diabetesklassifikation orientiert sich an der Ätiologie, nicht mehr an der „Insulinbedürftigkeit".

Zur Klassifikation der verschiedenen Formen des Syndroms Diabetes mellitus wurde von einer Expertengruppe der ADA 1997 ein Vorschlag erarbeitet, der nicht wie früher an der Therapie (insulinabhängig vs. insulinunabhängig), sondern an der Ätiologie der verschiedenen Diabetesformen orientiert ist (siehe Kap. 1.4, S. 13 ff.). Für die Unterscheidung zwischen den beiden primären Diabetesformen, dem Typ-1- und dem Typ-2-Diabetes, gelten dabei vor allem **klinische Gesichtspunkte.** Prinzipiell können beide Diabetesformen in jedem Lebensalter auftreten, wobei aber ein nach dem 30. Lebensjahr auftretender Typ-1-Diabetes in der Regel milder beginnen und eine deutlich längere Remission aufweisen kann. Bei einem nach dem 40. Lebensjahr auftretenden, rasch mit Insulin zu behandelnden Diabetes mellitus kann in Einzelfällen die Abgrenzung zwischen einem Typ-1- und Typ-2-Diabetes schwierig sein. In solchen Fällen kann durch die Bestimmung von **Markern für einen zellvermittelten Autoimmunprozess** mit Zerstörung der pankreatischen Betazellen wie Inselzell-Antikörpern (ICA), Insulin-Auto-Antikörpern (IAA), Antikörpern gegen Glutaminsäuredecarboxylase (GAD II) und Antikörpern gegen die Tyrosinphosphatasen IA-2 und IA-2β eine relativ sichere Zuordnung getroffen werden. Bei Nachweis von mindestens einem, sicher aber von 2 dieser Auto-Antikörper ist von einem „Late-onset Autoimmune Diabetes of the Adult", LADA, auszugehen (Roll u. Ziegler 1997), der zur Gruppe des autoimmun-vermittelten Typ-1-Diabetes zugeordnet ist und bei dem von der Notwendigkeit einer frühzeitigen Insulintherapie ausgegangen werden muss. In der Praxis sollten für die Differenzierung zunächst die **GAD-II-** und gegebenenfalls auch die **IA2-Antikörper** bestimmt werden. Unabhängig von dieser ätiopathogenetischen Einteilung hat sich jedoch die Behandlungsplanung für den einzelnen Patienten primär an den individuellen Therapiezielen auszurichten.

Die Bestimmung von Proinsulin und C-Peptid hat vor allem in der Hypoglykämie- und Insulinom-Diagnostik ihren Stellenwert, eine routinemäßige Messung zur Differenzierung zwischen Typ-1- und Typ-2-Diabetes ist nicht zu empfehlen. Im Glucagon-Stimulationstest, in dem die C-Peptid-Konzentrationen im Plasma vor und 6 min nach der intravenösen Injektion von 1 mg Glucagon gemessen werden, weisen adipöse Typ-2-Diabetespatienten in der Regel vor allem höhere basale C-Peptid-Konzentrationen auf als schlanke Typ-2-Diabetespatienten (Scheen et al. 1996).

1.6   Stoffwechselkontrolle: Glucosemessung, Ketonkörper, HbA$_{1c}$, Fructosamin

M. Pfohl (Duisburg)

Der Nachweis, dass durch eine normnahe Blutzuckereinstellung sowohl bei Typ-1- als auch bei Typ-2-Diabetes die Entwicklung von mikrovaskulären Folgeerkrankungen deutlich verringert werden kann, hat zu einer beachtlichen Zunahme der intensivierten konventionellen Insulintherapie mit mehrfachen Insulininjektionen pro Tag und dem Bemühen, eine wesentlich straffere Blutzuckereinstellung zu erzielen, geführt. Diese Behandlungsformen sind nur im Kontext mit engmaschigen Blutzuckerkontrollen und in Verbindung mit relativ genauen Methoden zur Überprüfung der längerfristigen Blutzuckereinstellung durchführbar. Erforderlich sind dazu einfache Blutzuckerbestimmungsmethoden, die problemlos auch von den Patienten selbst durchgeführt werden können, sowie die Messung des glykierten Hämoglobins. Mancherorts wird auch das Plasmafructosamin gemessen.

Glucosemessung

Die früher durchgeführten, sehr zeitaufwendigen Oxidations-Reduktionsmethoden sowie die kolorimetrischen Methoden werden heute praktisch nicht mehr angewendet, sondern wurden durch die glucosespezifischen, enzymatischen Bestimmungsmethoden ersetzt. Als Referenzmethode in klinischen Laboratorien gilt heute die **Hexokinase**-Methode, die sehr glucosespezifisch ist, ferner werden die **Glucosedehydrogenase**-Methode, die allerdings auch eine Reihe anderer Zucker erfasst, sowie die **Glucoseoxidase**-Methode angewendet. Die Glucoseoxidase-Methode ist auch für die Verwendung bei der kontinuierlichen Blutzuckermessung einsetzbar, sie ist allerdings interferenzanfällig gegenüber reduzierenden Substanzen wie Ascorbinsäure, wodurch falsch niedrige Glucosekonzentrationen gemessen werden können.

Blutglucose-Selbstkontrolle mittels Farbteststreifen oder elektrochemischer Messung?

Die heute für die Blutzuckermessung durch die Patienten selbst verwendeten „trocken-chemischen" **Blutzuckerteststreifen („Stixe")** beruhen auf einer Immobilisierung der für die Glucosemessung erforderlichen Enzyme, die in kleinen Testfeldern auf Plastikstreifen vorliegen. Diese Blutglucoseteststreifen ermöglichen eine rasche, semiquantitative Bestimmung der Glucosekonzentration bei Verwendung von geringen Mengen Blutes, wobei für **Farbteststreifen** das durch die Glucoseoxidase-Methode entstehende H_2O_2 in einer Indikatorreaktion verwendet wird, um die reduzierte, farblose Form eines Chromogens zu einem oxidierten, farbigen Produkt umzuwandeln. Durch die Farbveränderung der Reaktionsfelder kann nach Auftragen des Blutes innerhalb von 1 – 2 min die Glucosekonzentration im Blut durch Vergleich mit einer Farbskala über den gesamten therapeutischen Bereich geschätzt werden. Voraussetzung für die Verwendung der Teststreifen ist, dass die Patienten im Umgang damit sorgfältig angelernt sind und ihre Messwerte regelmäßig im Vergleich zu einer

Referenzmethode verifizieren. Mögliche **Fehlerquellen** bei der Verwendung dieser Blutzuckerteststreifen sind neben möglichen Handhabungsfehlern **variierende Hämatokritwerte,** bei Patienten mit niedrigem Hämatokrit werden falsch hohe und bei solchen mit hohem Hämatokrit falsch niedrige Blutzuckerkonzentrationen gemessen. Bei Teststreifen, die auf der Glucoseoxidase-Methode beruhen, können – wie bereits erwähnt – auch verschiedene **Medikamente** Störungen hervorrufen. In den letzten Jahren werden die – wesentlich preisgünstigeren – Farbteststreifen zunehmend durch **elektrochemische** Blutglucosemessmethoden für kleine Blutzuckermessgeräte ersetzt, bei denen nicht die Farbreaktion, sondern amperometrisch der durch die Glucoseoxidase-Reaktion hervorgerufene Stromfluss gemessen wird. Der Vorteil dieser Messgeräte liegt sicherlich in der Verwendung von sehr **kleinen Blutmengen** und teilweise auch in der sehr **schnellen Messung** innerhalb von 15 – 30 s, der Nachteil liegt im höheren Preis der Messelektroden und darin, dass keine optische Überprüfung des Messergebnisses durch den Patienten selbst möglich ist. Einen Überblick über einige gängige Messgeräte zur Blutzuckerselbstkontrolle geben die Tabellen 1.6-**1** und 1.6-**2**.

Keine Blutglucose-Selbstkontrolle ohne vorherige Schulung

Vor dem Einsatz der Blutglucose-Selbstmessung durch die Patienten ist eine intensive Schulung, d. h. eine Einarbeitung des Patienten in die Methode notwendig, wobei darauf zu achten ist, dass die Patienten die erforderlichen Blutmengen nicht im Bereich der sehr gut innervierten Fingerkuppe, sondern an den lateralen Fingerseiten gewinnen sollen. Eine so genannte „Desinfektion" der Hände – die ohnehin nur eine Wischreinigung darstellt – ist vor der Blutzuckermessung nicht nötig. Die Patienten sollten allerdings zum **Händewaschen** vor der Blutzuckermessung angehalten werden, andernfalls ist bei Hantieren mit zuckerhaltigen Lösungen oder Substanzen vor der Messung mit falsch hohen Messergebnissen zu rechnen. Die von den Patienten gemessenen Blutzuckerwerte sollten in der Anfangsphase regelmäßig und später in größeren Abständen **gegen eine Referenzmethode überprüft** werden. Unabdingbar ist die Blutglucose-Selbstkontrolle für alle Patienten mit einer Insulintherapie, aber auch Patienten mit einer potenziell Hypoglykämien auslösenden oralen Diabetestherapie, beispielsweise mit Sulfonylharnstoffen, sollten in der Methode der Blutzuckerselbstkontrolle unterwiesen sein, um gegebenenfalls Hypoglykämien oder auch stärkere hyperglykämische Abweichungen des Blutzuckers verifizieren zu können.

Qualitätskontrolle ist unabdingbar.

Während regelmäßige Qualitätskontrollen der Blutzuckerselbstmessung bei dem Patienten mehr aus klinischen Erwägungen heraus notwendig sind, muss die Qualität der Blutglucosemessung bei Einsatz in Arztpraxen und Krankenhäusern im Rahmen einer **internen und externen Qualitätskontrolle** regelmäßig überprüft werden. Eine interne Richtigkeitskontrolle ist beim Öffnen einer neuen Verpackungseinheit von Blutzuckerteststreifen, nach Durchführung von 30 Patientenproben oder spätestens alle 2 Monate erforderlich. Die externe Qualitätskontrolle erfolgt durch Teilnahme an **zwei Ringversuchen pro Jahr.**

Tabelle 1.6-1 Übersicht über einige Messgeräte zur Blutzuckerselbstkontrolle (**Reflektometer**)

Hersteller	Lifescan	Lifescan	Lifescan	Roche Diagnostics	Roche Diagnostics
Gerätename	Gluco Touch	One Touch II	One Touch Profile	Reflolux S	Accutrend Alpha
Größe (L x B x T, mm)	89 x 61 x 20	121 x 60 x 27	109 x 66 x 30	138 x 68 x 21	100 x 55 x 15
Gewicht (g)	108	135	128	125	55 plus Batterien
Messungen/Batteriesatz	1100	730	1500	k.A.	1000
Abschaltautomatik (min)	2	2	2	5	2
Autostart	ja	ja	ja	nein	ja
Datenspeicher (Werte)	10	250	250	20	9
Kalibrierung	Code per Knopfdruck	Code per Knopfdruck	Code per Knopfdruck	Codestreifen	Code mit Tasten
Messbereich (mg/dl)	0 – 500	0 – 600	0 – 600	10 – 500	20 – 500
(mmol/l)	0 – 27,8	0 – 33,3	0 – 33,3	0,5 – 27,8	1,1 – 27,8
Hämatokrit (%)	25 – 60	25 – 60	25 – 60	35 – 55	bis 55
Temperaturbereich (°C)	10 – 35	15 – 35	15 – 35	18 – 35	18 – 32
Messdauer (s)	30	45	45	120	12
Blutmenge (µl)	5 – 7	9 – 10	7 – 19	25	9 – 15
Blutmengenkontrolle	visuell	nein	nein	visuell	Plausibilität
2. Blutstropfen möglich	nein	nein	nein	nein	nein
Visuelle Kontrolle	ja	nein	nein	ja	nein
Datenauswertung	nein	ja	ja	ja	nein

Tabelle 1.6-2 Übersicht über einige Messgeräte zur Blutzuckerselbstkontrolle (**Biosensoren**)

Hersteller	Bayer	Bayer	Braun Petzold	MediSense	Roche Diagnostics
Gerätename	Glucometer Dex	Glucometer Elite	Omnitest Sensor	Precision QID Card Sensor Pen Sensor	Accutrend Sensor
Größe (L x B x T, mm)	81 x 66 x 26	84 x 55 x 15	100 x 55 x 17	138 x 68 x 21 (Card); 136 x 10 x 10 (Pen)	90 x 60 x 17
Gewicht (g)	67	50	60	40 (Card); 30 (Pen)	80
Messungen/Batteriesatz	1000	1000	1000	4000 (nicht auswechselbar)	1000
Abschaltautomatik (min)	3	3		3	5
Autostart	ja	ja	ja	ja	ja
Datenspeicher (Werte)	100	20	200	125 (10 direkt abrufbar)	100
Kalibrierung	automatisch	Kalibrierstreifen	Kodierchip	Kalibrierstreifen	Code-Chip
Messbereich (mg/dl)	10–600	20–600	20–600	20–600	10–600
(mmol/l)	0,6–33,3	1,1–33,3	1,1–33,3	1,1–33,3	0,6–33,3
Hämatokrit (%)	20–60	20–60	25–55	20–70	25–60
Temperaturbereich (°C)	10–40	10–40	10–35	18–30	14–40
Messdauer (s)	30	30	15	20	40
Blutmenge (µl)	3–4	3	5	3,5	9
Blutmengenkontrolle	nein	nein	nein	ja	nein
2. Blutstropfen möglich	nein	nein	nein	ja	ja
Visuelle Kontrolle	nein	nein	nein	nein	nein
Datenauswertung	ja	nein	ja	ja	ja

Uringlucose

Die Messung der Uringlucose hat zwar stark an Bedeutung verloren, da die Korrelation der Uringlucose mit der Blutglucosekonzentration starken inter- und intraindividuellen Schwankungen unterworfen ist und die Uringlucose – wenn mehrere Stunden kein Urin gelassen wurde – durchaus auch bei aktuell hypoglykämischen Blutzuckerwerten noch positiv sein kann. Vor allem bei **älteren** Patienten kann auch die **„Nierenschwelle" für Glucose erhöht** sein und die Uringlucosemessung damit erst bei Plasmaglucosewerten weit jenseits der üblichen 160–180 mg/dl (9,0–10,0 mmol/l) positiv werden. Andererseits bietet die Uringlucosemessung aber drei wichtige Vorteile: Sie ist **nicht invasiv** (eine Eigenschaft, die man bei der Blutglucosemessung erst mit hohem technischem Aufwand zu erreichen sucht), **preiswert** und gibt ein gewisses **Integral** über die letzten Stunden vor der Uringewinnung. Die Uringlucosemessung erscheint deshalb vor allem bei Typ-2-Diabetespatienten mit **rein diätetischer** Behandlung oder mit einer Acarbose-, Metformin- oder Glitazon-Monotherapie, d.h. einer Behandlung mit **nichtinsulinotropen** Substanzen, anwendbar. Dies entspricht auch den derzeitigen Verordnungsrichtlinien für Teststreifen vieler Kassenärztlichen Vereinigungen. Den Patienten wird hierdurch bei regelmäßiger Uringlucosekontrolle das rechtzeitige Erkennen eines anhaltenden, ausgeprägten Blutzuckeranstiegs ermöglicht. Für das Therapieziel „nahezu normoglykämische Blutzuckereinstellung", das auch zumindest für jüngere Typ-2-Diabetespatienten angestrebt wird, ist die alleinige Urinzuckerkontrolle sicher nicht ausreichend. Patienten, die mit potenziell Hypoglykämie-auslösenden Substanzen behandelt werden, müssen in jedem Fall die Blutglucose-Selbstmessung beherrschen. Bei Typ-1-Diabetespatienten ist die Einstellung mit Hilfe der Urinzuckerselbstkontrolle nur in Kombination mit präprandialen Blutglucosemessungen und in besonderen Situationen – beispielsweise bei schweren Hauterkrankungen – zu erwägen.

Ketonkörper

Die Bestimmung der Ketonkörper im Urin oder Blut ist eine heute leider häufig **vernachlässigte** Notwendigkeit bei der Behandlung des Typ-1-Diabetes, vor allem bei aktuell stark schwankenden Blutzuckerkonzentrationen. Die physiologischerweise im Rahmen des Fettstoffwechsels entstehenden kleinen Mengen von Acetoacetat werden normalerweise rasch metabolisiert, sodass die Ketonkörperkonzentration im Blut oder Urin unter physiologischen Bedingungen sehr niedrig ist. Bei einer Aktivierung der Lipolyse entwickelt sich in der Regel eine Ketonämie, die physiologischerweise durch längeres Fasten, pathophysiologisch hingegen durch einen Insulinmangel, eine hormonelle Gegenregulation nach Hypoglykämie, oder aber durch starke körperliche Aktivität mit anaerobem Stoffwechsel verursacht sein kann. Insbesondere bei jüngeren Typ-1-Diabetespatienten mit erhöhten Blutzuckerwerten ist die Bestimmung der Ketonkörper sinnvoll, da bei Ketonkörpernachweis der Insulinbedarf deutlich gesteigert sein kann und – vor allem bei falschen Maßnahmen, wie dem Versuch, den Blutzucker durch sportliche Aktivität zu senken – die Entwicklung einer Ketoazidose droht. Klinisch üblich ist heute noch die semiquantitative Bestimmung der **Ketonkörperkonzentration im Urin;** die gängigen Teststreifen oder auch Tabletten reagieren dabei überwiegend mit Acetoacetat, deutlich geringer auch mit Aceton und Beta-Hydroxybutyrat. Seit einiger Zeit ist auch ein elektrochemischer Teststreifen zur Bestimmung von **Beta-Hydroxybutyrat im Blut** unter Verwendung eines entsprechenden Messgerätes erhältlich. Nach eigenen Erfahrungen eignet sich die Beta-Hydroxybutyrat-Bestimmung im Blut vor allem zur Ketoseerkennung bei Typ-1-Diabetespatienten mit nicht Mahlzeiten-bezogenen Hyperglykämien über 240 mg/dl (13,4 mmol/l) (Reinsch et al. 2001). Auch zur Diagnostik und Verlaufskontrolle bei der Therapie einer diabetischen Ketoazidose ist die Beta-Hydroxybutyrat-Bestimmung nützlich. Bei persistierender oder ätiologisch unklarer Ketonämie oder -urie muss eine **Blutgasanalyse** durchgeführt werden, um eine beginnende Ketoazidose rechtzeitig zu erkennen.

Glykierte Hämoglobine

Die Bestimmung der glykierten Hämoglobine ermöglicht die Abschätzung der mittleren Blutglucosekonzentration während der **letzten 2 – 3 Monate.** Die Bedeutung des glykierten Hämoglobins beruht auf der Beobachtung, dass Glucose sich über einen nichtenzymatischen, posttranslationalen Prozess in Abhängigkeit von der aktuellen Glucose-Plasmakonzentration an viele Proteine anlagert. Diese Anlagerung geschieht in einem ersten Schritt durch die Bildung eines **Aldimins (Schiff-Base)**, dieser Prozess läuft schnell ab und ist potenziell reversibel. In einer weiteren, **langsameren Amadori-Umlagerung** entsteht aus dem Aldimin ein **Ketoamin,** dieser Prozess ist irreversibel. Zur Beurteilung der längerfristigen Stoffwechseleinstellung bei Patienten mit Diabetes mellitus eignen sich vor allem die glykierten Hämoglobine, die entsprechend dem mittleren Alter der Erythrozyten im Erythrozytenpool einem Zeitraum von etwa 2 – 3 Monaten entsprechen. Das Hämoglobin bei stoffwechselgesunden Erwachsenen besteht zu mehr als 90 % aus nichtglykiertem Hämoglobin A$_0$, physiologischerweise findet sich neben etwa 2 – 3 % Hämoglobin A$_2$ und einem unter 1 % liegenden Anteil von Hämoglobin F eine HbA$_1$-Konzentration von 5 – 7 %. Das HbA$_{1c}$ stellt eine Unterfraktion von etwa 75 – 80 % des Hämoglobin A$_1$ dar. In Abhängigkeit von den durchschnittlichen Blutglucosekonzentrationen kann dieses Hämoglobinmolekül an mehreren Stellen glykiert werden, wobei die Hämoglobin-A$_{1c}$-Konzentration im Blut einen linearen Zusammenhang mit den durchschnittlichen Blutzuckerkonzentrationen während der letzten 2 – 3 Monate zeigt. Bei der Interpretation von Hämoglobin-A$_{1c}$-Konzentrationen ist zu berücksichtigen, dass die **Referenzbereiche** je nach verwendeter Bestimmungsmethode und auch von Labor zu Labor **variieren**. An der Entwicklung von entsprechenden Referenzmethoden wird gearbeitet, in den USA wird derzeit eine Standardisierung anhand eines Abgleichs mit dem zentralen Laboratorium der DCCT-Studie vorgenommen (Diabetes Control and Complications Trial 1995). Der Zusammenhang zwischen dem HbA$_{1c}$-Wert und den durchschnittlichen Plasmaglucosekonzentrationen in den letzten 3 Monaten ist Tab. 1.6-**3** zu entnehmen (Rohlfing et al. 2002). Angesichts der Gesamtproblematik von Standardisierung und Vergleichbarkeit unterschiedlicher Messmethoden sollten generell unnötige Wechsel der Bestimmungsmethode oder des die Messung durchführenden Laboratoriums vermieden werden.

Bedeutsam ist auch die Kenntnis der verschiedenen Fehlerquellen der HbA$_{1c}$-Messung. Die HbA$_{1c}$-Werte werden durch die Überlebensdauer der Erythrozyten beeinflusst, sodass bei einem verringerten Umsatz der Erythrozyten **falsch hohe** HbA$_{1c}$-

Tabelle 1.6-3 Zusammenhang zwischen HbA$_{1c}$-Wert und durchschnittlicher Plasmaglucose-konzentration in den letzten 3 Monaten (nach: Rohlfing et al. 2002)

HbA$_{1c}$ (%)	Mittlere Plasmaglucose mg/dl	mmol/l
6	135	7,5
7	170	9,5
8	205	11,5
9	240	13,5
10	275	15,5
11	310	17,5
12	345	19,5

Werte gemessen werden, beispielsweise bei unbehandelter Eisen- oder Vitamin-B$_{12}$-Mangelanämie. Ein beschleunigter Erythrozytenumsatz, beispielsweise bei hämolytischer Anämie oder frisch anbehandelter Eisenmangelanämie, kann zu **falsch niedrigen** HbA$_{1c}$-Bestimmungen führen. Auch das Vorliegen von abnormen Hämoglobinen wie HbF und HbS oder eine terminale Niereninsuffizienz können falsch hohe HbA$_{1c}$-Werte bewirken.

Fructosamin – Marker für kurzfristigere Änderungen der Glykämie

Neben Hämoglobin unterliegen weitere Serumproteine wie das Albumin und die Immunglobuline der nichtenzymatischen Glykierung, sodass in Abhängigkeit von der Halbwertszeit dieser Proteine – beispielsweise Albumin mit 19 Tagen – auch **kürzerfristige** Veränderungen der vorherrschenden Stoffwechseleinstellung erkennbar werden. **Fructosamin** ist eine allgemeine Bezeichnung für Ketoamine, die als Produkte der nicht enzymatischen **Glykierung von unspezifischen Serumproteinen,** vor allem **Albumin** und **Immunglobulin G,** entstehen. Die Bestimmung des Fructosamins ist relativ einfach und preiswert, wobei aber bei der Verwendung von Fructosamin als Index der Stoffwechselkontrolle die raschen Schwankungen der Serumproteinkonzentrationen – beispielsweise die Abhängigkeit von Körperposition oder Abnahmetechnik – deutliche Schwankungen der Fructosaminkonzentration bewirken. Bei Erkrankungen mit Albuminverlust wie Enteropathien oder nephrotischem Syndrom ist das Fructosamin nur sehr eingeschränkt verwertbar. Die Bestimmung des Fructosamins wird deshalb nur bei Patienten angeraten, bei denen die HbA$_{1c}$-Bestimmung nicht verwertbar ist, beispielsweise **bei Hämoglobinopathien** (ADA 2004).

Hypo- und Hyperglykämie-Häufigkeit ebenfalls berücksichtigen

Bei der Beurteilung der Messergebnisse von Hämoglobin A$_{1c}$ und Fructosamin ist neben den technischen Störquellen auch zu berücksichtigen, dass eine **gute Stoffwechseleinstellung** nicht nur HbA$_{1c}$- oder Fructosaminwerte im Zielbereich beinhaltet, sondern **auch die Häufigkeit von hypo- oder hyperglykämischen Ereignissen be-**

Tabelle 1.6-4 Einsatz und Häufigkeit von Stoffwechselkontrollen

Therapie	Uringlucose	Blutglucose	Ketonkörper	HbA$_{1c}$
nur Diabeteskost	3-mal/Woche pp	bei pos. Uringlucose/ bei Therapieziel „Nahe-Normoglykämie"	nein	alle 3 (bis 6) Monate
Biguanide, α-Glucosidase-Hemmer, Glitazone	3-mal/Woche pp	nüchtern und pp 1- bis 2-mal/Woche	nein	alle 3 Monate
Sulfonylharnstoffe, Metiglinide, Aminosäuren-derivate	3-mal/Woche pp	nüchtern und pp 1- bis 2-mal/Woche, bei Hypoglykämie-Symptomen	nein	alle 3 Monate
Insulin konventionell	3-mal/Woche pp	Tagesprofil 1- bis 2-mal/Woche, bei Hypoglykämie-Symptomen	bei Übelkeit/Erbrechen	alle 3 Monate
ICT, Insulinpumpe	ggf. morgens	vor jeder Mahlzeit und vor Nachtruhe, bei Hypoglykämie-Symptomen	bei Übelkeit/Erbrechen, bei morgendlicher Hyperglykämie	alle 3 Monate
ICT/Insulinpumpe in Einstellungsphase und bei Schwangerschaft	ggf. morgens	vor jeder Mahlzeit + pp, vor Nachtruhe, bei Hypoglykämie-Symptomen	bei Übelkeit/Erbrechen, bei morgendlicher Hyperglykämie	alle 4 Wochen

Diese Angaben beziehen sich auf Phasen mit stabiler Stoffwechseleinstellung.
pp = postprandial

rücksichtigen muss. Vor allem bei sehr niedrigen HbA_{1c}-Werten muss auf rezidivierende Hypoglykämien geachtet werden! Der früher verwendete Parameter MAGE (Mean Amplitude of Glycemic Excursions) wird heute kaum mehr angewandt.

Aktuelle Entwicklungen

Die seit vielen Jahren andauernden Bemühungen um die Entwicklung von Systemen zur kontinuierlichen Glucosemessung mithilfe von **subkutanen Sensoren** hat inzwischen zu kommerziell erhältlichen Geräten geführt. Der **MiniMed-Glucosesensor** liefert derzeit noch keine direkt für den Patienten ablesbaren Messwerte, sondern kann – ähnlich einem Langzeit-EKG – nach einer Messperiode über 2 – 3 Tage ausgewertet werden. Das **Menarini GlucoDay System** kann sowohl mit direkt ablesbaren Glucosemessungen als auch verblindet eingesetzt werden, ist aber nur über 2 Tage einsetzbar. Die Bedeutung dieser Systeme liegt damit eher in einer Hilfe bei der Diabetes-Neueinstellung von Patienten mit stark schwankenden Blutglucosewerten oder unerkannten nächtlichen Hypoglykämien. Eine Vielzahl von weiteren kontinuierlichen Glucosemess-Systemen befindet sich in der klinischen Entwicklung. Da die kontinuierliche Glucosemessung schon aus Kostengründen nicht generell für alle Diabetespatienten zur Verfügung stehen dürfte, wurden auch erhebliche Anstrengungen unternommen, die bereits verfügbaren elektrochemischen Mess-Systeme an die Messung der Glucosekonzentration **in interstitieller Flüssigkeit** anzupassen — auch damit wäre eine wegen der nahezu nichtinvasiven Gluscosemessung erhebliche Erleichterung für die Patienten verbunden (Pfohl et al. 2000).

In den USA bereits erhältlich ist die so genannte „**Glucowatch 2**", ein einer Armbanduhr ähnliches Gerät, das **nichtinvasiv** mittels Iontophorese die Glucosekonzentration in der interstitiellen Flüssigkeit misst und 3 integrierte Glucosemessengen je Stunde liefert. Der Nachteil dieser Methode liegt in der erforderlichen langen Kalibrierungszeit von 4 h und der Anfälligkeit gegen erhöhte Transpiration, beispielsweise bei körperlicher Aktivität, der Vorteil in der nichtinvasiven Messung.

Im Jahre 2004 soll ein ebenfalls nichtinvasives, aber kontinuierlich den Blutzucker messendes Gerät (**Pendra**) bei uns auf den Markt kommen. Es sieht ebenfalls wie eine Armbanduhr aus und erfasst durch Impedanz-Spektroskopie über eine Widerstandsmessung der Haut und des darunter liegenden Gewebes den Blutzuckerspiegel.

1.7 Patientenschulung – eine Grundlage der Diabetestherapie

M. Pfohl (Duisburg)

Eigenverantwortliche Stoffwechselführung

Die Patientenschulung stellt eine essenzielle Grundlage der Diabetesbehandlung dar. Die heute angestrebte, nahe-normoglykämische Stoffwechseleinstellung zur Vermeidung von Akutkomplikationen und Diabetesfolgeerkrankungen kann nur von gut informierten und motivierten Patienten erreicht werden. Die Patienten sollen dabei erlernen, die Behandlung weitgehend **eigenverantwortlich** durchzuführen und den alltäglichen Besonderheiten anzupassen. Ein solches Selbstmanagement des Diabetes durch die Patienten ist nur realistisch, wenn die Patienten einerseits ein ausreichendes theoretisches Wissen über die Grundlagen ihrer Erkrankung und Behandlungsmöglichkeiten, andererseits aber auch die Fertigkeiten zur Diabeteskontrolle und Behandlung erworben und eine ausreichende Krankheitsakzeptanz und Motivation zur Durchführung der erforderlichen Stoffwechselkontrollen und Behandlungsmaßnahmen entwickelt haben. Idealerweise weisen Patientenschulungen heutzutage ein ganzheitliches Konzept auf, in dem die **kognitiven, psychosomatischen und affektiven Lernziele** gleichermaßen berücksichtigt werden. Auch die **psychosoziale** Verarbeitung des Diabetes mellitus muss als integraler Bestandteil dieser Patientenschulung angesehen werden. In den letzten 20 Jahren wurden hierfür mehrere Schulungsmodelle erarbeitet, deren Effizienz und Effektivität inzwischen gut belegt ist und die durchaus als Modell auch für den Umgang mit anderen chronischen Erkrankungen dienen können. Bei der Umsetzung und Bewertung dieser verschiedenen Schulungsmodelle muss berücksichtigt werden, dass die **Anforderungen und Zielsetzungen** für Patienten mit Diabetes mellitus Typ 1, für jüngere Patienten mit Diabetes mellitus Typ 2 und für ältere Typ-2-Diabetespatienten **sehr unterschiedlich** sind. Allen Schulungsmodellen gemeinsam ist jedoch, dass **Mindestanforderungen an die Qualität** der Schulungsprogramme zu stellen sind, die sowohl die Räumlichkeiten und organisatorischen Voraussetzungen, die pädagogisch-didaktische Kompetenz des Schulungspersonals und die Motivation der daran teilnehmenden Patienten sowie auch die **Evaluation der Schulungsergebnisse** umfassen müssen.

Strukturelle Voraussetzungen müssen erfüllt sein.

Obwohl die Integration einer Diabetesschulung in konventionelle Klinikstrukturen vor allem in früheren Jahren gewisse Probleme aufgeworfen hat, konnten in den letzten 20 Jahren an über 100 Kliniken, darunter Universitätskliniken, Städtische und Kreiskrankenhäuser sowie Diabeteskliniken, aber inzwischen auch in Diabetesschwerpunktpraxen sowie in gemeinsamen Schulungsvereinen von Kliniken und Schwerpunktpraxen die strukturellen und personellen Voraussetzungen für eine professionelle Diabetesschulung und -behandlung geschaffen werden. Die **äußeren Rahmenbedingungen** dafür umfassen die Verfügbarkeit der notwendigen diagnostischen Verfahren, Schulungsräumlichkeiten mit entsprechender Möblierung und

Lehrmittel-Ausstattung, eine sofort verfügbare, exakte Blutglucosebestimmung und das Vorliegen eines **schriftlichen Stundenplanes** und eines **Curriculums** sowie die **Evaluation der Schulung im Dreijahresrhythmus**. Als personelle Mindestvoraussetzung für ein Diabetesschulungsteam gilt ein **leitender Diabetologe**, mindestens eine **Diabetesberaterin** und eine **Diabetesassistentin.** Die Schulungen werden in Gruppen von maximal 12 Patienten, besser 4 – 8 Patienten, und in homogenen Gruppen durchgeführt. Dabei wird auch auf eine durchgehende Teilnahme der Patienten an einem Schulungszyklus geachtet. Die teilweise noch zu beobachtende gemeinsame Schulung von Diabetespatienten mit und ohne Insulintherapie ist unter lernpsychologischen Aspekten eher ineffizient. Inwieweit Patienten mit Diabetes mellitus Typ 1 und 2 mit intensivierter konventioneller Insulintherapie gemeinsam geschult werden können, ist derzeit noch in der Diskussion. An unserer Klinik in Bochum wurden mit einer solchen kombinierten Schulung teilweise sehr gute Erfahrungen gemacht, wobei aber bestimmte Aspekte – wie beispielsweise das nahezu fehlende Ketoazidose-Risiko bei Typ-2-Diabetespatienten – gesondert herausgearbeitet werden müssen. Bedarfsweise muss darauf geachtet werden, dass die Patienten auch an Hypertonie- und Rauchentwöhnungs-Schulungen teilnehmen. Dies ist auch in den Disease-Management-Programmen (DMP) vorgesehen.

Ein Kernstück der Gruppenschulung: die tägliche Blutzuckerbesprechung

Für die Schulung von Patienten mit Diabetes mellitus Typ 1 hat sich inzwischen im deutschen Sprachraum weitgehend ein auf dem Programm der Universitäten Genf und Düsseldorf (Assal et al. 1985) basierendes Konzept eines **einwöchigen strukturierten Schulungs- und Behandlungsprogramms** durchgesetzt. Der (beispielhafte) Stundenplan dieses Programms, das an unserer Klinik inzwischen im Rahmen eines Schulungsvereins gemeinsam mit niedergelassenen Schwerpunktdiabetologen durchgeführt wird, ist in Tab. 1.7-**1** wiedergegeben. Nach einer Einführung, die dem gegenseitigen Vorstellen von Patienten und Schulungskräften sowie der Klärung der Erwartungen der Patienten an das Schulungsprogramm dient, werden die einzelnen Themen in der Gruppe durchgearbeitet, wobei besonderer Wert auf die Erlernung von praktischen Fähigkeiten und die direkte Erfahrung von Auswirkungen verschiedener Interventionen, z. B. sportliche Aktivität, gelegt wird. Ein wesentliches **Kernstück** des Schulungsprogramms ist die **tägliche Blutzuckerbesprechung,** bei der in der Gruppe Probleme der Kursteilnehmer besprochen und die notwendigen Therapie-Modifikationen erörtert und direkt umgesetzt werden. Im Vergleich zu einer Einzelschulung lässt sich hierbei durch den **Gruppeneffekt** eine Multiplikation des Lerneffektes erreichen. In Abhängigkeit von individuellen Problemen oder Fragestellungen der Teilnehmer können in ergänzenden Schulungsmodulen noch Besonderheiten wie ein Ketoazidose-Training bei Insulinpumpenpatienten oder Empfängnisverhütung/Schwangerschaft bei jüngeren Typ-1-Diabetespatientinnen besprochen werden. Dies wird an vielen deutschen Kliniken im Rahmen der 1992 gegründeten **Arbeitsgemeinschaft** der Deutschen Diabetes-Gesellschaft für **Strukturierte Diabetestherapie** überprüft, sodass ein kontinuierliches Qualitätsmanagement gewährleistet ist. Im Rahmen dieser Arbeitsgemeinschaft wurde schon in der 1998 durchgeführten Evaluation von 1789 Patienten mit Typ-1-Diabetes gezeigt, dass durch die Schulungsteilnahme der HbA_{1c}-Wert bei den Patienten mit höheren Ausgangswerten ($>8\%$) von 9,8 auf 8,0 %

Tabelle 1.7-1 Stundenplan einer ganztägig durchgeführten, einwöchigen, strukturierten Schulung für Diabetespatienten mit intensivierter Insulintherapie

Diabetes-Schulungszentrum Bochum e. V.
Strukturierte Schulung für Patienten mit Diabetes mellitus und intensivierter Insulintherapie

	Montag	**Dienstag**	**Mittwoch**	**Donnerstag**	**Freitag**
09.15 – 10.00	09.30 Begrüßung, Erwartungen	Ernährung 1	Insuline, Insulinanaloga, Insulinanpassung	Insulin in besonderen Situationen	Ernährungstraining
10.15 – 11.00	Was ist Diabetes ?	Kohlenhydratberechnung	Ernährung 2	Soziales	Diabetespass / Abschlussquiz
11.15 – 12.00	Blutzuckerselbstkontrolle Blutzuckermessgeräte	Blutzuckerentgleisungen	Ernährung 3	Möglichkeiten bei Übergewicht	Blutzuckerbesprechung
12.00 – 13.00	gemeinsames Mittagessen	gemeinsames Mittagessen	gemeinsames Mittagessen	gemeinsames Mittagessen	gemeinsames Mittagessen
13.00 – 13.45	konventionelle, intensivierte und funktionelle Insulintherapie	Sport in Theorie und Praxis	„Liebe deine Füße"	Erkennung, Vermeidung und Behandlung von Begleit- und Folgeerkrankungen	
14.00 – 14.45			Bluthochdruck und Nierenbeteiligung		
15.00 – 16.00	individuelle Therapieziele, Blutzuckerbesprechung	Blutzuckerbesprechung	Blutzuckerbesprechung	Blutzuckerbesprechung	

nach 12 – 15 Monaten gesenkt und gleichzeitig die Inzidenz schwerer Hypoglykämien von 0,23 auf 0,13 pro Patient und Jahr reduziert werden konnte (Müller et al. 2000).

Aufwendige Schulung auch bei Typ-2-Diabetespatienten mit intensivierter konventioneller Insulintherapie – gemeinsam mit Typ-1-Patienten?

Da bei jüngeren Patienten mit Typ-2-Diabetes inzwischen ebenfalls eine nahe-normoglykämische Stoffwechseleinstellung angestrebt wird, ist auch bei diesen Patienten die aufwendige Schulung wie bei Typ-1-Diabetespatienten erforderlich. Wie bereits oben erwähnt, werden diese Patienten inzwischen an vielen Häusern **gemeinsam mit Typ-1-Diabetespatienten** geschult, obwohl dieses Vorgehen sicherlich auch Nachteile bezüglich der Herausarbeitung verschiedener Problemfelder, wie beispielsweise der Ketoazidose, hat. Da sich jedoch die wesentlichen Unterrichtsinhalte für Typ-1- und Typ-2-Diabetespatienten mit intensivierter konventioneller Insulintherapie überdecken, erscheint uns eine Zusammenfassung dieser beiden Patientengruppen durchaus praktikabel.

Grundschulung bei älteren Typ-2-Diabetespatienten

Anders verhält es sich mit älteren Typ-2-Diabetespatienten, die rein diätetisch bzw. mit Tabletten oder konventioneller Insulintherapie behandelt werden; eine Durchmischung dieser Gruppen mit Typ-1-Diabetespatienten erscheint uns nicht praktikabel. Viele der dabei angesprochenen Patienten würden durch eine Schulung für eine intensivierte Therapieform unnötig belastet und sogar überfordert werden. Für diese Patientengruppen bieten sich deshalb **Grundschulungen** an, wie sie an vielen Kliniken angeboten werden. Die Teilnahme an einer solchen Schulung unter stationären Bedingungen ist aber nur im Rahmen einer Diabetesneueinstellung oder bei Klinikaufenthalten aus anderer Indikation heraus angezeigt. Generell kann die Schulung von älteren Typ-2-Diabetespatienten bei gegebenen strukturellen und personellen Voraussetzungen in entsprechend ausgerichteten Praxen durchgeführt werden. Geeignete Programme wurden Mitte der achtziger Jahre von der Universität Düsseldorf in Kooperation mit dem Krankenhaus München-Schwabing entwickelt und sind seit einigen Jahren als **Bestandteil der vertragsärztlichen Versorgung** implementiert. Das Programm sieht für Patienten **ohne Insulintherapie** 4 Unterrichtseinheiten mit einer Dauer von je 90 – 120 min und für Patienten **mit Insulintherapie** 5 solcher Unterrichtseinheiten vor, in denen die Themenbereiche allgemeiner Diabetes, Stoffwechselselbstkontrollen, Ursachen für einen hohen Blutzucker, blutzuckersenkende Medikamente, Ernährung, Fußpflege, körperliche Aktivität und Verhalten bei Erkrankungen sowie Folgeschäden besprochen werden. In dem Programm für Patienten mit konventioneller Insulintherapie wird zusätzlich dieser Insulinbehandlung Rechnung getragen. Auch diese Programme berücksichtigen weitgehend die oben genannten pädagogischen Aspekte. Die Effektivität dieser Schulungsprogramme ist bei der genannten Zielgruppe von älteren Typ-2-Diabetespatienten mit den Ergebnissen einer aufwendigeren Schulungsvariante in diabetologischen Schwerpunktpraxen vergleichbar (Haisch u. Remmele 2000). Ein eigens entwickeltes Schulungsmodul für Typ-2-Diabetespatienten mit supplementärer Insulintherapie, also mit präprandial verabreichtem Normalinsulin, muss noch evaluiert werden.

Auch strukturierte Schulungsprogramme haben Grenzen – dann individuelle Beratung

Die strukturierten Schulungs- und Behandlungsprogramme sowohl für Typ-1- als auch für Typ-2-Diabetespatienten weisen naturgemäß einen eher somatologisch und kognitiv-edukativen Ansatz auf. Es ist offensichtlich, dass ein solcher Ansatz nicht allen Patienten gerecht werden kann, da er vor allem einen **in der Gegenwart zu erbringenden Mehraufwand** zur Diabetesbehandlung durch den Patienten selbst **zur Vermeidung von zukünftig auftretenden Folgeerkrankungen** impliziert. Patienten mit guter Krankheitsakzeptanz und einer klaren Präventionshaltung sind in der Lage, von einem solchen Ansatz sehr gut zu profitieren. Letztlich wird dem einzelnen Patienten auch der Umgang mit der Erkrankung durch eine solche Schulung in der Regel deutlich erleichtert. Bei Patienten, die vordergründig nicht in der Lage sind, die in dem Schulungsprogramm erforderlichen Kenntnisse umzusetzen, sollte zunächst der kognitive Aspekt überprüft werden. Wenn sich herausstellt, dass nicht mangelndes Wissen Ursache für den ausbleibenden Therapieerfolg ist, sollte geklärt werden, ob Reaktionen auf die Krankheitsmanifestation bzw. den Krankheitsverlauf, die Therapieanforderungen oder aber belastende Ereignisse oder Umstände in anderen Lebensbereichen als Ursache in Frage kommen. Ein „Weiterreichen" von einer Schulung zur nächsten ist in einem solchen Fall nicht sinnvoll; diese Patienten benötigen eine **individuelle Beratung** und in der Regel auch längerfristige Nachbetreuung. Auch das Behandlungsziel muss in einem solchen Fall individuell überprüft und in Absprache mit den betroffenen Patienten jeweils kurzfristig neu festgelegt werden. Für die Betreuung von Patienten mit solchen **„Coping"-Problemen** sind ein guter Informationsfluss und Austausch von edukativen, psychologischen und therapiebezogenen Behandlungsstrategien innerhalb des Diabetesteams notwendig (siehe auch Kap. 1.8, S. 39 ff.).

1.8   Psychologische Aspekte des Diabetes mellitus

B. Kulzer (Bad Mergentheim)

Für die Therapie und die langfristige Prognose des Diabetes sind somatische, psychologische und soziale Faktoren gleichermaßen von großer Wichtigkeit. Aus diesem Grund sollte die Behandlung des Diabetes stets aus einer „biopsychosozialen Perspektive" und nach Möglichkeit interdisziplinär erfolgen.

Die Prognose des Diabetes ist zu einem großen Anteil von der Einstellung und dem Verhalten des Patienten abhängig.

Bei der Diabetestherapie kommt dem Patienten die entscheidende Rolle zu, da dieser die wesentlichen Therapiemaßnahmen des Diabetes in seinem persönlichen Alltag dauerhaft und selbstverantwortlich umsetzen muss. Die Prognose des Diabetes hängt daher zu einem großen Teil davon ab, inwieweit dies dem Betroffenen vor dem Hintergrund seines sozialen, kulturellen, familiären und beruflichen Umfeldes gelingt. Folgende psychosoziale Faktoren sind dabei von Bedeutung:

- Erwerb von Wissen und Fertigkeiten zur Selbstbehandlung und deren Umsetzung im Alltag,
- emotionale und kognitive Akzeptanz des Diabetes,
- Bewältigung des Diabetes und seiner möglichen Konsequenzen in allen betroffenen Lebensbereichen und verschiedenen Krankheitsstadien (z. B. diabetesspezifische Belastungen, Akut- und Folgekomplikationen),
- Identifikation und Modifikation von Verhaltensweisen, die einer erfolgreichen Selbstbehandlung entgegenstehen,
- erfolgreicher Umgang mit Krisen und/oder Problemen im Zusammenhang mit der Erkrankung (z. B. psychische Probleme wie Depressionen, Ängste, Essstörungen).

Es ist daher die Aufgabe des Diabetesteams, die Bedürfnisse, Möglichkeiten und Barrieren, die in der Person, ihren Lebensumständen oder der sozialen Einbettung liegen, bei der Therapieplanung mit zu berücksichtigen und konkrete Hilfestellungen bei Schwierigkeiten im Umgang mit der Erkrankung anzubieten.

„Die primäre Ressource für die Diabetestherapie ist der Patient selbst."

Das Ziel der Diabetestherapie kann daher nicht darin bestehen, dem Patienten Empfehlungen zu geben, wie er bestmöglich mit seiner Krankheit umgehen sollte. Dieser **traditionelle Ansatz**, der auch als **„Compliance-Modell"** bezeichnet wird, greift angesichts der Komplexität der Therapie und der mannigfachen Hindernisse bei der Therapiedurchführung im Alltag regelhaft zu kurz (Clement 1995, Norris et al. 2001).

Moderne Schulungs- und Behandlungskonzepte fühlen sich daher dem **Selbstmanagement- und Empowermentansatz** verpflichtet, in dem angestrebt wird, die individuellen Ziele des Patienten bezüglich seines eigenen Lebens und des Umgangs mit dem Diabetes ernst zu nehmen und ihn zu befähigen, möglichst eigenständig mit den krankheitsspezifischen Anforderungen und Problemen zurechtzukommen (Anderson 1995).

Die Etablierung von Selbstmanagementfähigkeiten oder Empowerment wird daher mittlerweile in allen modernen Leitlinien oder Konsensempfehlungen als zentrale Behandlungsphilosophie und Ziel der Diabetestherapie beschrieben. So wird beispielsweise in dem europäischen Desktop-Leitfaden zu Typ-2-Diabetes (European Diabetes Policy Group 1999) formuliert, dass „das oberste Ziel der Diabetesbetreuung darin besteht, Menschen mit Diabetes in die Lage zu versetzen, ein normales und erfülltes Leben zu führen" und dass hierbei „die primäre Ressource für die Diabetesbehandlung der Patient selbst" sei. Dabei liege es in der Verantwortung des Diabetesteams „zu gewährleisten, dass die Person mit Diabetes ein Leben nach eigenen informierten Entscheidungen führen kann. Dies wird durch die drei Elemente des Empowerments erreicht: **Wissen, Verhaltensänderung** und **Selbstverantwortlichkeit**". Auch in den Leitlinien „Psychosoziales und Diabetes" der Deutschen Diabetes-Gesellschaft (Herpertz et al. 2003) wird die Bedeutung dieses Ansatzes herausgestellt: „Eine moderne Diabetesschulung wird daher heute als ‚**Selbstmanagement-Schulung**' bezeichnet. Sie soll neben der Vermittlung von Wissen über die Erkrankung und deren Behandlung das übergeordnete Ziel verfolgen, Menschen mit Diabetes in die Lage zu versetzen, auf der Basis eigener Entscheidungen den Diabetes bestmöglich in das eigene Leben zu integrieren."

> **Empowerment/Selbstmanagement bedeutet: Menschen mit Diabetes bestmöglich zu unterstützen, ein Leben nach eigenen informierten Entscheidungen zu führen.**

Die wesentlichen Grundsätze des Empowerment-/Selbstmanagementansatzes lassen sich wie folgt beschreiben:
- Vor dem Hintergrund eines Menschenbildes, das von der Autonomie und Selbstregulationsfähigkeit des Menschen, einem Pluralismus von Werten und Lebensstilen, einer Dynamik des menschlichen Lebens und der Notwendigkeit einer aktiven Rolle bei der Gestaltung des eigenen Lebens ausgeht (Kanfer et al. 1998), wird angestrebt, den Patienten in die Lage zu versetzen, **eigenständig Entscheidungen** über die Gestaltung des eigenen Lebens, den individuellen Lebensstil und seine Diabetestherapie zu treffen.
- Eine Therapie im Sinne des Selbstmanagement/Empowerment geht von den **Bedürfnissen, Zielen und Handlungsmöglichkeiten des Patienten** aus. Menschen mit Diabetes sollten so beraten werden, dass sie möglichst weitgehend eigene Therapieentscheidungen treffen können.
- Die Beziehung zwischen Diabetesteam und dem Menschen mit Diabetes ist **gleichberechtigt** und basiert auf unterschiedlichen Erfahrungen: dem Diabetesteam wird die Rolle des Experten bezüglich der Erkrankung zugedacht, der Patient wird als Experte seines Lebens angesehen.
- Aufgabe des Behandlungsteams ist es, ein grundlegendes **Verständnis** des Stoffwechselgeschehens sowie ein umfangreiches handlungsrelevantes **Wissen** über die Therapie zu vermitteln und darauf gerichtete **Fertigkeiten** einzuüben. Zudem sollen dem Patienten die konkreten Kosten und der Nutzen verschiedener Behandlungsentscheidungen verdeutlicht und eine professionelle Unterstützung bei der Erreichung seiner Ziele und Hilfestellung bei möglichen Problemen gegeben werden.
- Die Verbesserung bzw. der Erhalt der **Lebensqualität** von Menschen mit Diabetes ist das wesentliche Ziel der Diabetestherapie. Mögliche Therapieschritte werden mit Rücksicht auf die Lebenssituation und Lebensqualität der Betroffenen geplant.

> **Diabetes betrifft den ganzen Menschen – seine Gefühle, Einstellungen und Verhaltensweisen.**

Das Leben mit Diabetes stellt eine zusätzliche Belastung dar und erfordert eine **lebenslange Anpassungsleistung**, die Krankheit und deren mögliche Folgen zu bewältigen, sich immer wieder zu den notwendigen Therapiemaßnahmen zu motivieren und den Diabetes bestmöglich **in das Leben zu integrieren**. Dies ist angesichts der Komplexität der erforderlichen Behandlungsmaßnahmen und der möglicherweise sehr gravierenden Konsequenzen des Diabetes für jeden Menschen eine schwierige Aufgabe, die ganz unterschiedlich bewältigt wird.

Die zusammenfassenden Ergebnisse von Studien legen nahe, dass
- die Art und Weise der Krankheitsbewältigung eine entscheidende Variable für die Adaptation an die Erkrankung, die Lebensqualität und das subjektive Wohlbefinden darstellt,
- die Einstellung zur Erkrankung sehr wichtig ist,
- in der Regel im Verlauf der Erkrankung eine Reihe negativer Emotionen (z. B. Angst, Trauer, Lustlosigkeit) auftreten,
- Merkmale der Person (z. B. Lernbehinderung oder ein altersbedingter kognitiver Leistungsabbau) einen entscheidenden Einfluss auf den Therapie- und den Krankheitsverlauf haben können,
- die Lebensqualität im Vergleich zu Menschen ohne Diabetes eingeschränkt ist – besonders wenn neben dem Diabetes noch andere außergewöhnliche Belastungen bestehen oder aufgrund des Diabetes bereits Folgeerkrankungen aufgetreten sind,
- psychische Probleme und Störungen bei Menschen mit Diabetes häufiger vorkommen und die Umsetzung der Diabetestherapie erschweren,
- die Umsetzung der mannigfachen Therapieanforderungen im Alltag zu Schwierigkeiten und Belastungen führen kann.

Angesichts dieser Befunde sollten im Rahmen einer modernen Diabetestherapie auch die
- Einstellung zur Diabetestherapie (**Kognitionen**),
- gefühlsmäßige Verarbeitung der Diabeteserkrankung, der lebenslangen Therapiemaßnahmen und der möglichen Folgen des Diabetes (**Emotionen**) und
- Verhaltensprobleme im Umgang mit der Therapie (**Verhalten**)

thematisiert und konkrete Hilfestellungen angeboten werden (Kohlmann u. Kulzer 1995, Anderson u. Rubin 1996).

Therapeutische Hilfen zum besseren Umgang mit diabetesspezifischen Problemen und Belastungen

Mit dem Wissen um typische Belastungen oder Krisen im Zusammenhang mit Diabetes (Kulzer 1992) lassen sich im Rahmen der Behandlung psychologische Angebote integrieren, die Hilfestellungen für den besseren Umgang mit der Erkrankung bieten.

Hilfe zur Krankheitsbewältigung

Angesichts unterschiedlicher Phasen der Krankheit, veränderter Lebensumstände oder dem Auftreten anderer kritischer Lebensereignisse kann die Krankheitsbewältigung als ein lebenslanger Prozess beschrieben werden. Typischerweise wird die Tatsache, lebenslang mit dieser chronischen Krankheit konfrontiert zu sein, von **Typ-1-Diabetikern** zu Beginn der Erkrankung in der Regel sehr krisenhaft erlebt, da dies eine Um- und Neuorientierung grundlegender Lebensgewohnheiten und -pläne notwendig macht. Während Hilfen zur Krankheitsakzeptanz hier sinnvoll sind, zielen therapeutische Bemühungen bei **Typ-2-Diabetikern** häufig darauf ab, ein Krankheitserleben und eine adäquate Behandlungsmotivation aufzubauen, da dies bei dieser Gruppe zu Beginn der Erkrankung häufig nicht sehr ausgeprägt ist, was die Adaptation an die Erkrankung erschwert. Das Auftreten von Folgeerkrankungen stellt oft die Bewältigung des Diabetes erneut auf den Prüfstand.

Hilfen zur Lebensstiländerung

Die Therapie des Diabetes macht die Umsetzung komplexer Behandlungsmaßnahmen im Alltag erforderlich, wobei diese teilweise sehr schwer zu realisieren (z. B. Gewichtsreduktion, Ernährungsverhalten) oder auch sehr belastend (z. B. Heimdialyse) sind. Angesichts der Verlagerung der Hauptverantwortung der Therapie auf den Patienten ist es schon aus ethischen Gründen dringend erforderlich, diesem Hilfestellungen bei der Durchführung der Therapiemaßnahmen und eine gezielte Unterstützung bei der Modifikation grundlegender Lebensgewohnheiten anzubieten. **Spezielle psychologische Programme** für Diabetiker existieren zur Gewichtsreduktion, Hypoglykämiewahrnehmung, Spritzenangst, Modifikation der Ernährung, Steigerung der körperlichen Bewegung, Fußpflege, Raucherentwöhnung und der Etablierung von Blutzuckerselbstkontrolle. Therapeutische Hilfestellungen zur Lebensstiländerung haben sich vor allem in der Prävention des Typ-2-Diabetes als effektiv erwiesen und sollten daher nach Möglichkeit bereits im Vorstadium des Diabetes angeboten werden.

Belastungen im Rahmen der Selbstbehandlung

In Abhängigkeit vom Diabetestyp, dem Alter der Patienten, der Therapieform und dem Schweregrad der Erkrankung wird durch das Behandlungsregime des Diabetes vom Patienten die Durchführung von Therapiemaßnahmen verlangt, die einen spontanen Lebensvollzug behindern und ein gewisses Maß an Selbstdisziplin, Einschränkung der Spontaneität und Flexibilität, rationales Handeln und Verzichtbereitschaft erforderlich machen. Diese Einschränkungen im Tagesablauf werden oft als lästig oder auch belastend erlebt und können zu Problemen bei der Behandlung führen. In Einzel- oder Gruppengesprächen wird hierbei häufig ein für Menschen mit Diabetes typischer Konflikt bearbeitet, eine Balance zwischen dem richtigen Maß an Fürsorge für den Diabetes und einer angemessenen Lebensqualität bzw. bessere Strategien zur Durchführung der Selbstbehandlung im Alltag zu finden (Rubin 2000).

Umgang mit drohenden oder bereits eingetretenen Folgeerkrankungen

Die Angst vor Folgeerkrankungen wird in allen Untersuchungen zu krankheitsspezifischen Belastungen (Herpertz et al. 2000) an erster Stelle genannt. Mit dem Risiko zu leben, Folgeschäden zu entwickeln, welche die Lebenserwartung reduzieren und massive Lebenseinschränkungen zur Folge haben können, stellt für viele Patienten eine sehr große Belastung dar und kann Zukunftsängste, depressive Verstimmungen bis hin zu massiven psychischen Problemen auslösen. Eine reine Wissensvermittlung über mögliche Folgeerkrankungen, deren Vermeidung und Behandlung reicht allein nicht aus, um die mit dieser Thematik verbundenen emotionalen Belastungen zu bewältigen. Gruppengespräche über den Umgang mit diesen drohenden oder bereits eingetretenen Komplikationen sollten deshalb integraler Bestandteil aller Diabetesbehandlungsprogramme sein.

Unterzuckerungen

Neben den Folgeerkrankungen wird der Umgang mit der Akutkomplikation „Unterzuckerung" von insulinpflichtigen Diabetikern als zweitgrößtes Problem im Zusammenhang mit der Diabetestherapie erwähnt. Hierbei werden oft die Hypoglykämiesymptome als aversiv erlebt, die Unvorhersehbarkeit von Unterzuckerungen sowie die Möglichkeit des Kontrollverlustes als Belastung empfunden. Mögliche Folgen von schweren Unterzuckerungen können ebenso wie die Reaktionen des sozialen Umfeldes zu Angst und Vermeidungsverhalten führen. Auch der persönliche Umgang mit Unterzuckerungen sollte Inhalt von Gruppengesprächen im Rahmen jeder Diabetesschulung sein. Für eine differenziertere Auseinandersetzung mit Unterzuckerungsproblemen existieren spezielle Therapieangebote für Patienten mit Wahrnehmungsproblemen, Symptomerkennungs- und Differenzierungsschwierigkeiten sowie Hypoglykämieängsten (Cox et al. 1999).

Psychologische Hilfen bei Problemsituationen im Leben mit Diabetes

Da die Durchführung der Therapie sehr stark von der Bereitschaft und der psychischen Verfassung des Patienten abhängt, erscheint es sinnvoll, psychologische Hilfen immer dann anzubieten, wenn im Verlauf der Therapie deutlich wird, dass Problemsituationen im Leben des Menschen mit Diabetes einen negativen Einfluss auf die Durchführung der Therapiemaßnahmen im Alltag und so eine entscheidende Barriere für eine adäquate Stoffwechseleinstellung darstellen. Dies können außergewöhnliche **Belastungen im Alltag** (z. B. beruflicher Stress, Pflege von Angehörigen), **zwischenmenschliche Probleme** (z. B. Partnerschaftskonflikte, Einsamkeit), **persönliche Defizite** (z. B. soziale Kompetenzprobleme, mangelnde Lebensstruktur) oder auch **weitere gesundheitliche Probleme** (z. B. Pankreatitis, Krebserkrankung) sein. Stellen diese Problemsituationen ein wesentliches Hindernis für die notwendige Selbstbehandlung dar, sollten psychologische Hilfestellungen angeboten werden. Dies gilt gleichermaßen für psychotherapeutische Maßnahmen, die aus diesem Grund bei Menschen mit Diabetes dringend indiziert sein können, selbst wenn die Diagnosekriterien einer psychischen Störung entsprechend den ICD/DSM-Kriterien nicht vollständig erfüllt werden.

Gleiches gilt für die Betreuung von besonderen Gruppen von Diabetikern, bei denen psychosoziale Angebote integrativer Bestandteil der Diabetestherapie sein sollten, da entwicklungspsychologische Prozesse (z. B. bei Kindern), der Vorrang anderer Interessensschwerpunkte im Leben (z. B. bei Jugendlichen), besondere Belastungen (z. B. Dialysepatienten) oder soziale Gründe (z. B. Randgruppen) die Diabetestherapie erschweren (Anderson u. Rubin 1996).

Psychotherapeutische Hilfen bei psychischen Problemen

Psychische Störungen (sowohl aktuelle als auch in der bisherigen Lebensgeschichte aufgetretene) scheinen bei Diabetikern häufiger vorzukommen als in der Allgemeinbevölkerung (Rubin 1997). Hierbei machen Depressionen und Angststörungen den Großteil der identifizierten psychischen Störungen bei Diabetikern aus, während Essstörungen und ein eher zwanghaftes Verhalten im Umgang mit dem Diabetes gehäuft in subklinischen Kategorien vorkommen.

Obwohl der Forschungsstand bezüglich der Prävalenz psychischer Störungen sicher noch nicht befriedigend ist, sind die Studien zum Ausmaß psychischer Störungen im Zusammenhang mit Diabetes von hoher klinischer Relevanz, da in der Regel das Auftreten einer psychischen Erkrankung einen negativen Einfluss auf die Durchführung der Therapiemaßnahmen im Alltag darstellt (Cohen et al. 1997, Peyrot u. Rubin 1997). Dies ist besonders für affektive Störungen gut belegt (Lustmann et al. 2000, Anderson et al. 2001).

Depressionen

Diabetiker besitzen gegenüber der Normalbevölkerung ein etwa doppelt so hohes Risiko, an einer Depression zu erkranken. Die Prävalenz der Depression bei Typ-1- und Typ-2-Diabetikern schwankt in kontrollierten Studien je nach Untersuchungspopulation und angewandter Methode (Fragebögen versus klinisches Interview) zwischen 6 % und 26,7 % (Anderson et al. 2001). Das Auftreten einer Depression ist für die Therapie und den weiteren Verlauf des Diabetes zumeist eine erschwerende Bedingung (Tab. 1.8-**1**).

Patienten, die unter einer depressiven Störung leiden, konsultieren oftmals den Arzt wegen unspezifischer körperlicher Beschwerden und bagatellisieren die psychische Symptomatik. Schwäche, erhöhte Ermüdbarkeit, Apathie, Irritierbarkeit, Angst, sexuelle Probleme, Schlafstörungen, Appetitverlust und Gewichtsabnahme können – neben den charakteristischen Beschwerden – Symptome einer Depression sein. Bei diesen unspezifischen Beschwerden ist die Depression differenzialdiagnostisch in Betracht zu ziehen. Bei schweren Ketoazidosen oder Hypoglykämien sollte differen-

Tabelle 1.8-1 Wechselwirkung zwischen Diabetes mellitus und Depressionen (Herpertz et al. 2003)

- Patienten mit Diabetes mellitus und einer Depression haben eine ungünstigere Stoffwechseleinstellung (HbA$_{1c}$). Sie befolgen in geringerem Umfang die therapeutischen medizinischen Empfehlungen.
- Die Depression und die depressive Stimmung gehen mit einer erheblichen Reduktion der Lebensqualität und der Therapiezufriedenheit der betroffenen Diabetiker einher.
- Das Risiko, an einer Depression zu erkranken, steigt mit der Entwicklung und der Anzahl der diabetischen Spätkomplikationen.
- Akut auftretende diabetische Spätkomplikationen gehen mit einer höheren Depressionsrate einher als chronische Komplikationen.
- Patienten weisen in den ersten 30 Tagen nach einer schweren Hypoglykämie eine erhöhte depressive Symptomatik auf.
- Die Depression ist neben dem Diabetes ein unabhängiger Risikofaktor für die Entwicklung einer koronaren Herzerkrankung. Die Depression beeinflusst die Mortalitätsrate nach akutem Myokardinfarkt.
- Die Kosten der medizinischen Versorgung sind bei Diabetikern mit komorbider Depression deutlich erhöht gegenüber Diabetikern ohne Depression.

zialdiagnostisch geprüft werden, ob sie Ausdruck eines Suizidversuchs u. a. im Rahmen depressiver Störungen oder eines selbstschädigenden Verhaltens sind.

Die bei der Behandlung der Depression bewährten Therapieverfahren – insbesondere die psychotherapeutische Basistherapie, die Fachpsychotherapie, die Psychopharmakotherapie und die Soziotherapie – sind auch bei Diabetikern wirksam. Das dignostische und therapeutische Vorgehen ist in den Leitlinien „Psychosoziales und Diabetes" der Deutschen Diabetes-Gesellschaft (Herpertz et al. 2003) beschrieben.

Angststörungen

Besteht der Verdacht auf eine komorbide Angststörung bei Patienten mit Diabetes, sollte eine fundierte Diagnostik und Differenzialdiagnostik erfolgen. In Zweifelsfällen oder bei schwerwiegender Symptomatik ist eine konsiliarische Abklärung und ggf. die Weiterbehandlung durch einen Fachmann zu veranlassen (psychologischer Psychotherapeut, Arzt für psychotherapeutische Medizin, Arzt für Psychiatrie und Psychotherapie, Nervenarzt). Auch bei Angststörungen kann davon ausgegangen werden, dass diese einen negativen Einfluss auf die Lebensqualität wie auch die Prognose des Diabetikers haben (Tab. 1.8-**2**).

Tabelle 1.8-2   Wechselwirkung zwischen Diabetes mellitus und Angststörungen (Herpetz et al. 2003)

- Angststörungen bzw. subklinische Ängste können die Ursache für eine schlechte Stoffwechseleinstellung sein.
- Diabetiker mit einer zusätzlichen Angststörung sind nicht nur durch ihre psychische Störung beeinträchtigt. Sie haben zudem eine überdurchschnittliche Belastung sowohl im Umgang mit dem Diabetes wie auch in ihrer allgemeinen gesundheitsbezogenen Lebensqualität.

Essstörungen

Essstörungen wie Anorexia nervosa (Magersucht) und die Bulimia nervosa (Ess-Brech-Sucht) scheinen bei Menschen mit Diabetes nicht häufiger vorzukommen als in der Normalbevölkerung. Allerdings ist die Komorbidität von Esssüchten und Diabetes mit einer extrem schlechten Prognose für die – meist weiblichen – Betroffenen verbunden. Wegen dem erhöhten Mortalitätsrisiko, den gesundheitlichen Gefahren durch die Essstörung, der häufig anzutreffenden komorbiden depressiven Störung sowie der negativen Auswirkung auf die Diabetestherapie ist eine fachpsychotherapeutische Behandlung dieser Patienten dringend erforderlich (Herpertz et al. 2003). Psychoeduktive Ansätze allein sind nicht ausreichend und zielführend. Eine psychotherapeutische Behandlung sollte insbesondere bei der Diagnose „Insulin-Purging", dem absichtlichen Weglassen von Insulin mit dem Ziel einer Gewichtsreduktion, erwogen werden, da diese für Typ-1-Diabetiker charakteristische gegenregulatorische Maßnahme in der Regel mit einer schlechten Stoffwechselkontrolle einhergeht und nicht selten Ausdruck eines selbstschädigenden Verhaltens darstellt. Ein frühzeitiger Behandlungsbeginn und eine ausreichende Behandlungsdauer sind bei der Therapie von Essstörungen wichtig.

Indikation zur Psychotherapie

Ärzte neigen oft dazu, psychische Störungen bei Diabetikern zu übersehen und die Symptome der Diabeteserkrankung zuzuschreiben. Eine Indikation zur Psychotherapie ist besonders dann gegeben, wenn aufgrund der Komorbidität Diabetes/psychische Erkrankung das Erreichen der Ziele der Diabetestherapie – Vermeidung von Akut- und/oder Folgekomplikationen sowie der Erhalt einer befriedigenden Lebensqualität – erschwert wird.

Eine Hilfestellung zur Suche von Psychotherapeuten, die auch Kenntnisse über das Krankheitsbild des Diabetes haben, bietet die Arbeitsgemeinschaft „Diabetes und Verhaltensmedizin" der Deutschen Diabetes-Gesellschaft an, die ein regelmäßig aktualisiertes Psychotherapeutenverzeichnis veröffentlicht (www.diabetes-psychologie.de), in dem geeignete Psychotherapeuten aufgeführt werden.

Fazit für die Praxis

Für den Erfolg der Diabetestherapie sind die Einstellung und das Verhalten des Patienten entscheidend. Ziel aller Bemühungen einer modernen Diabetestherapie muss es daher sein, dem Patienten Hilfestellungen anzubieten, damit er, selbstverantwortlich auf der Basis eigener Entscheidungen, bestmöglich mit seiner Erkrankung umgehen kann. Moderne Schulungs- und Behandlungsansätze sollten daher dem Selbstmanagement oder Empowermentansatz verpflichtet sein und diesen umsetzen.

Psychologische Konzepte sind vor allem bei der Veränderung von Lebensgewohnheiten, der Krankheitsbewältigung und dem Umgang mit krankheitsspezifischen Belastungen wichtig.

Patienten, bei denen aufgrund von persönlichen Schwierigkeiten, psychischen Problemen oder bestimmter Konfliktsituationen im Leben die Umsetzung der Therapiemaßnahmen erschwert wird, sollte frühzeitig im Rahmen der Diabetestherapie eine psychologische oder psychotherapeutische Unterstützung angeboten werden. Dies gilt auch für Menschen, die aufgrund des Diabetes eine reduzierte Lebensqualität erleben.

1.9   Ernährung bei Diabetes mellitus

E. Schifferdecker (Kassel)

Der Stellenwert der „Diät" in der Behandlung des Diabetes mellitus wurde in den letzten Jahrzehnten neu bestimmt. Besonders im Bereich des **Typ-1-Diabetes** wurde durch die Einführung der **intensivierten Insulintherapie** mit mehrmaliger mahlzeitenbezogener Normalinsulingabe, die flexibel an die Kohlenhydratmenge angepasst werden kann, eine **„Liberalisierung"** möglich. Im Rahmen der intensivierten Therapie kann sich die Insulingabe nach den Mahlzeiten, insbesondere nach den Kohlenhydratmengen, richten, während die **konventionelle** Insulintherapie mit ein- bis zweimal täglicher Gabe starrer Dosen von Mischinsulin auch eines entsprechend **starren** Diätregimes mit festgelegten Kohlenhydratmengen bedurfte. Bei den Typ-2-Diabetikern mit konventioneller Insulintherapie ist eine solche Reglementierung aber auch heute noch nicht zu umgehen. Die kontinuierliche Hyperinsulinämie bei dieser Therapie macht es auch erforderlich, die Kohlenhydrate möglichst gleichmäßig über den Tag zu verteilen und deshalb Zwischenmahlzeiten einzunehmen. Diese sind bei der intensivierten Insulintherapie nicht mehr notwendig, bei den schnell und kurz wirkenden Insulinanaloga sogar eher unzweckmäßig.

Ernährungsempfehlungen für Diabetiker auch für die Allgemeinbevölkerung sinnvoll

Die Grundprinzipien der Ernährung für Diabetiker sind in den „Ernährungsempfehlungen für Diabetiker 2000" zusammengefasst. Dies ist die aktuelle Stellungnahme der Diabetes and Nutrition Study Group (DNSG) der EASD und wurde vom Ausschuss Ernährung der Deutschen Diabetes-Gesellschaft übernommen. Die ADA (American Diabetes Association) hat 2002 ihre überarbeiteten Ernährungsempfehlungen zur Diabetestherapie erstmalig auf eine EBM-Grundlage gestellt und damit die deutschen/europäischen Empfehlungen weitgehend bestätigt. Hervorgehoben wird, dass die **Ernährungsempfehlungen für Diabetiker grundsätzlich auch für die Allgemeinbevölkerung** zur Erhaltung der Gesundheit ausgesprochen werden können. Die Nahrung für Diabetiker sollte sich nicht wesentlich von der unterscheiden, die **für die ganze Familie sinnvoll** ist. Von „Diabetesdiät" sollte deshalb gar nicht mehr gesprochen werden.

Gesamtenergieaufnahmen und Körpergewicht

Für Diabetiker, deren Körpermassenindex (Body-Mass-Index, BMI) im empfohlenen Bereich (BMI für Erwachsene 18,5 bis 25 kg/[m]²) liegt, sind keine detaillierten Empfehlungen zur Energieaufnahme notwendig. Diabetiker mit Übergewicht müssen ihre Energiebilanz negativ gestalten, d. h. die Energieaufnahme reduzieren und durch körperliche Aktivität den Energieverbrauch steigern, um eine Gewichtsabnahme zu erreichen. Beraten werden sollte über eine Reduktion von Lebensmitteln mit hoher Energiedichte, speziell mit hohem Fettgehalt (Tab. 1.9-**1**); exakte Kalorienrechnungen sind nicht notwendig. Bei ausbleibendem Erfolg ist eine Intensivierung der Beratung nötig, täglich ist eine Einsparung von wenigstens 500 Kalorien anzustreben. Sehr

Tabelle 1.9-1   Energiegehalt der Nährstoffe

Nährstoff	Verwertbare kcal/g
Kohlenhydrate	4
Eiweiß	4*
Fett	9
Alkohol	7

* Der physikalische Energiegehalt von Eiweiß liegt bei 5,6 kcal/g,
für Kohlenhydrate, Fett und Alkohol entspricht er etwa den verwertbaren Kalorien.

energiearme Diäten sollten Patienten mit ausgeprägter Adipositas (BMI ≥ 35) vorbehalten bleiben und in entsprechend erfahrenen Einrichtungen durchgeführt werden.

Nährstoffkomponenten

Hier ergab sich eine gewisse Akzentverschiebung, da es sich gezeigt hat, dass sehr kohlenhydratreiche Diäten (60 % der Kalorien als Kohlenhydrate [KH]) bei niedriger Fettzufuhr (20 – 25 % der Kalorien) eine Hypertriglyzeridämie verstärken und das HDL-Cholesterin reduzieren können. Auch verstärkte postprandiale Blutzuckeranstiege und eine Zunahme der Insulinämie wurden beobachtet. Die aktuellen Ernährungsempfehlungen lassen deshalb eine **individuelle Gewichtung von Kohlenhydraten und einfach ungesättigten Fettsäuren mit cis-Konfiguration** zu und empfehlen die Einnahme von **60 – 70 %** der täglichen Gesamtenergiemenge aus Kohlenhydraten und einfach ungesättigten Fettsäuren mit cis-Konfiguration. Verbreitete Quellen für cis-einfach ungesättigte Fettsäuren sind Olivenöl und Rapsöl (Canola).

Die praktische Erfahrung und die Untersuchungen von Toeller et al. (1996) zeigen auch, dass ein 50%iger Kohlenhydratanteil in Mitteleuropa in der Ernährung von Typ-1-Diabetikern z. B. kaum erreicht wird. In 30 Diabeteszentren in 16 europäischen Ländern fand sich eine mittlere Kohlenhydrataufnahme von 42,5 %. Der Empfehlung am nächsten kamen die italienischen Zentren, die auch bezüglich der Fettzufuhr vorbildlich waren. Ihre Patienten setzen die Empfehlungen zur Verteilung von gesättigten und ungesättigten Fettsäuren am besten um. Diese beinhalten, dass **gesättigte und trans-ungesättigte Fettsäuren weniger als 10 %** zur Gesamtenergiezufuhr beitragen sollen. Eine Reduktion auf unter 8 % der Gesamtenergiezufuhr ist bei erhöhten LDL-Cholesterinspiegeln nützlich. **Mehrfach ungesättigte** Fettsäuren sollten **höchstens 10 %** zur Gesamtenergie beitragen.

Kohlenhydrathaltige Lebensmittel, die reichlich **Ballaststoffe** enthalten oder einen niedrigen glykämischen Index haben, sind besonders zu empfehlen. Diese werden langsamer resorbiert und führen deshalb zu einem langsameren Blutzuckeranstieg, mit dem das ja auch gegenüber der physiologischen Insulinsekretion langsame subkutan applizierte Normalinsulin besser fertig wird. Die ballaststoffreichen Kohlenhydrate haben einen niedrigeren glykämischen Index als Glucose, die Referenzsubstanz.

Der **glykämische Index** wird definiert als die Fläche unter der Kurve der Blutzuckerwerte, die nach Verzehr einer definierten Menge eines kohlenhydrathaltigen Nahrungsmittels ermittelt wird. Einen Überblick über die glykämischen Indizes ausgewählter Nahrungsmittel gibt Tab. 1.9-**2**. Der glykämische Index kann allerdings nur zur grundsätzlichen Orientierung bezüglich der Einordnung kohlenhydrathaltiger Lebensmittel benutzt werden. Er ist **schlecht reproduzierbar** und nur unter Standardbedingungen, d. h. unter Zufuhr des Nahrungsmittels ohne Begleitnährmittel, gemessen worden. Im Alltagsleben wird jedoch die Resorption der Kohlenhydrate wesentlich durch die Zusammensetzung und Größe der Mahlzeit bestimmt. Der Zusatz von **Fett führt zu einer Resorptionsverzögerung,** weshalb auch z. B. Schokolade nicht zur Bekämpfung einer Hypoglykämie geeignet ist. Zusätzlich kann die Resorption durch **Medikamente** beeinflusst werden. So verzögern z. B. Antihistaminika, Neuroleptika, trizyklische Antidepressiva, Calciumantagonisten, Theophyllin, Digitalis und andere die Magenentleerung und somit die Resorption von Kohlenhydraten. Der einzelne Diabetiker muss immer individuelle Erfahrungen mit verschiedenen kohlenhydrathaltigen Mahlzeiten machen.

Die Empfehlungen zur **Proteinaufnahme** gehen von 10–20 % der Gesamtenergie pro Tag aus. Bei Diabetikern mit beginnender oder fortgeschrittener Nephropathie wird eine Proteinaufnahme eher bei 10 % empfohlen (0,8 g/kg KG/d). Die Praxis in den meisten europäischen Ländern sieht anders aus, die mittlere Proteinaufnahme ist ge-

Tabelle 1.9-2   Glykämischer Index ausgewählter Nahrungsmittel

Lebensmittel	Glykämischer Index (%)
Glucose	100
Cola-Getränk	97
Reis	77
Bier	74
Weißbrot	73
Graubrot	68
Knäckebrot	66
Spaghetti	64
Orangensaft	64
Eiscreme	62
Haushaltszucker	62
Nudeln	50
Kartoffeln	49
Vollkornbrot grob	42
Apfel	35
Müsli	30
Milch	29
Pflaumen	25
Vollmilchschokolade	22
Fruchtzucker	21
Erdnüsse	12

nerell zu hoch. Es gibt Hinweise dafür, dass zumindest bei insulinabhängigen Diabetikern die Nephropathie häufiger die Patienten trifft, deren Proteinaufnahme über 20 % der Gesamtenergie liegt.

Die Empfehlung zur **Reduktion gesättigter Fette** beruht auf dem hohen Risiko für eine KHK bei Diabetikern. Ihr Verzehr ist generell bei uns zu hoch. **Trans-ungesättigte** Fettsäuren sind bezüglich der Ernährung besonders problematisch, da sie in kommerziell hergestellten Back- und Süßwaren (z. B. Kekse, Kuchen und Schokoladen) und in einigen Margarinesorten vorhanden sind und somit häufig unkontrolliert konsumiert werden. Sie entstehen durch die Hydrierung ungesättigter Fette durch lebensmitteltechnische Prozesse, die deren Konsistenz erhöht und sie damit für die Verarbeitung in Lebensmitteln geeignet macht. Eine verminderte Aufnahme ist zu empfehlen, da die trans-ungesättigten Fettsäuren besonders ungünstige Effekte auf die Lipoproteine haben (Anstieg von LDL-Cholesterin und Lipoprotein [a], Senkung des HDL-Cholesterins). Mehrfach ungesättigte Fettsäuren sollten unter 10 % der täglichen Gesamtenergieaufnahme liegen, da sie Angriffspunkt einer erhöhten Lipidoxidation sein können und zu reduzierten HDL-Spiegeln führen.

Der Verzehr einer **Fischmahlzeit** (vorzugsweise öliger Fisch) wenigstens einmal/ Woche und von **pflanzlichen Nährmitteln, die Omega-3-Fettsäuren enthalten** (z. B. Rapsöl, Sojaöl, Nüssen und einigen grünblättrigen Gemüsen), bewirken eine adäquate Aufnahme von Omega-3-Fettsäuren. Täglich sollten **nicht mehr als 300 mg Cholesterin** mit der Nahrung aufgenommen werden. Eine weitere Absenkung ist nötig, wenn das LDL-Cholesterin erhöht ist.

Eine **moderate Aufnahme von Haushaltszucker** kann akzeptiert werden, wenn die Patienten nicht darauf verzichten können. 10 % der Gesamtenergiezufuhr sollten jedoch nicht überschritten werden, dies gilt auch für die Gesamtbevölkerung. In zahlreichen Untersuchungen ergab sich kein nachteiliger Effekt von Haushaltszucker auf die Blutzuckeranstiege im Vergleich zu Mahlzeiten mit komplexeren Kohlenhydraten. Problematisch kann jedoch die Aufnahme von haushaltszuckerhaltigen Nahrungsmitteln bei übergewichtigen Patienten und Typ-2-Diabetikern mit ihrer Tendenz zu starken postprandialen Blutzuckeranstiegen sein. Die Amerikanische Diabetes-Association (ADA) sieht allerdings keine Evidenz für die Notwendigkeit, Saccharose bei Diabetikern in irgendeiner Form zu beschränken. Neue tierexperimentelle Befunde, wonach eine Ernährung mit einem niedrigen Anteil an AGE (Advanced Glycation End Products) weniger atherogen ist als die Standardernährung, müssen bezüglich ihrer Relevanz für Patienten mit Diabetes mellitus überprüft werden. Dies würde bedeuten, dass man bei der Zubereitung möglichst auf Braten und Backen verzichten sollte.

Vitamine und antioxidative Nährstoffe

Die Ernährungsempfehlungen für Diabetiker 2000 beinhalten u. a., die Aufnahme von Nährstoffen, die natürlicherweise reichlich antioxidative Substanzen wie Tocopherole, Carotinoide, Vitamin C und Flavonoide sowie andere wasser- und fettlösliche Vitamine enthalten, zu fördern. Das Gleichgewicht zwischen Pro- und Antioxidanzien ist bei Diabetikern gestört, gesteigerter oxidativer Stress erhöht aber das kardiovaskuläre Risiko. Die routinemäßige Einnahme von Vitamin E oder anderen Mikronährstoffen als Supplemente mit pharmakologischen Dosierungen wird jedoch nicht als gerechtfertigt angesehen. Eine vielfältige Nutzung von **Gemüse und frischen Früchten** (5 oder mehr Portionen Gemüse oder Obst täglich) reicht aus, um den Antioxidanzienbedarf zu decken. Regelmäßiger Verzehr von Lebensmitteln mit rasch bioverfügbaren Folaten (**Zitrusfrüchte und Hülsenfrüchte**) ist für eine adäquate Folsäureversorgung und einen ausreichenden Homozysteinspiegel im Blut notwendig.

Mineralstoffe

Auch Diabetiker sollten die **Kochsalzzufuhr** auf **unter 6 g/Tag** begrenzen. Bei erhöhtem Blutdruck ist ggf. eine weitere Einschränkung zu empfehlen. Bei zunehmender Nutzung von Fertiggerichten bzw. Frequentierung von Kantinen und Gaststätten kann es schwer sein, dieses Ziel umzusetzen. Auf jeden Fall sollte eine Zusalzung bei Tisch unterbleiben, ggf. sind andere Gewürze zur Geschmacksverbesserung einzusetzen. Ansonsten ergeben sich keine Abweichungen für Diabetiker zu den allgemeinen Empfehlungen zur gesunden Ernährung. Bei unzureichender Stoffwechselkontrolle unter Insulinbehandlung oder während der Schwangerschaft kann es jedoch zu einem **Magnesiummangel** kommen, der dann ausgeglichen werden muss.

Alkohol

Generell sollte die Alkoholzufuhr begrenzt bleiben, bei Diabetespatienten sind **bis zu 15 g Alkohol/Tag für Frauen** bzw. **bis zu 30 g Alkohol/Tag für Männer** in der Regel akzeptabel. Zu beachten ist bei insulinspritzenden oder Sulfonylharnstoffe einnehmenden Diabetikern das Risiko von **alkoholinduzierten Hypoglykämien.** Deshalb sollten diese Patienten Alkohol nur parallel zu kohlenhydrathaltigen Mahlzeiten trinken. Problematisch ist, dass Alkohol aufgrund seiner hohen Energiedichte **eine quantitativ bedeutsame Energiequelle** sein kann. Außerdem wird der **Blutdruck gesteigert,** die **Triglyceridspiegel** können ansteigen, die Lipogenese wird begünstigt. Bei einer peripheren sensiblen Neuropathie kann Alkohol eine zusätzliche Schädigung bewirken. Andererseits kann sich mäßiger Alkoholkonsum günstig auf das HDL-Cholesterin auswirken, die Gerinnungsfähigkeit des Blutes wird herabgesetzt, und speziell die im Wein enthaltenen Antioxidanzien vermindern die Lipidoxidation.

Spezielle Aspekte bei insulinbehandelten Diabetikern

Die Behandlung mit Insulin und bis zu einem gewissen Grad auch mit insulotropen Substanzen wie Sulfonylharnstoffen oder Gliniden erfordert nach wie vor eine Abstimmung zwischen der blutzuckersenkenden Potenz des Pharmakons und der Kohlenhydrataufnahme.

Bei der **konventionellen Insulintherapie** mit in der Regel zweimal täglicher Gabe eines Mischinsulins mit mittellanger Wirkdauer in fester Dosis muss die Menge und Verteilung der Kohlenhydrate in den etwa 12 Stunden der Wirksamkeit der Insulindosis relativ starr eingehalten werden. Demgegenüber kann der sich mit einer **intensivierten** Insulintherapie behandelnde Diabetiker die **Kohlenhydrataufnahme** von der Menge und Verteilung her **flexibel** gestalten, aber sein Ernährungswissen und seine praktische Erfahrung in der Bewertung von Wechselwirkungen zwischen Ernährung und Insulintherapie müssen entsprechend gut entwickelt sein. Er hat **mehr**

Freiheit, braucht jedoch **mehr Wissen,** um diese größere Freiheit mit einer anzustrebenden normnahen Stoffwechselsituation in Einklang bringen zu können. Er muss sich nicht an Diätpläne halten, aber er muss auf jeden Fall wissen, was er isst. In der Praxis empfiehlt es sich aber auch bei Typ-1-Patienten in der Phase der Ersteinstellung, zunächst ein Grundgerüst der Ernährung bedarfsgerecht vorzugeben, da noch keine Erfahrung in der flexiblen KH-Zufuhr vorhanden ist.

Zur Abschätzung des Kohlenhydratgehaltes der Nährstoffe ist nach wie vor die in Deutschland etablierte **BE („Broteinheit", heute besser „Berechnungseinheit")** empfehlenswert (hierzu siehe auch die noch gültige Stellungnahme zum praktischen Umgang mit Kohlenhydrataustauscheinheiten, Ausschuss Ernährung der Deutschen Diabetes-Gesellschaft, 1993). Die Fiktion einer bis auf das Gramm genauen Messgröße wird jedoch nicht mehr aufrechterhalten, die Definition wurde bewusst praktisch ausgerichtet, indem **„10 – 12 g Kohlenhydrate"** als BE definiert wurden. Hiermit wurden die früher abweichenden Definitionen in den ehemals zwei deutschen Staaten integriert. Es wird damit klargestellt, dass es im Alltag eher um Schätzungen von Kohlenhydratmengen geht, der erfahrene Diabetiker arbeitet ja in der Regel nicht mit einer Lebensmittelwaage. Die BE bietet sich deshalb an, weil sie sich an gängigen Küchenmaßen und Lebensmittelportionen orientiert:

1 BE = ½ normales Brötchen
     = ½ Scheibe Mischbrot
     = ca. 2 Scheiben Knäckebrot
     = 20 Salzstangen
     = 1 hühnereigroße Kartoffel
     = ca. 15 Pommes frites
     = 1 Esslöffel ungekochter/2 Esslöffel gekochter Reis
     = 2 Esslöffel Haferflocken
     = ¼ l Milch
     = 250 g Joghurt
     = 1 kleiner Apfel
     = 1 Dutzend Weintrauben (= einzelne Beeren)
     = ½ Banane.

Berücksichtigt man noch die biologische Schwankungsbreite bei der Resorption der einzelnen kohlenhydrathaltigen Lebensmittel sowie die Abhängigkeit der Resorption von der Zusammenstellung der Mahlzeiten, so wird der Unsinn des „exakten" Auswiegens von Lebensmitteln deutlich.

Die Erarbeitung eines individuellen Kostplans geht naturgemäß von theoretischen Überlegungen zum Kalorienbedarf und den Empfehlungen zur Nährstoffrelation aus. Da diese nur einen ersten Anhalt geben können und die individuelle Abstimmung im Verlauf der Behandlung rasch erfolgen sollte, genügen einfache Regeln. Bei den meisten Patienten kann man bei der heute überwiegenden bewegungsarmen Lebensweise mit auch bei der Arbeit nur leichter körperlicher Belastung von einem **Energiebedarf von 30 kcal/kg Sollgewicht** ausgehen. Bei starker sportlicher Aktivität oder schwerer körperlicher Arbeit muss ein Aufschlag von 25 % erfolgen. Bei Menschen älter als 70 Jahre fällt der Kalorienbedarf, er liegt dann bei Frauen nicht über 1700 kcal, bei Männern nicht über 1900 kcal. Nach Erstmanifestation eines Typ-1-Diabetes besteht in der Regel ein befristet höherer Bedarf, da eine oft erhebliche Gewichtsabnahme unter das Sollgewicht vorausgegangen ist und die Patienten unter der eingeleiteten Insulintherapie ausgeprägt hungrig sind. Diesem Hungergefühl muss man unbedingt Rechnung tragen, eine Kalorienbeschränkung in dieser Situation ist unsinnig und gefährlich, da sie die Katabolie fördert und die Patienten unnötig belastet.

Ausgehend von dem 30-kcal-Richtwert ist die Abschätzung der Kalorientagesmenge einfach: Bei 70 kg Körpergewicht ergeben sich z. B. 30 × 70 = 2100 kcal, bei 80 kg 30 × 80 = 2400 kcal usw. Ebenso einfach lässt sich daraus die notwendige KH-Menge abschätzen. Geht man von einem KH-Anteil von 50 % der **Gesamttageskalorien** aus, muss man diese nur **durch 100 dividieren** und erhält angenähert den **KH-Anteil in BE.**

Beispiel:

Berechnung:
Tagesbedarf 2400 kcal, d. h. 1200 kcal als KH; da 4 kcal = 1 g KH, entspricht dies 300 g KH; da 12 g KH = 1 BE, entspricht dies 25 BE.

Schätzung:
2400 kcal, **dividiert durch 100** = 24 BE

Bei intensivierter Insulintherapie können die BE gemäß persönlicher Wünsche über den Tag verteilt werden, Zwischenmahlzeiten sind nicht notwendig und können bei kurz und rasch wirkenden Insulinanaloga die Einstellung sogar erschweren; viele Menschen sind jedoch ein 2. Frühstück, z. B. am Arbeitsplatz oder in der Schule, gewöhnt, noch mehr eine Kaffeemahlzeit. Eine Spätmahlzeit kann bei jeder Form der Insulintherapie bei Problemen mit der nächtlichen Insulinisierung als therapeutische Maßnahme nötig sein.

Bei konventioneller Insulintherapie sind Zwischenmahlzeiten notwendig, um dem unphysiologisch hohen Insulinspiegel zwischen den Hauptmahlzeiten durch den hohen Verzögerungsinsulinanteil der eingesetzten Mischinsuline genügend Substrat zu liefern. 18 BE z. B. würde man zunächst bei Mischinsulininjektionen morgens und vor dem Abendessen folgendermaßen aufteilen: 4 – 2 – 4 – 2 – 4 – 2 BE.

Fazit für die Praxis

Die moderne intensivierte Insulintherapie hat eine weitgehende Flexibilisierung der Ernährung bezüglich der Kohlenhydrataufnahme ermöglicht, dies erfordert aber eine adäquate Schulung und selbständige Steuerung der Therapie durch den Diabetiker. Bei konventioneller Insulintherapie muss die Ernährung jedoch weiterhin relativ starren Regeln folgen. Bei Typ-2-Diabetes mit Übergewicht steht die Kalorienreduktion im Vordergrund, speziell die Absenkung der Fettzufuhr. Die praktische Umsetzung kann durch die Vermittlung einfacher Regeln für die Patienten erreicht werden, entscheidend und limitierend ist hier die Motivation.

Die allen Diabetikern heute empfohlene Nährstoffzusammensetzung entspricht den Leitlinien einer gesundheitserhaltenden Ernährung für die Allgemeinbevölkerung. Kohlenhydrate (mit reichlich Ballaststoffen) und einfach ungesättigten cis-Fettsäuren sollten zusammen 60 – 70 % der täglichen Energiezufuhr ausmachen, d. h., die Kohlenhydrate können je nach individuellen Präferenzen zugunsten der einfach ungesättigten Fettsäuren reduziert werden. Mehrfach ungesättigte Fettsäuren sollten maximal 10 % der Gesamtkalorien ausmachen, Proteine 10 – 20 %.

2 Typ-1-Diabetes

2.1 Immunpathogenese, Immunintervention und Immunprävention

S. Martin, H. Kolb (Düsseldorf)

Immunpathogenese

Genetische und Umweltfaktoren

Der Diabetes mellitus Typ 1 entsteht durch eine chronische Entzündung der Langerhans-Inseln im Pankreas, in deren Folge die insulinproduzierenden Betazellen zerstört werden (Abb. 2.1-**1a**). Die Ursache für diese Entzündung ist bisher nur teilweise
bekannt, neben genetischen Faktoren (HLA-Komplex und noch eine Reihe weiterer
Gene, siehe Kap. 1.4, S. 13 ff.) scheinen Umweltfaktoren (vor allem Ernährung und Infektionen) eine wesentliche Rolle zu spielen. Dieser Vorgang läuft über einen langen
Zeitraum vor der klinischen Manifestation des Typ-1-Diabetes ab, die hauptsächlich
bei Kindern, Jugendlichen oder jungen Erwachsenen beobachtet wird. Jedoch kann es

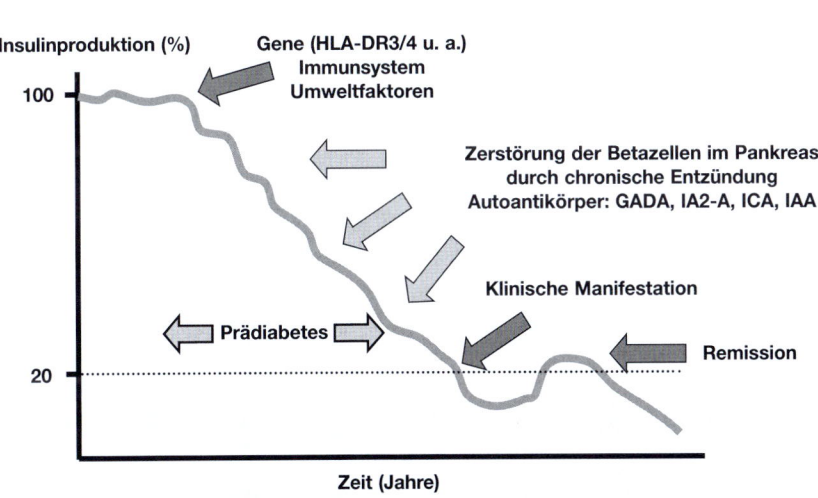

Abbildung 2.1-1a Pathogenese des Typ-1-Diabetes: Darstellung der vermuteten zeitlichen
Abfolge von Faktoren, die das Diabetesrisiko bestimmen.

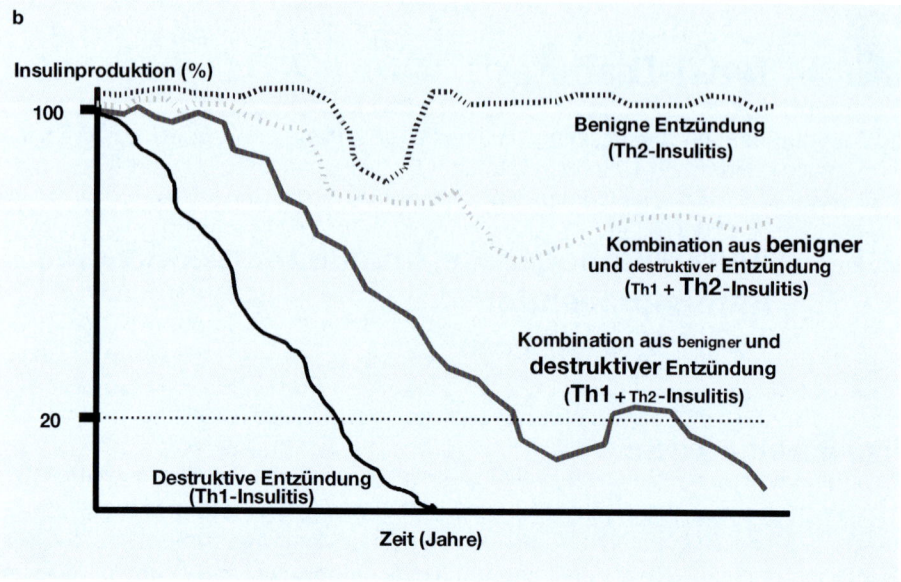

Abbildung 2.1-1b   Hypothese der Pathogenese des Typ-1-Diabetes auf der Basis des Th1/Th2-Immunregulationsmodells.

auch in fortgeschrittenem Alter zu einer Manifestation eines immunmediierten Diabetes kommen, der oft zunächst nicht insulinpflichtig ist und dann verzögerter Typ 1 oder LADA („**L**ate-onset **A**utoimmune **D**iabetes of the **A**dult") genannt wird.

Zwei antagonistische Immunreaktionen: Th1- und Th2-Immunität

Neue immunologische Befunde haben das Verständnis von immunmediierten Erkrankungen grundlegend verändert. So gibt es in erster Näherung zwei antagonistische Immunreaktionstypen, die – auch nach Typen – als „Typ 1" („zelluläre Immunreaktion") oder „Typ 2" („humorale Immunreaktion") bezeichnet werden (Mosmann 1996). Die meisten immunologischen Erkrankungen wie Typ-1-Diabetes, Multiple Sklerose, rheumatoide Arthritis, Asthma bronchiale oder atopisches Ekzem lassen sich dem einen oder anderen Reaktionstyp zuordnen. Während bei der Multiplen Sklerose und der rheumatoiden Arthritis **Typ-1-Regulator-T-Zellen(Th1)-Zytokine** (Interferon-gamma, Tumor-Nekrose-Faktor-alpha, Interleukin-12) beteiligt sind, scheint beim Asthma bronchiale oder dem atopischen Ekzem die **Th2-Immunität** (Interleukin-4, Interleukin-10) die Krankheitsentwicklung zu fördern. Wird bei Th1-mediierten Erkrankungen die gegenregulatorische Th2-Immunität gestärkt, kann so eine weniger aktive Krankheitsphase erreicht werden. Umgekehrt werden Th2-mediierte Erkrankungen durch eine Förderung der Th1-Zellen in eine klinische Remission geführt. Der Typ-1-Diabetes wird ebenfalls durch die Th1-Immunzellen ausgelöst (Kallmann et al. 1997).

Induktion von nichtdestruktiver oder destruktiver Insulitis: Spontan, Enteroviren, Nahrungsmittelbestandteile?

Beim Typ-1-Diabetes bedingt die genetische Prädisposition eine erhöhte Bereitschaft zu Autoimmunreaktionen gegen β-Zellen. So entwickelt sich möglicherweise spontan aufgrund enteroviraler Infektionen oder vielleicht nach Kontakt mit bestimmten Nahrungsmittelbestandteilen eine **Infiltration der Langerhans-Inseln mit T-Lymphozyten und Makrophagen.** Diese Entzündung führt nicht unbedingt zu einer Zerstörung der insulinproduzierenden β-Zellen. Dominieren **Th2-Lymphozyten** das Infiltrat, befindet sich die Erkrankung in einer latenten, **nichtdestruktiven** Phase. Werden **Th1-Lymphozyten** aktiviert, kommt es zur **Destruktion der β-Zellen** und einer Progression der Erkrankung. Je nach Ausmaß dieser Stimulation wird ein mehr oder weniger großer Anteil der β-Zellen zerstört, wobei die klinische Manifestation der Erkrankung erst nach Zerstörung oder funktioneller Inaktivierung des überwiegenden Teils der β-Zellen auftritt. Wesentlich für die Progression oder Latenz der Erkrankung sind somit endogene oder exogene Faktoren, die eine Th1- bzw. eine Th2-Immunität fördern können. Die wesentliche Bedeutung der T-Zellen bei der Pathogenese des Typ-1-Diabetes wird durch einen Fallbericht unterstrichen (Martin et al. 2001), bei dem ein Junge unabhängig von einem Morbus Bruton – einer angeborenen B-Lymphozytendefizienz – einen Typ-1-Diabetes entwickelt hat.

Autoantikörper als diagnostische Marker, Serokonversion oft in den ersten Lebensjahren, schnelle oder langsame Krankheitsentwicklung

Neben der pathogenetisch bedeutsamen Aktivierung von T-Zell-Reaktionen kommt es auch zur Produktion von **Autoantikörpern.** Obwohl diese möglicherweise kaum zur β-Zell-Destruktion beitragen, ergeben sich wichtige diagnostische Möglichkeiten in Hinsicht auf Differenzialdiagnose und zur Prädiktion des Typ-1-Diabetes. So lassen sich Autoantikörper gegen verschiedene Inselbestandteile sehr früh bei der Pathogenese des Typ-1-Diabetes nachweisen. Als erster Suchtest wird die Bestimmung von Autoantikörpern **gegen die Glutamatdecarboxylase (GAD)** und die **Tyrosinphosphatase IA-2** empfohlen. Diese Testkombination hat den früher üblichen Nachweis von **Inselzell-Antikörpern (ICA)** als erstem Test wegen des einfacheren Testverfahrens ersetzt. Bei positivem Befund für wenigstens einen der beiden Autoantikörper sollte auf weitere Diabetes-assoziierte Autoantikörper geprüft werden. Dazu gehören zur Zeit **Insulinautoantikörper** und **ICA**. Erst mit Nachweis von **zwei verschiedenen** Autoantikörpern im Serum kann von einem deutlich erhöhten Risiko der späteren Manifestation eines Typ-1-Diabetes ausgegangen werden (Roll u. Ziegler 1997). Prospektive Studien, insbesondere die deutsche BABYDIAB-Studie, zum Zeitpunkt der Serokonversion auf Autoantikörper gegen Inselantigene bei Kindern von Müttern oder Vätern mit Typ-1-Diabetes haben den bedeutsamen Befund erbracht, dass das Autoimmungeschehen oft bereits in den ersten beiden Lebensjahren beginnt (Ziegler et al. 1999a). Erfolgt die klinische Manifestation des Insulinmangels bereits im Kindes- oder Jugendalter, ist von einer schnellen, aggressiven Krankheitsentwicklung auszugehen, bei der vermutlich besonders Th1-fördernde (β-Zell-destruktive) Faktoren vorhanden sind, während bei einer späteren Manifestation im Erwachsenenalter eine lange Phase mit „benigner" Th2-kontrollierter Insulitis vorangegangen sein dürfte (Abb. 2.1-**1b**). Dies spiegelt sich auch in Befunden wider, nach denen sich die Immunparameter bei jüngeren, frisch manifesten Typ-1-Diabetikern von denen Älterer unterscheiden (Lohmann et al. 1997). Damit wird auch verständlich, dass viele Personen trotz persistenter Insulinautoimmunität keine klinische Manifestation der Erkrankung erfahren. Interessanterweise führen enterovirale Infektionen, die im zeitlichen Zusammenhang mit der Manifestation des Diabetes mellitus Typ 1 beobachtet werden, zu einer Aktivierung der Th1-Immunität. Diese und viele andere Umweltfaktoren könnten durch Förderung von Th1-Reaktionen einen Schub der destruktiven Erkrankung auslösen, ohne die eigentliche Ursache der Inselentzündung darzustellen.

Immunintervention und Immunprävention

Während in den 1980er Jahren die Immunintervention nach Manifestation des Typ-1-Diabetes in einer Vielzahl von Studien getestet worden war, wurde in den 1990er Jahren die Früherkennung und Immuntherapie zur Prävention der klinischen Manifestation des Insulinmangels betrieben (Tab. 2.1-**1**).

Durch die Interventionsstudien mit dem immunsuppressiven Medikament **Ciclosporin A** konnte 1987 ein direkter Beweis der Beteiligung von Immunreaktionen an der β-Zell-Destruktion erbracht werden, da im Vergleich zu einer Placebo-Gruppe bei frisch manifesten Diabetikern, die mit Ciclosporin A behandelt wurden, eine signifikant besser erhaltene β-Zell-Funktion innerhalb des ersten Jahres nach Diagnose beobachtet wurde (The Canadian European Diabetes Study Group 1988). Jedoch kam es nach Absetzen der Immuntherapie innerhalb weniger Wochen zu einem Verlust der so erhaltenen β-Zell-Funktion. Da das Nebenwirkungsprofil von Ciclosporin A keine Dauerbehandlung zulässt, haben sich aus diesen Studien keine therapeutischen Konsequenzen für die Behandlung von frisch manifestierten Diabetikern ergeben (Martin et al. 1991).

Als ein möglicher Auslöser der chronischen Inselentzündung wurde in epidemiologischen Studien die Länge der Stillzeit und eine frühe Kuhmilchernährung identifiziert (Karjalainen et al. 1992). In anderen epidemiologischen Studien konnte dieser Zusammenhang nicht nachgewiesen werden (Hummel et al. 2000, Couper et al. 1999). Diese Hypothese wird gegenwärtig in einer diätetischen Interventionsstudie in Finnland geprüft. Dabei wird untersucht, ob eine **Kuhmilch-freie Ernährung** (≥ 6 Monate) die Entwicklung von Diabetes-spezifischer Autoimmunität im Vergleich zur Gruppe mit üblicher Kuhmilch-haltiger Säuglingsnahrung verzögert oder verhindert. Die Zwischenanalyse einer Pilotstudie zeigte in der Gruppe mit Kuhmilch-haltiger Ernährung eine signifikant höhere Autoantikörperentwicklung im Vergleich zu der mit hydrolisiertem Casein ernährten Gruppe (Åkerblom et al. 1999).

Risikogruppe: Verwandte I. Grades von Patienten mit Typ-1-Diabetes haben im Durchschnitt 20faches Risiko.

Studien zur Identifikation von Personen mit subklinischem Krankheitsgeschehen und erhöhtem Risiko der Manifestation eines Insulinmangels haben sich überwiegend auf die Gruppe der erstgradig Verwandten **(Geschwister, Kinder oder Eltern) von Patienten mit Typ-1-Diabetes** konzentriert. Die Erfahrungen aus solchen Studien zeigen, dass viele Patienten mit Typ-1-Diabetes oder deren Angehörige sich mit dem

Tabelle 2.1-1 Liste von Interventionen nach Manifestation des Insulinmangels (Übersichten in: Skyler u. Marks 1993, Schernthaner 1995)

Publiziert:

Antioxidant Cocktail	Insulin (oral)
Azathioprin	IL-2-Fusion Toxin
Azathioprin + Prednison	Levamisol
Azathioprin + Prednison	Linomid
+ ALG (+ Plasmaphorese)	monokl. AK anti Blasten (CBL1)
Azathioprin + TP1	monokl. AK anti CD3
BCG	monokl. AK anti CD4
Ciamexon	monokl. AK anti CD5 + Ricin A
Ciclosporin A	Methotrexat
CiA + OKT3/IL-2R mAb/Pred	Methylprednisolon
CiA + Bromocriptin/Nicotinamid	Nicotinamid
Dapson	Pankreas-Bestrahlung
Diazoxid	Pentoxifyllin
FK 506	Plasmaphorese
Gamma-Globulin	Prednison
Glipizid	Prednison + ATGAM
Indomethacin	Theophyllin
Inosin Pranobex	Thymopentin/Thymushormon
Interferon-α	Transfusion (Leukozyten)

Aktuell/unmittelbar geplant:

hsp60 Peptid 277
Insulin (oral/nasal)
Glutamatdecarboxylase
monoklonale Antikörper gegen CD3, gegen CD25, gegen CD40L
Gelbfieberimpfung

möglichen Risiko von weiteren Erkrankungen in ihrer Familie beschäftigen, ohne dass diese Sorgen an den betreuenden Arzt herangetragen werden. Eine Reihe diabetischer Eltern führen daher aus eigenem Antrieb bei ihren Kindern Blutzuckerkontrollen durch. Im Vergleich zur Normalbevölkerung besteht bei erstgradig Verwandten ein durchschnittlich ca. **20fach erhöhtes** Diabetesrisiko. Lassen sich **keine Diabetes-assoziierten Autoantikörper** nachweisen, das ist bei **über 80 %** der Betroffenen der Fall, **kann die Sorge genommen werden,** da sich das Diabetesrisiko auf das der Normalbevölkerung reduzieren lässt. Werden jedoch Autoantikörper nachgewiesen, ist das Risiko von der Anzahl der positiven Autoantikörper abhängig. Es zeigte sich kürzlich, dass bei Nachweis von **mindestens 2** Diabetes-assoziierten Antikörpern über die nächsten 15 – 20 Jahre der größte Teil der Betroffenen einen Typ-1-Diabetes entwickeln wird (Gardner et al. 1999). Genetische Untersuchungen werden zurzeit zur weiteren Beurteilung des Risikos nicht eingesetzt. Als ein weiterer prognostischer Faktor wurde die **erste Phase der Insulinsekretion** nach einer intravenösen Injektion von Glucose identifiziert, jedoch wird auch dieser Test aufgrund der schwierigen Standardisierung nicht routinemäßig eingesetzt.

Frühintervention und Prävention

In einer Vielzahl an Studien wurde bzw. wird versucht, bei Personen mit serologisch oder genetisch definiertem erhöhtem Risiko für Typ-1-Diabetes den Krankheitsfortschritt zu verhindern oder zumindest zu verzögern (Tab. 2.1-**2 a, b**).

Die bisher größten placebokontrollierten doppelblinden Interventionsstudien bei ICA-positiven erstgradig Verwandten von Typ-1-Diabetikern prüfen das B-Vitamin **Nicotinamid.** Die Deutsche Nicotinamid-Interventionsstudie (DENIS) begann im Februar 1993 und wurde im April 1997 beendet. Die European Nicotinamid Diabetes Intervention Trial (ENDIT) begann im Juni 1994. In der DENIS-Studie konnte in einer Hochrisikogruppe, ICA-positive (ICA ≥20 JDF-Einheiten) Geschwister im Alter zwischen 4 und 12 Jahren von Typ-1-Diabetikern, kein protektiver Effekt von Nicotinamid nachgewiesen werden (Lampeter et al. 1998). In der ENDIT-Studie wurde die Wirkung von Nicotinamid auf eine Gruppe mit durchschnittlich geringerem Diabetesrisiko und vermutlich langsamerer Progression geprüft. Dabei wurden nicht nur Geschwister, sondern generell ICA-positive erstgradig Verwandte von Typ-1-Diabetikern im Alter von 5 – 40 Jahren behandelt. Auch in dieser Studie ergaben sich keine Unterschiede in der Diabetesentwicklung zwischen der Verum- und der Placebogruppe (European Nicotinamide Diabetes Intervention Trial [ENDIT] Group 2004, vgl. auch Wang 2004).

Tabelle 2.1-2 a, b
a) Liste von Interventionen bei Inselautoantikörper-positiven Probanden *vor Manifestation des Insulinmangels* (Übersichten in: Becker et al. 2000, Dahlquist 1999)

Publiziert:	Aktuell:
Ciclosporin A	Insulin (s.c., oral)
Insulin (s.c.)	Proteasen (oral)
Ketotifen	Gluten-freie Diät (Kleinkinder)
Nicotinamid	

b) Liste von Interventionen bei Probanden mit erhöhtem genetischem Risiko *vor Auftreten von Inselautoantikörpern*

	Aktuell:
	Kuhmilch-freie Diät (Säuglinge)
	Insulin (nasal)

Insulingabe bei Prädiabetes?

In einer Reihe weiterer Präventionsstudien wird versucht, durch die Modulation der Th1/Th2-Immunität die Pathogenese des Diabetes mellitus zu verzögern. Innerhalb mehrerer Studien wird der Einsatz von **Insulin** entweder in **parenteraler, oraler** oder **nasaler Administration** geprüft. Neben der Modulation des Th1/Th2-Verhältnisses wird die Wirkung von Insulin auf verschiedenen Ebenen vermutet (Schloot u. Eisenbarth 1995). Zurzeit wird die prophylaktische Insulintherapie bei erstgradig Verwandten von Typ-1-Diabetikern aufgrund möglicher Gefahren durch Hypoglykämien nur erprobt, wenn ein hohes Diabetesrisiko vorhanden ist. Jedoch hat die amerikanische DPT-1-Studie (Diabetes Prevention Trial 1) keinen protektiven Effekt auf die Diabetesentwicklung zeigen können (DPT Type 1 Diabetes Study Group 2002). In dieser Studie wurden Probanden rekrutiert, die eine positive Familienanamnese (überwiegend erstgradige Verwandte von Typ-1-Diabetikern), einen positiven ICA-Befund (>20 JDF-Einheiten) und auch eine gestörte frühe Insulinsektion im ivGTT aufwiesen.

Die Rekrutierung in einen weiteren Arm der DPT-1-Studie, bei dem bei Probanden mit einem geringeren Diabetesrisiko (ICA $\geq$ 20 JDF-Einheiten, normaler ivGTT) die orale Gabe von Insulin getestet wird, läuft weiterhin. Ziel dieser Immunintervention ist die Induktion einer oralen Toleranz. Die orale Gabe von Antigenen hat sich in Tiermodellen für immunmediierte Erkrankungen als hoffnungsvoller Ansatz gezeigt.

Immuntherapie mit weiteren Peptiden sowie Atorvastatin?

Zusätzlich zu den genannten Diabetes-spezifischen Autoantigenen scheinen Stressproteine an der Pathogenese des Diabetes mellitus Typ 1 beteiligt zu sein. So konnte bei der NOD-Maus gezeigt werden, dass eine Immunisierung mit dem **Hitzeschockprotein hsp65** zu einer Inhibition der Diabetesentwicklung durch Hemmung der Th1- und Förderung der Th2-Insulitis führt (Elias u. Cohen 1996). In molekularen Analysen ergab sich, dass ein bestimmter Bereich von hsp65, das **Peptid p277,** die wesentliche protektive Immunität auslösen kann. Basierend auf diesen Ergebnissen wurden verschiedene Phase-I- und Phase-II-Studien mit dem Peptid p277 bei frisch manifestierten Diabetikern initiiert. Eine erste randomisierte, doppelblinde Studie wurde im November 2001 publiziert (Raz et al. 2001). Diese ergab erste Hinweise, dass bei Patienten mit Typ-1-Diabetes durch subkutane Peptidgabe die residuelle Insulinproduktion erhalten werden kann (vgl. auch Wang 2004).

Eine weitere Studie zur Erhaltung der residualen Insulinproduktion bei frisch manifestem Typ-1-Diabetes (DIATOR) wurde Anfang 2004 durch das Deutsche Diabetes-Forschungsinstitut Düsseldorf begonnen. Als Prüfsubstanz wird in dieser placebokontrollierten doppelblinden Interventionsstudie Atorvastatin eingesetzt, das im Tiermodell der Multiplen Sklerose den Ausbruch bzw. den Verlauf der Erkrankung verhindern bzw. abmildern konnte (Youssef et al. 2002).

Neues Konzept: Die destruktive Insulitis in eine benigne umwandeln

Zusammenfassend wurde durch die Identifikation von unterschiedlichen Insulitisformen (Th1- bzw. Th2-Insulitis) ein neues pathogenetisches Konzept des Diabetes mellitus Typ 1 entwickelt, aus dem sich neue therapeutische Interventionsmöglichkeiten ergeben. Eine Vielzahl von Populationsstudien, Studien bei Angehörigen von Typ-1-Diabetikern und frisch-manifest Erkrankten, die z. Zt. weltweit durchgeführt werden, versuchen, die destruktive Th1-Insulitis in eine benigne Th2-Insulitis umzuwandeln oder eine β-Zell-spezifische Immuntoleranz zu reaktivieren. Damit könnte bei Behandlung nach Manifestation des Typ-1-Diabetes eine langfristige partielle Remission erreicht werden. Ebenso besteht die Hoffnung, dass wir in absehbarer Zeit dem

Ziel der Verhinderung oder zumindest Verzögerung der klinischen Manifestation des Diabetes mellitus Typ 1 entscheidend näher kommen.

Ein ermutigendes Beispiel, wie neu entwickelte Methoden der Immunintervention einen Durchbruch in klinischer Wirksamkeit ermöglichen können, liefern Ergebnisse zu Inselzelltransplantationen beim Menschen. Hier gelang es, durch die **Kombination neuer Immunsuppressiva** (Tacrolimus, Sirolimus und Antikörper gegen CD25) und den Verzicht auf Glucocorticoide transplantierte allogene Inseln vor der Abstoßung zu bewahren und die insulinpflichtigen Empfänger für bisher 1 Jahr von exogenem Insulin unabhängig zu machen (Shapiro et al. 2000). Wegen der signifikanten Risiken einer jahrelangen immunsuppressiven Therapie ist eine exakte Übernahme dieses Therapieschemas zur möglichen Prävention des Typ-1-Diabetes nicht begründbar. Aus den bei Inseltransplantatempfängern gemachten Erfahrungen lassen sich aber vermutliche Therapieprotokolle ableiten, die ein adäquates Nutzen/Risiko-Profil aufweisen.

Fazit für die Praxis

Durch die Bestimmung von Diabetes-assoziierten Autoantikörpern kann das Risiko für die Entwicklung eines Typ-1-Diabetes bei erstgradig Verwandten (Geschwister, Kinder oder Eltern) von Patienten mit Typ-1-Diabetes genauer bestimmt werden. Als Analysen sollten Autoantikörper gegen die Glutamatdecarboxylase (GAD) und die Tyrosinphosphatase IA-2 durchgeführt werden. Wichtig ist, vor einer Autoantikörperuntersuchung die Familien darauf hinzuweisen, dass es bisher jedoch keine gesicherte Therapie zur Verhinderung bzw. Verzögerung der klinischen Manifestation des Typ-1-Diabetes gibt. Lassen sich jedoch keine Diabetes-assoziierten Autoantikörper nachweisen, kann den betroffenen Familien die Sorge genommen werden, da kein deutlich erhöhtes Diabetesrisiko besteht. Das Restrisiko entspricht dann etwa dem der Normalbevölkerung. Bei positivem Autoantikörperbefund und somit nachgewiesenem erhöhtem Diabetesrisiko kann durch eine engmaschige Kontrolle versucht werden, eine schwere Stoffwechselentgleisung bei Manifestation des Typ-1-Diabetes zu verhindern. Zusätzlich sollten die Betroffenen auf die Möglichkeit einer Teilnahme an Immuninterventionsstudien aufmerksam gemacht werden.

2.2 Erstmanifestation, klinisches Bild und Therapie des Typ-1-Diabetes

M. Pfohl, Ariane Behre (Duisburg)

Erstmanifestation – Von milden Diabetessymptomen bis hin zum „Manifestationskoma"

Die für den Typ-1-Diabetes charakteristische Zerstörung der β-Zellen führt zu einem zunehmenden Insulinmangel mit einer sich daraus entwickelnden katabolen Stoffwechselentgleisung. Charakteristisch für den Typ-1-Diabetes sind **Störungen im Kohlenhydrat-, Fett- und Eiweißstoffwechsel,** die zu typischen metabolischen Veränderungen mit überlappender klinischer Symptomatik führen. Vonseiten des Kohlenhydratstoffwechsels besteht vor allem eine **Hyperglykämie,** die Serumosmolarität steigt, und die Hyperglykämie-bedingte **Glukosurie** führt zu einer osmotischen Diurese und zu Elektrolytstörungen. Klinisch äußert sich dies in den Diabetesleitsymptomen **Polyurie** und **Polydipsie,** häufig bestehen **Visusstörungen,** Dehydratation bis hin zur **Exsikkose** und Muskelkrämpfe. Im Fettstoffwechsel bewirkt der Insulinmangel einen Anstieg der freien Fettsäuren im Blut, eine Hyper- bzw. **Dyslipidämie** und sekundär eine zunehmende Produktion von Ketonkörpern, die wiederum zur **Ketoazidose** führen kann. Die sich hieraus klinisch ergebenden Leitsymptome der Ketoazidose sind Appetitlosigkeit, Übelkeit und Erbrechen, zusätzlich kann ein Bild des „akuten Abdomens", eine **Pseudoperitonitis,** bestehen. Im Proteinstoffwechsel führt der Insulinmangel zu einer gesteigerten **Proteolyse** und zu einer katabolen Stoffwechselsituation, die klinisch wiederum zu Muskelschwäche, Leistungsknick, Abgeschlagenheit und Infekthäufung führt. Die genannte klinische Symptomatik – die mehr aus didaktischen Gründen so klar den einzelnen Anteilen der Stoffwechselstörung zugeschrieben wird – überlappt teilweise. Der für die Manifestation eines Typ-1-Diabetes typische Gewichtsverlust beispielsweise entsteht durch eine Kombination von Polyurie, Lipidmobilisation und Katabolismus. Das bei fehlendem Erkennen des Typ-1-Diabetes auftretende **Erstmanifestationskoma** wiederum entsteht durch eine Kombination aus zunehmender Serumosmolarität bei steigender Blutglucose mit fehlender Kompensation durch die Polydipsie sowie die zunehmende Ketoazidose.

Neben Polyurie und Polydipsie bestehen bei der Erstmanifestation häufig auch Sehstörungen.

Die bei der Erstmanifestation eines Typ-1-Diabetes am häufigsten vorkommenden Leitsymptome sind **Polyurie** und **Polydipsie,** Gewichtsabnahme, Muskelschwäche, Leistungsknick sowie Abgeschlagenheit und Müdigkeit. Insbesondere bei Kindern und Jugendlichen finden sich die Symptome meist sehr ausgeprägt (siehe Kap. 2.3, S. 74 ff.). Bei etwa der Hälfte aller Fälle treten **Sehstörungen** auf, die häufig auch zu ärztlichen Fehleinschätzungen führen. Als Folge des Blutglucoseanstiegs bilden sich an den brechenden Medien des Auges osmotische Gradienten aus, die zu Visusstörungen mit Kurzsichtigkeit, unscharfem Sehen und Fokussierungsproblemen führen. Da diese Visusstörungen in der Regel bereits vor der Manifestation des Typ-1-Diabetes über mehrere Wochen und Monate entstanden sind, wird häufig von Patientenseite eine Korrektur durch eine Brillenanpassung angestrebt. Da es sich jedoch um transitorische Refraktionsanomalien handelt, bilden sich diese Visusstörungen normalerweise nach Einleitung der Diabetestherapie innerhalb von wenigen Wochen vollkommen zurück, sodass eine Korrektur mit Sehhilfen in dieser Phase unsinnig ist. Der Patient muss dabei auch darüber aufgeklärt werden, dass es sich hierbei nicht um eine – als Diabetesfolgeerkrankung gefürchtete – Retinopathie handelt, sondern lediglich um eine vorübergehende Visusproblematik. In Ergänzung zu den genannten Leitsymptomen tritt bei etwa einem Drittel der Patienten eine **Infektneigung,** vor allem Hautinfektionen, Vaginalinfektionen oder eine Balanitis auf. Bei etwa 20 % der Patienten besteht eine **gastrointestinale Symptomatik** mit Übelkeit, Brechreiz und selten auch abdominellen Schmerzen. Das früher häufige Erstmanifestationskoma tritt heute viel seltener auf, da die typischen Diabetesleitsymptome Polyurie und Polydipsie sowohl in der Ärzteschaft als auch in der Allgemeinbevölkerung inzwischen wesentlich aufmerksamer wahrgenommen werden.

Dennoch gibt es sowohl auf Patienten- als auch auf Arztseite immer wieder **unnötige Verzögerungen** in der Diagnosestellung eines Diabetes mellitus Typ 1. Ein Teil der Patienten negiert die eigentlich bereits wahrgenommenen Symptome, wohl aus Angst vor den Konsequenzen der Diagnosestellung. Die Leitsymptome werden dabei überwiegend äußeren Umständen zugeschrieben; beispielsweise wird die Polydipsie mit sommerlichen Temperaturen und die zunehmende Abgeschlagenheit mit „Überlastung" erklärt. Auch das direkte Aufsuchen von entsprechenden Fachärzten respektive medizinischen Hilfsberufen kann dazu führen, dass beispielsweise die Refraktionsanomalie direkt über eine Brille korrigiert und eine Vaginalmykose primär vom Gynäkologen behandelt wird, ohne dass der Diabetes mellitus immer diagnostiziert wird.

> **Der klinische Zustand des Patienten bestimmt das Vorgehen.**

Bei **klinischem Verdacht** auf einen Diabetes mellitus Typ 1 wegen Hyperglykämie oder Glukosurie sind eine Reihe von weiterführenden diagnostischen und therapeutischen Maßnahmen notwendig. Die **Diagnose** muss zunächst durch eine Blutglucosebestimmung gesichert werden (siehe Kap. 1.5, S. 21 ff.). Bei pathologischer Blutglucose ist neben der Uringlucose die Ketonkörperbestimmung im Urin obligat. An essenziellen weiteren Laboruntersuchungen sind das glykierte Hämoglobin, Blutbild, Serumcreatinin, Harnstoff und Harnsäure, Serumnatrium und -kalium sowie die Transaminasen, ein Lipidstatus und ein kompletter Urinstatus erforderlich. Zur sicheren Klassifizierung des Diabetes mellitus als Typ-1-Diabetes empfiehlt sich noch die Bestimmung zunächst der GAD-2-Antikörper (siehe Kap. 2.1, S. 55 ff.). Klinisch erfolgt eine allgemeine körperliche Untersuchung unter besonderer Berücksichtigung der Haut und der sichtbaren Schleimhäute (Turgor!) und des neurologischen Status, ergänzt von einer funduskopischen Untersuchung des Auges. Die Entscheidung, ob eine Klinikeinweisung erforderlich ist, muss sich am klinischen Allgemeinzustand des Patienten orientieren. Eine **dringliche Indikation zu einer Klinikeinweisung** besteht bei Beeinträchtigung des Allgemeinbefindens, deutlicher Exsikkose, Hypotonie, bei Azetonfoetor oder zwei- bis dreifach positiver Urinketonkörperprobe. In dieser Situation ist auch eine Bestimmung des Säure-Basen-Status erforderlich.

Die intensivierte konventionelle Insulintherapie ist heute die Standardtherapie des Typ-1-Diabetes.

Patienten mit gesichertem Typ-1-Diabetes sind generell mit Insulin zu therapieren. Die teilweise noch zu beobachtenden Versuche, die Insulintherapie durch die Gabe von oralen Antidiabetika hinauszuzögern, sind kontraindiziert. Zur Ernährung bei Typ-1-Diabetes wird in Kap. 1.9, S. 48 ff., Stellung genommen. Einen Überblick über die verschiedenen Insulintherapie-Schemata gibt Tab. 2.2-**1**. Die früher weit verbreitete **konventionelle Insulintherapie** mit der zweimaligen Applikation eines Kombinationsinsulins mit 20 – 50 % Normalinsulinanteil und 80 – 50 % Anteil eines Langzeitinsulins sollte heute nur noch in Ausnahmefällen eingesetzt werden, wie beispielsweise bei Kindern unter ca. 10 Jahren (siehe Kap. 2.3, S. 74 ff.) oder bei Patienten mit anderen, die Lebenserwartung stark einschränkenden Erkrankungen. Diese Therapieform sieht keine Insulindosisanpassung durch den Patienten selbst vor, die Patienten müssen eine relativ strenge Diabetesdiät einhalten, und eine gute Diabeteseinstellung ist damit nur unter Schwierigkeiten zu erreichen.

Die **Standardtherapie** für Patienten mit Typ-1-Diabetes ist heute die **intensivierte konventionelle Insulintherapie** (auch „Basis-Bolus-Prinzip" genannt) mit dem Ziel einer in der Regel normnahen Stoffwechseleinstellung (Hirsch et al. 1990). Um eine intensivierte konventionelle Insulintherapie durchführen zu können, muss der Patient an einer darauf speziell ausgerichteten **Schulung** teilnehmen und die Techniken der Glucoseselbstkontrolle und der Insulinapplikation zuverlässig beherrschen. Die Blutglucoseselbstkontrolle ist ein wesentlicher Bestandteil der intensivierten Insulintherapie, da nur in Kenntnis der aktuellen Blutglucose eine Insulindosisanpassung vorgenommen werden kann. Dabei wird versucht, die Insulinsubstitution weitgehend an den physiologischen Verhältnissen auszurichten. Der **basale Insulinbedarf** – der beim Gesunden eine Größenordnung von **ca. 1 IE Insulin pro Stunde** hat – wird durch die 2- bis 3-mal tägliche Gabe eines Verzögerungsinsulins vom NPH-Typ oder durch die 1- oder 2-mal tägliche Gabe eines lang wirkenden Insulinanalogons (Glargin oder Detemir, siehe Kap. 4.1, S. 208 bzw. 213) substituiert. Hierdurch lässt sich de facto der basale Insulinbedarf des Patienten bei Nüchternheit ersetzen. **Zu den Mahlzeiten** injizieren die Patienten dann eine passende Menge von Normalinsulin oder eines kurz wirksamen Insulinanalogons (Insulin Lispro oder Insulin Aspart). Dieses so genannte **Bolusinsulin** wird anhand des aktuellen Blutzuckers, des Zielblutzuckers und der geplanten Kohlenhydrataufnahme berechnet. Bei gut geschulten Patienten lässt sich mit dieser differenzierten Insulinbehandlung tatsächlich eine nahezu normoglykämische Stoffwechseleinstellung erreichen. Dabei wird aber eine große Erfahrung, den Kohlenhydratgehalt einzelner Speisen im Alltag richtig zu bewerten, vorausgesetzt. Auf die Notwendigkeit der Schulung wurde in diesem Zusammenhang bereits hingewiesen.

Die Insulintherapie muss vorsichtig begonnen werden.

Der Beginn einer Insulintherapie bei einem Patienten mit einem frisch diagnostizierten Diabetes mellitus Typ 1 erfordert – von der Situation einer Ketoazidose mit Bewusstseinsstörungen abgesehen (siehe Kap. 9.1, S. 343 ff.) – ein behutsames Heranführen an die Erkrankung und die erforderliche Insulintherapie. Dabei ist zu bedenken, dass diese Insulintherapie den Beginn einer lebenslang von dem Patienten selbst

Tabelle 2.2-1 Überblick über die verschiedenen Behandlungsstrategien bei Typ-1-Diabetes

Insulintherapie / Charakteristika	Vorteile	Nachteile	Zielgruppe
Konventionelle Insulintherapie („CT") Kombinationsinsulin 2-mal täglich in fixer Dosis (gelegentlich 3-mal)	einfach durchzuführen; keine engmaschige BZ-Kontrollen erforderlich	Mahlzeitenumfang und -zeitpunkt nicht variabel; ungeeignet für normnahe BZ-Einstellung	Allenfalls bei Kindern < 10 Jahren; Patienten mit eingeschränkter Lebenserwartung
Intensivierte konventionelle Insulintherapie („ICT", Basis-Bolus-Prinzip)			
„Klassische ICT" Getrennte Applikation von Basalinsulin und Mahlzeiteninsulin nach aktuellem Blutzucker und Insulinplan („Anpassungsschema")	relativ einfach durchzuführen; normnahe BZ-Einstellung möglich	Mahlzeitenumfang nicht variabel (fixe BE-Verteilung); mindestens 4 BZ-Messungen täglich	Initialtherapie bei Patienten mit Ziel der normnahen BZ-Einstellung (für die ersten 3 Monate)
Funktionelle Insulintherapie Getrennte Applikation von Basalinsulin und Mahlzeiteninsulin; Mahlzeiteninsulin wird nach aktuellem Blutzucker, BE-Menge und „BE-Faktor" errechnet, zusätzlich „Korrektur-Faktor"	flexible Mahlzeiten; normnahe BZ-Einstellung möglich	gute theoretische und praktische Fähigkeiten erforderlich; mindestens 4 BZ-Messungen täglich	Patienten mit Ziel der normnahen BZ-Einstellung
Insulinpumpentherapie („CSII") Kontinuierliche Infusion des basalen Insulinbedarfs nach programmiertem Bedarfsprofil; Mahlzeiteninsulin wie bei ICT oder funktioneller Insulintherapie als Bolus	flexible Mahlzeiten; normnahe BZ-Einstellung auch bei Dawn-Phänomen möglich	technisch und finanziell aufwendig; gute theoretische und praktische Fähigkeiten erforderlich; mindestens 4 BZ-Messungen täglich	schwangere Diabetespatientinnen, Patienten mit Dawn-Phänomen oder rezidivierenden Hypoglykämien; Hypoglykämie-Wahrnehmungsstörungen; beginnende Nephropathie

durchzuführenden Behandlung darstellt und das Vertrauen des Patienten in diese Therapieform möglichst nicht erschüttert werden darf. Idealerweise wird dem Patienten die Blutglucoseselbstkontrolle rasch beigebracht, so dass er die Besserung seiner Blutglucosewerte nach der Insulinapplikation selbst verfolgen kann. Die Insulintherapie ist vorsichtig mit einer normalerweise niedrigen Insulindosis zu beginnen, in der Regel reichen auch bei Blutzuckerwerten über 300 mg/dl (16,7 mmol/l) **6 bis maximal 10 IE eines Normalinsulins als Erstgabe** aus. Falls der Patient sich dazu in der Lage fühlt, sollte er ruhig die erste Insulininjektion unter Anleitung selbst vornehmen. Um den Patienten nicht in der ersten Phase der Diabeteserkrankung mit Informationen zu überfordern, werden zunächst nur die Tatsache, dass er an einem Diabetes mellitus Typ 1 erkrankt ist, sowie das kurzfristige Therapieziel von Besserung des Allgemeinbefindens und Nachlassen der Symptomatik und die Möglichkeit von Hypoglykämien besprochen. Je nach Auffassungsgabe sind zusätzlich so früh wie möglich die Blutglucoseselbstkontrolle und die Insulininjektionstechnik zu besprechen. Diese Informationen versetzen den Patienten in die Lage, die Diabetesbehandlung zu verstehen und an den ersten Therapiemaßnahmen mitzuwirken, zusätzlich kann er Hypoglykämien erkennen.

Der **Insulintagesbedarf** liegt bei normalgewichtigen Patienten mit **frisch manifestiertem** Typ-1-Diabetes in der Regel in einer Größenordnung von **0,3 – 0,5 (bis 0,7) IE/kg Körpergewicht**, die zunächst **je zur Hälfte auf Normalinsulin und Verzögerungsinsulin** aufgeteilt werden. Das Verzögerungs(NPH-)insulin wird dabei wiederum jeweils zur Hälfte morgens und vor der Nachtruhe appliziert (Insulin-Glargin meistens in einer einzigen Tagesdosis). Das Normalinsulin wird im Verhältnis 40 : 30 : 30 auf die drei Hauptmahlzeiten aufgeteilt. In den folgenden Tagen wird – je nach erreichten Blutglucosewerten – die Insulindosis weiter angepasst. **Bei vollständigem Fehlen** der endogenen Insulinproduktion kann davon ausgegangen werden, dass der Insulintagesbedarf eines normalgewichtigen Patienten **zwischen 0,5 und 1,0 IE/kg Körpergewicht** liegt, im Mittel bei 0,65 IE/kg Körpergewicht pro Tag.

> **Ziel ist die Insulindosisanpassung durch den Patienten selbst.**

Nach dem Beginn der – in der Regel intensivierten – Insulintherapie mit zunächst einem festen Anpassungsschema für eine vorgegebene BE-Verteilung der Diabeteskost (siehe auch Kap. 1.9, S. 48 ff.) ist dem Patienten alsbald die Teilnahme an einer **strukturierten Gruppenschulung für Typ-1-Diabetes-Patienten** zu ermöglichen (siehe Kap. 1.7, S. 35 ff.). In dieser Schulung erlernt der Patient die theoretischen und praktischen Grundlagen, um adäquat mit seiner Erkrankung umzugehen. Insbesondere erlernt der Patient die eigenständige Durchführung der **funktionellen intensivierten Insulintherapie,** die eine weitgehende Flexibilität der Ernährung und der Lebensführung ermöglicht. Voraussetzung hierfür ist, dass der Patient das Prinzip der physiologischen Insulinsubstitution versteht, die Blutzuckerkontrolle zuverlässig beherrscht und den Einfluss der Ernährung und körperlicher Aktivität auf den Insulinbedarf abschätzen kann. Der basale Insulinbedarf, der den Glucoseverbrauch, die Glykogenolyse und Gluconeogenese im Gleichgewicht hält, wird durch viele Faktoren moduliert. Hierzu gehören vor allem die Effekte von Stresshormonen, das Dawn-Phänomen (Dämmerungsphänomen, siehe unten), eine evtl. noch vorhandene endogene Insulinsekretion und die körperliche Aktivität.

Tabelle 2.2-2   Algorithmen der Insulinsubstitution bei intensivierter konventioneller Insulintherapie (Angabe durchschnittlicher Werte, individuelle Anpassung notwendig)

Blutglucose-Zielwerte (BZ)	
präprandial	80 – 120 mg/dl / 4,4 – 6,7 mmol/l
postprandial	< 140 mg/dl / < 7,8 mmol/l
vor der Nachtruhe	100 – 130 mg/dl / 5,6 – 7,2 mmol/l
Prandialer Insulinbedarf pro BE (BE-Faktor)	
morgens	1,0 – 3,0 IE
mittags	0,5 – 1,5 IE
abends	1,0 – 2,0 IE
Korrekturfaktor	
1 IE Normalinsulin senkt den BZ um	20 – 60 mg/dl / 1,1 – 3,2 mmol/l
1 BE hebt den BZ um	20 – 60 mg/dl / 1,1 – 3,2 mmol/l
20 min Sport senken den BZ um	40 – 80 mg/dl / 2,2 – 4,4 mmol/l

BE = Berechnungs-(„Brot"-)Einheit

Bei den **Stresshormonen** werden die Auswirkungen einer kurzzeitigen Ausschüttung von Adrenalin oder Cortisol **häufig zu hoch eingeschätzt,** kurzzeitige Adrenalinausschüttungen bewirken allenfalls geringe und nur kurz anhaltende Blutzuckeranstiege. Eine aus einer anderen Indikation heraus gleichzeitig durchgeführte **Pharmakotherapie mit Corticosteroiden** hingegen führt zu einem deutlich erhöhten basalen Insulinbedarf. Das **Dawn-Phänomen** bereitet in der Behandlung des Typ-1-Diabetes häufig Probleme. Der in den frühen Morgenstunden infolge des zirkadianen Rhythmus ansteigende basale Insulinbedarf interagiert hier ungünstig mit der nachlassenden Wirkung des am Vorabend applizierten basalen (NPH-)Insulins. **Körperliche Aktivität** beschleunigt den Glucosetransport in die Muskelzellen und führt dadurch zu einer Reduktion des basalen Insulinbedarfs. Speziell bei neumanifestiertem Typ-1-Diabetes kann auch noch eine **endogene Insulinrestsekretion** erhalten sein, sodass auch hier der basale Insulinbedarf verringert ist und möglicherweise in der Remissionsphase zu einer vorübergehenden weiteren Dosisreduktion des basalen Insulins führen kann. Der Bedarf an prandialem Insulin, das der Verstoffwechselung der mit der Nahrung aufgenommenen Glucose dient, liegt im Mittel bei 1,5 IE/BE, kann aber in Abhängigkeit von der Tageszeit (Tab. 2.2-**2**) und vom Körpergewicht deutlich variieren. Der physiologische Insulinbedarf für die Metabolisierung von Nahrungsproteinen und Fetten beträgt 0,3 – 0,5 IE/100 kcal, sodass er bei der intensivierten Insulintherapie weitgehend vernachlässigt werden kann.

Die pharmakologischen Eigenschaften der unterschiedlichen Insulinarten müssen berücksichtigt werden.

Bei der Substitution des **prandialen Insulinbedarfs** („Bolusinsulin") spielen die pharmakodynamischen Eigenschaften der kurz wirksamen Insuline eine entscheidende Rolle (siehe Kap. 2.5, S. 86 ff.). Das klassische **„Alt-" oder „Normalinsulin"** mit subkutaner Injektion zeichnet sich im Vergleich zum endogen sezernierten Insulin des Gesunden durch eine relativ unphysiologische Wirkungsweise mit einem Wirkungsbeginn nach ca. 30 min, einem Wirkmaximum nach 2 h und einer Wirkdauer von 4 – 6 h aus, sodass in der Regel eine Anpassung der Ernährung mit größeren Hauptmahlzeiten und kleineren Zwischenmahlzeiten erforderlich ist. Die **rasch wirksamen Insulinanaloga** (Insulin Lispro, Insulin Aspart, siehe Kap. 4.1, S. 203 – 206) entsprechen mit einem Wirkungsbeginn nach ca. 15 min, einem Wirkmaximum nach 1 h und einer Wirkdauer von 2 – 3 h weit eher der physiologischen, Mahlzeiten-bezogenen Insulinsekretion, sodass Zwischenmahlzeiten bei den meisten Patienten nicht mehr erforderlich sind. Durch die kürzere Wirkdauer besteht bei der bisher üblichen zweimaligen NPH-Insulingabe aber häufig gegen Abend ein Insulindefizit, weswegen teilweise eine dritte nachmittägliche NPH-Insulingabe erforderlich wird. Der Einsatz von Normalinsulin oder von kurzfristigen Analoga sollte sich hier vor allem nach den Präferenzen und Lebensgewohnheiten des Patienten richten.

Zur Abdeckung des **basalen Insulinbedarfs** wird in der Regel **NPH-Insulin** verwendet, dessen Wirkung ca. 2 h nach der Injektion beginnt, mit einem Wirkmaximum von 4 – 6 h und einer Wirkdauer von 8 – 12 h (siehe Kap. 2.5, S. 86 ff.). Das zinkverzögerte Insulin **Semilente** hat einen schnelleren Wirkungsbeginn und eine etwas kürzere Wirkdauer als das NPH-Insulin, wirkt im Vergleich zum NPH-Insulin allerdings in der zweiten Wirkungshälfte etwas stärker und ist damit beim Dawn-Phänomen günstig (Holl et al. 1996). Das ebenfalls zinkverzögerte Insulin **Ultratard** wirkt zwar deutlich länger als NPH-Insulin, weist aber eine **sehr ungleichmäßige** Resorptionskinetik mit großen, intraindividuellen Schwankungen auf (Lindström et al. 2000). Seit Sommer 2000 steht auch das lang wirksame **Insulinanalogon Glargin** zur Verfügung, das einen Wirkungsbeginn ca. 3 – 4 h nach der Injektion zeigt. Ein stärker ausgeprägtes Wirkmaximum von Insulin-Glargin ist nicht erkennbar, die Wirkdauer liegt im Mittel bei etwa 30 h. Das Insulinanalogon **Detemir** hat eine etwas kürzere Wirkdauer als Glargin. Auf die Bedeutung von intra- und interindividuellen Variationen der Insulinwirkung wird ausführlich in Kap. 2.5, S. 86 ff., und Kap. 4.1, S. 201 ff., eingegangen.

Übergang auf eine funktionelle Insulintherapie

Unmittelbar nach der Manifestation eines Typ-1-Diabetes vermeidet die Diabeteseinstellung nach einem **Anpassungsschema mit schriftlich fixierten Insulinmengen** je nach Blutzucker **bei festgelegten Mahlzeiten** eine anfängliche Überforderung des Patienten. Im Rahmen einer strukturierten Schulung sollen die meisten Patienten dann nach etwa 3 Monaten die **flexible Insulintherapie** erlernen. Die Patienten errechnen hierbei mit Hilfe eines so genannten **BE-Faktors** und einer **Korrekturregel** aus dem aktuellen Blutzucker und der Kohlenhydratmenge der geplanten Mahlzeit die zu applizierende Insulinmenge. Bei der allerersten Insulinfestlegung hat sich hier ein **BE-Faktor von 1,0 E Insulin/BE** als Richtgröße bewährt, dieser wird dann innerhalb weniger Tage so angepasst, dass ein weitgehend geglättetes Blutzuckerprofil erreicht werden kann (Tab. 2.2-**2**). Bei der Umstellung auf eine flexible Insulintherapie kann für die Berechnung des BE-Faktors der bisherige Insulinbedarf herangezogen werden, sodass relativ rasch eine flexible Einstellung erreicht wird. Der **BE-Faktor variiert** in der Regel **in Abhängigkeit von der Tageszeit.** Meistens ist morgens und – wegen nachlassender Wirksamkeit des NPH-Insulins am späteren Nachmittag – auch abends ein höherer BE-Faktor als mittags erforderlich (Tab. 2.2-**2**). Zur Korrektur des präprandial gemessenen Blutzuckers benötigen die meisten Patienten **tagsüber**

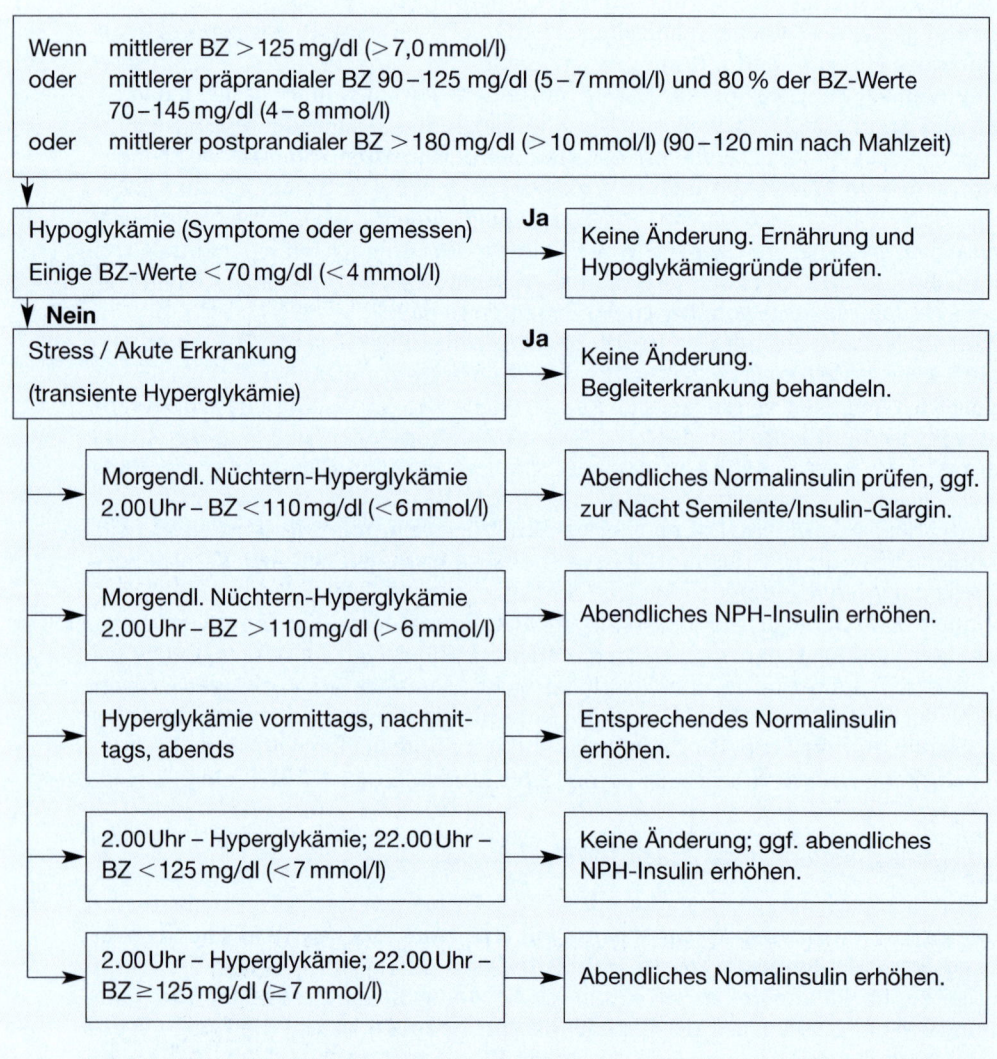

Abbildung 2.2-1   Algorithmus zur Insulindosis-Änderung bei Hyperglykämien (modifiziert nach: European Diabetes Policy Group 1998).
Cave: Änderung nur bei wiederholten Hyperglykämien!

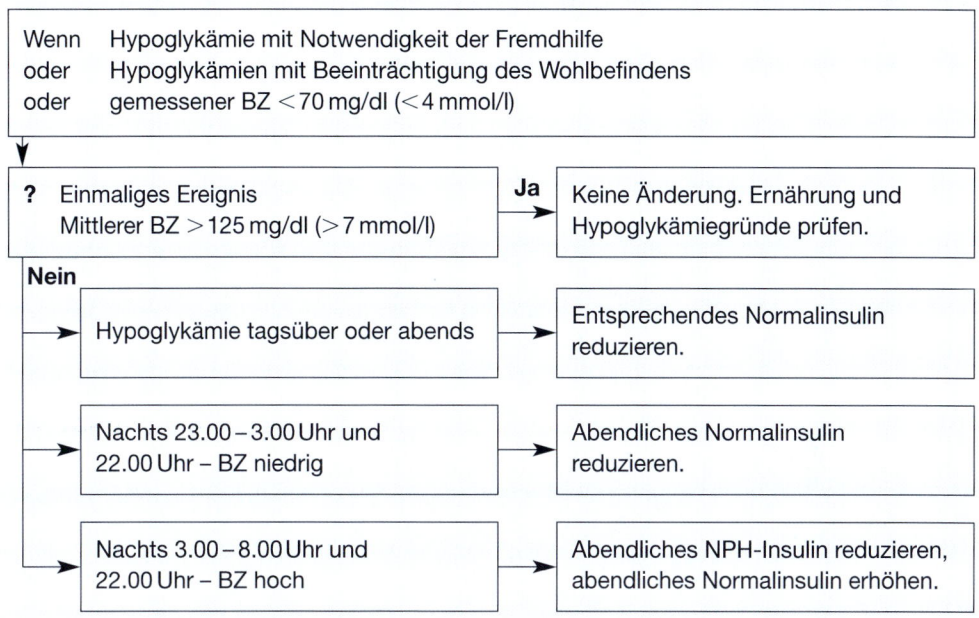

Abbildung 2.2-2 Algorithmus zur Insulindosis-Änderung bei Hypoglykämien (modifiziert nach: European Diabetes Policy Group 1998).
Cave: Änderung nur bei wiederholten Hypoglykämien!

für eine **Blutzuckersenkung von ca. 30 mg/dl (1,6 mmol/l) zusätzlich 1 E** Normalinsulin oder kurz wirksames Analogon, **vor dem Schlafengehen** wird zumeist **1 IE pro 40 – 50 mg/dl (2,2 – 2,8 mmol/l)** überhöhten Blutzuckers verwendet (**„Korrektur-Faktor"**).

Bei Patienten ohne Diabetes-Folgeerkrankungen werden als **Zielblutzucker 80 bis 120 mg/dl (4,4 – 6,7 mmol/l) präprandial** festgelegt. Bei präprandialen Hypoglykämien benötigen die Patienten zum Ausgleich von 30 mg/dl Blutzucker üblicherweise zusätzlich 1 BE, die dann bei der Berechnung des prandialen Insulins nicht berücksichtigt werden darf. Postprandiale Hyperglykämien werden nicht mit einer zusätzlichen Insulingabe korrigiert, sondern nur bei mehrmaligem Auftreten zur Korrektur des BE-Faktors herangezogen, vor allem bei Verwendung eines kurz wirkenden Insulinanalogons (Abb. 2.2-**1** und Abb. 2.2-**2**).

Die Insulinpumpentherapie imitiert die physiologische Basalinsulin-sekretion.

Bei vielen Patienten mit Typ-1-Diabetes lässt sich auch durch eine sorgfältig durchgeführte, intensivierte, „konventionelle" (d. h. durch s.c. Injektionen erfolgende) Insulintherapie keine zufrieden stellende Diabeteseinstellung erzielen. Ursachen hierfür können **häufige Hypoglykämien,** teilweise mit Hypoglykämie-Wahrnehmungsstörungen, oder ein ausgeprägtes **Dawn-Phänomen** sein. In solchen Fällen besteht die

Indikation zu einer Insulinpumpentherapie. Dieses Therapieverfahren ist seit mittlerweile über 25 Jahren gut etabliert und wird derzeit von über 20 000 Typ-1-Diabetespatienten in Deutschland angewendet. Indikationen zu einer Insulinpumpenbehandlung sind weiterhin **Schwangerschaft**, beginnende Diabetes-Folgeerkrankungen, eine Insulinresistenz und ein berufsbedingt unregelmäßiger Tagesablauf. Da sich eine mit der Insulinpumpentherapie vergleichbar gute Diabeteseinstellung unter einer intensivierten konventionellen Therapie nur mit multiplen Insulininjektionen erreichen lässt, muss auch ein eventueller **Patientenwunsch** angemessen berücksichtigt werden. **Für die Durchführung der Insulinpumpentherapie ist eine sorgfältige Schulung des Patienten essenziell.** Der Hauptvorteil der Insulinpumpentherapie besteht in der optimierten basalen Insulinversorgung, die eine schärfere Trennung des basalen und prandialen Insulinbedarfs ermöglicht. Insbesondere die Möglichkeit der stufenweisen Basalratenanpassung (Abb. 2.2-**3**), beispielsweise in den frühen Morgenstunden beim Dawn-Phänomen, ermöglicht eine nach heutigen Maßstäben optimale Diabeteseinstellung bei guter Flexibilität der Lebensführung.

Insulinpumpen hatte man in den vergangenen Jahrzehnten vielfach auch implantiert (Irsigler u. Kritz 1979). Im Oktober 2000 wurde in Montpellier von E. Renard erstmals eine Pumpe von MiniMed bei einem Typ-1-Diabetiker subkutan eingepflanzt, die mit einem kontinuierlich den Blutzucker in der Jugularvene messenden Sensor verbunden ist (vgl. Kap. 2.7, S. 102 ff.). Der Blutzucker lag mit dieser Apparatur dauerhaft zwischen 80 und 180 mg/dl (4,5 und 10,1 mmol/l). Dieses Insulinpumpensystem wird inzwischen in mehreren europäischen Ländern klinisch erprobt.

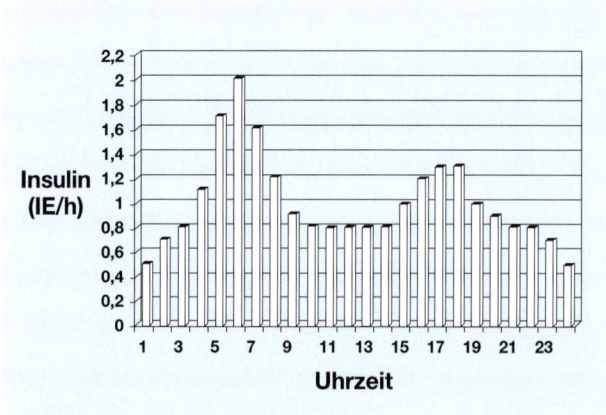

Abbildung 2.2-3
Beispiel einer Basalrate bei Insulinpumpenbehandlung (24 IE/h).

Der Nutzen der intensivierten Insulintherapie ist bestens belegt: Diabetes Control and Complications Trial.

In mehreren großen Interventionsstudien, vor allem im Diabetes Control and Complications Trial (DCCT), wurde eindeutig belegt, dass sich durch eine normnahe Diabeteseinstellung mikroangiopathische **Folgeerkrankungen vermeiden oder zumindest stark verzögern lassen.** Die intensive Diabetestherapie über durchschnittlich 6,5 Jahre in der DCCT – definiert als Behandlung mit mindestens 3 Insulininjektionen täglich oder Insulinpumpentherapie – führte im Vergleich zur konventionellen The-

Tabelle 2.2-3 Derzeit verfügbare Insulinpens mit technischen Daten

Name	Volumen der Insulinpatrone	Restmenge erkennbar?	Dosierschritte in IE	Maximaldosis pro Injektion	Dosiskorrektur möglich?	Vertrieb durch
OptiPen 1E	3,0 ml = 300 IE	Ja	1	60 IE	Nein	Aventis
OptiPen 2E	3,0 ml = 300 IE	Ja	2	60 IE	Nein	Aventis
OptiPen 1E Starlet	3,0 ml = 300 IE	Ja	1	60 IE	Nein	Aventis
OptiPen 2E Starlet	3,0 ml = 300 IE	Ja	2	60 IE	Nein	Aventis
OptiSet Pro 1E	3,0 ml = 300 IE	Ja	1	60 IE	Ja	Aventis
OptiSet Pro 2E	3,0 ml = 300 IE	Ja	2	60 IE	Ja	Aventis
BerliPen 301	3,0 ml = 300 IE	Ja	1	21 IE	Nein	Berlin-C
BerliPen 302	3,0 ml = 300 IE	Ja	2	42 IE	Nein	Berlin-C
Omnican Pen 31	3,0 ml = 300 IE	Ja	1	21 IE	Nein	B. Braun
Omnican Pen 32	3,0 ml = 300 IE	Ja	2	42 IE	Nein	B. Braun
Pen 10 U100/1	315 IE (U100 Insulin)[1]	Ja	1	80 IE	Ja	Ypsomed
Pen 25 U40/1	126 IE (U40 Insulin)[1]	Ja	1	40 IE	Ja	Ypsomed
Pen 12,5 U40/0,5	126 IE (U40 Insulin)[1]	Ja	0,5	40 IE	Ja	Ypsomed
Humapen Ergo	3,0 ml = 300 IE	Ja	1	60 IE	Ja	Lilly
Fertigpen Lilly	3,0 ml = 300 IE	Ja	1	60 IE	Ja	Lilly
Novo Pen 3	3,0 ml = 300 IE	Ja	1	70 IE	Ja	NoNo
Novo Pen 3 Demi/Junior	3,0 ml = 300 IE	Ja	0,5	35 IE	Ja	NoNo
Innovo	3,0 ml = 300 IE	Ja	1	70 IE	Ja	NoNo
InnoLet	3,0 ml = 300 IE	Ja	1	50 IE	Ja	NoNo

Berlin-C: Berlin-Chemie   NoNo: Novo Nordisk

[1] In die zu diesen Pens gehörigen Ampullen-Sets (3,15 ml) können alle Insuline – vorzugsweise aus Insulinflaschen – aufgezogen werden. Die Hersteller empfehlen die Verwendung ihrer eigenen Insulinpatronen und – soweit vorhanden – ihrer eigenen Injektionskanülen.

rapie im Beobachtungszeitraum zu einem um 54–76% niedrigeren Auftreten einer diabetischen Retinopathie (The Diabetes Control and Complications Trial Research Group 1993). Das Auftreten einer diabetischen Nephropathie war um 43% (Mikroalbuminurie) bis 56% (Albuminurie) verringert (The Diabetes Control and Complications Trial Research Group 1995). Dabei wurde auch gezeigt, dass es **keinen Schwellenwert des glykierten Hämoglobins** für Diabetes-Folgeerkrankungen gibt, sondern dass eine möglichst normnahe Blutzuckereinstellung – allerdings unter Vermeidung von Hypoglykämien – angestrebt werden muss (The Diabetes Control and Complications Trial Research Group 1996, 1997, 2000). Diese ist in der Regel nur unter einer intensivierten konventionellen Insulintherapie oder Insulinpumpentherapie zu erreichen. Die Grenzen werden hier vor allem durch das **erhöhte Risiko von Hypoglykämien** gesetzt.

2.3   Die Besonderheiten des Diabetes bei Kindern und Jugendlichen

E. Heinze (Ulm)

Bei Kindern und Jugendlichen ist der immunologisch bedingte insulinabhängige Diabetes Typ 1 die weitaus häufigste Form der Zuckerkrankheit. Weltweit nimmt der Typ-1-Diabetes bei Kindern und Jugendlichen jährlich um ca. 3% zu. In Deutschland stieg die Inzidenz bei Kindern unter 15 Jahren von 1987 bis 1999 um 46% an, wobei Kinder unter 5 Jahren besonders betroffen waren (Rosenbauer et al. 1999).

Der Diabetes Typ 1 wird vorzugsweise in den Wintermonaten manifest, wobei Jungen und Mädchen gleich häufig erkranken. Bei Kindern und Jugendlichen werden 3 Altersgipfel beschrieben: < 5 Jahre ca. 20%, 6–9 Jahre ca. 30% und mit Beginn und in der Pubertät ca. 50%. Über 40% aller Patienten mit Diabetes Typ 1 erkranken nach dem 20. Lebensjahr.

> Die typischen Symptome sind bei Kindern sehr häufig.

Diagnostisch wichtig sind:
- Polyurie, Polydipsie, Gewichtsabnahme **plus** ein zu irgendeiner Tageszeit gemessener Blutzucker von > 200 mg/dl (11,1 mmol/l) oder
- eine Nüchtern-Plasmaglucose von ≥ 126 mg/dl (7,0 mmol/l) nach einer Fastenperiode von > 8 h oder
- eine Plasmaglucose von ≥ 200 mg/dl (11,1 mmol/l) des 2-h-Wertes einer oralen Glucosebelastung.

Bei Kindern und Jugendlichen beruht die Diagnose in aller Regel auf den **typischen Symptomen und einem Blutzucker ≥ 200 mg/dl (11,1 mmol/l).** Die einzelnen Kriterien müssen an einem weiteren Tag bestätigt werden.

Bei **asymptomatischen Patienten** muss eine **orale Glucosebelastung** durchgeführt werden. Der orale Glucose-Toleranztest (oGTT) nach WHO-Kriterien wird bei Kindern und Jugendlichen unter den gleichen Bedingungen wie bei Erwachsenen durchgeführt (siehe Kap. 1.5, S. 21 ff.). Nach einer 10- bis 16-stündigen nächtlichen Fastenperiode erhält der Patient aber nicht standardisiert 75 g, sondern **1,75 g/kg Idealkörpergewicht** (= bezogen auf die Körpergröße) Glucose oder ein Oligosaccharid, z. B. Dextro O.G-T. Die Höchstmenge beträgt 75 g. Die Plasmaglucose wird vor dem Test und nach 2 Stunden mit einer kontrollierten Referenzmethode – nicht „Stix" – bestimmt. Die Bewertung des oGTT bei Kindern und Jugendlichen entspricht der bei Erwachsenen (siehe Kap. 1.5, S. 21 ff.). Als Besonderheit liegt bei Kindern und Jugendlichen **häufig ein normaler Nüchternblutzucker** vor, obwohl der 2-h-Wert des oGTT eine gestörte Glucosetoleranz ($\geq$ 140 bis < 200 mg/dl [7,7 bis 11,1 mmol/l]) oder einen Diabetes (> 200 mg/dl [11,1 mmol/l]) ergibt. Die alleinige Bestimmung des Nüchternblutzuckers zum Ausschluss eines Diabetes ist bei Kindern und Jugendlichen unzuverlässig.

Nicht jeder Diabetes bei Kindern ist ein Typ-1-Diabetes!

Die Indikation zur Durchführung des oGTT in diesem Alter ergibt sich bei Verdacht auf einen MODY-Typ (**M**aturity **O**nset **D**iabetes of the **Y**oung), einen Typ-2-Diabetes sowie bei Krankheiten und Syndromen, die mit einem Diabetes assoziiert sein können. Die 6 bisher bekannten **MODY-Typen** werden autosomal-dominant vererbt und können auch schon im Kindesalter manifest werden (siehe Kap. 1.4, S. 18 ff.). Zur Sicherung der Diagnose und vor der Genanalyse sollte bei Eltern und Geschwistern ein oGTT durchgeführt werden, da bei weiteren Familienmitgliedern fast immer ein Diabetes oder eine gestörte Glucosetoleranz vorliegen werden (Ledermann 1995). Über die Zunahme des **Typ-2-Diabetes** bei Kindern und Jugendlichen wird zunehmend berichtet. Bei den Patienten bestehen bei über 85 % eine positive Familienanamnese für einen Typ-2-Diabetes, eine erhebliche Adipositas und eine fortgeschrittene Pubertät (Tanner-Stadium $\geq$ 3). **Krankheiten, die mit einem Diabetes assoziiert** sein können, sind: Pankreatitis, Mukoviszidose, Hämochromatose bei β-Thalassämie, Nesidioblastose bei subtotaler Pankreasresektion und/oder Therapie mit Thiaziden und Diazoxid, Cushing-Syndrom (meist iatrogen) sowie Syndrome wie Down, Klinefelter, Turner, Wolfram, Friedreich-Ataxie, myotonische Dystrophie, Prader-Labhart-Willi, Laurence-Moon, Bardet-Biedl, Porphyrie u. a. (siehe Kap. 1.4, Tab. 1.4-**1**, S. 14 f., sowie Kap. 5.1, S. 226).

Therapie

Pädiatrische Therapieziele

- Vermeidung akuter Stoffwechsel-Entgleisungen:
    schwere Hypoglykämien, Ketoazidosen,
- normale psychosoziale Entwicklung,
- normale körperliche Entwicklung,
- Reduktion von Folgeerkrankungen:
    normnahe Blutzucker- und HbA$_{1c}$-Werte,
    Reduktion der Risikofaktoren: Hypertonie, Hyperlipidämie, Adipositas, Rauchen.

Erstbehandlung mit Ketoazidose

Die diabetische Ketoazidose ist definiert durch einen erhöhten Blutzucker, einen pH-Wert <7,25, ein Plasmabicarbonat <11 mmol/l und eine Azeton- und Glukosurie.

Eine schwere diabetische Ketoazidose liegt bei einem pH-Wert <7,1 und einem Plasmabicarbonat <5,5 mmol/l vor.

Nach der klinischen und neurologischen Untersuchung mit Bestimmung von Blutdruck, Puls, Durchblutung, Atemtyp, Temperatur, Grad der Exsikkose, Abschätzen der Wachheit (ansprechbar, verlangsamt, bewusstlos) werden im Blut/Plasma gemessen: Kalium, Natrium, Harnstoff, Osmolarität, Säure-Basen-Status; im Urin: Status (Glucose, Aceton, Eiweiß, Zellen), Kultur.

Der Ausgleich der metabolischen Entgleisung bei der Ketoazidose sollte langsam erfolgen – bei einer Osmolarität >320 mosm/l innerhalb 36 – 48 h, um unerwünschte Nebenwirkungen der Therapie, die auf ein beginnendes Hirnödem zurückgeführt werden können, zu vermeiden (Rosenbloom u. Hanas 1996). Der Patient benötigt Flüssigkeit, Insulin und bei schwerer Ketoazidose geringe Mengen Bicarbonat (siehe S. 344ff. u. [Glaser et al. 2001]).

Flüssigkeit

Zur Flüssigkeitssubstitution wird heute physiologische Kochsalzlösung – Volumen: <3000 ml/(m)^2 Körperoberfläche/24 h – verwendet. Bei einem Blutzucker von <250 mg/dl wird eine 1:1-Mischung von 0,9% NaCl : 5% Glucose infundiert. Erbricht der Patient nicht und ist er bewusstseinsklar, kann mit der oralen Flüssigkeitszufuhr (Mineralwasser, Tee) begonnen werden.

Die Indikation zur **Bicarbonatbehandlung** wird sehr **restriktiv** gehandhabt, da ein Hirnödem entstehen kann. Patienten mit Kreislaufversagen und hohem Risiko zu kardialer Dekompensation bilden die Ausnahmen. Eine Hypokaliämie ist eine gefürchtete Komplikation der Therapie mit Bicarbonat (Dunger u. Edge 2001).

Kalium

Ein Kaliumdefizit liegt fast regelhaft bei ketoazidotischen Patienten auch bei Serumkaliumwerten im Normbereich vor; der Ausgleich soll langsam erfolgen. Scheidet der Patient genügend Urin aus (50 ml/h) und ist das Serumkalium bekannt, so wird Kalium, vorzugsweise als KCl, in einer Dosis von ca. 20 mmol pro 1000 ml Infusionsflüssigkeit substituiert. Das Serumkalium ist am Anfang der Therapie in 2- bis 4-stündigem Abstand zu messen.

Insulin

Im Nebenschluss wird Normalinsulin in einer Dosierung von 0,1 E/kg Körpergewicht/Stunde infundiert, bei raschem Abfall des Blutzuckers 0,05 E/kg KG/h. Insulin sollte stets gegeben werden. Trinkt der Patient und benötigt keine Infusionsbehandlung mehr, so wird Insulin subkutan injiziert (siehe hier Abschnitt Erstbehandlung ohne Ketoazidose, S. 77).

Komplikationen

Innerhalb der ersten 24 h nach Beginn der Therapie kann sich der klinische Zustand des Patienten durch ein Hirnödem verschlechtern. Therapeutisch wird das Hirnödem mit Mannit 1 g/kg KG innerhalb von 30 – 60 min i. v. behandelt. Wiederholung nach klinischem Zustand. Als schwerste Komplikation kann eine Herniation des Gehirns auftreten. Die Ursachen für diese seltene, aber gefürchtete Komplikation sind nicht restlos geklärt. Auf eine zurückhaltende Flüssigkeitszufuhr sei hingewiesen, da tödliche Verläufe bei einer Flüssigkeitssubstitution von < 4000 ml/(m)^2 pro 24 h nur selten mitgeteilt wurden. Kinder < 5 Jahren mit der Erstmanifestation des Diabetes in der Ketoazidose sind besonders gefährdet. In diesem Alter kann die Inzidenz eines Hirnödems mit tödlichem Ausgang bei Ketoazidose mit 1 : 400 angegeben werden.

Erstbehandlung ohne Ketoazidose

Liegt bei Erstmanifestation keine Azidose vor und erbricht der Patient nicht, so kann die Therapie sofort mit einer Mischung aus Normal- und Basalinsulin begonnen werden. Scheidet der Patient Aceton aus, erhält er unabhängig von der Höhe des Blutzuckers 1 E Insulin/kg Körpergewicht/Tag. Wird kein Aceton ausgeschieden, beträgt die Anfangsdosis 0,5 E/kg KG/d. Bei Kindern vor der Pubertät kann versucht werden, mit 2 Insulindosen/d zu beginnen. Mit Beginn der Pubertät (ca. ab 10 Jahre) benötigen die Patienten 3 – 4 Injektionen/d. Dann kann die Therapie auch mit Glargin (Lantus), Dosierung ca. 40% der Tagesdosis, begonnen werden. Wegen des Dawn-Phänomens ist es vorteilhaft, Glargin abends zu injizieren. Die Insulinanaloga Humalog bzw. Novo-Rapid haben den Nachteil, dass ohne zusätzliche Injektion nur wenig Kohlenhydrate (1 – 2 BE) als Zwischenmahlzeit gegessen werden können. Die Änderung der Insulindosen richtet sich nach den gemessenen Blutzuckerwerten. Die Therapie ist risikoarm, ca. 5% der Glucosewerte liegen < 50 mg/dl, die Hypoglykämien sind überwiegend asymptomatisch (Heinze 1999).

Insulintherapie nach Erstbehandlung

Etwa 1 – 3 Wochen nach der Ersteinstellung sinkt häufig der Insulinbedarf. Es tritt eine Remission mit einem täglichen Insulinbedarf unter 0,5 E/kg Körpergewicht ein. Je intensiver die Anfangsbehandlung ist, d. h., je eher und nachhaltiger normale Blutzuckerwerte erreicht und in den Folgemonaten beibehalten werden können, desto länger dauert die Remission, die auf einer stimulierbaren Restsekretion des Insulins (C-Peptid) beruht. Entsprechend schwankt der anfängliche Insulinbedarf von Patient zu Patient. Während der Remission sind aus psychologischen Gründen zwei tägliche Insulininjektionen beizubehalten, auch wenn dies metabolisch unnötig sein sollte. Nach Ende der Remissionsphase wird heute auch bei Kindern unter 10 Jahren vielfach die intensivierte konventionelle Insulintherapie als Behandlungsmethode der Wahl angesehen, die anzustreben ist. Bei Sonderfällen wird auch schon bei sehr kleinen Kindern die Pumpentherapie eingesetzt.

Insulinanpassung

Zur Korrektur des Blutzuckers nach der Remission kann von folgenden empirisch ermittelten Zahlen ausgegangen werden:
- Körpergewicht 20 – 30 kg: 1 E/100 mg/dl,
- Körpergewicht 40 – 50 kg: 1 E/50 mg/dl,
- Körpergewicht > 70 kg: 1 E/30 mg/dl.

In der partiellen Remissionsphase benötigen Kinder und Jugendliche erheblich weniger Insulin, sodass mit der Hälfte der obigen Insulindosis begonnen werden sollte.

Diät

Die Ernährung von Kindern und Jugendlichen mit Diabetes unterscheidet sich nicht von der Erwachsener. Der Kalorienbedarf lässt sich nach der Formel von P. White schätzen:
1000 kcal + 100 kcal pro Lebensalter (z. B. für Fünfjährige 1500 kcal/d).
Entscheidend für die endgültige Diät ist das **Wohlbefinden des Kindes,** das satt werden sollte, und nicht eine Formel. Der im Verlauf eines gut geführten Diabetes nicht seltenen Gewichtszunahme ist vorzubeugen mit dem Ziel, den Body-Mass-Index in der Perzentile vor Erkrankungsbeginn zu halten.

Schulung

Die Erstbehandlung der Kinder und Jugendlichen mit Diabetes erfolgt in Deutschland in der Regel stationär. Während des stationären Aufenthaltes werden Patienten und Eltern mit unterschiedlichen Schulungsprogrammen getrennt unterrichtet.
Gute Schulungsprogramme für Kinder
- berücksichtigen die altersabhängige Auffassungsgabe,
- bevorzugen aktives Handeln gegenüber verbaler Unterrichtung,
- berücksichtigen das individuelle Tempo des Kindes,
- ziehen soziale Interaktion und Kommunikation dem frontalen Unterricht vor.

Folgeschulungen von Eltern, Kindern und Jugendlichen sind **im Abstand von 2 – 3 Jahren** anzustreben.

Psychosoziale Betreuung

Psychologische Schwierigkeiten treten häufig **in der Pubertät** auf. Das HbA_{1c} kann ansteigen. Jugendliche erwerben in den Entwicklungsjahren Unabhängigkeit und werden selbständig. Es wird versucht, Grenzen des Machbaren durch Erfahrung zu finden. Entsprechend vernachlässigen Jugendliche die Stoffwechselführung. **Protokollhefte können gute Werte vortäuschen.** Eine Diskrepanz zwischen eingetragenen Messwerten und inadäquat hohem HbA_{1c} weist auf den Versuch zu **schwindeln** hin. Einfühlsame Überzeugungsarbeit ist die einzige therapeutische Möglichkeit zur Überbrückung der pubertären Schwierigkeiten.

Hypoglykämie

Bei Kindern und Jugendlichen mit Diabetes tritt etwa die Hälfte der Unterzuckerungen nachts zwischen 24.00 und 3.00 Uhr auf, wobei häufig am Nachmittag oder Abend des Vortages intensiv Sport betrieben wurde. Die häufigsten Symptome, die bei Kindern und Jugendlichen auf eine Hypoglykämie hinweisen, treten im Bereich des Verhaltens auf. Die wichtigsten Zeichen in absteigender Reihenfolge sind **Aggressivität, Konzentrationsschwäche, Streitlust, Verwirrtheit, Kopfschmerzen.**

Bei häufigen und unerklärlichen Hypoglykämien in der Pubertät ist an die Möglichkeit einer von den Jugendlichen durch Insulin selbst induzierten **Hypoglycaemia factitia** zu denken. Auf das Zusammentreffen eines Diabetes Typ 1 und einer immunologisch bedingten Nebennierenrindeninsuffizienz sei hingewiesen (siehe unten).

Dawn-Phänomen und Gegenregulation (Somogyi-Effekt)

Ein hoher Nüchternblutzucker kann auf dem **häufigen Dawn-Phänomen** oder dem **seltenen Somogyi-Effekt** beruhen. Das Dawn-Phänomen ist das Produkt eines relativen Insulinmangels in den Morgenstunden bei einer durch die nächtliche Wachstumshormonsekretion bedingten Insulinresistenz. Die höchsten Wachstumshormonkonzentrationen werden in der Pubertät erreicht. Die Therapie des hohen Nüchternblutzuckers besteht in einer späten (ca. 23.00 Uhr) Injektion eines Verzögerungsinsulins oder durch Umstellung des Basalinsulins auf Glargin (Lantus) abends. Der gegenregulatorische Anstieg des Blutzuckers in den Morgenstunden nach nächtlichen Hypoglykämien, der Somogyi-Effekt, ist selten. Die Therapie besteht in der Reduktion des Abend- bzw. Spätinsulins.

Folgeerkrankungen können auch schon bei Kindern und Jugendlichen auftreten.

Die Qualität der metabolischen Kontrolle von Beginn des Diabetes an bestimmt das Ausmaß der Folgeerkrankungen bei Kindern und Jugendlichen. Eine frühe Manifestation der Erkrankung schützt nicht vor den Folgen des Diabetes. Pubertät und Rauchen wurden neben der metabolischen Kontrolle als zusätzliche Risikofaktoren identifiziert. Bei präpubertären Kindern sollen **nach 5 Jahren** bzw. unabhängig von der Diabetesdauer **mit Beginn der Pubertät** jährliche Kontrollen des **Augenhintergrundes,** der **Albuminausscheidung** und des **Blutdrucks** durchgeführt werden. Die Neuropathie stellt bei Kindern und Jugendlichen eine Rarität dar.

Limited Joint Mobility = Steifheit der Gelenke = LJM und Insulinödeme

Die eingeschränkte Beweglichkeit vorzugsweise der kleinen Gelenke wurde zuerst bei Kindern und Jugendlichen mit Diabetes beschrieben. Sie kann erstmals nach 5 Jahren Diabetesdauer bei schlecht eingestellten Patienten auftreten und führt fast nie zu einer relevanten Behinderung. Die Diagnose beruht auf dem Tastbefund einer verdickten Haut und dem Zeichen der „betenden Hände": zwischen den gefalteten Fingern bleibt eine Lücke (siehe Kap. 8.9, S. 339 ff.).

Die LJM hat keine Beziehung zu den Insulinödemen, die als Komplikation der Behandlung mit Insulin bei Mädchen häufiger als bei Jungen auftreten können. Die Ödeme mit einem relevanten Gewichtsanstieg können kurzfristig unter einer forcierten Insulinbehandlung mit rascher Normalisierung des Blutzuckers erscheinen. Sie sind transitorisch und bedürfen keiner besonderen Therapie.

Immunologische Begleiterkrankungen

Durch den Diabetes nicht erklärliche Symptome, z. B. Minderwuchs (bei Zöliakie, Hypothyreose), Hypoglykämien (durch Morbus Addison), müssen an eine immunologische Erkrankung im Rahmen einer Polyendokrinopathie denken lassen. Zu **regelmäßigen Antikörper-Untersuchungen** wird im Zeitabstand von 1 – 2 Jahren geraten.

Neugeborenendiabetes – transient oder permanent

Ein Diabetes, der innerhalb des ersten Lebensmonats auftritt und länger als 14 Tage bestehen bleibt, wird als Neugeborenendiabetes bezeichnet. Die geschätzte Inzidenz beträgt 0,2/100 000. Der Diabetes kann permanent (ca. 45 %) oder transient sein. Der transiente Diabetes kann Jahre anhalten und dann verschwinden. In anderen Fällen tritt nach Jahren der Remission erneut ein Diabetes auf. Die Ursache ist unbekannt. Familiäre Häufungen wurden beschrieben und die für den Typ I charakteristischen HLA-Typen DR3/4, DR3 und DR4 gefunden. Die Patienten haben meist ein niedriges Geburtsgewicht. Die Schwankungen des Blutzuckers unter der Insulintherapie sind erheblich. Es wird empfohlen, die Patienten vorzugsweise mit 1 – 2 Injektionen NPH-Insulin pro Tag zu behandeln. Ziel der Therapie ist die Vermeidung von Hypoglykämien und ein altersgerechtes Gedeihen (v. Mühlendahl u. Herkenhoff 1995).

2.4   Diabetes mellitus und Schwangerschaft

U. Lang, T. Linn (Gießen)

Die Schwangerschaft bei Diabetes – immer noch ein hohes Risiko für Mutter und Kind

Das Zusammentreffen eines manifesten Diabetes mellitus mit einer Schwangerschaft bedeutet **für Mutter und Kind** eine Konstellation **hohen Risikos.** Diese Konstellation wird in den Perinatalerhebungen in einer Häufigkeit von 0,3 – 0,5 % aller Schwangerschaften angegeben, d. h. 2400 bis 4000 Schwangerschaften bei manifesten Diabetikerinnen pro Jahr in der Bundesrepublik Deutschland. Das Ausmaß des Risikos eines Zusammentreffens von manifestem Diabetes mellitus und Schwangerschaft lässt sich mit den Perinatalerhebungen, hier stellvertretend die hessische, belegen. Die perinatale Mortalität ist von 1982 bis 2001 von nahezu 5 % auf 2 % rückläufig, liegt jedoch noch immer weit über dem Wert von 0,5 – 0,6 % für die nichtdiabetische Population.

Blutzucker zwischen 60 und 120 mg/dl (3,3 – 6,6 mmol/l) halten!

Ursache der **kindlichen Morbidität und Mortalität** ist die unzureichend eingestellte Stoffwechselsituation der Mutter, die über maternale Hyperglykämie zu fetalen Veränderungen führt (Pedersen-Hypothese; Abb. 2.4-**1**). Kern der Problematik ist die strikte und möglichst frühe Einstellung der maternalen Blutzuckerspiegel auf Werte, wie sie bei nichtdiabetischen Schwangeren gefunden werden. Dies entspricht einem Zielkorridor von Werten zwischen 60 und 120, höchstens 140 mg%/3,3 und 6,6, höchstens 7,7 mmol/l.

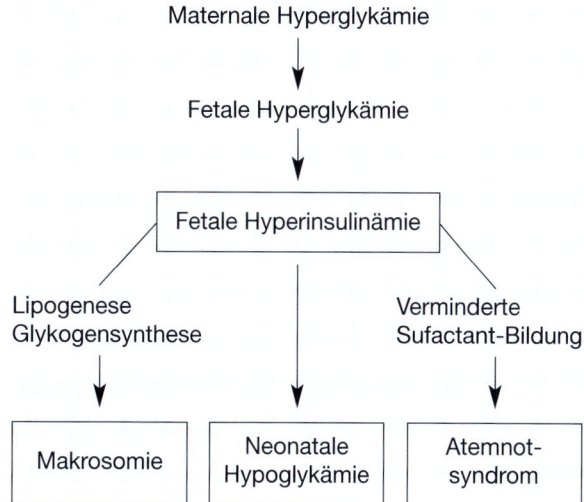

Abbildung 2.4-1
Die **Pedersen**-Hypothese: Auswirkungen maternaler Hyperglykämie auf den Fetus.

Kindliche Risiken

Die fetale Anomalierate, Zeichen einer ungenügenden Glucoseeinstellung prä- und perikonzeptionell, ist deutlich höher als bei den nichtdiabetischen Schwangeren (Tab. 2.4-**1**). Neonatale Morbidität tritt bei Diabetikerkindern mit Frühgeburt, Atemnotsyndrom und postpartaler Stoffwechselstörung deutlich häufiger auf. Ursachen sind neben der hohen Frühgeburtenrate vor allem die diabetische Fetopathie mit ungenügender Organreife und Störungen wie postpartale Hypoglykämie, Hypokalzämie, Hypomagnesiämie, Polyzythämie und Hyperbilirubinämie. Ein weiteres gravierendes Problem stellt die – entgegen der üblichen Erwartungen eines makrosomen Kindes – bei Diabetikerinnen mit vorbestehenden Gefäßerkrankungen zu beobachtende intrauterine Mangelentwicklung dar. Diese Kinder sind intrauterin besonders und frühzeitig gefährdet.

Mütterliche Risiken

Die diabetische Schwangere ist einem erhöhten Risiko von **Gestose und Eklampsie** ausgesetzt, die **Plazentainsuffizienz** wird deutlich häufiger diagnostiziert. Fetale Makrosomie führt zu **protrahierten Geburtsverläufen** und ebenso wie die intraute-

Tabelle 2.4-1   Hessische Perinatalerhebung

Anomalien, Fehlbildungen – Hessische Perinatalerhebung 1996 – 1998		
	Diabetes n = 477	Kontrollen n = 142 032
Multiple Anomalien	0,4 %	0,05 %
Herz, große Gefäße	0,6 %	0,32 %
Darm/Leber/Pankreas	0,1 %	0,05 %
Niere/Blase/Genitalorgane	1,2 %	0,30 %
Diabetes:	Lebendgeborene von Müttern mit Diabetes mellitus	
Kontrollen:	Lebendgeborene von Müttern ohne Diabetes mellitus	

rine Bedrohung der Kinder durch Asphyxie zu einer **erhöhten Rate an abdominalen Schnittentbindungen.** Die diabetische Schwangere ist insbesondere im ersten Trimenon durch **hypoglykämische** Phasen gefährdet, im weiteren Verlauf können bei unzureichender Stoffwechseleinstellung auch **Ketoazidosen** auftreten.

Gemeinsame Betreuung vor und in der Schwangerschaft

Die Betreuung der schwangeren Diabetikerin muss **geburtshilfliche** und **diabetologische** Aspekte gleichermaßen im Auge haben. Um das angestrebte Ziel, die Spontangeburt eines gesunden Kindes in Terminnähe, zu erreichen, ist die normoglykämische Diabeteseinstellung der Mutter von höchster Priorität. Vor den Mahlzeiten sollten die Blutzuckerwerte unter 90 mg% (5 mmol/l), eine Stunde postprandial unter 140 mg% (7,7 mmol/l) und zwei Stunden postprandial unter 120 mg% (6,6 mmol/l) liegen. Die **mittlere Blutglucose bei 6 – 8** Blutzuckerbestimmungen pro Tag sollte **unter 100 mg% (5,5 mmol/l)** sein. Insgesamt ist ein Zielkorridor zwischen 60 und 120 mg% (3,3 – 6,6 mmol/l) anzustreben.

Schon präkonzeptionelle „Optimierung" der Diabeteseinstellung!

Die Vermeidung fetaler Fehlbildungen und Anomalien ist durch intensive präkonzeptionelle Einstellung auf die o. g. Grenzwerte in den Bereich der Normalbevölkerung zu bringen (Fuhrmann et al. 1983). Dies bedeutet, dass eine intensive Schulung mit Blutzuckerselbstmessung und intensivierter Insulintherapie bereits vor einer geplanten Schwangerschaft einsetzen sollte. Ist die Schwangerschaft nicht unter diesen Vorbedingungen eingetreten, so ist unmittelbar nach Feststellung der Schwangerschaft eine intensive Schulung und Diabetesbehandlung mit dem Ziel der Einstellung auf o. g. Werte vorzunehmen. Geplante Schwangerschaft setzt auch eine sichere Kontrazeption (Minipille, Intrauterinpessar) voraus. Ebenso wichtig ist die **vorausschauende** Information der Patientinnen mit Diabetes mellitus durch alle Betreuenden (Hausärzte, Internisten, Diabetologen, Pädiater, Gynäkologen).

Tabelle 2.4-2 Offizielle Aussagen zu Diabetes mellitus und Schwangerschaft

1. Die ärztliche Betreuung der schwangeren Diabetikerin

Stellungnahme der Deutschen Gesellschaft für Gynäkologie und Geburtshilfe (DGGG) und der Arbeitsgemeinschaft Diabetes und Schwangerschaft der Deutschen Diabetes-Gesellschaft (DDG) A.2.39. Frauenarzt. 1999;12:1475-77

2. Leitlinie zur Betreuung Neugeborener diabetischer Mütter

Deutsche Gesellschaft für Perinatale Medizin, Board für Pränatal- und Geburtsmedizin der DGGG, AG für Materno-Fetale Medizin, AG Diabetes und Schwangerschaft der DDG, Deutsche Gesellschaft für Kinderheilkunde, Berufsverband der Kinderärzte, Deutsche Gesellschaft für Neonatalogie und Pädiatrische Intensivmedizin A.2.53. Frauenarzt. 2003;44:439-41

3. Disease-Management-Programm (DMP)

„Bei geplanter oder bestehender Schwangerschaft Überweisung vom Hausarzt an den Diabetologen." DMP für Diabetes, Anlage 1 (zu §§ 28b – g): Kooperation der Versorgungssektoren 1.8.1

Insulintherapie in der Schwangerschaft

Generell soll die Einstellung auf die normoglykämischen Zielwerte bei manifesten Diabetikerinnen in der Schwangerschaft durch eine Insulintherapie erreicht werden. Die Anwendung **oraler Antidiabetika ist kontraindiziert.** Um die strikte Glucose-einstellung zu gewährleisten, wird meist eine intensivierte Insulintherapie nach dem **Basis-Bolus-Konzept** notwendig sein. Ebenfalls kommen bei den sehr motivierten Patientinnen kontinuierliche Insulininfusionssysteme (**Insulinpumpen**) zum Einsatz. Die Insulinbehandlung muss individuell angepasst und auch an den Schwangerschaftsverlauf adaptiert werden. Meist sind zur Erreichung des o. g. Zielkorridors 4 – 5 oder auch mehr Insulininjektionen erforderlich. Auch für die stoffwechselge-sunde Schwangere bedeutet die Schwangerschaft eine Belastung der insulinprodu-zierenden Zellen des Pankreas. Glucose ist der wichtigste Energieträger des Fetus und wird über die Plazenta mittels einer erleichterten Diffusion zur Verfügung gestellt. Fetale Glucosekonzentrationen liegen etwa 30 % unter den mütterlichen Konzentra-tionen.

Wechselnder Insulinbedarf im Schwangerschaftsverlauf

Eine Schwangere benötigt pro definierter Menge Glucose am Ende der Schwanger-schaft wesentlich mehr Insulin als zu Beginn. Mit dem Eintreten einer Schwanger-schaft bleibt der Insulinbedarf zunächst gleich oder ist sogar geringfügig reduziert, sodass im 1. Trimenon die Gefahr von Hypoglykämien am höchsten ist. Dann steigt der Insulinbedarf bis zur 36. Woche an und bleibt danach auf gleicher Höhe oder fällt geringfügig wieder ab. Dies bedeutet, dass die Insulindosen ständig anzupassen sind.

Deshalb sollte der Arzt alle 1–2 Wochen konsultiert werden. Zur Stoffwechselkontrolle dient auch die HbA_{1c}-Messung in 4- bis 6-wöchigen Abständen; deren Wert sollte im Normbereich stoffwechselgesunder Schwangerer liegen.

Tägliches Blutzuckertagesprofil nötig

Eine gute Stoffwechselkontrolle durch häufige Insulinapplikation ist nur möglich, wenn die schwangere Diabetikerin in die Selbstkontrolle der Blutzuckerwerte eingewiesen ist. Es sollten täglich 6–8 Bestimmungen erfolgen. Zweckmäßig ist ein Nüchternwert, dann jeweils 1 oder 2 Stunden postprandiale Werte, Werte vor dem Mittag- und Abendessen und dem Zubettgehen. Die Schwangere muss ein Blutzucker- und Insulinprotokoll führen, die verwendeten Messgeräte sollten durch Abgleich mit konventioneller Labortechnik überprüft werden.

Ernährung

Während der gesamten Schwangerschaft ist auf einen ausreichenden Kaloriengehalt der Kost ohne eine Gewichtsreduktion zur Vermeidung von Ketonkörperproduktion zu achten. Die Patientin sollte etwa 30–35 kcal/kg des prägraviden Idealgewichtes pro Tag zu sich nehmen. Eine Verteilung auf mehrere Mahlzeiten ist sinnvoll. Bei adipösen Schwangeren sollten 1500 kcal/d nicht unterschritten werden.

Augenhintergrund und Nieren regelmäßig kontrollieren

Im Rahmen der präkonzeptionellen Diabeteseinstellung bzw. unmittelbar nach Feststellung der Schwangerschaft ist eine **augenärztliche Untersuchung** des Fundus notwendig. Bei schwerer nichtproliferativer und bei proliferativer Retinopathie ist die Schwangere einem hohen Risiko der Progredienz ausgesetzt. Daher sollten augenärztliche Kontrollen ggf. in jedem Trimenon vorgenommen werden. Laserbehandlung in der Schwangerschaft ist möglich. Bei diabetischer Nephropathie müssen Eiweißausscheidung und Nierenfunktion kurzfristig (14 Tage) überwacht werden. Diese Patientinnen haben ein erhöhtes Risiko für schwangerschaftsinduzierte Hypertonie (Pfropfgestose) und intrauterine Wachstumsrestriktion des Fetus. Fortgeschrittene Nephropathie, schwere Retinopathie und ausgeprägte arterielle Verschlusskrankheit der Beckenarterien gelten als **relative Kontraindikationen** für eine Schwangerschaft bei Diabetikerinnen. Bei Status nach Myokardinfarkt sollte eine Diabetikerin nicht schwanger werden (**absolute Kontraindikation**).

Möglichst vor, zumindest sofort bei festgestellter Schwangerschaft zum Frauenarzt

Die Patientin mit Diabetes mellitus sollte sich nach Möglichkeit bereits vor, spätestens unmittelbar nach Eintreten der Schwangerschaft beim Gynäkologen vorstellen. Es wird empfohlen, die geburtshilflichen Untersuchungen in 2-wöchigen, im 3. Trimenon in 1-wöchigen Abständen durchführen zu lassen, bei Komplikationen noch kurzfristiger mit großzügiger Indikation zur stationären Aufnahme. Die Betreuung und Entbindung einer schwangeren Diabetikerin sollte in Zusammenarbeit mit einem in der Betreuung dieser Risikoschwangerschaft erfahrenen Perinatalzentrum geschehen.

Bei den **üblichen, den Mutterschaftsrichtlinien** entsprechenden Untersuchungen ist besonders auf die Kontrolle des fetalen Wachstums sowie Zeichen einer Gestose **(Proteinurie, Blutdruckkontrolle)** zu achten. Wichtig ist eine frühe **sonographische** Untersuchung zur sicheren Festlegung des Gestationsalters. Zwischen der 16. und spätestens 22. Schwangerschaftswoche erfolgen gezielte Ultraschalluntersuchungen zum Ausschluss von Anomalien, danach **sonobiometrische Kontrollen** von kindlichem Wachstum und Fruchtwassermenge in 4-wöchigen, ab der 32. Woche in 2-wöchigen Abständen.

Kardiotokographie (CTG) und **Doppler-Sonographie** als Instrumente der fetalen Zustandsdiagnostik kommen ab der 24. Schwangerschaftswoche zum Einsatz. Die Häufigkeit dieser Untersuchungen ist dem individuellen Risiko der Stoffwechselsituation anzupassen. Bei fetaler Wachstumsrestriktion oder schwangerschaftsinduzierter Hypertonie geben der Kontraktionstest und die Doppler-Sonographie die Möglichkeit, chronische Mangelzustände und Zentralisation des Fetus zu erfassen.

Vaginale Entbindung zum Termin anstreben

Eine Übertragung soll nach Möglichkeit vermieden werden. Bei komplikationsfreiem Verlauf der Schwangerschaft wird die vaginale Entbindung am Termin angestrebt. Die **Diabeteserkrankung der Mutter per se ist keine Indikation zu einer vorzeitigen Entbindung** (Lang u. Feige 2002). Allerdings können maternale Komplikationen und Hinweise in der fetalen Zustandsdiagnostik diese erforderlich machen. Während der Geburt sollte die Blutzuckerkonzentration der Mutter nach Möglichkeit um 100 mg%/5,6 mmol/l liegen. Bei gut eingestellten Patientinnen ist auch in dieser Situation die Selbstkontrolle und Einstellung des Blutzuckers möglich. Postpartal sollte aus dem Nabelschnurblut sowie 1 und 2 Stunden nach der Geburt, ggf. auch häufiger, beim Neugeborenen der Blutzucker ($<$35 mg% Verlegung in die Neonatalogie) kontrolliert werden. Die weitere Überwachung und ggf. die Behandlung des Kindes der diabeteskranken Mutter sollte in erfahrene Hände gegeben werden. Auch aus diesem Grund ist die Entbindung in einem Perinatalzentrum mit integrierter pädiatrischer Versorgung von hoher Bedeutung (Leitlinie zur Betreuung Neugeborener diabetischer Mütter 2003).

Im Wochenbett sinkt der Insulinbedarf

Nach der Geburt sinkt der Insulinbedarf der frisch Entbundenen meist deutlich ab, so dass eine entsprechende Anpassung nötig wird. Dies kann auch in der Stillperiode notwendig sein. Stillen ist nicht kontraindiziert, sondern sollte ausdrücklich gefördert werden.

Genetische Beratung

Manifest diabetische Schwangere weisen meist einen Typ-1-Diabetes, wesentlich seltener einen Typ-2-Diabetes auf. Sowohl Typ-1- als auch Typ-2-Diabetes zeigen einen multifaktoriellen Erbgang und sind somit durch genetische und Umweltfaktoren beeinflusst. Die genetische Beratung kann anhand empirischer Erbprognoseziffern erfolgen. Bei nur einem diabetischen Elternteil beträgt das Lebenszeitrisiko für Kinder, selbst an einem Diabetes mellitus zu erkranken, ca. 5 %. Das Morbiditätsrisiko steigt auf 15 – 20 % an, wenn beide Elternteile Diabetiker sind. Ebenso stellt die Konstellation eines Elternteiles mit Diabetes sowie eines Geschwisterkindes mit Diabetes ein erhöhtes Erkrankungsrisiko in der Größenordnung von 10 – 15 % dar. Beim Typ-2-Diabetes scheint das intrauterine Milieu in Abhängigkeit von der metabolischen Einstellung der Mutter für die Erkrankungswahrscheinlichkeit der Kinder eine große Bedeutung zu haben.

Fazit für die Praxis

Die konsequente, möglichst schon präkonzeptionelle Betreuung und Beratung ermöglicht Diabetikerinnen heute, eine Schwangerschaft auszutragen und ein gesundes Kind zur Welt zu bringen. Diese Möglichkeit zu nutzen und das immer noch erhöhte Risiko weiter abzusenken, erfordern **während** und auch schon **vor** der Schwangerschaft die koordinierte Zusammenarbeit aller an der Betreuung von Diabetikerinnen beteiligten Therapeutinnen und Therapeuten. Ein gesundes Kind rechtfertigt alle Anstrengungen.

2.5   Insulin

E. v. Kriegstein (Bad Bevensen), H. Schatz (Bochum)

Insulin wird von den Betazellen der Langerhans-Inseln über die Vorstufe Prä-Proinsulin aus Proinsulin (84 Aminosäuren) durch Abspaltung des C-Peptids (Connecting Peptide) gebildet. Es besteht aus der A-Kette mit 21 und der B-Kette mit 30 Aminosäuren, die durch zwei Disulfid-Brücken (A7-B7 und A20-B19) verbunden sind. Die A-Kette enthält noch eine 3. Disulfid-Brücke (A6-A11). Die Primärstrukturen der meisten Insuline, insbesondere bei Säugern, unterscheiden sich nur wenig (siehe Abb. 2.5-**1**). Während man früher dachte, diese Unterschiede seien von großem Einfluss auf die Antigenität der Präparate, gilt dieses – zumindest in klinisch relevantem Ausmaß – für die hochgereinigten Insulinpräparate kaum mehr.

Unterschiede sind früher für das Wahrnehmen von Hypoglykämien und in der Neurophysiologie bei Hypoglykämien beschrieben worden. Sie sind pathophysiologisch jedoch nicht erklärt und waren lange heftig umstritten; heute hat sich diese Diskussion jedoch gelegt. Hier sollte der Betroffene seine eigenen Erfahrungen und Wünsche für die zu verordnende Insulinspezies einbringen können (Airey et al. 2000). Derzeit (Oktober 2003) werden 71,0 % Humaninsulin, 28,9 % Insulinanaloga und ca. 0,1 % tierische Insuline in Deutschland verkauft (IMS-HEALTH-Daten) – die Verwendung tierischer Insuline ist allerdings heute wieder etwas höher als mit 0,1 % anzunehmen, da im Jahre 2003 vorübergehend das Schweineinsulinpräparat Novo Semilente MC nicht zur Verfügung stand. Die Palette der tierischen Insuline verringert sich in Deutschland weiter (Tab. 2.5-**1** [Kriegstein 2003]).

Neben Insulinen mit natürlich vorkommender Struktur werden heute auch gentechnologisch abgewandelte **„Insulinanaloga"** (siehe Kap. 4.1, S. 201 ff.) verwandt (Abb. 2.5-**1**). Nachdem anfänglich bei einem Analoginsulin, dem B10Asp-Insulin, eine erhöhte Mitogenität mit Entwicklung von benignen und malignen Mammatumoren bei Ratten gefunden wurde, erfolgen heute bei der Entwicklung von Insulinanaloga diesbezüglich umfangreiche Prüfungen. Trotz negativer Tierversuche wurden im Deutschen Ärzteblatt (Koch 2001), in der Laienpresse, u. a. in der Zeitschrift „Die Zeit" im November 2003, und im Ersten Deutschen Fernsehen am 16. Februar 2004 in der Sendung „FAKT" Befürchtungen in Bezug auf eine erhöhte Tumor- und gesteigerte Retinopathierate geäußert. Mit ausgelöst wurde diese Diskussion durch eine Veröffentlichung von Kurtzhals et al. (2000). In dieser wurde die Affinität von Insulinanaloga für den Insulin- und den IGF-1-Rezeptor der mitogenen und der metabolischen Potenz gegenübergestellt. Diese Daten wurden jedoch an Zelllinien mit völlig unterschiedlichem Rezeptorbesatz sowie von unterschiedlichen Autoren in verschiedenen Versuchsansätzen gewonnen. Die nach wie vor aktuelle Stellungnahme der Deutschen Diabetes-Gesellschaft (Schatz u. Joost 2001) und ein Kommentar von Kellerer und Häring (2001) machen deutlich, dass die Extrapolation der Daten, die von Kurtzhals et al. (2000) an Osteosarkomzellen erhoben wurden, auf eine In-vivo-Situation nicht statthaft ist. Mit den zugelassenen Insulinanaloga wurde trotz teilweise in etwa gleich hoher IGF-1-Rezeptorbindung wie AspB10-Insulin in Tierversuchen keine erhöhte Tumorrate gefunden (EMEA 2001). Wenn man berücksichtigt, dass IGF-1 etwa 700-mal stärker als Insulin an den IGF-1-Rezeptor bindet (Slieker et al. 1997), es i. d. R. in weitaus höherer Konzentration im Blut vorliegt und dazu noch in den meisten Geweben parakrin gebildet wird, verwundert es nicht, dass das deutlich andere Verhalten des B10Asp-Insulinanalogs am Insulinrezeptor selbst – und nicht am IGF-1-Rezeptor – im Vergleich zu Insulin für die beobachteten Mammatumoren verantwortlich gemacht wird (Shymko et al. 1999). Die zugelassenen Analoga liegen auf der sicheren Seite, sodass das bei jedem neuen Medikament wegen des naturgemäßen Nichtvorliegens von Langzeitbeobachtungen theoretisch immer vorhandene Restrisiko eingegangen werden kann, wenn aufgrund der besseren Stoffwechsellage die Gefahr der Entwicklung von Diabetesfolgeerkrankungen reduziert wird (Kriegstein 2001).

Herstellung

Tierische Insuline werden durch saure (pH 1 – 3), wässrige Alkohollösung aus gefrorenen Pankreata extrahiert. **Humaninsuline** können semisynthetisch aus Schweineinsulin durch Transpeptidierung an der Position B30 mit Ersatz des Alanins durch Threonin (B. Braun ratiopharm) oder – wie auch die **Analoginsuline** – gentechnologisch über E. coli (Lilly, Aventis) oder Saccharomyces cerevisiae (Novo Nordisk) hergestellt werden. Im Weiteren werden diese Präparate mit unterschiedlichen Verfahren (z. B. mehrfache Kristallisation, Chromatographie, Elektrophorese, Gelfiltration) gereinigt. Aus den Herstellungsverfahren können unterschiedliche Verunreinigungen resultieren, die heute jedoch maximal im ppm-Bereich anzusiedeln sind (Belling 2000).

Je nach verwendetem Ausgangsmaterial, Rinderpankreata (Rinderinsulin) oder Produktionshilfsmittel bovinen Ursprungs (semisynthetische oder gentechnologische Insulinherstellung), muss – wie bei vielen anderen Arzneimitteln auch – eine

Tabelle 2.5-1   Insulin-Liste, Stand Dezember 2003

Charakterisierung / unverzögerter Anteil (in %)	W min/h	Aventis	B. Braun Melsungen & ratiopharm	Berlin-Chemie
Sehr kurz wirkend[3]	10/4	Apidra **d**[11]		
Protamin- (50)	15/15			
Misch- (30)	20/17			
Analoga[3] (25)	20/18			
Basal-Analog	90/20			
Normalinsuline[3] Kurz wirkend	20/8	Insuman Rapid[5,7] Insuman Infusat (U100)[9,10]	B. Braun ratiopharm Rapid[5]	Berlinsulin H Norma (U100)[5]
NPH- Misch-Insuline[3] (50)	30/16	Insuman Comb 50[5,7]		
(40)	35/17			
(30)	35/19		B. Braun ratiopharm Comb 30/70[5]	Berlinsulin H 30/70 (U100)[5]
(25)	35/20	Insuman Comb 25[5,7]		
(20)	45/21			Berlinsulin H 20/80 (U100)[5]
(15)	45/22	Insuman Comb 15[5,7]		
(10)	45/23			
NPH-Insuline[3]	45/24	Insuman Basal[5,7]	B. Braun ratiopharm Basal[5]	Berlinsulin H Basal (U100)[5]
Z: langsam wirkend	120/24			
Z: sehr langsam und lang wirkend	180/28			
Normalinsuline[3]	20/8			Insulin SNC (U40)
NPH-Misch-I.[3] (30)	35/19			
NPH-Insuline[3]	45/24			
Z: langsam aber kürzer wirkend	90/16			
Normalinsuline[3]	20/8			
NPH-Insuline[3]	45/24			
Z: langsam und lang wirkend	120/30			
PZI[3]: sehr langsam und sehr lang wirkend	240/36			
Normalinsuline	20/8	*Insulin S (U40)*[14]		Insulin S (U40)
Surfen-Misch-I. (33)	45/14	*Komb-Insulin S (U40)*[14]		
Surfen-Insuline	60/16	*Depot-Insulin S (U40)*[14]		B-Insulin S (U40) B-Insulin SC (U40)
Normalinsuline	20/8	*Insulin (U40)*[14]		
Surfen-Misch-I. (33)	45/14	*Komb-Insulin (U40)*[14]		
Surfen-Insuline	60/16	*Depot-Insulin (U40)*[14]		
Basal-Analog	60/24	*Lantus (U100)* c[5,7,8]		

Linke Randbeschriftung: Neutrale Insuline[2] / Saure[2]; Human Insulin[1] (A, S); Tierische Insuline[1] (S, R); A.

Da die einzelnen Insulinhersteller unterschiedliche Angaben bei ähnlicher Galenik zu Wirkbeginn und Wirkdauer ihrer Präperate machen, sind hier Angleichungen vorgenommen worden, die einen Kompromiss darstellen. Die Wirkdauer hängt überdies von der Dosis ab. Daher werden in der Praxis sicher auch andere Wirkzeiten beobachtet. Es wurde jedoch darauf geachtet, dass die Abstufung der Angaben in etwa der klinischen Erfahrung entspricht. Geringe Unterschiede können auch zwischen galenisch vergleichbaren Insulinen bestehen und für einzelne Patienten von Bedeutung sein, sodass auch bei einem Wechsel zwischen vergleichbaren Insulinen ein größerer Überwachungsbedarf besteht.

Lilly	Novo Nordisk	CP Pharmaceuticals Ltd (über Auslandsapotheke erhältlich)[12]	Bemerkungen
Humalog (U100) **a** [4,5,6,7,8]	NovoRapid (U100) **b** [4,5,7,8]		**Jeglicher Insulinwechsel beinhaltet neben Chancen auch Risiken!**
Humalog Mix 50 (U100) **a** [4,5,7]			
	NovoMix 30 (U100) **b** [4,5,7]		**W:** Anhalt für Wirkbeginn in min./Wirkdauer in h
Humalog Mix 25 (U100) **a** [4,5,7]			
	Levemir **e** [11]		**A:** Analoginsulin
Huminsulin Normal [5,8]	Actrapid [5,7]		**S:** Schweineinsulin
	Velosulin [10]		**R:** Rinderinsulin
	Actraphane 50 (U100) [5,7]		**Z:** Zinkverzögertes Insulin
	Actraphane 40 (U100) [5,7]		**PZI:** Protaminzinkinsulin
Huminsulin Profil III [5,7]	Actraphane 30 [5,7]		**NPH:** Neutrales Protamin Hagedorn
	Mixtard 30/70 Human (U40) [14]		
Huminsulin Profil II (U100) [5]	Actraphane 20 (U100) [5,7]		**a:** Lispro-Insulinanalog
			b: Aspart-Insulinanalog
	Actraphane 10 (U100) [5,7]		**c:** Glargin-Insulinanalog
Huminsulin Basal [5,7,8]	Protaphane [5,7]		**d:** Glulisin-Insulinanalog
	Insulatard Human (U40) [14]		**e:** Detemir-Insulinanalog
	Monotard HM (U40)		
	Ultratard HM (U40)		(U40): **nur** als U-40-Insulin
			(U100): **nur** als U-100-Insulin
	Velasulin MC [14]	Hypurin Porcine Neutral (U100) [5,8,(6,13)]	**1. Umstellung von tierischem Insulin auf humanes nur bei med. Indikation** (BGA v. 26. 7. 88)
	Mixtard 30/70 MC (U40) [14]	Hypurin Porcine 30/70 Mix (U100) [5,8,(6,13)]	**2.** Saure u. neutrale Insuline dürfen nicht gemischt werden
	Insulatard MC (U40) [14]	Hypurin Porcine Isophane (U100) [5,8,(6,13)]	**3.** Nicht mit zinkverzögertem Insulin mischbar
	Novo Semilente MC (U40)		**4.** Mit NPH-haltigem Insulin nur direkt vor der Injektion mischbar
		Hypurin Bovine Neutral (U100) [5,8,(6,13)]	**5.** U100 in 3-ml-Kartuschen für Pen
		Hypurin Bovine Isophane (U100) [5,8,(6,13)]	**6.** U100 in 1,5-ml-Kartuschen für Pen
		Hypurin Bovine Lente (U100) [8]	**7.** U100 in Fertigspritzen
		Hypurin Bovine PZI (U100) [8]	**8.** U100 in Flaschen
			9. Auch als U100 in Pumpen-Kartuschen
			10. U100-Pumpeninsulin in Flaschen
			11. Zulassung 2004 erwartet
			12. Zulassung in Deutschland abgestrebt
			13. *Wird z. Zt. abverkauft, gilt nur für markierte Konfektion*
			14. *Aus dem Handel*
			© **Kriegstein 10. 12. 2003**

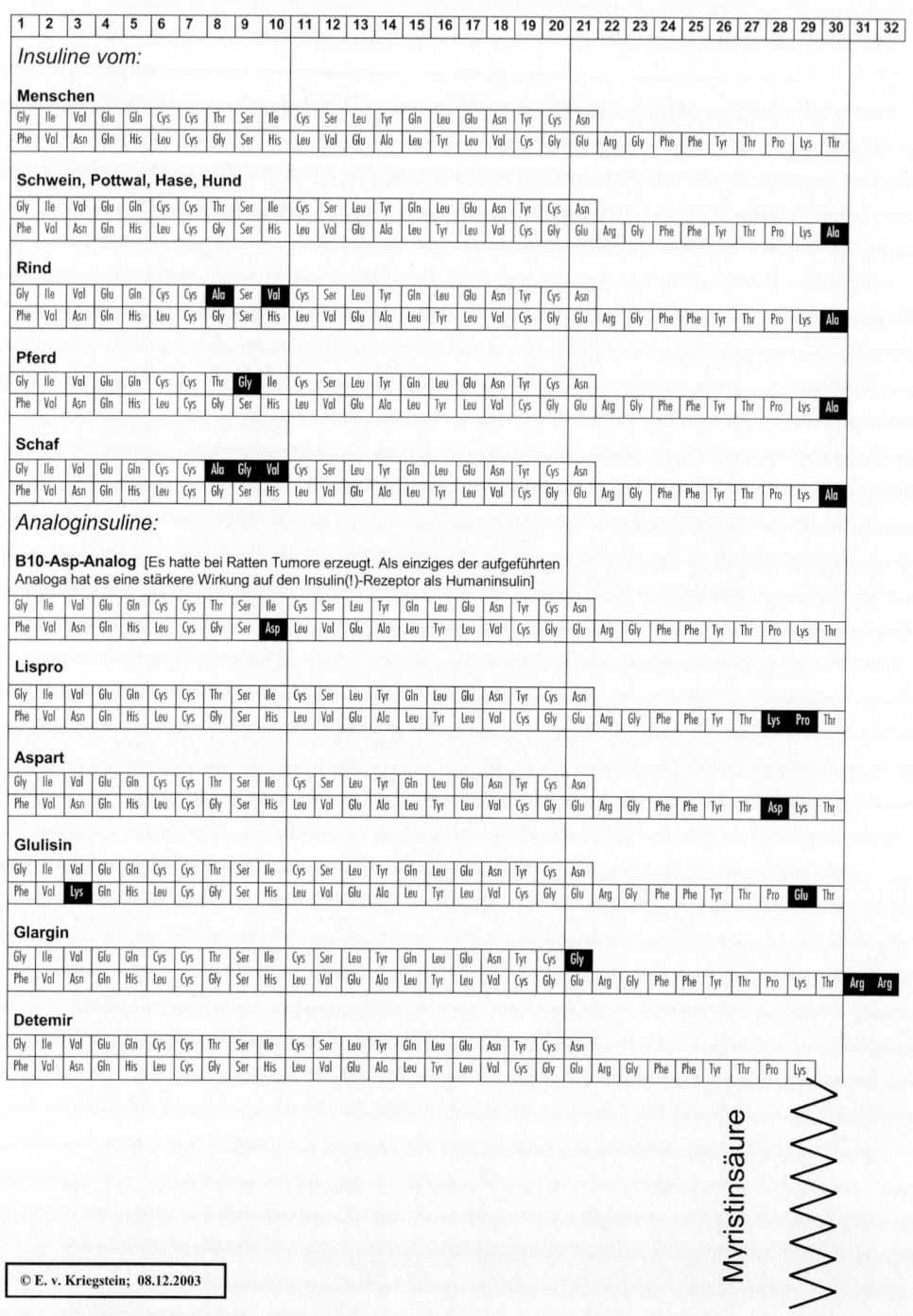

Abbildung 2.5-1 Aminosäurestrukturen verschiedener natürlich vorkommender Insuline und von Insulinanaloga. Die Unterschiede zum Humaninsulin sind schwarz gekennzeichnet. Alle Insuline und Analoga haben 3 Disulfid-Brücken: A6 – A11, A7 – B7 und A20 – B19.

ausreichende Sicherheit vor der Übertragung von Erregern der bovinen spongiformen Enzephalopathie (BSE) garantiert werden. Das Bundesgesundheitsamt hat dafür am 16.02.1994 Kriterien aufgestellt, die von allen Insulinprodukten erreicht werden – sogar ohne Berücksichtigung der Abreicherung potenziell gefährlicher Erreger durch die Reinigungsverfahren. Das zulässige Restrisiko wurde vom Bundesgesundheitsamt auf 1 Erkrankung je 1 Mio. Anwendungsjahre begrenzt. Dieses entspricht der natürlichen Erkrankungsrate an der Creutzfeldt-Jakob-Krankheit und im Übrigen auch dem Restrisiko, wie es z. B. für den Betrieb von Kernkraftwerken vom Verfassungsgericht als adäquat angesehen wurde. Bei Berücksichtigung der Reinigungsverfahren der Insuline minimiert sich das Risiko für alle Präparate um mehrere Zehnerpotenzen.

Insulinwirkung

Insulin wird physiologischerweise in die Pfortader abgegeben, sodass ein Großteil der Leber zur Verfügung steht und dort auch aus dem Kreislauf eliminiert wird. Es bremst die Glykogenolyse der Leber (Cherrington et al. 1998). Diese Wirkung ist bei subkutaner Injektion nicht im gleichen Verhältnis zur peripheren Wirkung erzielbar. Inwieweit dies von klinischer Relevanz ist, ist letztlich nicht geklärt.

Für die therapeutische Anwendung wird die Insulinmenge in internationalen Einheiten (IE) angegeben, definiert nach seiner blutzuckersenkenden Wirkung bei Kaninchen und Mäusen. 1 IE entspricht ca. 0,04 mg Insulin bzw. 1 mg Insulin ca. 25 IE.

Wenn Insulin dauerhaft intravenös angewendet werden könnte, brauchten wir keine verschiedenen Präparate, sondern könnten die erforderliche Insulinwirkung mit Normalinsulin erzeugen (Abb. 2.5-**2a**; [nach: Kerner et al. 1982]). Erforderlich ist dafür jedoch ein ständiger intravenöser Zugang, da Insulin im Blut eine Halbwertszeit von nur etwa 5 min hat und daher kontinuierlich zugeführt werden muss. Durch die Injektion in das subkutane Fettgewebe wird die Insulinwirkzeit verlängert, da die Degradation in aller Regel erst nach der Resorption in das Blut erfolgt. Die Resorptionsgeschwindigkeit kann **intraindividuell um 25 %** schwanken, **interindividuell sogar um 50 %**. Dies trägt zu unvorhergesehenen Blutzuckerschwankungen bei und ist mit ein Grund dafür, dass nicht alle Diabetiker mit den gleichen Insulinsorten gleich gut zurechtkommen. Durch unterschiedliche Galeniken lässt sich die Resorptionsgeschwindigkeit des Insulins aus den Spritzstellen beeinflussen. Die Variationsbreite der Insulinwirkkurve beim Verzögerungsinsulin kann wohl dadurch verkleinert werden, dass ein Teil des Verzögerungsprinzips nicht von der Resorptionsgeschwindigkeit am Injektionsort abhängt, wie z. B. bei dem Insulinanalog Detemir (siehe unten u. Kap. 4.1, S. 201 ff.) (Heise et al. 2003). Gleichgültig, welche Präparate eingesetzt und welche Therapieregime angewandt werden, wird für alle eigentlich eine der Abb. 2.5-**2a** entsprechende Kurve der Insulinversorgung angestrebt, die der physiologischen Insulinsekretion nahe kommt.

Erkennbar wird in der Abb. 2.5-**2a** auch, dass besonders viel Insulin im Zusammenhang mit der Nahrungsaufnahme benötigt wird, aber auch ohne Mahlzeiten Insulin gegeben werden muss. Aus didaktischen Gründen wird daher auch von einem **basalen** und einem **prandialen** Insulinbedarf gesprochen bzw. von einer „Basalrate" und einem „Insulinbolus". Dass diese Kurve mit den bisherigen Präparaten schwer zu realisieren ist, ist den Kurven verschiedener Insulinbehandlungsformen anzusehen (Abb. 2.5-**2b – e**; [nach: Kriegstein 1994]). Zur Einordnung der im Folgenden besprochenen Insulingaleniken wird auch auf die Übersicht (Tab. 2.5-**1**) sowie die „Insulin-tabelle 2000" (Schatz et al. 2000) verwiesen.

Kurz wirkende Insuline

Normal-(Regulär-, Alt-)Insuline

Zur Korrektur erhöhter Blutzuckerwerte sind **kurz wirkende** Insuline sinnvoll, auch bei einer Ketoazidose bzw. beim hyperglykämischen Koma (dann nicht s.c., sondern i.v. als Dauerinfusion, allenfalls auch i.m.), darüber hinaus auch als Bolusinsulin für den Mahlzeitenbedarf. Bei einer i.v. Gabe haben übrigens die rasch und kurz wirkenden Analoginsuline (siehe unten) keine Vorteile gegenüber dem Normalinsulin. Die kurz wirkenden Insuline liegen als klare Lösung vor. Bei den handelsüblichen Konzentrationen wie **40 oder 100 IE/ml** finden sich 6 Insulinmoleküle mit 2 Zinkionen als zusammengelagertes Hexamer. Dieses wird vor der Resorption durch die Gewebsflüssigkeit verdünnt, und es bilden sich Insulin-Dimere und -Monomere, die dann in die Blutbahn resorbiert werden können. Die Wirkdauer dieser Insuline wird mit 5–8 h angegeben. Dies gilt für Dosen von etwa 10–20 IE. Eine Faustregel besagt, dass eine **dreifache Insulindosis etwa doppelt so lange** wirkt.

Wie aus den Abb. 2.5-**2d** und 2.5-**2e** zu entnehmen ist, ist es schwierig, nur mit Normalinsulin eine Insulinversorgung entsprechend der Abb. 2.5-**2a** zu erzielen. Dennoch gelingt es – zumindest wenn Zwischenmahlzeiten gewünscht oder toleriert werden – häufig, die Blutzuckerwerte damit ausreichend zu beeinflussen.

Rasch und kurz wirkende Insulinanaloga

Zurzeit stehen das **Lispro-Insulin** (Humalog; B28Lys-B29Pro-Insulinanalog) und das **Aspart-Insulin** (Insulin NovoRapid; B28Asp-Insulinanalog) als zwei rascher und kürzer wirkende Präparate zur Verfügung. Kurz vor der Zulassung steht das kurz wirkende Insulinanalog der Firma Aventis, das **Glulisin-Insulin** (Insulin Apidra, B3Lys-B29Glu-Insulinanalog). Diese Präparate liegen in der in Deutschland verfügbaren U-100-Konzentration zwar auch als Hexamere vor, die Bindung ist jedoch deutlich schwächer, sodass sich nach der Injektion schneller rasch resorbierbare Dimere und Monomere bilden. Die Wirkdauer wird mit 2–5 h angegeben. In der Pharmakokinetik und Pharmakodynamik besteht zwischen Lispro- und Aspart-Insulin und gemäß vorliegenden Daten auch Glulisin-Insulin insgesamt kein klinisch relevanter Unterschied.

Trotz des schnellen Wirkeintritts ist vor allem bei höheren Blutzuckerwerten oft doch ein nach Blutzuckerlage **abgestufter Spritz-Ess-Abstand** vorteilhaft, etwa **halb so lang** wie bei den Normalinsulinen, wenn auch die Analoginsuline oft erst **knapp bis direkt vor** den Mahlzeiten mit Erfolg gespritzt werden, ja sogar auch erst unmittelbar nachher. Letzteres kann bei Kindern, Kranken und sehr alten Menschen von Vorteil sein, wenn man weiß, was bzw. wie viel wirklich gegessen wurde. Mit diesen Insulinanaloga gelingt es, sich besser dem Insulinverlauf der Abb. 2.5-**2a** zu nähern.

Von pädiatrischer Seite wird bei **Kindern und Jugendlichen** aus grundsätzlich gleichen Überlegungen wie bei jedem neuen Medikament nicht der routinemäßige Ein-

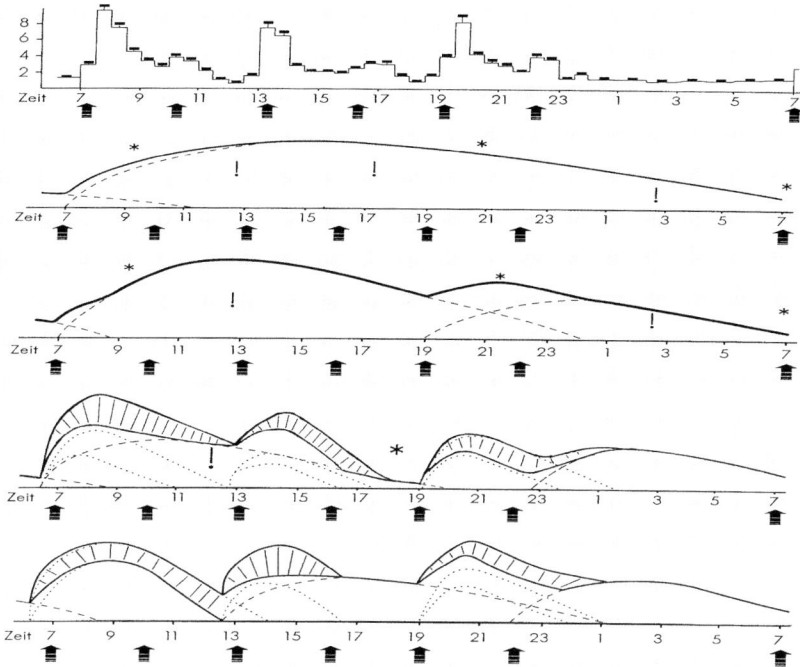

Abbildung 2.5-2a – e
a Mit dem künstlichen Pankreas festgestellter Bedarf intravenösen Insulins bei Diabetikern (nach: Kerner et al. 1982).
Schematische Darstellung von Insulinblutspiegeln bei
b einer Injektion Langzeitinsulin,
c zwei Injektionen Intermediärinsulin,
d üblicher Basis-Bolus-Therapie (2-mal Intermediär-, 3-mal Bolusinsulin),
e modifizierter intensivierter konventioneller Insulintherapie (2-mal Intermediär-,
　　3-mal Bolusinsulin).

Zeichenerklärung:
🗲 = Mahlzeit
* = Tageszeit mit Neigung zu hohen Blutzuckerwerten
! = Tageszeit mit Neigung zu tiefen Blutzuckerwerten
——————— = Gesamtinsulinblutspiegel
- - - - - - - = Anteil der einzelnen Verzögerungsinsulinspritze
··············· = Anteil der einzelnen Altinsulinspritze
= Schwankungsbereich bei unterschiedlicher Altinsulinmischung des
　　Gesamtinsulinblutspiegels

satz der Insulinanaloga gleich nach der Diabetesmanifestation empfohlen, sondern nur dann, wenn mit regulärem Insulin die gewünschten Einstellungskriterien nicht erreicht werden bzw. in Sondersituationen (siehe Kap. 4.2, S. 217 ff.). Vor geplanter oder bei eingetretener **Schwangerschaft** sollten die Patientinnen darauf hingewiesen werden, dass noch keine abschließende Beurteilung vorliegt, aber unter der Lispro-Insulintherapie nicht mehr als ca. 5 % Fehlbildungen beschrieben wurden, wie sie sonst auch in Schwangerschaften bei Diabetikerinnen gefunden wurden (z. B. Masson et al. 2003, Scherbaum et al. 2002). Möchte sich eine Patientin mit einem kurz wirkenden Insulinanalog weitertherapieren – z. B. wegen deutlich schlechterer Stoffwechsellage unter einer vormals durchgeführten Therapie mit Normalinsulin –, sollte dieser Wunsch vom Arzt in der Krankenakte festgehalten und das Aufklärungsgespräch von der Patientin durch Unterschrift bestätigt werden. Aufgrund von bei der EMEA über 1000 dokumentierten Schwangerschaften unter Lispro-Insulin enthält der Beipackzettel dieses Analoginsulins aber jetzt den Passus: „Die Daten einer großen Anzahl von Anwendungen während Schwangerschaften zeigen keine Nebenwirkungen von Insulin lispro auf die Schwangerschaft oder auf die Gesundheit des Fötus/Neugeborenen." Zum Stand klinischer Studien mit Analoginsulinen siehe Kap. 4.1, S. 201 ff.

Verzögerungsinsuline

Alle zurzeit verwendeten Verzögerungsinsuline nutzen zur Verlängerung der Wirkdauer das Verlangsamen der Resorptionsgeschwindigkeit aus dem Injektionsort. Es wird Insulin entweder in festen Partikeln injiziert oder nach Injektion im Unterhautfettgewebe vorübergehend präzipitiert. Durch die umströmende Gewebsflüssigkeit kommt es zu einer langsamen Auflösung der Partikel. Gegenwärtig werden in Deutschland folgende Galeniken verwendet:
- **N**eutrales-**P**rotamin-**H**agedorn(NPH)-Insulin,
- amorphe und kristalline Zinkinsuline,
- Surfeninsuline,
- Glargin-Insulin.

Bis auf die klar gelösten Surfeninsuline und das ebenfalls klare Glargin-Insulin handelt es sich um trübe Suspensionen, die vor der Injektion sehr gut durchmischt werden müssen. Die Wichtigkeit, gerade derartige Pen-Kartuschen wenigstens 20-mal durch Kippen sorgfältig zu durchmischen, wurde von Jehle et al. (1999) demonstriert. Insulinsuspensionen in Flaschen sollten zum Mischen zwischen den Handflächen gerollt und keinesfalls geschüttelt werden, damit das Insulin nicht durch Schaumbildung schneller an Wirkung – wenn auch sicherlich nur gering – verliert.

Früher verwendete **P**rotamin-**Z**ink-**I**nsuline („PZI"; mit Zink nicht nur zur Hexamerbildung, sondern in größerer Menge als Verzögerungssubstanz) sowie kristallisiertes Surfeninsulin und Humanglobin-Insuline werden von den derzeitigen Insulinanbietern in Deutschland nicht mehr vermarktet.

NPH-Insuline

Zur Bildung der NPH-Insulinkristalle (Größe 10 – 20 μ) werden in neutraler Lösung Protamin, in sehr geringer, fast „physiologischer" Konzentration ohne Verzögerungseffekt Zink sowie Phenol oder m-Cresol benötigt. Durch die **„Isophanie"** der NPH-Insuline, d. h., es liegt weder ein Überschuss an Protamin noch an Insulin vor (entsprechend 0,13 mg Protamin pro Milligramm Insulin), können NPH-Insuline mit Normalinsulinen stabil gemischt werden. **Die Wirkverläufe der Einzelkomponenten bleiben erhalten**. Derartige Mischungen mit neutralem pH werden in unterschiedlicher Abstufung von allen Insulinfirmen angeboten. Da die Insulin-Moleküle in den NPH-Insulinkristallen jedoch bei vorhandenem freiem Insulin untereinander im Austausch stehen, gelingen derartig stabile Mischungen nicht mit NPH-Insulin und den kurz wirkenden Insulinanaloga, da dieses Analoginsulin das Normalinsulin in der NPH-Bindung ersetzen kann. Das dann wieder aus der NPH-Bindung freigesetzte Normalinsulin hätte nicht die gewünschte schnelle Anfangswirkung. Für diesen Zweck muss die Neutrale-Protamin-Hagedorn-Insulinpräparation auch mit dem Analoginsulin (Humalog Mix 25 oder 50, NovoMix 30) hergestellt werden.

Die **fixen Mischungen** werden besonders bei den **konventionellen** Therapieformen, z. B. beim Typ-2-Diabetes, eingesetzt. Der Anteil fixer Insulin-Mischungen am Gesamtinsulinmarkt nimmt in Deutschland stetig ab und betrug im Herbst 2003 nur noch 36 % (IMS-Daten). Beim Typ-1-Diabetes (siehe Kap. 2.2, S. 63 ff.) könnten im seltenen Sonderfall die individuellen Gegebenheiten oder Wünsche eine derartige Therapie zulassen.

Bei der **intensivierten konventionellen Insulintherapie** wird immer noch am häufigsten das reine NPH-Insulin als Verzögerungsinsulin zur basalen Insulinversorgung verwendet, seit Sommer 2000 jedoch stark zunehmend auch Glargin-Insulin (siehe S. 96, siehe auch Kap. 4.1, S. 208).

Zinkverzögerte Insuline

Abhängig von pH-Wert, Zink- und Chlorid-Gehalt sowie anderen Zusätzen der Insulinlösung können unterschiedliche Zink enthaltende Insulinpartikel gewonnen werden. Heute werden vorwiegend Insulinkristalle aus Insulinhexameren, die zwei Zinkionen binden (Ultratard HM) und amorphes Zinkinsulin (Novo Semilente MC) verwendet. Beide sind in neutraler Suspension stabil.

Amorphes Zinkinsulin (Novo Semilente MC, ein Schweineinsulin) wirkt zeitlich insgesamt kürzer als das NPH-Insulin und die Zinkkristallinsuline, hat aber einen deutlich langsameren Wirkbeginn als das NPH-Insulin, dafür aber eine später stärkere Wirkung. Nach der Beobachtung von W. Berger (1990) eignet es sich sehr gut als „basales" Insulin zur Nacht, wenn mit NPH-Insulinen keine ausreichend niedrigen Nüchternblutzuckerwerte, insbesondere in den frühen Morgenstunden (**„Dawn-Phänomen"**), erzielt werden und eine weitere Dosissteigerung des NPH-Präparates wegen Unterzuckerungen – selbst bei einer (zumutbaren) Spätmahlzeit – nicht möglich ist. Amorphes Zinkinsulin wirkt im Gegensatz zu NPH-Insulinen in der zweiten Nachthälfte besonders gut (Strasser et al. 1993a). Während sich abends gespritztes Normalinsulin in dieser Situation wegen des deutlich schnelleren Wirkbeginns des NPH-Insulins mit ihm stärker überlagert, ist eine solche Überlagerung bei der später einsetzenden Wirkung der Zinkinsuline weniger ausgeprägt. Die klinische Erfahrung zeigt inzwischen, dass amorphes Zinkinsulin bei einem – echten – Dawn-Phänomen in der Regel nicht durch Glargin-Insulin ersetzt werden kann.

Kristallines Zinkinsulin (Insulin Ultratard HM) – die Kristalle sind etwa 15 – 25 μ groß – hat einen noch langsameren Wirkbeginn und wirkt deutlich länger als das NPH-Insulin. Auch dieses Insulin kann sich bei einigen Patienten zur basalen Insulinversorgung als gut geeignet erweisen, es wird jedoch deutlich seltener als das amorphe Zinkinsulin und erst recht als das NPH-Insulin eingesetzt, da seine Wirkung sowohl inter- als auch intraindividuell sehr stark schwankt. Je länger ein Insulin wirkt, desto gravierender wirken sich die Schwankungen der Resorptionsgeschwindigkeit auf den Blutzuckerverlauf aus. Besonders sorgfältig ist bei Zinkinsulinen auf die homogene Durchmischung zu achten. Infolge der schlechten Durchmischbarkeit der Kristallsuspensionen kann das Mischen – besonders nach langer Lagerung – im Extremfall bis zu 5 min erfordern.

Surfeninsulin

Insulin bildet mit Surfen einen Komplex, der in neutralem Milieu präzipitiert und nur in höherer Verdünnung löslich ist, jedoch bei **saurem** pH immer **klar** gelöst vorliegt. Ein solches Insulin ist nur noch als B-Insulin S und SC vom Schwein mit einem pH-Wert von 3,2 auf dem Markt. Erst nach Neutralisation durch die Gewebsflüssigkeit bilden sich amorphe Insulin-Surfen-Präzipitate in der Spritzstelle, die durch die Verdünnung mit der Gewebsflüssigkeit dann wieder aufgelöst werden müssen. Eine schnellere Anfangswirkung und etwas kürzere Wirkdauer erhielte man durch Zumischung entsprechender saurer Normalinsuline, wenn sich auch hier andere Wirkverläufe ergeben als bei getrennter Injektion. Die Surfeninsuline eignen sich zur konventionellen Insulintherapie. Das Prinzip der Verzögerung durch Präzipitation des im sauren pH gelösten Insulins in der Spritzstelle soll zu einer weniger ausgeprägten individuellen Schwankung der Resorptionskinetik führen. Diesen Effekt nutzt auch das Glargin-Insulin.

Insulinanaloga zur Verzögerung

Das A21Gly-B31Arg-B32Arg-Insulinanalog, genannt **Glargin-Insulin** (Lantus, Aventis), eine klare, saure Lösung mit einem pH-Wert von 4, nutzt ebenfalls wie die Surfeninsuline seine schwerere Löslichkeit nach Präzipitation im neutralen Milieu der Subkutis, um ohne zusätzliche Verzögerungssubstanzen die Resorption des Moleküls zu verlangsamen. Eine stärkere Adhäsion der Analog-Moleküle im Hexamer trägt nach Angabe der Herstellerfirma ebenfalls zur verlängerten Wirkung bei. Die klinischen Prüfungen haben die erwartete gleichmäßigere Resorption bestätigt. Die Anfangswirkung ist im Vergleich zum NPH-Insulin wesentlich schwächer. Ein weiterer, großer Vorteil liegt darin, dass Glargin-Insulin als Basalinsulin bei der Mehrzahl der Patienten nur 1-mal täglich gespritzt zu werden braucht – in der Regel zum Abendessen, sodass dann auch keine spätabendliche Injektion nötig ist. Zum Stand klinischer Studien siehe Kap. 4.1, S. 201 ff.

Die Zulassung des von Novo Nordisk entwickelten Insulinanalogs **Detemir-Insulin** (Levemir, B29Lys[ε-tetradecanoyl] des B30-Insulinanalogs) wird im Jahre 2004 erwartet. Bei diesem wurde die 30. Aminosäure der B-Kette entfernt und an die 29. Aminosäure, ein Lysin, eine Fettsäure, angekoppelt. Die Verzögerung erfolgt über die reversible Bindung dieses Moleküls an Serum-Albumin des Patienten. Zirka 1 % des im Blut befindlichen Insulinanalogs ist jeweils nicht gebunden. Dieses Insulin würde daher sogar bei i.v. Gabe als Verzögerungsinsulin wirken. Beim Menschen muss es zur Erzielung einer gleich starken Blutzuckersenkung allerdings ca. 3- bis 4-mal höher dosiert werden als NPH-Insulin (Brunner et al. 1999). Zum Stand klinischer Studien siehe Kap. 4.1, S. 201 ff.

Proinsulin und C-Peptid

Vor Jahren war geplant, das **Proinsulin** als Verzögerungsinsulin zu verwenden (vgl. Schatz u. Ammermann 1988). Die damals eingeleiteten Studien mussten wegen einer Zunahme koronarer Herzerkrankungen abgebrochen werden.

    C-Peptid wird bei der Insulinsekretion äquimolar zu Insulin in die Blutbahn abgegeben. Während die Leber etwa 50 % des sezernierten Insulins extrahiert, ist es beim C-Peptid nur ein kleiner Teil. C-Peptid hat mit 10 min eine etwa doppelt so lange Halbwertszeit wie Insulin. Die Niere scheint der Hauptort der Degradation des C-Peptids zu sein. Bei Nüchternen beträgt das molare Verhältnis zwischen C-Peptid und Insulin 5:1 und fällt prandial auf 2 bis 3:1 ab. Es soll bei Typ-1-Diabetikern die Nierenfunktion und eine autonome Dysfunktion verbessern sowie die Glucosemotilisation des Gewebes stimulieren und Haut- und Muskeldurchblutung verstärken (Kunt et al. 1999). Auch verbessere es über einen Na/K-ATPase-abhängigen Mechanismus die Erythrozytenverformbarkeit bei Typ-1-Diabetikern und somit die Rheologie des Blutes (Schneider et al. 1999). Ob es nützlich wäre, C-Peptid den Insulinpräparaten zuzusetzen, ist derzeit offenbar nicht prüfbar, da – nach Firmeninformation – keine ausreichende Materialmenge zur Verfügung steht.

Insulinkonzentration

In Deutschland sind zur Zeit Insuline mit der Konzentration 40 IE/ml = U-40-Insulin für das Aufziehen in Spritzen und 100 IE/ml = U-100-Insulin in Penkartuschen, Insulinfertigspritzen und zur Verwendung in Insulinpumpen verfügbar, mit Ausnahme von Lispro- und Aspart-Insulin sowie Glargin-Insulin, die auch zum Aufziehen in Spritzen aus Fläschchen nur in U-100-Konzentration erhältlich sind. Wenn, wie bei Kleinkindern, das Insulin in kleineren Schritten als ½ IE, wie es mit einem Pen nicht möglich wäre, gespritzt werden sollte, wird vielfach das U-40-Insulin als praktikabler angesehen. Adolph et al. (1995) sahen noch weitere Indikationen für das U-40-Insulin, die dafür sprächen, nicht auch in Deutschland generell von U-40- auf U-100-Insulin im Sinne einer Harmonisierung des europäischen Arzneimittelwesens umzustellen. Diese erschienen jedoch anderen Diabetologen (Beyer et al. 1995) nicht so bedeutsam. Nachdem auch Österreich am 1.1.2002 generell auf U-100-Insulin umgestellt hat, ist Deutschland jetzt das letzte Land der Europäischen Union, in dem noch Insuline in 2 Konzentrationen angeboten werden. U-40-Insulin wird als Normalinsulin etwas schneller resorbiert und wirkt dann geringfügig kürzer als U-100-Insulin, was jedoch klinisch bedeutungslos ist. Der Anteil des U-40-Insulins liegt zurzeit nur noch bei 5,2 %. Der Anteil verkaufter Insuline in Flaschen beträgt ca. 5 %, in Kartuschen 68 % und Fertigspritzen 27 % (IMS-HEALTH-Daten 10/03).

Begleitsubstanzen

Stoffe, die die Insulinwirkung verzögern

Protamin: Polypeptide aus dem Sperma verschiedener Fischarten. Auch wenn vereinzelt Antikörper gegen Protamin beschrieben wurden (Ellerhorst et al. 1990), hat dies extrem selten eine klinische Relevanz.

Surfen: 1,3-Bis(4-amino-2-methyl-6-chinolyl)Harnstoff (Aminoquinurid). Allergene Potenz mit insbesondere Typ-IV-Reaktionen und Lipodystrophien.

Zink: Spurenelement. Bei üblichen Insulindosen wird höchstens ein Hundertstel des normalen menschlichen Tagesbedarfs an Zink zugeführt, sodass schon theoretisch mit keinen Nebenwirkungen gerechnet werden muss.

Desinfizienzien

Methylparaben wird für zinkverzögerte Insuline benötigt und in den sauren tierischen Insulinen verwandt. Dieses Normalinsulin wäre auch mit Zinkinsulin mischbar. Der zulässige tägliche Aufnahmewert von Methylparaben liegt bei 10 mg/kg Körpergewicht. Bei 1 – 1,2 mg/40 bzw. 100 IE Insulin wird er nicht erreicht. Allergisierendes Potenzial erscheint klinisch nicht bedeutsam.

Phenol, m-Cresol (m-Methyl-Phenol) werden für die NPH-Insulinkristallbildung benötigt und in den meisten kurz wirkenden Präparaten sowie dem Glargin-Insulin entweder einzeln oder zusammen verwandt. Die maximale Konzentration liegt bei 3,25 mg/100 IE bzw. bei 2,25 mg/ 40 IE in der Summe. Der zulässige tägliche Aufnahmewert würde erst bei einem Insulinbedarf von über 26 IE/kg Körpergewicht erreicht werden. Allergisierendes Potenzial erscheint klinisch ebenso nicht bedeutsam, dennoch stellt Novo Nordisk für Patienten mit einer Allergie auf Phenol bzw. m-Cresol Actrapid HM mit dem Desinfektionsmittel Methyl-paraben zur Verfügung.

Stabilisatoren

Im Pumpeninsulin der Firma Aventis finden sich als Stabilisatoren:
• Polyethylenpolypropylenglykol, ein Emulgator bzw. Schutzkolloid (**Genapol**),
• **Trometamol** (Tris[hydroxymethyl-]Aminomethan), ein Puffer, besser bekannt als Tris-Puffer.

Es liegen vereinzelte Kasuistiken über einen zeitlichen Zusammenhang zwischen diesen Pumpeninsulinen und Schilddrüsen- und Insulinautoantikörperanstiegen vor. Diese finden sich aber im Bereich der Schwankungen, wie sie auch bei Patienten ohne Pumpeninsuline gesehen werden.

Puffernde Substanzen

Tris (siehe oben), **Natriumdihydrogenphosphat, Dinatriumhydrogenphosphat** und **Natriumacetat**. Zinkverzögerte Insuline sollten nicht mit phosphathaltigen gemischt werden (Brange 1987), da Zinkphosphat schwer löslich ist. Natriumacetat hat in neutralem pH, in dem es bei den zinkverzögerten Insulinen vorliegt, keine wesentliche Pufferwirkung mehr. Außerdem würde das in ihnen enthaltene Phenol oder m-Cresol die Kristallstruktur der Zinkinsuline zerstören (Wollmer et al. 1987). Die Acetatpufferung spielt für die Bildung der Insulinzinkkristalle im sauren Milieu eine Rolle. Ebenso ist dafür auch der Zusatz von Natriumchlorid unverzichtbar.

Osmotisch wirksame Substanzen

Um Insulin als isotone Flüssigkeit injizieren zu können, werden **NaCl, Glycerol** oder **Glucosemonohydrat** zugesetzt.

Alle oben beschriebenen Begleitsubstanzen sind in den verwendeten Dosierungen aus toxikologischer Sicht unbedenklich (siehe auch Römpp 1995, Schatz et al. 1986).

Stabilität

Insulinpräparate sind Proteinlösungen oder -suspensionen. Je nach Begleitsubstanzen und pH-Wert finden chemische Reaktionen statt, die das Insulin verändern. Diese Reaktionen sind temperaturabhängig. So kommt es z.B. zur Bildung von Desamidoinsulin. Dieses hat jedoch die gleiche Wirkstärke wie das ursprüngliche, soll aber heute zur Reduzierung der Antigenität niedrig gehalten werden, obwohl keine signifikante Steigerung der Antigenität bei Desamidoinsulin gefunden wurde (Brange 1987). Im Gegensatz zum neutralen ist im sauren Milieu die Desamidoinsulinbildung deutlich stärker, sodass bei einem pH-Wert von 3 und einer Lagerung von 2 Jahren bei 4 °C etwa die Hälfte des Insulins desamidiert ist (Brange 1987). Der Hauptangriffspunkt für die Desamidierung ist das Asparagin an der Position A21. Im Glargin-Insulin wurde dieses Asparagin gegen Glycin getauscht, sodass die Desamidoinsulinbildung erheblich reduziert werden konnte (G. Seipke, Persönliche Mitteilung 2000). Auch eine Polymerisation findet temperaturabhängig statt. Nach 2 Jahren Lagerung bei 4 °C schwankt der Anteil bei verschiedenen Insulinpräparationen zwischen 0,11 % und 1,6 %, bei 25 °C finden sich jedoch nach dieser Zeit zwischen 1,6 und 15,5 % Anteile von Produkten mit höherem Molekulargewicht als Insulin (Brange 1987).

Für die Praxis ergibt sich daraus, dass Insulinvorräte bei Temperaturen von **2 – 8 °C** gelagert werden sollten und dass angebrochenes Insulin ca. 1 Monat – nach Herstellerangabe **über längstens 28 Tage** – durchaus den in Europa üblichen **Umgebungstemperaturen** ausgesetzt werden kann. Es sollten natürlich nicht gerade die wärmsten Orte zur Ablage gewählt werden.

Inhalatives Insulin

Derzeit muss Insulin als Protein weiterhin unter Umgehung der gastrointestinalen Verdauungsprozesse in den Körper gebracht werden. Vielfältige Entwicklungsarbeiten zur bukkalen, nasalen, inhalativen und auch oralen sowie zur rektalen Gabe wurden und werden immer wieder durchgeführt. Zurzeit sind mindestens 6 Verfahren für **inhalierbare** Insuline in Entwicklung bzw. in klinischer Prüfung. Die Resorption über die Lungenalveolen scheint ähnlich reproduzierbar wie bei subkutaner Insulingabe zu sein (Heinemann et al. 1999). Die Dosis des zu applizierenden Insulins liegt jedoch bis zu 10fach höher als bei der subkutanen Gabe. Es wird vermutet, dass der Abbau erhöht ist. Außerdem erreicht nur ein kleinerer Teil des inhalierten Insulins den Resorptionsort, die Alveolen. Wegen der Frage, inwieweit das Lungengewebe die langfristige Applikation von Insulin ohne Nebenwirkung verträgt, müssen verständlicherweise langjährige klinische Prüfungen durchgeführt werden. Für das in Pulverform inhalative Insulin von **Pfizer/Aventis**, dessen Entwicklung am weitesten fortgeschritten ist und das sich schon lange in der Arzneimittelprüfphase III befand, zeigten sich bei 5-jähriger Anwendung keine Veränderungen der Lungenfunktionsparameter; ob eine geringfügige Abnahme nach noch längerer Beobachtungsdauer eine Folge des Älterwerdens der Patienten ist oder nicht, wurde im Vergleich mit einer Kontrollgruppe überprüft. Gemäß einer Pressemitteilung der Firmen Pfizer und Aventis vom 4. März 2004 wurde der Zulassungsantrag ihres inhalativen Insulins (Exubera) bei der europäischen Arzneimittelbehörde EMEA eingereicht, angenommen und somit das Zulassungsverfahren eröffnet. Die Firma **Novo Nordisk** entwickelt ebenfalls ein flüssiges, inhalierbares Insulin. Einige weitere Verfahren für inhalierbare Insuline sind auch in der Entwicklung schon weit fortgeschritten. Insulin kann z.B. aber auch an kleinste Kügelchen aus abbaubaren Fumarsäurederivaten, an **„Technospheres"**, zur Inhalation gekoppelt werden. Auf einem ähnlichen Prinzip beruhen auch die neueren Versuche zur Herstellung eines **oralen**, also enteral als intaktes Molekül resorbierbaren Insulins.

Ausblick

Hoffnung auf eine **orale** Applikationsart einer **„insulinwirksamen"** Substanz wurde 1999 (Zhang et al. 1999) geweckt. Es war festgestellt worden, dass ein Metabolit eines Pilzes aus dem Urwald (L-783,281), ein Chinon, also kein Eiweißkörper, die menschliche Insulinrezeptor-Tyrosinkinase aktiviert. Es hatte sich auch im Tierversuch als blutzuckersenkend gezeigt. Mit einer derartigen Substanz wäre eine orale Medikation vorstellbar. Ob eine entsprechende Substanz mit akzeptablem Risikoprofil gefunden und inwieweit bei einem derartigen Applikationsweg eine ausreichend reproduzierbare Wirkkinetik erreicht werden kann, bleibt abzuwarten. Es wurde bereits über weitere, kleine synthetische Moleküle berichtet, welche ebenfalls durch Aktivierung des Insulinrezeptors eine Insulinwirkung entfalten (Ding et al. 2000).

Fazit für die Praxis

Es gibt für Diabetiker nicht das **eine** Insulin, das für **alle** optimal ist. Erfahrung mit allen Präparaten ist hilfreich, um möglichst schnell das für den individuellen Patienten geeignetste Insulin bzw. die günstigste Kombination verschiedener Präparate zu finden.

2.6   Glucagon

E. v. Kriegstein (Bad Bevensen), H. Schatz (Bochum)

Das Peptidhormon Glucagon besteht aus 29 Aminosäuren. Es wird in den Alpha- oder A-Zellen der Langerhans-Inseln des Pankreas aus der Vorstufe des Proglucagons gebildet. Glucagon wird **ins Blut abgegeben, wenn die Blutzuckerwerte unter 70 mg/dl (3,9 mmol/l) sinken** (Schwartz et al. 1987, Mitrakou et al. 1991). Bei langjährigen Diabetikern und nach vielen Hypoglykämien kann diese Reaktion auch erst bei deutlich niedrigeren Werten erfolgen – wenn überhaupt (Bolli et al. 1983). Über die Pfortader gelangt Glucagon in die Leber, die es zur Glykogenolyse und auch zur Gluconeogenese anregt. Dadurch wird der Blutzuckerspiegel wieder gesteigert.

Glucagon wird nach s.c. Injektion bei Unterzuckerung rasch resorbiert. Der maximale Blutspiegel wird etwa nach 10–15 min erreicht. Bei einer Halbwertszeit von ca. 10 min wird als Folge der Glucagonwirkung der Ausgangsblutspiegel nach 2–3 h wieder erreicht (Pingel et al. 1983). Es ist meist gut verträglich. An Nebenwirkungen werden im Wesentlichen Übelkeit, Brechreiz und Kopfschmerzen beschrieben (Miller et al. 1982). Kürzlich wurde bei der kontinuierlichen Behandlung mit Glucagon bei zwei Neugeborenen mit persistierender hyperinsulinämischer Hypoglykämie im Kindesalter über das Auftreten eines **Erythema necrolyticum migrans** berichtet (Wald et al. 2002), wie es auch bei einem Glucagon produzierenden Tumor gefunden werden kann. Nach Absetzen der Therapie bildete es sich wieder zurück.

Glucagon-Injektion durch Hilfsperson bei schwerer Unterzuckerung, wenn keine i.v. Glucosegabe möglich

Eine schwerere Hypoglykämie, bei welcher der Patient sich nicht mehr selbst helfen kann und auch von Hilfspersonen wegen mangelnden Schluckvermögens keine Kohlenhydrate mehr oral zugeführt werden können, lässt sich in der Regel gefahrlos auch durch informierte Laien mit einer **subkutanen oder intramuskulären Injektion von 1 mg Glucagon** (15 µg/kg bei Kindern) beseitigen (Cryer et al. 1994). Da nach einer solchen Injektion die Glykogenspeicher der Leber entleert sind, sollten diese nach Rückkehr des Bewusstseins nach ca. 10–20 min oder auch 30 min (Althoff et al. 1999, Howell et al. 1997) **durch orale Kohlenhydrate wieder aufgefüllt** werden. Der die Hypoglykämie verursachende hohe Insulinspiegel könnte sonst in der Folgezeit eine erneute Unterzuckerung bewirken. Die **sicherste Behandlung** einer schweren Hypoglykämie ist natürlich die **intravenöse Gabe von Glucose** (MacCuish 1993), insbesondere bei sehr dünnen oder anorektischen Menschen mit geringen Glykogenreserven oder bei Zuständen von Bewusstlosigkeit, die 1 h oder länger andauern. Auch bei Hypoglykämien von Diabetikern nach Alkoholkonsum, die mit nichtsteroidalen Antirheumatika wie z. B. Indometacin behandelt werden oder Lebererkrankungen haben, kann das Glucagon ineffektiv sein. Bei schlechten Venenverhältnissen oder wenn der Patient im Rahmen einer Unterzuckerung tobt, kann es auch für das Fachpersonal unmöglich sein, einen entsprechend sicheren i. v. Zugang zu erreichen, sodass dann nichts anderes übrig bleibt, als Glucagon s.c. oder i.m. zu injizieren. Wenn ein Diabetiker aufgrund einer schweren autonomen Neuropathie des Gastrointestinaltraktes eine Magenentleerungsverzögerung hat und trotz Traubenzuckereinnahme bei den ersten Symptomen dennoch in schwere Hypoglykämien gerät, kann es erforderlich werden, dass sogar der Betroffene selbst sich das Glucagon spritzt. Haymond et al. (2001) berichteten über die erfolgreiche Verhinderung von Hypoglykämien bei Kindern mit Typ-1-Diabetes und akuter Gastroenteritis mit prophylaktischen Minidosen von Glucagon: 20–150 µg evtl. in halbstündigem Abstand wiederholt.

Glucagon-Präparate gibt es in Deutschland nur von der Firma Novo Nordisk. Diese Präparate werden **gentechnologisch hergestellt**: GlucaGen bzw. GlucaGen HypoKit. GlucaGen wird als lyophilisierte Trockensubstanz geliefert und muss vor der Anwendung aufgelöst werden. Beim GlucaGen HypoKit liegt eine mit 1 ml Wasser für Injektionszwecke vorgefüllte Spritze bei, mit der das Wasser in die Ampulle mit der Trockensubstanz zu ihrer Auflösung gespritzt und die fertige Glucagonlösung nach dem Auflösen auch wieder aufgezogen und injiziert werden kann. Dieser Vorgang muss Laien natürlich beigebracht werden, damit sie im Notfall tatsächlich helfen können. Diese umständliche Vorgehensweise ist erforderlich, da eine Glucagonlösung schon nach wenigen Minuten nachweislich an Wirkung verliert, während die Trockensubstanz jahrelang wirksam bleibt. Die gebrauchsfertige Injektionslösung enthält neben Wasser für Injektionszwecke lediglich noch Lactulose als osmotisch wirksame Substanz.

Fazit für die Praxis

Die Therapie der ersten Wahl bei schwerer Hypoglykämie ist Glucose i. v. Ist dies nicht möglich, sollte Glucagon s. c. oder i. m. injiziert werden.

2.7   Kontinuierliche Glucosemessung und künstliches Pankreas

A. F. H. Pfeiffer (Berlin/Potsdam), G. Freckmann (Ulm)

Kontinuierliche Glucosemessgeräte zu entwickeln ist seit langem Ziel der Forschung und Entwicklung. In den letzten Jahren wurde an verschiedenen Verfahren gearbeitet, die in der Regel nicht mehr die Blutglucose, sondern den Gewebeglucosespiegel im subkutanen Fettgewebe messen. Eines der ersten zuverlässig funktionierenden Verfahren kombiniert das Prinzip der Mikrodialyse (Meyerhoff et al. 1992) mit einem enzymatisch amperometrischen Sensor. Weitere interessante Entwicklungsansätze, wie z. B. ein viskosimetrisch messendes Mikrodialysesystem (Beyer et al. 2001) von der Firma Disetronic und ein subkutan implantierbarer Sensor von der Firma DexCom, sind viel versprechende Prinzipien. Auf dem IDF-Kongress 2003 in Paris hat die Firma Pendragon ein nichtinvasiv messendes Gerät (Pendra, s. S. 34) vorgestellt. Viele Forscherteams und Firmen sind mit der Entwicklung von kontinuierlichen Messystemen beschäftigt. Mikrodialysesysteme (Schoemaker et.al. 2003) werden z. B. von Roche in klinischen Studien überprüft und das GlucoDay-Gerät der Firma Menarini ist seit kurzem auf dem Markt erhältlich. Die transdermal messende GlucoWatch der Firma Cygnus wird bereits in den USA und England vertrieben, und einige andere Systeme werden in Kürze verfügbar sein. Beim seit einigen Jahren erhältlichen CGMS-Gerät der Firma MiniMed handelt es sich um einen Nadelsensor, der mindestens 3 Kalibrationsmessungen am Tag erfordert und nach 3 Tagen ausgelesen wird. Mit diesem System, bei dem seit Ende 2002 ein verbesserter Sensor eingesetzt wird, wurden bereits wichtige Erfahrungen im klinischen Alltag gesammelt. Der Stellenwert der einzelnen neu auf den Markt kommenden Geräte ist noch zu überprüfen, die kontinuierliche Glucosemessung insgesamt wird in den nächsten Jahren sicher einen festen Platz in der Diabetestherapie einnehmen.

Ein **„künstliches Pankreas"** im Sinne einer apparativen glucosegesteuerten Blutzuckerregulation wurde bereits 1974 von den Arbeitsgruppen von Albisser (1974) und Pfeiffer (1974) vorgestellt. Diese tischfüllenden Geräte verwendeten eine kontinuierliche amperometrische Glucosemessung mittels Glucoseoxidase und einen computergesteuerten Algorithmus zur intravenösen Infusion von Insulin sowie Glucose. Eine kommerzielle Version dieses Gerätes, der **„Biostator"**, wurde von der Arbeitsgruppe um E. F. Pfeiffer in Ulm entwickelt. Der „Biostator" ist als erstes „Closed-Loop-System" in der Lage, eine normnahe Blutglucoseeinstellung zu gewährleisten, und wird bis heute vor allem in Forschungseinrichtungen eingesetzt. Wegen der intravenösen Zugänge sowie der Größe und der aufwendigen Bedienung des „Biostators" ist nur eine stationäre Anwendung möglich (Kerner et al. 1991).

Die Entwicklung einer miniaturisierten Version des künstlichen Pankreas scheiterte zunächst an dem Fehlen einer zuverlässigen Online-Messmethode für die Glucose. Mittlerweile sind zuverlässig arbeitende miniaturisierte Sensoren für wissenschaftliche Arbeiten verfügbar, die mit Hilfe einer Mikroelektronik zur Steuerung von handelsüblichen Insulinpumpen eingesetzt werden können. Seit der Einführung der kurz wirkenden Insulinanaloga wird die Entwicklung von Closed-Loop-Systemen auf der Basis von Gewebeglucosemessungen und subkutaner Insulinapplikation intensiv vorangetrieben. Beim Einsatz der Gewebeglucosemessung ist neben der technisch bedingten Zeitverzögerung zu beachten, dass sich schnelle Änderungen der Blutglucose im Gewebe vermutlich zeitverzögert widerspiegeln. Die durch Messort und System verursachten Bedingungen sowie die spezielle Insulinkinetik sind bei der Entwicklung von Algorithmen (Hoss et al. 1999) zu beachten. Algorithmen, die eine Steuerung basierend auf subkutaner Messung und Insulinapplikation ermöglichen sollen, werden derzeit in verschiedenen Arbeitsgruppen entwickelt und überprüft (Gerber et al. 2002, Hovorka et al. 2002). Die bisher vorgestellten Algorithmen aus dem Institut für Diabetes-Technologie in Ulm (Kalatz et al. 2000) berechnen die zu erwartende Blutglucosekonzentration aus der Messung der Glucosespiegel, Informationen über patientenspezifische Parameter, wie z. B. seine Insulinempfindlichkeit und seinen Insulinbedarf bei Mahlzeiten, und steuern danach die Abgabe von Insulin. Diese Berechnung wird mit jeder Glucosemessung, die mehrfach pro Stunde stattfindet, korrigiert. Bisher erfordert der Algorithmus jedoch Informationen über die Essensaufnahme des Patienten sowie beabsichtigte Aktivitäten, wie beispielsweise Sport. Ähnliche Entwicklungen und Untersuchungen wurden im Rahmen des ADICOL-Projektes (Vering 2003) in den letzten Jahren durchgeführt. Die bisher veröffentlichten Ergebnisse zeigen bei Eingabe von Mahlzeitenparametern in den Rechner eine normnahe Stoffwechsellage. Eine vollautomatische Regelung in der mahlzeitenfreien nächtlichen Phase erscheint bereits heute möglich.

Die erste Version einer **vollständig implantierbaren künstlichen Bauchspeicheldrüse** wird zurzeit in Studien in Frankreich getestet. Dabei wird der Glucosesensor in der V. cava und eine Insulinpumpe im subkutanen Fettgewebe implantiert. Über den **im intraperitonealen Raum endenden Katheter** wird hochkonzentriertes U400-Insulin appliziert. Über einige Tage sind mit diesem System bereits erste Versuche im Closed-Loop-Modus (Shah et al. 2002) durchgeführt worden. Bei weiteren Versuchen konnte eine gute Stoffwechseleinstellung erreicht werden, wenn zusätzlich zur automatischen Basalinsulinsteuerung der Mahlzeitenbolus vom Patienten eingegeben wurde.

Die derzeit vorliegenden Studiendaten zeigen, dass sowohl mit vollständig implantierten und intraperitoneal applizierenden Systemen als auch mit den über subkutane Zugänge arbeitenden Systemen eine Regelung der Blutglucose möglich ist. Bei zusätzlicher Eingabe von Mahlzeitenparametern in den Algorithmus konnte in Studien bereits eine gute Blutglucoseeinstellung erreicht werden. Damit ist der Regelkreis noch nicht vollständig geschlossen wie beim „Biostator", doch auch Geräte mit einer nächtlichen automatischen Steuerung und einer teilautomatischen Steuerung zu den Mahlzeiten, beim Sport und in anderen besonderen Situationen können schon wesentliche Fortschritte für die Diabetestherapie bieten.

Eine umfangreiche Absicherung gegen Messungsungenauigkeiten und fehlerhafte Berechnungen der Insulinabgabe ist notwendig. Hierzu sind die **Weiterentwicklung der Sensortechnologie** sowie eine weitere Miniaturisierung und intensive Erprobung der Geräte erforderlich. Wahrscheinlich werden die Geräte auch eine positive Blutzuckerregulation zur Anhebung der Blutzuckerspiegel oder zumindest eine **„Hypoglykämie-Warnung"** zur Sicherheit benötigen. Mit dem Fortschritt der Elektronik sind **selbstlernende Computeralgorithmen** konzipierbar, die auch auf variierende Patientenparameter eingehen und im Zusammenspiel mit besseren Sensoren sowie schnell und kurz wirkenden Insulinen sogar eine völlig automatisierte Rückkoppelungssteuerung ermöglichen könnten. Trotz der umfangreichen Sicherheitsvorkehrungen, die für eine rückgekoppelte Insulinsteuerung notwendig sind, ist im kommenden Jahrzehnt wahrscheinlich mit ersten klinisch anwendbaren Systemen zu rechnen.

2.8   Pankreas- und Inselzelltransplantation

R. G. Bretzel (Gießen)

Der biologische Ersatz der autoimmunologisch zerstörten Betazellen des Pankreas durch Pankreasorgan- oder Pankreasinselzell-Transplantation ist derzeit die einzige Therapie, die eine vollständige Normoglykämie durch Wiederherstellung der Feedback-kontrollierten, bedarfsgerechten endogenen Insulinsekretion, d. h. ohne die Gefahr von Hypoglykämien, erzielt (Bretzel 1999). Nachteilig ist die gegenwärtig noch notwendige lebenslange immunsuppressive Behandlung des Empfängers, um einen Transplantatverlust durch Abstoßung oder autoimmunologische Zerstörung zu verhindern.

Nahezu 20.000 Transplantationen der Bauchspeicheldrüse weltweit

Bis Juni 2003 wurden dem International Pancreas Transplant Registry (IPTR) am Department Chirurgie der Universität Minnesota in Minneapolis, USA, 19.685 Pankreasorgan-Transplantationen bei Typ-1-Diabetikern gemeldet (Abb. 2.8-**1**) (Bland 2003), darunter etwa 5000 Fälle aus Europa. In 78 – 93 % aller Fälle (USA bzw. außerhalb der USA) erhielt der Patient in einer einzigen Operation gleichzeitig ein Pankreasorgan und eine Niere vom selben Spender. Die Überlebensrate 1 Jahr nach Transplan-

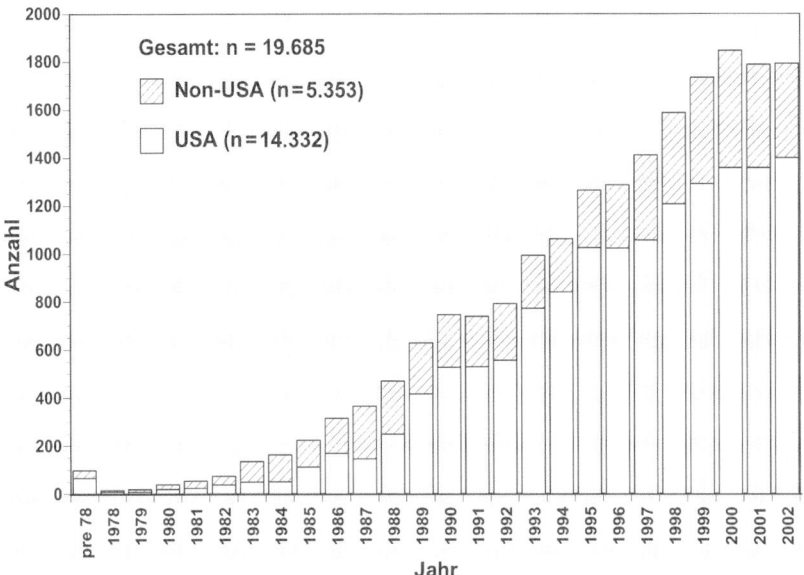

Abbildung 2.8-1   Pankreasorgan-Transplantationen bei Typ-1-Diabetikern weltweit in den Jahren 1978 bis 2002.

tation betrug bei gleichzeitiger Pankreas- und Nierenübertragung (SPK-Fälle; Europa, Australien und Kanada, 01/1996 – 05/2003) 96 % für die Patienten, 85 % für das Pankreas und 91 % für die Niere und blieb über die ersten drei Jahre relativ konstant (Abb. 2.8-**2**).

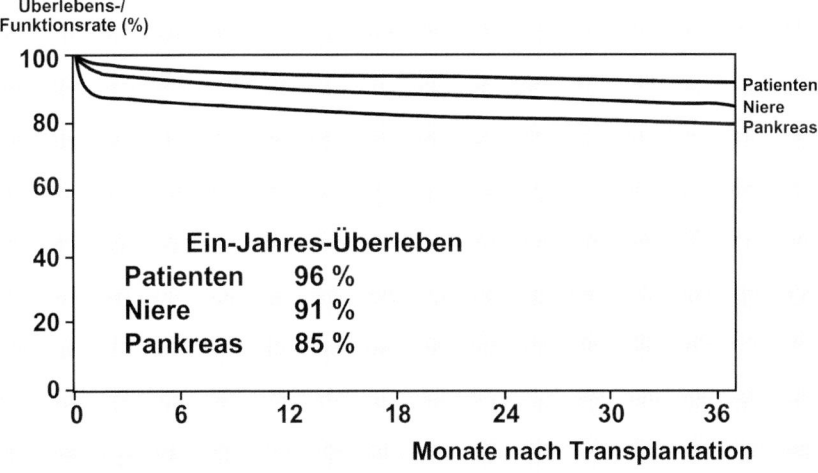

Abbildung 2.8-2   Patienten- und Transplantatüberleben bei simultaner Pankreas-Nieren-Transplantation Januar 1996 bis 15. Mai 2003 bei 2836 Typ-1-Diabetikern in Europa, Australien und Kanada.

Zunehmend Ableitung des exokrinen Sekrets in den Darm, nicht mehr in die Blase

Seit einigen Jahren wird anstelle der bisherigen Standardoperationstechnik mit Ableitung des Ductus pancreaticus in die Harnblase eine physiologischere enterale Drainage favorisiert. Dies gilt auch für neuere Versuche, den venösen Pankreasabfluss nicht mehr systemisch, sondern in das Pfortadersystem vorzunehmen.

Insulinunabhängigkeit, jedoch höhere Insulinspiegel

Erhaltene Pankreastransplantatfunktion führt zu Unabhängigkeit von Insulininjektionen, normalen Blutzuckertagesprofilen und normalen oder normnahen HbA_{1c}-Werten (Robertson et al. 2000). Die basale und stimulierte Insulinkonzentration im peripheren Blut ist etwa 2- bis 3-mal so hoch wie normal. Teilweise mag dies Ausdruck der **steroid-induzierten** Insulinresistenz sein, zum anderen ist die **unphysiologische** Insulinabgabe ins periphere Blut anstatt in den Pfortaderkreislauf dafür verantwortlich. Es findet sich aber kein ungünstiges, atherogenes Lipidprofil.

Die Hypoglykämie-induzierte hormonelle Gegenregulation und die **Hypoglykämiewahrnehmung** sind nach Pankreastransplantation wiederhergestellt (Bolinder et al. 1991). Alle metabolischen Effekte waren auch in Langzeitstudien (bis zu 20 Jahre nach Transplantation) erhalten.

Neuauftreten oder Progression diabetischer Komplikationen vermindert

Nahezu alle transplantierten Patienten hatten eine mehr als 20-jährige Diabetesdauer hinter sich, waren niereninsuffizient bzw. in chronischer Dialysebehandlung und wiesen meist schwere mikro- und makroangiopathische Schäden auf. Umso erstaunlicher ist es, dass inzwischen zu allen bekannten Sekundärkomplikationen mehrere Studien mit positiven Effekten im Hinblick auf das Neuauftreten und die Progression diabetischer Organfolgeschäden vorliegen (Robertson et al. 2000).

Bei einem Drittel Relaparotomie nötig

Die chirurgische Komplikationsrate der Pankreastransplantation ist immer noch beträchtlich. Die **Relaparatomierate** aufgrund von intraabdominalen Infektionen und Abszessen, Transplantatthrombosen, Anastomosenleakagen usw. liegt bei etwa 30 % (Gruessner et al. 1997).

Die **Mortalitätsraten** betragen 1 und 3 Jahre nach Pankreastransplantation 5 – 7 %. Die Lebenserwartung von Diabetikern mit autonomer Neuropathie konnte durch eine Pankreastransplantation entscheidend verlängert werden. In Langzeitstudien über mehr als 10 Jahre war die Überlebenschance von Patienten nach kombinierter Pankreas-Nieren-Transplantation signifikant besser als nach alleiniger Nierentransplantation (Smets et al. 1999). Langfristig scheinen nur kombiniert Pankreas-Nierentransplantierte Diabetiker quoad vitam von diesem Eingriff zu profitieren. So wurde im Dezemberheft 2003 von JAMA eine große, retrospektive Kohortenstudie zur 4-Jahres-Überlebensrate von 5990 Diabetikern publiziert, die an 124 Transplantationszentren der USA in den Jahren 1995–2000 Pankreasorgan-transplantiert worden waren – entweder simultan mit einer Niere oder nach vorangegangener Nierentransplantation oder präurämisch mit Pankreas allein (Venstrom et al. 2003). Verglichen wurde deren Mortalität mit jener von 5582 Patienten, die auf der Transplantations-Warteliste verbleiben mussten (in der Regel, weil kein geeignetes Spenderorgan zur Verfügung stand). Nach einem anfänglichen, postoperativen (bis 90 Tage nach Operation) 1,52fachen Mortalitätsrisiko war das Mortalitätsrisiko von simultan Pankreas-Nieren-Transplantierten in den folgenden 4 Jahren um 57 % geringer (OR 0,43). Für Patienten, die eine Pankreasorgantransplantation nach vorangegangener Nierentransplantation erhielten, war das 4-Jahres-Mortalitätsrisiko aber um 42 %, für Pankreas-allein-Transplantierte sogar um 57 % höher als für Diabetiker, die auf der Transplantations-Warteliste verblieben.

> **Über 700 Inselzelltransplantationen in Gießen gemeldet,
> jeder 12. Patient war nach 1 Jahr noch insulinfrei.**

Dem International Islet Transplant Registry (ITR) an der Medizinischen Klinik und Poliklinik III der Universität in Gießen liegen Daten über 705 humane Inselzelltransplantationen bei Typ-1-Diabetikern im Zeitraum von 1974–2003 vor. Im Zeitraum 1990–06/2003 sind es 615 Fälle (Tab. 2.8-**1**) (Brendel et al. 2003). Gießen nimmt mit 83 Inselzelltransplantationen weltweit die Spitzenstellung ein.

Tabelle 2.8-1   Adulte simultane Insel-Nieren(SIK)- oder Insel-nach-Nieren(IAK)-Transplantation bei Typ-1-Diabetikern im Zeitraum 1990 bis Juni 2003

• **Anzahl aller Fälle von 1990 bis zum 30.06.2003**	**615**
• **Institutionen:**	
Gießen	83
Mailand	63
Brüssel	55
Minneapolis	49
Edmonton	48
Miami	47
Genf	33
Pittsburgh	26
St. Louis	22
38 weitere Institutionen ($\leq$ 20 Fälle)	189
• **Ergebnisse bei 246 gut dokumentierten, vorher C-Peptid-negativen Fällen, 1 Jahr nach Transplantation**	
Patienten-Überlebensrate	96%
Inselfunktionsrate*	50%
Insulinunabhängigkeitsrate	8%
Längste Insulinunabhängigkeit	> 6 Jahre

* Patienten mit basalem C-Peptid $\geq$ 0,5 ng/ml

Mit der Entwicklung eines automatisierten Verfahrens zur Inselisolierung seit Beginn der 1990er Jahre mittels des Enzyms Collagenase (Ricordi et al. 1988) lassen sich standardisiert mehrere hunderttausend Inseln aus einem Spenderpankreas isolieren, und es konnte bei einem Typ-1-Diabetiker erstmalig vor 10 Jahren völlige Insulinunabhängigkeit nach Transplantation von adulten humanen, allogenen Inseln erreicht werden (Scharp et al. 1990). Damit begann etwa **1990 eine neue Ära** der klinischen Insel(zell)transplantation (Bretzel et al. 1994).

Eine Analyse von gut dokumentierten 246 Fällen von Inseltransplantationen bei C-Peptid-negativen Typ-1-Diabetikern ergibt nach einem Jahr eine Überlebensrate der Patienten von 96 %, eine Inseltransplantatfunktionsrate (C-Peptid basal $\geq$ 0,5 ng/ml) von 50 % und eine **Insulinunabhängigkeit in 8 %** der Fälle (Brendel et al. 2003).

Das Maximalziel, die Insulinunabhängigkeit, wird durch Inseltransplantation eher erreicht, wenn folgende **4 Kriterien** eingehalten werden:

1. kalte Ischämiezeit des Spenderpankreas von $\leq$ 8 h,
2. $\geq$ 6000 Inseläquivalente (d. h. auf einen Inseldurchmesser von durchschnittlich 150 μm bezogen) pro Kilogramm Körpergewicht des Empfängers,
3. Inselimplantation in die Leber über das Pfortadersystem,
4. Induktionsimmunsuppression mit monoklonalen oder polyklonalen Antikörpern.

Die bisherige Gießener Methode: etwa jeder 5. Empfänger insulinfrei

Die Inseln, Mikroorgane („Zellhaufen") von durchschnittlich 50 – 500 μm Durchmesser und aus ca. 2000 überwiegend Beta- und Alphazellen bestehend (von meist nur einem Spenderorgan), werden in Lokalanästhesie mittels Seldinger-Kathetertechnik transkutan-transhepatisch über das Pfortadersystem in die Leber eingeschwemmt (Weimar et al. 1999). Damit erzielten wir bei unseren ersten 24 Fällen eine 3-Monats-Funktionsrate der Inseln von 100 % (SIK) bzw. 75 % (IAK) (Bretzel et al. 1999). Eine Verlaufsstudie über 1 Jahr ergibt eine signifikant höhere Inseltransplantatfunktionsrate (C-Peptid basal $\geq$ 0,5 ng/ml) von 81 % für die SIK-Patienten und 50 % für die IAK-Patienten (Tab. 2.8-**2**). Mittlerweile konnten 12 unserer 67 Inseltransplantatempfänger auf Insulininjektionen gänzlich verzichten. Damit liegt die **Insulinunabhängigkeitsrate nach einem Jahr** in unseren Fällen **bei 18 %** gegenüber 8 % in den Fällen anderer Transplantationszentren.

Die Indikationen und Kontraindikationen für eine Pankreas- oder Inselzelltransplantation

Unbestritten sind die in Tab. 2.8-**3** aufgelisteten Indikationen für die verschiedenen Transplantationsverfahren. Für eine Inseltransplantation gilt einschränkend, dass ein Transplantationserfolg, d. h. vollständige Insulinunabhängigkeit, unwahrscheinlicher wird, wenn der Body-Mass-Index des Empfängers über 28,0 und sein täglicher Insulinbedarf als Ausdruck einer Insulinresistenz über 0,9 Einheiten pro Kilogramm Körpergewicht liegt (Tab. 2.8-**3**). Denkbar sind auch Pankreas- oder Inselzelltransplantationen bei Typ-1-Diabetikern bereits unter chronischer Immunsuppression wegen z. B. Herz- oder Lebertransplantation (Tab. 2.8-**3**). Die Kontraindikationen für eine Pankreasorgan- oder Inselzelltransplantation entsprechen weitgehend den Kontraindikationen sonstiger Transplantationen.

Tabelle 2.8-2   Inseltransplantatüberleben 1 Jahr nach simultaner Insel-Nieren-Transplantation (SIK) oder Insel-nach-Nieren-Transplantation (IAK) bei 67 Gießener Fällen

	SIK n = 43 (%)	IAK n = 24 (%)
Patientenüberleben	43 (100)	22 (90)
Inselfunktion	35 (81)	11 (50)*
Insulinunabhängigkeit	7 (16)	5 (23)*
Nierenfunktion	41 (95)	22 (100)*

* Prozentangaben der IAK-Empfänger, berechnet aus 22 überlebenden Patienten, 2 Patienten aufgrund einer kardiovaskulären Erkrankung verstorben

Tabelle 2.8-3   Indikationen zur kombinierten Pankreas-Nieren(SPK)- oder Insel-Nieren(SIK)-Transplantation bzw. zur Pankreas-nach-Nieren(PAK)- oder Insel-nach-Nieren(IAK)-Transplantation und bisherige Kontraindikationen

Indikationen bei Typ-1-Diabetes-mellitus

1. Vorausgegangene (> 6 Monate) Nierentransplantation (IAK)
2. Präterminale/terminale Niereninsuffizienz (SIK)
3. Vorausgegangene andere Organtransplantation (z.B. Leber) oder Immunsuppression aus anderer Indikation
4. Rezidivierende schwere Hypoglykämien aufgrund von Wahrnehmungs-/Gegenregulationsstörungen

Kontraindikationen

1. Alter weniger als 18 Jahre oder mehr als 65 Jahre
2. Diabetesdauer weniger als 10 Jahre
3. Diabetesmanifestation nach dem 35. Lebensjahr
4. C-Peptid-Restsekretion (Plasma-C-Peptid 6 min nach 1 mg Glucagon i.v. $\geq 0{,}2$ ng/ml)
5. Creatinin-Clearance weniger als 45 ml/min (außer bei SIK)
6. Portale Hypertension
7. Floride Infektionen, insbesondere auch Hepatitis B und C
8. Florides Ulcus ventriculi oder duodeni
9. Psychose
10. Noncompliance
11. Medikamenten- oder Drogenabusus
12. Malignom, falls nicht geheilt und rezidivfrei für mindestens 5 Jahre
13. Unbehandelte koronare Herzkrankheit mit relevanter kardialer Funktionseinschränkung
14. Unbehandelte poliferative diabetische Retinopathie

Relative Kontraindikationen für eine Inselzelltransplantation

1. Übergewicht und Adipositas (BMI > 28,0)
2. Wesentliche Insulinresistenz (Insulintagesbedarf > 0,9 IE/kg KG)

Von dem Kostenträger gegenwärtig nicht abgedeckt sind die alleinige Pankreas-transplantation (PTA) und eine Inselzelltransplantation in jeder Form.

In Zukunft biologischer Organersatz schon viel früher – und auch als alleinige Pankreastransplantation?

Die eigentliche Zielgruppe für einen biologischen Organersatz (Pankreas oder Insel) sind aber die **nichturämischen Typ-1-Diabetiker**, lange bevor manifeste Organ-folgeschäden eingetreten sind, auch Kinder und Jugendliche. Die Amerikanische Dia-betes-Gesellschaft sieht gegenwärtig eine Indikation zur **alleinigen Pankreastrans-plantation** nur bei Vorliegen von 3 Kriterien:
1. anamnestisch häufig akute und schwere Stoffwechselentgleisungen (Hypoglykä-mie, Hyperglykämie, Ketoazidose),
2. medizinische und psychologische Gründe gegen eine Insulintherapie,
3. anhaltendes Versagen, mit intensivierter Insulintherapie akute Stoffwechselkom-plikationen zu vermeiden (ADA 2000).

Nach der schon erwähnten, kürzlich publizierten ersten großen, retrospektiven Mor-talitätsstudie (Venstrom et al. 2003) ist in einer Nachbeobachtung von 4 Jahren das Mortalitätsrisiko von (präurämischen) Diabetikern nach alleiniger Pankreasorgan-transplantation 1,57fach höher als für Patienten, die auf der Warteliste verblieben. Für die postoperative Phase (90 Tage) war die Mortalitätsrate im Durchschnitt sogar 2,27fach erhöht (Konfidenzintervall OR von 0,84 – 6,13).Die Indikation für eine allei-nige Pankreasorgantransplantation bei präurämischen Diabetikern muss daher sehr streng gestellt und der Patient über das erhöhte Mortalitätsrisiko eingehend aufge-klärt werden (Nathan 2003).

Bei nichturämischen Patienten: Inselzelltransplantation!

Trotz aller gegenwärtigen Bemühungen Pankreasorgan-transplantierender Zentren, wie enteraler Pankreasdrainage, portaler Pankreasblutableitung, neuen Immunsup-pressiva, steroidfreien Immunsuppressionsprotokollen, Vermeiden initialer Induk-tionsimmunsuppression mit monoklonalen oder polyklonalen Antikörpern und ver-besserten perioperativen Managements (Stock 2000, Pirsch 2000, Reddy et al. 2000), und in Anbetracht der ernüchternden Daten der Mortalitätsstudie nach Pankreasor-gantransplantation (Venstrom et al. 2003) liegen die Perspektiven im Hinblick auf die **nichturämische** Patientenzielgruppe eindeutig auf Seiten der **Inselzelltransplanta-tion**. So wurde in Gießen kürzlich erstmalig bei 5 nichturämischen Typ-1-Diabetikern mit **Hypoglykämie-Wahrnehmungs- und Gegenregulationsstörungen** eine intra-portale Inselzelltransplantation alleine (ITA) durchgeführt (Meyer et al. 1998). Die Glu-cagongegenregulation wurde dadurch nicht wiederhergestellt, interessanterweise aber die Katecholamingegenregulation auf induzierte Hypoglykämie einschließlich einer Verbesserung der autonomen und neuroglykopenischen Warnsymptome.

Zentrum Edmonton/Kanada meldete 100%ige Erfolgsrate mit neuem, steroidfreiem Immunsuppressionsprotokoll; in einer Multicenter-Studie betrug diese 68 %.

Im Juli 2000 erschien eine Publikation aus Edmonton/Kanada, wonach unter Verwendung von Inselpräparationen aus durchschnittlich zwei Spenderpankreata unter Anwendung eines neuen, steroidfreien Immunsuppressionsprotokolls bei allen nichturämischen Typ-1-diabetischen Empfängern (7 von 7) ihrer ersten Studie nach Inseltransplantation alleine (ITA) eine anhaltende Insulinunabhängigkeit und eine Verhinderung weiterer hypoglykämischer Episoden erreicht wurden (Shapiro et al. 2000). Mittlerweile liegt die Zahl der insulinunabhängigen Fälle nach 1 Jahr bei 80 %, nach 3 Jahren bei 50 %. Die Besonderheit des sog. Edmonton-Protokolls liegt in der Verwendung eines steroidfreien Immunsuppressionsprotokolls und der wiederholten Transplantation von Inseln, bis Insulinunabhängigkeit erreicht ist. Sein Nachteil ist die Verwendung von zwei und mehr Spenderpankreata pro Empfänger.

Die amerikanischen National Institutes of Health (NIH) haben eine internationale Multicenterstudie zur Überprüfung und breiteren Anwendung dieses Protokolls in der Indikationsgruppe Inseltransplantation alleine (ITA) bei so genanntem Brittle-Diabetes auf den Weg gebracht. In Europa sind 3 Zentren (Gießen, Genf, Mailand) daran beteiligt. Seit Studienbeginn wurden 36 Patienten mit insgesamt 55 Inselpräparationen transplantiert. Die Erfolgsrate für Insulinunabhängigkeit liegt gegenwärtig bei 68 %, die Funktionsrate (C-Peptid-positiv) bei 94 %.

Zukünftig durch Immuntoleranzinduktion gegen Inselzellen lebenslange Immunsuppression unnötig

Für eine breitere Anwendung der Inselzelltransplantation bei nichturämischen Typ-1-Diabetikern sind noch zwei Hauptprobleme zu lösen:
1. Überwindung der Immunbarriere unter Vermeidung einer lebenslangen, potenziell gefährlichen (Infekte, Karzinome) Immunsuppression. Erste Ergebnisse an diabetischen Affen stimmen aber hoffnungsvoll, dass auch beim Menschen eine Immuntoleranzinduktion gegenüber Inselzellen ohne lebenslange Immunsuppression möglich sein wird (Kenyon et al. 1999a, Kenyon et al. 1999b).
2. Das Problem einer begrenzten Spenderorganverfügbarkeit wird zunehmend evidenter. Die Lösung könnte in der Verwendung tierischer Inseln (Xenotransplantation) liegen (Smith u. Mandel 2000).

Bringt die Gentechnik den breiten Durchbruch?

Wahrscheinlich erfolgversprechender und höchst attraktiv sind aber die inzwischen experimentell belegten Verfahren, von embryonalen oder pankreatischen Stammzellen unter Anwendung gentechnischer Methoden ausgehend, Inselzellen in großen Massen zum Zwecke der Transplantation zu züchten (siehe Kap. 2.9, S. 112 ff.). Damit dürfte in wenigen Jahren die Inselzelltransplantation für viele Patienten mit einem Diabetes mellitus Typ 1 die Therapie der ersten Wahl darstellen – mit Verhinderung von Organfolgeschäden, Lebensverlängerung und verbesserter Lebensqualität.

Fazit für die Praxis

1. Die kombinierte Pankreas-Nieren-Transplantation ist ein klinisch etabliertes Verfahren mit einer inzwischen sehr hohen Erfolgsrate. Sie sollte jedem dialysepflichtigen Typ-1-Diabetiker als Therapie der ersten Wahl angeboten werden, sofern nicht klinische Gründe gegen eine Organtransplantation sprechen.
2. Die kombinierte Insel-Nieren-Transplantation hat im letzten Jahrzehnt die klinische Reife erreicht. Sie ist weniger komplikationsträchtig, aber noch nicht so erfolgreich wie die kombinierte Organtransplantation. Die eigentliche Zielgruppe dieses Verfahrens sind Typ-1-Diabetiker mit Hypoglykämieproblemen/Brittle-Diabetes ohne bereits eingetretenes chronisches Nierenversagen.
3. Beide Transplantationsverfahren stellen wahrscheinlich nur ein Durchgangsstadium dar bis zu einer erfolgreichen artifiziellen Zelllinien-, Stammzell- oder Gentherapie. Es liegt aber noch ein langer und mühsamer Weg bis zu deren klinischer Anwendungsreife vor uns.

Internet-Adressen für aktuelle Informationen zur klinischen Pankreas- und Inselzelltransplantation

1. International Pancreas Transplant Registry (IPTR), Minneapolis, USA
   http://www.surg.umn.edu/iptr
2. International Islet Transplant Registry (ITR), Giessen, Germany
   http://www.med.uni-giessen.de/itr
3. Insulin-Free World Foundation, St. Louis, USA
   http://www.InsulinFree.org
4. International NIH Multicenter-Study
   http://www.immunetolerance.org

2.9   Perspektiven des biotechnologischen Ersatzes insulinsezernierender Zellen

A. F. H. Pfeiffer (Berlin/Potsdam)

Die ideale Therapie des Diabetes mellitus Typ 1 wäre der Ersatz der zerstörten β-Zell-Funktion durch ein System, das Stoffwechsel-reguliert Insulin freisetzen kann. Nur eine metabolisch regulierte Insulinfreisetzung kann den Patienten von der schwierigen und niemals ideal zu leistenden Aufgabe entbinden, Insulin nach Stoffwechselerfordernissen zu dosieren. Prinzipiell wäre diese β-Zell-Ersatztherapie auch für den Diabetes mellitus Typ 2 anwendbar. Angesichts der partiell erhaltenen β-Zell-Funktion und des Zusammenspiels von β-Zell-Fehlsteuerung und -versagen mit Insulinresistenz sind konservative Therapiestrategien sicherlich noch keineswegs ausgeschöpft und, mit dem zu erwartenden Fortschritt des Verständnisses der Pathophysiologie, auch aussichtsreich.

Zwei grundsätzliche Strategien werden derzeit entwickelt, die langfristig beide zum Einsatz kommen dürften: Einerseits der **apparative Ersatz** der β-Zell-Funktion durch eine rückgekoppelte Steuerung der Insulinabgabe. Dieses Verfahren erfordert eine zuverlässige, dauerhafte und schnelle Glucosemessung und Algorithmen zur Steuerung der Insulinsekretion. Die Fortschritte auf diesem Gebiet sind beachtlich, und die Technik könnte in einigen Jahren verfügbar sein (siehe Kap. 2.7, S. 102 ff.).

Andererseits ist ein **biotechnologischer Ersatz** der β-Zell-Funktion außerordentlich vielversprechend. Mehrere konkurrierende Verfahren sind möglich und werden von wissenschaftlichen Arbeitsgruppen aktuell weiter verfolgt. Die folgende Aufstellung ist unvollständig und beschreibt nur die m. E. aussichtsreichsten Verfahren:

1. die gentechnische Manipulation von humanen explantierten β-Zellen eines Spenders, um ihre Widerstandsfähigkeit gegen oxidativen und hypoxischen Stress sowie andere Belastungen zu steigern und sie vor Immunzerstörung zu schützen;
2. die Züchtung von β-Zellen aus Stammzellen, die, evtl. gentechnisch vor Immunattacken und anderen Insulten geschützt, in vitro expandiert und anschließend reimplantiert werden;
3. die Induktion von β-Zellen im erkrankten Individuum durch In-vivo-Transfer von Geninformationen, die eine Differenzierung von insulinsezernierenden Zellen entweder im Pankreas oder in anderen Organen auslöst;
4. die gentechnische In-vitro-Konstruktion von humanen oder nichthumanen Zelllinien, die als β-Zell-Ersatz geeignet sind, und in immunisolierenden Behältnissen, die aber eine Diffusion von Nährstoffen und Insulin zulassen, in den Körper eingebracht werden können;
5. die gentechnische Modifikation von Nicht-β-Zellen des Individuums (z. B. Keratinozyten, Hepatozyten), sodass sie Insulin reguliert freisetzen können.

Alle diese Konzepte haben jeweils eigene Vorzüge und Nachteile, die hier nur angerissen werden können, aber bereits eine Idee von dem immensen Potential gentechnischer Therapieansätze geben. Zum gegenwärtigen Zeitpunkt besteht der Vorteil biotechnologischer gegenüber mechanisch-technischen Verfahren in dem geringen Platzbedarf insulinsezernierender Zellen, ihrer prinzipiell äußerst schnellen Reaktionsfähigkeit auf metabolische Veränderungen und ihrem Potenzial zu einer natürlichen Stoffwechselkontrolle durch Ausnutzung des physiologischen Kontrollapparates, wie er in normalen β-Zellen vorkommt. Im Folgenden sollen die aufgezählten Verfahren kurz bezüglich ihrer Vor- und Nachteile diskutiert werden.

1. Die gentechnische Manipulation von humanen explantierten β-Zellen eines Spenders

Der prinzipielle Nachteil dieses Verfahrens ist die limitierte Verfügbarkeit von explantierten β-Zellen, die nur für relativ wenige Menschen mit Diabetes ausreichen würden. Unerlässlich ist deshalb eine Zellvermehrung durch Züchten der β-Zellen. Der Gentransfer in diese Zellen muss stabil erfolgen, damit die Zellen jeweils an ihre Nachfahren die eingebrachte Information weitergeben. Bisher waren in erster Linie retrovirale Vektoren für eine stabile Genübertragung verfügbar, die jedoch nur Zellen während der Zellteilung infizieren können. Neuerdings sind jedoch lentivirale Vektoren verfügbar, die auch ruhende Zellen infizieren können. Unklar ist, ob differenzierte β-Zellen wieder in **proliferierende** Zellen zurückverwandelt werden können. Möglicherweise enthalten Inseln jedoch Vorläuferzellen, die noch keine terminale Entwicklungsstufe erreicht haben und deshalb als modifizierbare Zellen zur Verfügung stünden. Strategien zur **Immunprotektion** und Erhöhung der Widerstandsfähigkeit sind bereits verfügbar. Insgesamt ist also gegenwärtig nicht klar, ob humane Inseln eine Möglichkeit zur Konstruktion von transplantierbaren und gentechnisch veränderten β-Zellen bieten (Efrat 1998).

2. Die Züchtung von β-Zellen aus Stammzellen

Verfahren zur Herstellung von spezifischen Zelltypen aus embryonalen Stammzellen offerieren ein großes medizinisches Potenzial. Durch schnelle Fortschritte in den Jahren 2000 und 2001 in Bezug auf die Herstellung insulinproduzierender Zellen gewinnt diese Vorsprung gegenüber anderen Techniken. Soria und Mitarbeitern gelang die Anzucht insulinsezernierender Mäusestammzellen durch ein gentechnisches Selektionsverfahren, in dem die insulinproduzierenden Zellen vor einem Zellgift (z. B. Neomycin) geschützt und selektioniert werden (Soria et al. 2000). Diese Zellen korrigierten nach Transplantation einen Diabetes bei Mäusen. Lumelsky et al. (2001) erzielten eine Anreicherung differenzierter β-Zellen durch Zellkulturbedingungen. Diese Zellen zeigten eine physiologische Kontrolle der Insulinfreisetzung und bildeten spontan inselartige Aggregate (Lumelsky et al. 2001). Assady et al. (2001) zeigten eine spontane Bildung insulinproduzierender Zellen aus humanen Stammzelllinien, die Insulin allerdings noch nicht reguliert freisetzen. Stammzellen eignen sich demnach gut für den β-Zell-Ersatz. Eine Nachuntersuchung zeigte allerdings, dass diese „Stammzellen" auch durch Aufnahme von Insulin aus dem Medium entstehen können, das keine Insulin-mRNA und damit kein eigenes Insulin produziert (Rajagopal et al. 2003). Eine gewisse **Skepsis ist also angezeigt.** Nächste Schritte sind die Suche nach nichtembryonalen Stammzellquellen, die Herstellung humaner transplantierbarer Zellen/Inseln mit regulierter Insulinsekretion und die Immunprotektion für die Therapie des Typ-1-Diabetes.

Ein wichtiger Schritt in diese Richtung gelang mit dem eleganten Nachweis von β-Zellen, die aus dem Knochenmark nach Transplantation in Pankreasinseln einwandern (Ianus et al. 2003). Obwohl die Quelle dieser Stammzellen noch unklar ist, eröffnet sich die Möglichkeit einer **autologen Therapie durch Knochenmarkstammzellen** des betroffenen Typ-1-Diabetikers, wenn es gelingt, diese Zellen zu identifizieren und zu expandieren. Eventuell induzieren die Knochenmarkzellen auch eine Differenzierung pankreaseigener Vorläuferzellen von β-Zellen aus Pankreasgängen, wie neueste Daten vermuten lassen (Hess et al. 2003).

Eine Variante dieses Verfahrens verwendet einen **Zellkern des erkrankten Individuums und fusioniert diesen mit embryonalen Stammzellen,** deren Zellkern entfernt wurde. Dadurch lässt sich eine Zelllinie erzeugen, die dem Spender des Zellkerns genetisch entspricht. Auf diese Weise könnten immunologische Probleme der Abstoßung vermieden werden, nicht aber die der spezifischen Autoimmunität des Typ-1-Diabetes. Für dieses Verfahren ist bisher die Machbarkeit grundsätzlich gezeigt worden, während seine erfolgreiche Übertragung auf β-Zellen noch in den ersten Kinderschuhen steckt.

3. Induktion von β-Zell-Differenzierung im lebenden Individuum in vivo

Das oben unter Punkt 2 geschilderte Verfahren verwendet In-vitro-Techniken. Prinzipiell müsste es auch **in vivo** realisierbar sein, vorausgesetzt, es existieren Stammzellen, die durch eine Induktion zur Differenzierung in insulinsezernierenden Zellen angeregt werden können. Die duktalen Zellen des exokrinen Pankreas enthalten teilweise genetische Informationen, die sie als Vorläuferzellen von Inseln ausweisen. Entsprechend vermutet man, dass eine **Neogenese von Inseln aus duktalen Vorläuferzellen** möglich ist. Embryologisch verwandt sind jedoch auch **epitheliale Zelltypen der Leber.** Tatsächlich gelang es, Leberzellen von Mäusen sowohl zur Expression von Insulin als auch der Prohormon-Konvertase durch Infektion von Mäuselebern mit einem Adenovirus anzuregen, das für das PDX-1-Gen (Pancreatic and duodenal Homeobox 1) codierte, das die β-Zell-Differenzierung steuert (Ferber et al. 2000). Adenoviren erlauben jedoch keine permanente Übertragung von DNS beim Menschen und bieten noch viele ungelöste Probleme. Die Expression des Insulins in der Leber führte immerhin zu einer gewissen Erniedrigung des Blutzuckers in Mäusen, allerdings besteht keine Regulation der Insulinsekretion nach den Stoffwechselgegebenheiten (Ferber et al. 2000). Allerdings gelang es auch in einer neueren Arbeit, β-Zellen aus embryonalen Leberzellen durch Expression von PDX-1 zu differenzieren und mit diesen Zellen bei diabetischen Mäusen eine Normalisierung der Blutglucose zu erzielen (Zalzman et al. 2003).

4. Die gentechnische In-vitro-Konstruktion von humanen oder nichthumanen insulinsezernierenden Zelllinien als β-Zell-Ersatz

Mehrere Arbeitsgruppen konnten erfolgreich **Zelllinien aus Insulinomen** konstruieren, die eine blutzuckerregulierte Sekretion von Insulin zeigen. Sie können unbegrenzt vermehrt und genetisch modifiziert werden. Um sie beim Menschen applizieren zu können, müssten sie **in immunisolierten Behältern** gezüchtet werden, die eine Diffusion von Glucose und kleinen Proteinhormonen wie Insulin zulassen, die Zellen aber andererseits vor Immunattacken schützen und eine Ernährung ermöglichen. Hierzu werden Experimente mit verschieden konstruierten Kultureinheiten durchgeführt, die vorläufig noch nicht zu anwendbaren Techniken geführt haben (Tietge u. Lenzen 1995).

5. Gentechnische Insulinexpression in Nicht-Inselzellen

Das Prozessieren von Insulin benötigt die Prohormon-Konvertasen PC 1 und PC 3. Endokrine Zellen, die dieses Enzym exprimieren, bieten sich deshalb zur Expression von Insulin an. Dies wurde erfolgreich mit **Zellen des Hypophysenmittellappens** der Ratte sowie GIP-sezernierenden K-Zellen des terminalen Ileums (Cheung et al. 2000) demonstriert. Diese endokrinen Zellen produzierten und sezernierten erfolgreich Insulin und konnten damit in Mäusen mit einem Autoimmundiabetes eine deutliche Verbesserung der Stoffwechselsituation etablieren. Bemerkenswerterweise wurden sie nicht durch die Autoimmunmechanismen, die gezielt β-Zellen in Inseln zerstören, erkannt. Die GIP-sezernierenden K-Zellen reagieren auf Glucose und Fett im Dünndarm und verfügen damit über regulierte Sekretionsmechanismen. Sie könnten aus intestinalen Stammzellen gezüchtet werden.

Ebenso gelang die Expression von Insulin in **Hepatozyten** (Übersicht: Dong u. Woo 2001). In allen diesen Modellen wurde jedoch **keine kontrollierte Insulinsekretion** erzielt, sondern lediglich eine konstitutive, sodass die Regulation der Blutglucose-spiegel nicht erreicht wurde. Einer koreanischen Gruppe (Lee et al. 2000) gelang die Steuerung der Sekretion eines einkettigen Insulinanalogs, das nicht proteolytisch pro-zessiert werden muss, durch eine glucoseempfindliche Steuersequenz im Gen der Py-ruvatkinase. Die Regulation erfolgt allerdings langsam und ist nicht für eine schnelle Steuerung geeignet.

Diese Therapieansätze sind im Stadium der Entwicklung und reflektieren die An-strengungen zu einer wahrlich „therapeutischen" Intervention in der Diabetesbe-handlung. Sobald es gelingt, eine komplette Normalisierung des Blutzuckers zu er-reichen, werden auch diabetische Komplikationen verschwinden. Letztlich wird der Patient dann zwischen den Therapieoptionen mit den nötigen Überwachungsmaß-nahmen und den Risiken entscheiden müssen, vorausgesetzt, sie erzielen eine gleich-wertige Blutzuckernormalisierung. Wir werden die Entwicklungen mit Spannung verfolgen, die sich im Kontext einer neuen Dimension der **„Molekularen Medizin"** befinden.

3 Typ-2-Diabetes

3.1 Pathogenese des Typ-2-Diabetes

Monika Kellerer (Stuttgart), Anita Hennige, H.-U. Häring (Tübingen)

„Duale" Erkrankung: Insulinsekretionsstörung und Insulinresistenz

Der klinisch manifeste Diabetes mellitus Typ 2 ist sowohl durch eine Störung der Insulinsekretion als auch durch eine Insulinresistenz der wesentlichen Zielgewebe wie Skelettmuskel, Leber und Fettgewebe gekennzeichnet (DeFronzo 1997). Mit Hilfe der „Glucose-Clamp-Technik", einer Methode, welche die Messung der Insulinsensitivität am Skelettmuskel erlaubt, konnte gezeigt werden, dass die **Insulinresistenz bereits Jahrzehnte** vor der klinischen Manifestation des Typ-2-Diabetes bestehen kann. Der Skelettmuskel ist mit ca. 80 % für eine gestörte Glucoseverstoffwechselung in der postprandialen Glucoseverwertung verantwortlich. In der Nüchternphase hingegen kommt der Leber und dem Fettgewebe die führende Rolle zu.

Einen weiteren wichtigen pathogenetischen Faktor für die Typ-2-Diabetesentwicklung stellen **Insulinsekretionsdefekte** dar, die ebenfalls **schon lange vor** der klinischen Manifestation des Diabetes vorliegen. Die „prädiabetische Phase" ist bereits durch eine veränderte Kinetik der Insulinsekretion gekennzeichnet. Dabei kommt es, vereinfacht dargestellt, zu einem langsameren Anstieg der Insulinkonzentration nach einem Glucosereiz, der dann aber prolongiert ist und in der Summe eine Hyperinsulinämie verursacht.

Zusammengefasst führt nach gegenwärtigem Kenntnisstand das gleichzeitige Vorliegen einer peripheren Insulinresistenz und einer gestörten Sekretionskinetik (Ferrannini 1998, Gerich 1998) in **Wechselwirkung mit Umweltfaktoren wie Bewegungsmangel und Adipositas** zur Entstehung des manifesten Diabetes mellitus Typ 2. Dies sei in Abb. 3.1-**1** nochmals vereinfacht dargestellt.

Erstaunlich hohe Prävalenz der Insulinresistenz in der Gesamtbevölkerung

Studien in Bevölkerungsgruppen mit genetisch erhöhtem Risiko für die Entwicklung des Typ-2-Diabetes haben gezeigt, dass die Wahrscheinlichkeit, einen Typ-2-Diabetes später im Leben zu entwickeln, **sowohl vom Grad der Insulinresistenz als auch dem des Sekretionsversagens** bestimmt wird. Aus Longitudinaluntersuchungen an **Pima-Indianern**, einer Bevölkerungsgruppe mit einem genetisch sehr hohen Typ-2-Diabetesrisiko von ca. 50 %, haben wir gelernt, dass Personen mit hoher Insulinresistenz und niedriger Insulinantwort in der ersten Sekretionsphase im Glucosetoleranztest das höchste Risiko für Typ-2-Diabetes im späteren Leben tragen. Das Konzept,

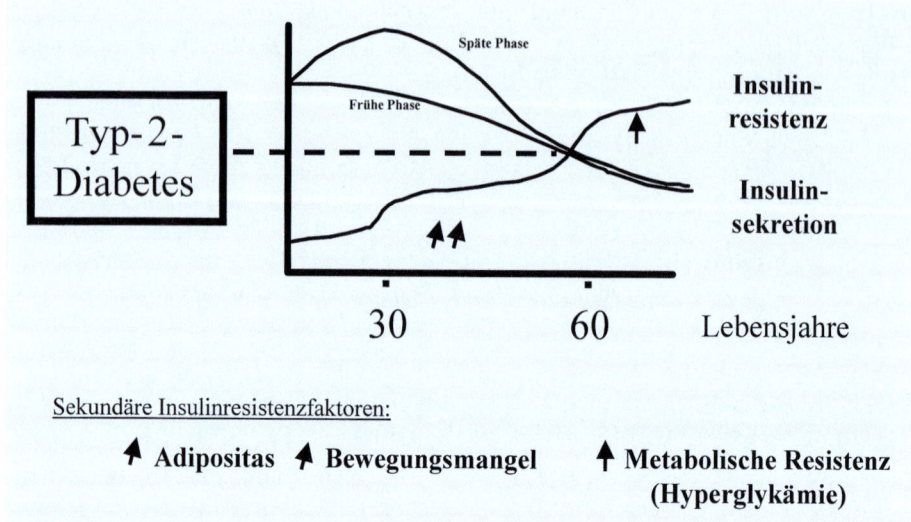

Abbildung 3.1-1   Ursachen für die Entstehung des manifesten Diabetes mellitus Typ 2.

dass sich der klinisch manifeste Typ-2-Diabetes aus einer langen Vorphase entwi-ckelt, in der Insulinresistenz und Sekretionsstörung schon vorliegen, wurde somit ursprünglich bei Pima-Indianern und anderen Hochrisikopopulationen entwickelt. Dieses Konzept scheint jedoch weitgehend auch auf die **Normalpopulation in Deutschland** anwendbar zu sein. In der Tübinger Familien-Studie zeigte sich eine Prävalenz der Insulinresistenz von ca. 40 % bei **nichtdiabetischen Nachkommen von Typ-2-Diabetikern** mit einem mittleren Alter von 35 Jahren (Volk et al. 1999). Dies weist darauf hin, dass Nachkommen von Typ-2-Diabetikern bereits in einer frühen Lebensphase insulinresistent sind. Analoge Untersuchungen bei entsprechenden **Kontrollgruppen ohne Familiengeschichte** eines Typ-2-Diabetes zeigen allerdings ebenfalls eine hohe Prävalenz der Insulinresistenz mit ca. 25 %.

Insulinresistenz-Bestimmung: In der Praxis nicht nötig

Die exakte Bestimmung des Insulinresistenzgrades ist für die medizinische Praxis derzeit weder praktikabel noch nötig. Im Gegensatz dazu hat die quantitative Erfas-sung der peripheren Insulinresistenz für wissenschaftliche Projekte einen hohen Stel-lenwert. Als höchster Standard zur Bestimmung der peripheren Insulinresistenz gilt die sog. **euglykämisch-hyperinsulinämische Glucose-Clamp-Untersuchung**. Hier-bei wird unter standardisierten Bedingungen ein Insulinbolus intravenös verabreicht und anschließend Glucose zur Aufrechterhaltung der Euglykämie infundiert. Aus der Glucoseinfusionsrate wird anschließend die Insulinsensitivität berechnet. Weiter wurden auch verschiedene Insulinresistenz-Kalkulationsmodelle entworfen, die als Grundlage die im oralen Glucosetoleranztest erhobenen Insulin- und Glucosewerte verwenden.

Das sog. **Minimal-Modell** basiert auf der Durchführung eines intravenösen Gluco-setoleranztestes und den dabei mehrfach bestimmten Insulin- und Glucosespiegeln, aus denen wiederum der Grad der Insulinsensitivität errechnet wird. Dieses Modell erfordert einen relativ hohen Zeit- und Laboraufwand und eignet sich deshalb nicht für die Durchführung in der medizinischen Praxis.

Das **HOMA-Modell** („**Ho**meostatic **M**odel **A**ssessment") erfordert nur eine einmalige Nüchtern-Glucose- und Insulinabnahme. Aus diesen Werten wird anschließend ein relativer Insulinresistenzindex errechnet. Im Gegensatz zu den o. g. Modellen wäre dieser Test in der klinischen Praxis noch am ehesten durchführbar. Da die Kalkulation der Insulinresistenz bei diesem Modell einerseits auch Fehlinterpretationen zulässt und Insulinresistenz andererseits relativ gut von der klinischen Situation abgeschätzt werden kann, hat die Quantifizierung der Insulinresistenz auch mit dem HOMA-Modell für die klinische Praxis keinen hohen Stellenwert.

Sekretionsdefekt als Voraussetzung für die Entwicklung eines Diabetes mellitus Typ 2

Die hohe Prävalenz von Insulinresistenz in einem „Normalkollektiv" könnte u. a. dafür sprechen, dass eine Entwicklung vom Insulinresistenz- oder Metabolischen Syndrom zum manifesten Typ-2-Diabetes wahrscheinlich nur dann erfolgt, wenn neben der Insulinresistenz auch Insulinsekretionsdefekte vorliegen. Nach Manifestation des Diabetes mellitus Typ 2 tritt dann durch die **Hyperglykämie** sekundär noch eine **weitere Verschlechterung der Insulinsensitivität** auf (siehe auch Abb. 3.1-**1**). Dies konnte auch an Patienten bestätigt werden, die nach einer dauerhaften Absenkung der Blutzuckerspiegel in den Normbereich oder zumindest nahe dem Normbereich wieder deutlich insulinsensitiver wurden. Daneben lässt sich auch im Zellmodell Insulinresistenz durch hohe Glucosekonzentrationen erzeugen. Hierbei konnte gezeigt werden, dass hohe Glucosespiegel zur Störung der zellulären Insulinsignaltransduktion führen.

Potenzielle genetische Faktoren für Insulinresistenz

Es gilt heute als unumstritten, dass der Typ-2-Diabetes eine in starkem Maße erbliche Komponente besitzt (siehe hierzu auch Kap. 1.4, S. 13 ff.). Dies belegen Untersuchungen an bestimmten ethnischen Gruppen wie auch Familienuntersuchungen und Zwillingsstudien. Die Konkordanz beispielsweise bei eineiigen Zwillingen für Typ-2-Diabetes wird bis zu 90 % beschrieben und bekräftigt damit die starke genetische Prädisposition dieser Erkrankung. Trotz intensiver Forschung ist es bis jetzt noch nicht gelungen, die Faktoren, welche die genetische Grundlage der Insulinresistenz bilden, genau zu definieren. Bisherige Versuche, den genetischen Hintergrund zu analysieren, basieren im Wesentlichen auf dem so genannten Kandidatengenansatz und dem Genomscreening. Die Ergebnisse beider Ansätze sollen im Folgenden kurz erläutert werden.

Kandidatengene für Insulinresistenz und Typ-2-Diabetes

Der Kandidatengenansatz erlaubt die Untersuchung bereits bekannter Gene auf ihre Bedeutung für die Entwicklung des Diabetes mellitus Typ 2. Hierbei sind besonders solche Gene von Interesse, deren Produkte eine Rolle bei der Insulinsignalübertragung oder auch bei der Entwicklung der Adipositas spielen. Die zelluläre Signalübertragung der Insulineffekte wird initial durch den Insulinrezeptor, seine Substrate Insulinrezeptorsubstrat-1 und -2 sowie die Phosphatidylinositol-3-Kinase getriggert. Daher sind diese Gene auf Mutationen und ihre potenzielle Rolle in der Pathogenese der Insulinresistenz untersucht worden.

Mutationen am Insulinrezeptor selbst wurden nur in sehr seltenen Fällen gefunden. Bei homozygotem Vorkommen lösen sie schwere Krankheitsbilder aus wie beispielsweise den Leprechaunismus, an dem die Betroffenen im frühen Kindes- oder Säuglingsalter sterben. Andere Insulinrezeptormutationen, die lediglich ein Allel betreffen, sind nicht lebensbedrohlich, rufen aber meist ein starkes Insulinresistenzsyndrom hervor (die so genannte Typ-A-Insulinresistenz), das oftmals auch schon im Jugendalter zur Hyperglykämie führen kann und daneben auch häufig mit Acanthosis nigricans und Hyperandrogenämie assoziiert ist. Während diese genetischen Untersuchungen eindeutig belegt haben, dass Insulinrezeptormutationen Insulinresistenz und Diabetes mellitus auslösen können, liegen für die breite Zahl der Patienten mit Typ-2-Diabetes solche Mutationen nicht vor.

Ebenso sind **Mutationen von IRS-1 (Insulinrezeptorsubstrat-1) und IRS-2 (Insulinrezeptorsubstrat-2)** beim Menschen beschrieben worden. Jedoch sind diese Mutationen mit der gleichen Häufigkeit (bis zu 30%) bei Nichtdiabetikern wie bei Diabetikern gefunden worden, sodass eine alleinige Bedeutung bei der Entwicklung des Typ-2-Diabetes angezweifelt werden muss. Erste funktionelle Untersuchungen haben jedoch ergeben, dass eine IRS-1-Mutation mit einer etwas geringeren Insulinsekretionsrate verbunden ist und so zu der Entwicklung eines Typ-2-Diabetes beitragen könnte.

Ein weiteres wichtiges Protein für die zelluläre Insulinsignalübertragung und insbesondere für den Insulin-stimulierten Glucosetransport in die Zelle stellt die **Phosphatidylinositol-3-Kinase** (PI-3-Kinase) dar. Die Suche nach **PI-3-Kinase-Mutationen** beim Menschen hat eine Mutation im Codon 326 ergeben. Diese Mutation wurde mit einer Häufigkeit von 30% in heterozygoter und von 2% in homozygoter Form in einer Gruppe insulinresistenter Skandinavier gefunden. Während die homozygote Form in dieser Gruppe mit einer signifikanten Verminderung der Insulinsensitivität assoziiert war, konnten analoge Studien in einer japanischen Population diese Ergebnisse nicht bestätigen. Darüber hinaus ist bei der Gruppe der Pima-Indianer diese Mutation ebenfalls nicht mit Insulinresistenz, sondern sogar mit einem verstärkten Insulinanstieg im Glucosetoleranztest verbunden. Es wird deshalb vermutet, dass bei Pima-Indianern die Met326Iso-Mutation möglicherweise sogar die homozygoten Träger vor einer Entwicklung des Typ-2-Diabetes schützt.

Zusammengefasst zeigen diese Daten die Problematik bei der Analyse einer polygenetischen Erkrankung, dass nämlich eine Mutation abhängig vom genetischen Kontext ganz verschiedene Phänotypen hervorrufen kann. Dies erschwert die ohnehin schon komplizierte Situation bei der Suche nach unterschiedlichen genetischen Faktoren bei einer polygenetischen Erkrankung wie dem Typ-2-Diabetes noch weiter.

Kombination mehrerer Mutationen sowie Übergewicht und Bewegungsmangel nötig

Obwohl eine große Anzahl von Genen noch nicht auf ihre potenzielle Rolle für die Insulinresistenz untersucht wurde, kann aus den bisher durchgeführten Studien geschlossen werden, dass heterozygote Mutationen an den Insulinsignalmolekülen mit großer Häufigkeit und oft auch bei nicht genetisch belasteten Personen gefunden werden. In den meisten Fällen reichen diese Mutationen allein nicht aus, um Insulinresistenz oder Typ-2-Diabetes hervorzurufen. Häufig entsteht Insulinresistenz oder Typ-2-Diabetes erst in Kombination mit Mutationen anderer Insulinsignalproteine oder sekundärer Faktoren wie Übergewicht und Bewegungsmangel.

Genomscreening nach Insulinresistenz- und Typ-2-Diabetesgenen

Während der Kandidatengenansatz zur Identifizierung von Mutationen an bereits bekannten Genen geeignet ist, kann man mit der Methode des Genomscreenings noch unbekannte Typ-2-Diabetesgene auffinden. Hierbei wurden in großen Familien-Studien Teile des Genoms auf Diabetes-assoziierte Veränderungen untersucht. Im Rahmen von statistischen Analysen werden dann Regionen (Loci) am Genom identifiziert, die mit Diabetes oder Insulinresistenz assoziiert sind (Elbein 1998). In weiteren Untersuchungen bemüht man sich anschließend, das so genannte Diabetesgen in dieser Region zu entschlüsseln. Die bislang identifizierten Diabetes-Loci befinden sich auf verschiedenen Chromosomen, teilweise in der Nähe von bekannten Genen wie dem Hepatic nuclear Factor 1α, dem Sulfonylharnstoff-Rezeptor, dem Apolipoprotein A$_{II}$ u. a. Es bleibt an dieser Stelle anzumerken, dass die **meisten dieser Genloci** nur bei **bestimmten ethnischen Gruppen** gefunden wurden und offensichtlich nicht generell bei allen Typ-2-Diabetikerpopulationen vorkommen. Eine gewisse Ausnahme bildet jedoch ein Genlocus **auf Chromosom 20 nahe dem Hepatic-nuclear-Factor-1-Gen**, der inzwischen für **mehrere Diabetespopulationen** bestätigt wurde. Es sind daher derzeit internationale Bestrebungen im Gange, die zur Bestätigung der Relevanz und zur Identifizierung dieses Gens führen sollen.

Bewegungsmangel verstärkt Insulinresistenz.

Es ist lange bekannt, dass Bewegungsmangel zur Verstärkung der Insulinresistenz führt. Die pathogenetischen Mechanismen, über welche ein vermindertes Muskeltraining zu einer Insulinresistenzverstärkung führen kann, sind vielfältig. Zum einen wurde eine **veränderte Expression von Insulinsignaltransduktions-Elementen** gefunden, zum anderen konnte auch gezeigt werden, dass **weniger Glucosetransporterprotein** bei Trainingsmangel gebildet wird. Daneben wird das Glucosetransporterprotein bei Bewegungsmangel auch schwächer aktiviert. Weiterhin sind noch andere Mechanismen, wie die Steigerung der **Blutzirkulation** in der Muskulatur und die intramyozelluläre **Lipidspeicherung,** bei der Trainings-assoziierten Insulinsensitivitätsänderung von Bedeutung.

Adipositas führt zu Insulinresistenz.

Der negative Einfluss einer erhöhten Körperfettmasse auf die Insulinsensitivität kann, abgesehen von eher seltenen Ausnahmen, klar belegt werden. Umgekehrt führt eine Gewichtsreduktion zu einer Zunahme der Insulinsensitivität. Es muss deshalb davon ausgegangen werden, dass zwischen dem Fettgewebe und anderen Insulinzielgeweben eine Wechselwirkung besteht, die sich mit dem Grad der Adipositas ändert. Mögliche **Mediatoren, die vom Fettgewebe freigesetzt** werden und zur Verminderung der Insulinsensitivität führen können, sind **freie Fettsäuren, Tumor-Nekrose-Faktor α, Leptin, Resistin** und **Adiponectin**. Am besten ist dabei die Rolle der freien Fettsäuren als Mediator der Adipositas-assoziierten Insulinresistenz untersucht und belegt (Boden 1997).

Freie Fettsäuren (FFS) werden über die Nahrung aufgenommen und entstehen über den Lipidmetabolismus. Bei insulinresistenten und übergewichtigen Personen werden erhöhte FFS-Spiegel gemessen. Die **Erhöhung der FFS** bei diesem Kollektiv kommt zum einen durch die **verminderte Insulinwirkung auf die Antilipolyse** zustande. Ein weiterer Mechanismus, über den Übergewicht zu einer erhöhten FFS-Produktion führen kann, ist die **Überaktivität des sympathischen Nervensystems mit Stimulation der Lipolyse,** die bei übergewichtigen Personen und Typ-2-Diabetikern beobachtet wurde. Erhöhte FFS können zur Insulinresistenzverstärkung führen (Abb. 3.1-**2**). Hierzu werden sie zunächst von Leber- und Skelettmuskelzellen aufgenommen und wirken anschließend dem Insulineffekt durch eine Steigerung der hepatischen Gluconeogenese bzw. durch eine Hemmung der Glucoseaufnahme im Skelettmuskel entgegen. Man geht davon aus, dass diese durch freie Fettsäuren induzierte Insulinresistenz in der Leber und im Skelettmuskel ein Ergebnis der erhöhten Acetyl-CoA-Produktion und der Hemmung der Glucoseoxidation durch freie Fettsäuren ist.

Neben der sicherlich unumstrittenen Rolle der FFS gehört auch die rasch wachsende Zahl von Adipozytengenen zu den Kandidaten für einen **Fett-Muskel-Cross-**

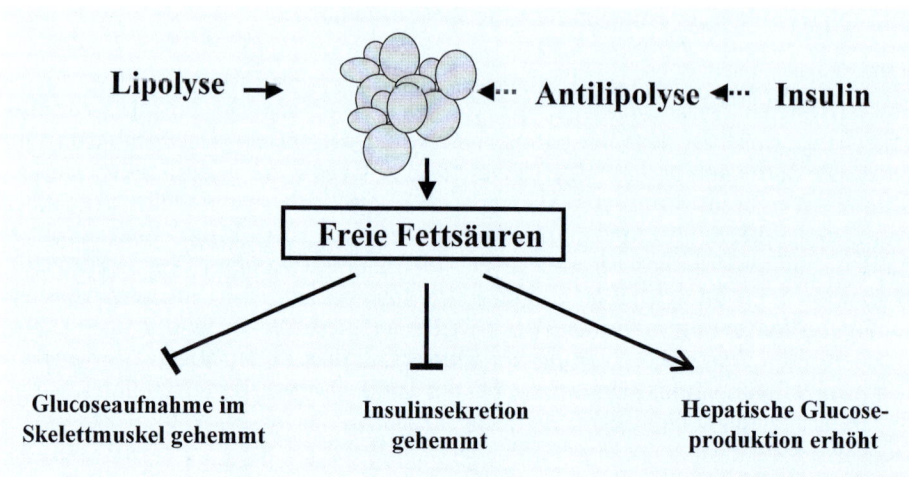

Abbildung 3.1-2   Pathomechanismus der Insulinresistenz.

talk. Spiegelman und Kollegen (Hotamisligil et al. 1994) haben dabei erstmals festgestellt, dass das **TNF-α,** das im Fettgewebe gebildet und dort freigesetzt werden kann, Insulinresistenz verursachen könnte. Während diese Daten an isolierten Zellsystemen und bei Nagetieren ein plausibles Modell für TNF-α-induzierte Insulinresistenz darstellen, ließ sich beim Menschen bisher kein Zusammenhang zwischen zirkulierenden TNF-α-Spiegeln und individueller Insulinresistenz finden (Kellerer et al. 1996). Auf der anderen Seite gibt es Daten einer anderen Arbeitsgruppe (Hotamisligil et al. 1995), die für die Bedeutung einer lokalen TNF-α-Freisetzung für die Insulinresistenz beim Menschen sprechen. Eine ähnliche Argumentation läßt sich auch für **Leptin,** einen weiteren Botenstoff, der aus dem Fettgewebe freigesetzt wird, durchführen. Studien an isolierten Zellsystemen zeigen klar, dass das Leptinsignal mit dem Insulinsignal kommuniziert. Sowohl insulinähnliche Effekte als auch eine Inhibition der Insulinsignaltransduktion konnten dabei gezeigt werden. Aber auch beim Menschen gilt zunächst, dass sich bisher keine Korrelation zwischen zirkulierenden Leptinspiegeln und der individuellen Insulinresistenz nachweisen ließ (Kellerer et al. 1996). Ein weiteres, ausschließlich von Adipozyten gebildetes Sekretionsprodukt mit einer möglichen Auswirkung auf die Insulinsensitivität ist Adiponectin. Die Plasmaspiegel von Adiponectin zeigen eine negative Korrelation mit Adipositas, Insulinresistenz, Hyperinsulinämie und koronarer Herzerkrankung (Weyer et al. 2001, Hotta et al. 2000).

Geringe Lebensstilveränderungen verbessern die Insulinsensitivität und verzögern Diabetes.

Obwohl die Beziehung zwischen Adipositas und Typ-2-Diabetes heute allgemein akzeptiert ist, war bis vor kurzem noch nicht in einer größeren prospektiven Studie geklärt, ob eine Gewichtsreduktion auch die Typ-2-Diabetes-Neumanifestationen verhindern bzw. verzögern kann. Dies ist nun durch mehrere prospektive Studien wissenschaftlich belegt worden (Pan et al. 1997, Tuomilehto et al. 2001, Knowler et al. 2002, Chiasson et al. 2002). An mehr als 1000 Probanden mit einer Glucosetoleranzstörung und einem durchschnittlichen BMI von $29 \, kg/(m)^2$ wurde eine nichtpharmakologische Intervention durch Umstellung auf eine fett- und kalorienreduzierte Ernährung sowie vermehrte körperliche Bewegung über ca. 4 Jahre durchgeführt. Hierdurch zeigte sich eine fast 60%ige Reduktion der Diabetesinzidenz in der Interventionsgruppe. Auch inzwischen durchgeführte pharmakologische Interventionsstudien an Patienten mit einer pathologischen Glucosetoleranz konnten eine ca. 30- bis 50%ige Reduktion der Diabetesinzidenz zeigen (siehe auch Kap. 3.3, S. 132 ff.).

Die Glucosekonzentration im Blut reguliert die Insulinsekretion über Metaboliten und Ionenkanäle.

Die Aufrechterhaltung der physiologischen Glucosekonzentration verlangt eine enge Kopplung der aktuellen Glucosekonzentration an die Insulinsekretionsrate. Es ist schon lange bekannt, dass durch den glykolytischen Abbau von Glucose in der B-Zelle Signale generiert werden, die letztlich zur Exozytose von Insulin führen. Dazu wird Glucose unter physiologischen Bedingungen insulinunabhängig mithilfe von Glucosetransportern (GLUT-2) in die B-Zelle aufgenommen und über die Glykolyse weiter verstoffwechselt. Diese initialen Ereignisse der Insulinsekretionskaskade mit Beteiligung zahlreicher Metaboliten und elektrochemischer Vorgänge an Ionenkanälen sind gut untersucht. Noch unklar sind die genauen molekularen Mechanismen der Signalübertragung über die diversen Phosphorylierungskaskaden bis hin zum eigentlichen Sekretionsvorgang des Insulins. Bekannt ist, dass eine erhöhte intrazelluläre Calciumkonzentration über weitere Phosphorylierungsreaktionen zu einer Aktivierung der Calcium-Calmodulin-Kinase (CAM-Kinase) führt (Schatz 1999a, Rochlitz et al. 2000). Die Aktivität dieser Kinase konnte mit der glucosestimulierten Insulinsekretion korreliert werden. Obwohl bei Inselzellen eine Phosphorylierung von Synapsin I durch CAM-Kinase gezeigt und eine Verbindung zum Zytoskelett hergestellt werden konnte, ist ein direkter Nachweis für die Mobilisation sekretorischer Vesikel durch CAM-Kinase bislang nicht erbracht worden.

Betazellproliferation und -apoptose

Die Proliferation von bereits differenzierten Betazellen und die Differenzierung aus duktalen Vorläuferzellen führen zur Zunahme der Betazellmasse, wohingegen die Apoptose als programmierter Betazelltod zur Reduktion der Betazellmasse beiträgt. Im physiologischen Zustand liegen beide Prozesse im Gleichgewicht. Es gibt Hinweise dafür, dass bei Typ-2-Diabetes eine verminderte Neogenese von Betazellen aus duktalen Vorläuferzellen und eine erhöhte Apoptoserate zu einer Reduktion der Betazellmasse führen können. Die molekularen Grundlagen dieser Prozesse sind bislang wenig untersucht. Zur Betazellproliferation tragen u.a. Hormone wie Prolaktin oder Growth Hormone (GH) bei. Als negative Regulatoren der Betazelldifferenzierung konnten vier inaktivierende Mutationen in Genen identifiziert werden, die für Transkriptionsfaktoren des Insulingens kodieren. Dabei handelt es sich um Mutationen von HNF1α und HNF4α sowie um „Islet Duodenum Homebox 1 (IDX-1, auch STF-1, IPF-1 oder PDX genannt). Mutationen in diesen Genen verursachen auch unterschiedliche MODY(**M**aturity **O**nset **D**iabetes of the **Y**oung)-Diabetesformen (siehe auch Kap. 1.4, S. 13 ff.). In Untersuchungen an humanen Betazellen konnte gezeigt werden, dass erhöhte Spiegel freier Fettsäuren zum programmierten Betazelltod (Apoptose) führen. Dies scheint nach eigenen Studien nur für gesättigte (Palmitat und Stearat), jedoch nicht für ungesättigte Fettsäuren (Oleat und Linoleat) zu gelten (Eitel et al. 2002, Eitel et al. 2003). Auch in kürzlich publizierten Studien deutet sich der Einfluss der Nahrungsfettzusammensetzung auf die Betazelle an. Hier konnte ein Zusammenhang zwischen der Aufnahme gesättigter Fettsäuren und dem Auftreten von Typ-2-Diabetes gezeigt werden (Meyer et al. 2001, Salmeron et al. 2001).

Fehlende erste Phase der Insulinsekretion als früher Marker für den Typ-2-Diabetes

Bei Gesunden erfolgt die Insulinsekretion auf einen Glucosestimulus biphasisch. Die erste Phase dauert nach oraler Glucoseaufnahme ungefähr zehn Minuten, mit einem starken Anstieg zwischen der dritten und fünften Minute. Die zweite Phase der Sekretion hält so lange an, wie eine Hyperglykämie besteht. Bereits **lange vor** der klinischen Manifestation des Typ-2-Diabetes kann eine veränderte Insulinsekretionskinetik nachgewiesen werden. Diese besteht typischerweise **im Fehlen der ersten Phase der Insulinsekretion auf einen Glucosereiz.** Der initiale steile Anstieg ist vermindert oder fehlt, es kommt lediglich zu einem langsamen, lang anhaltenden Anstieg des Insulinspiegels mit einem **erhöhten und verlängerten Plateau** der postprandialen Glucosekonzentration. Beim Übergang vom Metabolischen Syndrom, mit noch normalen Blutzuckerwerten, zum Typ-2-Diabetes geht die Fähigkeit der Betazellen zur Hypersekretion verloren, es kommt zur dauerhaften Hyperglykämie (siehe auch Abb. 3.1-**1**, S. 118). Die für die Steuerung der veränderten Insulinsekretion in den unterschiedlichen Phasen der Erkrankung verantwortlichen Mechanismen sind bislang nicht bekannt.

3.2 Übergewicht und Metabolisches Syndrom

H. Hauner (München)

Ein Netzwerk kardiovaskulärer Risikofaktoren

Unter dem Begriff des Metabolischen Syndroms wird das gemeinsame Auftreten von **Adipositas, Dyslipoproteinämie, Diabetes mellitus Typ 2 und arterieller Hypertonie** verstanden. In diesem Kontext finden sich oft weitere Auffälligkeiten wie Hyperurikämie oder Störungen der Fibrinolyse (z. B. erhöhte Konzentrationen von Plasminogenaktivator-Inhibitor-1 = PAI-1). Es handelt sich damit um ein Netzwerk kardiovaskulärer Risikofaktoren, das in einem hohen Maße arteriosklerotische Komplikationen begünstigt. Von einem Metabolischen Syndrom sollte erst dann gesprochen werden, wenn **wenigstens drei** der oben genannten vier Kardinalstörungen vorhanden sind. Das NCEP Expert Panel (ATP III) hat kürzlich eine Definition vorgeschlagen, die sich wahrscheinlich international durchsetzen wird (National Institute of Health 2001). Danach ist die Diagnose eines Metabolischen Syndroms dann gesichert, wenn drei oder mehr der folgenden 5 Kriterien vorliegen:
- abdominelle Adipositas: Taillenumfang >102 cm bei Männern bzw. >88 cm bei Frauen,
- Hypertriglyzeridämie: ≥150 mg/dl (≥1,69 mmol/l)
- niedriges HDL-Cholesterin: <40 mg/dl (1,04 mmol/l) bei Männern bzw. <50 mg/dl (1,29 mmol/l) bei Frauen,
- erhöhter Blutdruck: ≥130/85 mmHg,
- erhöhter Nüchternblutzucker (Plasmaglucose): ≥110 mg/dl (6,1 mmol/l).

Je nach Definition entwickeln 25 – 40 % der Bevölkerung bei uns im Laufe des Lebens ein Metabolisches Syndrom. Da die Komponenten des Syndroms oft symptomlos oder symptomarm sind, unterbleibt häufig die Diagnosestellung, oder sie erfolgt mit erheblicher zeitlicher Verzögerung (Hanefeld u. Leonhardt 1996).

Typ-2-Diabetes und koronare Herzkrankheit oft erst als späte Manifestationen

In den letzten Jahren wurde klar herausgearbeitet, dass viele Typ-2-Diabetiker nicht nur durch eine stammbetonte Adipositas, sondern auch durch das gleichzeitige Vorliegen von Hypertonie und/oder Fettstoffwechselstörungen gekennzeichnet sind. Viele Menschen, bei denen primär eine Hypertonie oder eine Fettstoffwechselstörung diagnostiziert wurde, entwickeln zu einem späteren Zeitpunkt auch eine Glucosetoleranzstörung. Der **zeitliche Ablauf** der Entwicklung der einzelnen Komponenten des Metabolischen Syndroms scheint somit **variabel** zu sein. Typ-2-Diabetes und koronare Herzkrankheit sind häufig späte Manifestationen. Zum Zeitpunkt der Diabeteserkennung finden sich bei bis zu 50 % bereits Hinweise für eine koronare Herzkrankheit.

Polygenetische Vererbung und Umweltfaktoren

Da sich eine auffällige familiäre Häufung findet, ist davon auszugehen, dass eine starke genetische Prädisposition zugrunde liegt. Vermutlich handelt es sich um ein komplexes polygenetisches Syndrom, das auch für die **Heterogenität** des klinischen Erscheinungsbildes mitverantwortlich sein dürfte.

Letztlich entscheidet aber die Lebensweise über die Manifestation des Metabolischen Syndroms. Vor allem überkalorische, fettreiche Ernährung, Bewegungsmangel und Adipositas als deren langfristige Konsequenz begünstigen und fördern das Auftreten der charakteristischen Störungen (Hauner 1995). Der Adipositas kommt dabei oft die entscheidende Schrittmacherfunktion zu. Besonders deutlich ist dieser Zusammenhang bei Vorliegen eines **stammbetonten, abdominellen Fettverteilungsmusters.**

Insulinresistenz im Zentrum

Im Mittelpunkt der Pathophysiologie des Metabolischen Syndroms wird die Insulinresistenz gesehen. Bei allen Einzelkomponenten finden sich Hinweise für eine **Insulinresistenz** und eine **kompensatorische Hyperinsulinämie.** Eine Insulinresistenz kann auch unmittelbar durch eine fettreiche, hyperkalorische Ernährung und durch Bewegungsmangel ausgelöst bzw. verstärkt werden. Die verantwortlichen molekularen Defekte sind bislang nicht aufgeklärt.

Abb. 3.2-**1** zeigt wesentliche Pathomechanismen der Stoffwechselstörungen bei Adipositas. Bei Vermehrung der Körperfettmasse, insbesondere in den viszeralen Depots, kommt es infolge der hohen Lipolyseaktivität zur **vermehrten Freisetzung von freien Fettsäuren** aus dem Fettgewebe. Das hohe Angebot freier Fettsäuren steigert die hepatische VLDL-Synthese und -Sekretion, der Fettsäureumsatz ist insgesamt erhöht. Erhöhte Fettsäurekonzentrationen vermindern auch die hepatische Insulinclearance und verschlechtern die Glucoseverwertung in der Skelettmuskulatur. Je mehr Fettsäuren zur Verfügung stehen, desto stärker werden diese von den Muskelzellen zur Energiegewinnung genutzt, zu Lasten der Glucoseverbrennung („Randle"-Zyklus). Gleichzeitig steigert die **erhöhte Freisetzung von Glycerin,** aber auch von Laktat aus den vergrößerten Fettdepots die Glucoseneubildung in der Leber. Diese

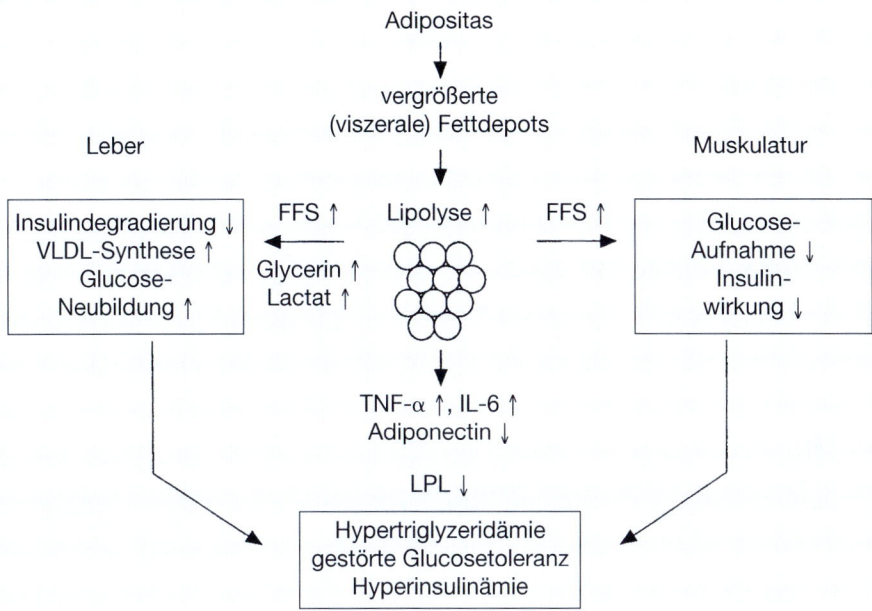

Abbildung 3.2-1   Vereinfachtes Schema der Induktion von Stoffwechselstörungen durch Adipositas.

Mechanismen führen in der Summe zu einer **Störung der Glucosetoleranz.** Bei Insulinresistenz findet sich außerdem ein verlangsamter Katabolismus der triglyceridreichen Partikel, hauptsächlich infolge einer verminderten Synthese und Aktivierung des Schlüsselenzyms Lipoproteinlipase. Damit **steigen die Serumtriglyceride** an, das **HDL-Cholesterin fällt** ab. Während das Gesamtcholesterin beim Metabolischen Syndrom nur geringgradig erhöht ist, kommt es zur **vermehrten Bildung kleiner, dichter LDL-Partikel,** die als besonders atherogen gelten. Als weiterer Mediator der Insulinresistenz wird derzeit die gesteigerte Expression des **Tumor-Nekrose-Faktors alpha** (TNF-α) im Fettgewebe diskutiert, wobei die Rolle dieses Zytokins bei der Insulinresistenz des Menschen noch ungeklärt ist. TNF-α hat aber ausgeprägte katabole Effekte im Glucose- und Lipidstoffwechsel und interferiert mit der Insulinsignalübertragung (Hube u. Hauner 1999). In diesem Kontext werden heute weitere Zytokine, wie z.B. IL-6, diskutiert. Daneben wurde kürzlich als weiteres Sekretionsprodukt von Fettzellen Adiponectin beschrieben, dessen Synthese bei Adipositas vermindert ist. Niedrige Adiponectinspiegel werden ebenfalls mit der Insulinresistenz in Verbindung gebracht (Stefan u. Stumvoll 2002).

Stammbetonte Adipositas als klinisches Leitsymptom

Augenfälliges Leitsymptom für das Metabolische Syndrom ist die stammbetonte Adipositas, die bereits visuell einfach diagnostiziert werden kann. Bei betroffenen Personen ist stets nach dem Vorliegen der anderen Störungen des Syndroms zu fahnden.

Tabelle 3.2-1　Diagnostische Maßnahmen bei der Abklärung des Metabolischen Syndroms

• Anthropometrie:	Body-Mass-Index (BMI) Taillenumfang Blutdruck in Ruhe 24-h-Blutdruckmessung*
• Labordiagnostik:	Nüchternblutglucose, OGTT*, HbA$_{1c}$* Cholesterin, HDL-Cholesterin, LDL-Cholesterin, Triglyceride Harnsäure TSH basal*, Androgene*
• Apparative Diagnostik:	Oberbauchsonographie EKG, Belastungs-EKG* angiologische Untersuchungen*

* Fakultativ bzw. bei Bedarf

Selbstverständlich muss bei der Familienanamnese gezielt nach Adipositas, Typ-2-Diabetes, Hypertonie, Fettstoffwechselstörungen und kardiovaskulären Komplikationen gefragt werden, da sich hieraus das individuelle Risiko abschätzen lässt. Das diagnostische Vorgehen umfasst die in Tab. 3.2-**1** genannten Parameter.

Lebensweise ändern – zunächst keine Medikamente

Da das Metabolische Syndrom in erster Linie Ergebnis der heutigen Lebensgewohnheiten ist, muss in der Behandlung die **Änderung der Lebensweise** im Vordergrund stehen. Dauerhafte Verhaltensänderungen setzen eine hohe Motivation auf Patientenseite voraus und stellen hohe Anforderungen an den Therapeuten. Grundsätzlich richtet sich die Behandlung nach der Ausprägung der einzelnen Symptome, wobei jedes Symptom als behandlungsbedürftig anzusehen ist. Es ist darauf zu achten, dass die Therapie eines Symptoms nicht zur Verschlechterung eines anderen führt. Die Ersttherapie sollte sich **zunächst ausschließlich auf nichtmedikamentöse** Maßnahmen stützen. Um Patienten mit Metabolischem Syndrom in die Lage zu versetzen, ihre Lebensweise zu verändern und das Management ihrer Risikofaktoren im Alltag selbständig zu übernehmen, ist die Teilnahme an einem geeigneten **validierten Schulungsprogramm unerlässlich.**

Die nichtmedikamentöse Therapie besteht im Wesentlichen aus einer **mäßig hypokalorischen,** vor allem **fettreduzierten** Ernährung und einer **Steigerung der körperlichen Aktivität.** Verhaltensmodifikationstraining und Entspannungstherapie sind sinnvolle Ergänzungen. Die praktischen Empfehlungen müssen auf die individuellen Erfordernisse, aber auch die Möglichkeiten und Wünsche des einzelnen Patienten abgestimmt sein. Sofern medizinisch vertretbar, sollten diese Maßnahmen **über einen 6-monatigen** Zeitraum konsequent propagiert werden, **bevor zusätzlich Medikamente** eingesetzt werden. Einzelne Empfehlungen sind in Tab. 3.2-**2** aufgeführt.

Tabelle 3.2-2 Nichtmedikamentöse Behandlungsmaßnahmen beim Metabolischen Syndrom

---

- **Hypokalorische, insbesondere fettarme Kost (Energiedefizit 500 – 1000 kcal/d)**
  - Kohlenhydrate und einfach ungesättigte Fettsäuren 60 – 70 % der Gesamtenergieaufnahme, mit Bevorzugung komplexer Kohlenhydrate, ballaststoffreich
  - Reduktion gesättigter Fettsäuren (tierische Fette) < 10 %
  - Einschränkung der Kochsalzaufnahme (3 – 6 g/d)

- **Steigerung der körperlichen Aktivität**
  - Steigerung der Alltagsaktivität (Treppensteigen, Gehen, Fahrradfahren), täglich
  - Sportprogramme unter Anleitung (Schwimmen, Gymnastik), mehrmals pro Woche

- **Stressmanagement**
  - z. B. autogenes Training, Entspannungsübungen

Im Mittelpunkt der Therapiebemühungen sollte die Gewichtsreduktion stehen, da sie rasch zu einer nachhaltigen Verbesserung aller metabolischen Störungen führt. Als Therapieziel genügt dabei zunächst eine **Gewichtsreduktion von 5 – 10 %** des Ausgangsgewichts. Bei einem BMI ≥ 35 kg/(m)^2 ist in der Regel eine stärkere Gewichtsabnahme wünschenswert. Daneben haben aber auch die Änderung der Nährstoffzusammensetzung und die Steigerung der körperlichen Aktivität eigenständige günstige Effekte auf die metabolischen Störungen.

Strenge Indikationsstellung für Medikamente

Die Indikation zur Pharmakotherapie ist grundsätzlich streng zu stellen, da sie in der Regel über lange Zeiträume durchgeführt werden muss und von unerwünschten Wirkungen begleitet sein kann. Es handelt sich dabei um eine symptomorientierte, adjuvante Therapie, die die nichtmedikamentösen Maßnahmen als Grundlage der Behandlung ergänzt.

Adipositas

Zur adjuvanten medikamentösen Therapie der Adipositas stehen heute zwei Medikamente zur Verfügung:

Sibutramin (Reductil)
ist ein selektiver Serotonin- und Noradrenalin-Wiederaufnahme-Hemmer, der einerseits ein stärkeres Sättigungsgefühl bewirkt und andererseits den Energieverbrauch über eine Steigerung der Aktivität des sympathischen Nervensystems erhöht. Sibutramin führt in einer Dosierung von 10 bzw. 15 mg zu einer zusätzlichen Senkung des Körpergewichts um im Mittel 3 – 6 kg. Hauptnebenwirkungen sind Mundtrockenheit (bis zu 20 %), Obstipation (10 – 15 %) sowie ein transienter Herzfrequenz- (um 3 – 5 Schläge/min) und Blutdruckanstieg (3 – 4 mmHg). Sibutramin ist bei Patienten mit Herzrhythmusstörungen, KHK und labiler Hypertonie (Blutdruck > 145/90 mmHg)

streng kontraindiziert. Wegen wiederholt berichteter schwerwiegender kardiovaskulärer Ereignisse wurde wiederholt von verschiedenen Organisationen wie z. B. der Public Citizen's Health Research Group, Petition vom 3. September 2003, eine Marktrücknahme von Sibutramin gefordert.

Orlistat (Xenical)

ist ein spezifischer Lipaseinhibitor, der im Dünndarm die enzymatische Aufspaltung der Nahrungstriglyceride stört. Als Konsequenz werden ca. 30 % der Nahrungsfette unverdaut über den Darm ausgeschieden und gehen damit als Energiesubstrat verloren. Orlistat wird in Kapseln von 120 mg zu den Hauptmahlzeiten eingenommen. Die mittlere zusätzliche Gewichtssenkung liegt bei 2 – 4 kg. An unerwünschten Nebenwirkungen treten vor allem Steatorrhö, Diarrhö und Flatulenz bei wenigstens jedem 2. Patienten sowie ein Abfall der Serumkonzentrationen fettlöslicher Vitamine bei bis zu 15 % der Patienten auf.

Beide Medikamente sollten erst dann eingesetzt werden, wenn die nichtmedikamentösen Maßnahmen zu keiner ausreichenden Gewichtssenkung geführt haben. Da das **Ansprechen** auf beide Medikamente **individuell unterschiedlich** sein kann, sollte in den ersten 1 – 2 Monaten zunächst die Wirksamkeit geprüft und erst dann über einen längeren, **maximal 2-jährigen** Einsatz entschieden werden. Langzeitstudien fehlen bislang.

Diabetes mellitus

Mittel der Wahl beim adipösen Typ-2-Diabetiker ist **Metformin** (Glucophage, Mescorit, Siofor u. a.), da es nahezu alle Komponenten des Metabolischen Syndroms günstig beeinflusst. In der britischen Diabetesstudie UKPDS konnte außerdem gezeigt werden, dass eine Monotherapie mit Metformin bei adipösen Typ-2-Diabetikern das kardiovaskuläre Komplikationsrisiko um etwa ein Drittel senkt und damit die Lebenserwartung erhöht (UKPDS 1998 b). Metformin reduziert hauptsächlich die hepatische Glucoseproduktion, verbessert aber auch die Insulinwirkung an den Zielorganen. Als Alternative bei Kontraindikationen für eine Metformintherapie – in erster Linie eingeschränkte Nierenfunktion – stehen α-**Glucosidase-Inhibitoren** zur Verfügung, die vor allem den postprandialen Blutglucoseanstieg begrenzen und gewichtsneutral sind. Bei nicht ausreichender Blutzuckersenkung durch Metformin muss häufig mit Sulfonylharnstoffen oder Insulin kombiniert werden. Eine Kombination mit den neu eingeführten **Gliniden** (Repaglinid, Nateglinid) oder **Glitazonen** (Rosiglitazon, Pioglitazon) ist ebenfalls möglich. Bei Insulinnotwendigkeit ist die Einmalgabe von Verzögerungsinsulin beim Zubettgehen mit Metformin tagsüber ein bewährtes Konzept. Als weitere Strategie zeichnet sich ab, kleine Dosen rasch wirksamen Insulins präprandial zu verabreichen, um das Gewichtsproblem nicht zu verschärfen. Allerdings fehlen hierzu noch kontrollierte Studien.

Dyslipoproteinämie

Zur Behandlung der Dyslipoproteinämie im Rahmen des Metabolischen Syndroms werden bevorzugt Fibrate und CSE-Hemmer eingesetzt. Stehen Störungen des Triglyceridstoffwechsels im Vordergrund, sind **Fibrate**, wie z. B. Bezafibrat, Fenofibrat oder Gemfibrozil, bzw. **Nikotinsäurederivate**, wie z. B. Acipimox (Olbemox), seit Mai 2004 in Deutschland auch Niacin in retardierter Form (Niaspan), vorzuziehen. Sind vor allem die Cholesterinwerte einschließlich des LDL-Cholesterins erhöht, sollten bevorzugt **CSE-Hemmer** verabreicht werden. Vor allem für Letztere ist inzwischen eine Senkung der kardiovaskulären Morbidität und Mortalität auch bei Diabetikern gut belegt. Beide Substanzklassen sollten wegen des Risikos einer Myositis (ca. 5 %) nicht kombiniert werden. Bei nur geringgradig erhöhten Cholesterinwerten kommt als Alternative zur medikamentösen Therapie auch die Verwendung phytosterin- oder phytostanolangereicherter Margarine in Frage, womit das LDL-Cholesterin um 6 – 15 % gesenkt werden kann.

Hypertonie

Therapieziel ist heute die Senkung des Blutdrucks auf Werte unter 130/85 mmHg, bei Patienten mit Nephropathie auf Werte von 120/80 mmHg. Bei der Auswahl des Antihypertensivums müssen besonders die metabolischen Effekte der einzelnen Substanzen berücksichtigt werden. **ACE-Hemmer** besitzen hier viele Vorteile und sind derzeit das bevorzugte Antihypertensivum. Daneben können auch **Diuretika** (bei zusätzlicher Herzinsuffizienz), **β-Blocker** (bei manifester KHK), **Calciumantagonisten** (bei Kombinationsbedarf) oder **AT_1-Rezeptorblocker** (bei Unverträglichkeit von ACE-Hemmern) eingesetzt werden. In der Regel ist die Kombination verschiedener Antihypertensiva erforderlich. Die Reduktion der Hypertonie führt, wie neuere Studien eindrucksvoll beweisen, auch bei Diabetikern zu einer Senkung der kardiovaskulären Morbidität und Mortalität.

Thrombozytenaggregationshemmer

Der Nutzen von Thrombozytenaggregationshemmern wie Acetylsalicylsäure in niedriger Dosierung ist in der Sekundärprävention kardiovaskulärer Komplikationen zur Standardtherapie geworden. Der Wert solcher Substanzen in der Primärprävention ist dagegen weniger gut untersucht, setzt sich aber in der Behandlung von Hochrisikopersonen immer stärker durch. Deshalb sollten Patienten mit Metabolischem Syndrom auch über diese Präventionsmöglichkeit informiert werden. Kontraindikationen müssen selbstverständlich sorgfältig beachtet werden.

Strengere Behandlungsziele – häufig mehrere Medikamente nötig

Die Multimorbidität der Patienten mit Metabolischem Syndrom erfordert eine **multiple** medikamentöse Intervention, vor allem bei Berücksichtigung der deutlich **strenger gewordenen Behandlungsziele.** Damit sind hohe Anforderungen an die Compliance des Patienten gestellt, worauf der betreuende Arzt immer zu achten hat. Dies lässt sich nur durch ein optimales, auf die individuelle Situation zugeschnittenes Betreuungskonzept sicherstellen. Dieses Problem einschließlich der hohen Kosten und Risiken einer Polypharmakotherapie begründet außerdem die Notwendigkeit, alle nichtmedikamentösen Behandlungsmöglichkeiten auszuschöpfen und insbesondere eine Gewichtssenkung zu erreichen.

Eine besondere Herausforderung für den Arzt

Die Behandlung und Langzeitführung von Patienten mit Metabolischem Syndrom stellen eine besondere Herausforderung für jeden praktisch tätigen Arzt dar. Nur mit hoher fachlicher Kompetenz und Erfahrung lassen sich die einzelnen Therapieziele erreichen, zumal eine Vielzahl von Gesichtspunkten zu berücksichtigen ist. Die Kunst des Betreuungsteams besteht darin, ein für den Patienten alltagstaugliches und akzeptables Behandlungskonzept zu entwickeln und nach Bedarf immer wieder neu anzupassen.

Fazit für die Praxis

Das Konzept des Metabolischen Syndroms umfasst das gleichzeitige Vorkommen von abdomineller Adipositas, Dyslipoproteinämie, Glucoseintoleranz/Diabetes mellitus Typ 2 und Hypertonie. Da dieses gefährliche Netzwerk kardiovaskulärer Risikofaktoren vor allem durch die moderne Lebensweise (fettreiche, überkalorische Ernährung, Bewegungsmangel) gefördert wird, müssen nichtmedikamentöse Behandlungsmaßnahmen, die auf einen gesunden Lebensstil einschließlich einer Gewichtsreduktion zielen, im Vordergrund stehen. Zur Erreichung der Therapieziele sind zusätzliche Medikamente häufig unverzichtbar.

3.3　Prävention des Typ-2-Diabetes

M. Pfohl (Duisburg), H. Schatz (Bochum)

Angesichts der zunehmenden Inzidenz und Prävalenz des Typ-2-Diabetes ist die **Notwendigkeit effektiver Primärpräventionsprogramme** unumstritten. Einige der Risikofaktoren für die Entwicklung einer gestörten Glucosetoleranz und des Typ-2-Diabetes, vor allem **Adipositas, Bewegungsmangel und fettreiche Ernährung,** lassen sich modifizieren und können dadurch zu einer Besserung der dem Typ-2-Diabetes vorhergehenden Insulinresistenz führen. Schätzungen zufolge lässt sich durch die Verzögerung der Manifestation eines Typ-2-Diabetes um 6 Jahre, gefolgt von einer konsequenten Diabetestherapie ab der Manifestation, das Retinopathierisiko in der verbleibenden Lebensspanne um 65 % reduzieren (Eastman et al. 1993). Eine effiziente Primärprävention des Typ-2-Diabetes könnte durch eine **Populationsstrategie** – also durch Beeinflussung des Lebensstils und der Umwelteinflüsse der Gesamtbevölkerung – oder durch eine **Hochrisiko-Strategie** mit Prophylaxe nur bei Personen mit hohem Diabetesrisiko erfolgen (Florez 1997).

Hohe Progressionsrate zum Typ-2-Diabetes bei schon gestörter Glucosetoleranz

Die Entwicklung eines Typ-2-Diabetes beruht auf der **Interaktion von genetischen und Umweltfaktoren**. In epidemiologischen Untersuchungen waren eine positive Familienanamnese, Übergewicht oder Gewichtszunahme, ein Gestationsdiabetes, ein erhöhter Nüchternblutzucker und eine eingeschränkte Glucosetoleranz mit einem späteren Typ-2-Diabetes assoziiert (Dornhorst u. Rossi 1998, Shaten et al. 1993, Wannamethee u. Sharper 1999). Das höchste Diabetesrisiko besteht bei Patienten mit einer eingeschränkten Glucosetoleranz – die Progressionsrate zum Typ-2-Diabetes liegt hier bei bis zu 15 % pro Jahr, die kumulative Progressionsrate bei bis zu 50 % (Kadowaki et al. 1984, Valle et al. 1997). Personen mit einem hohen individuellen Risiko für die Entwicklung eines Typ-2-Diabetes lassen sich anhand weniger anamnestischer und klinischer Angaben relativ leicht erfassen (Tab. 3.3-1).

Tabelle 3.3-1 Hinweise für ein hohes individuelles Risiko für die Entwicklung eines Typ-2-Diabetes

Anamnestische Angaben

Typ-2-Diabetes bei erstgradigen Verwandten
Früherer Gestationsdiabetes oder Geburt eines makrosomen Kindes
Abstammung aus ethnischen Gruppen mit hohem Diabetesrisiko

Klinische und laborchemische Befunde

Arterielle Hypertonie
Alter > 50 Jahre
Bauchumfang im Stehen in Nabelhöhe > 80 cm ($♀$) oder > 90 cm ($♂$)
Serumtriglyceride > 200 mg/dl (2,3 mmol/l)
Erniedrigtes HDL-Cholesterin (< 35 mg/dl/$< 0,9$ mmol/l [$♂$], < 45 mg/dl/$< 1,2$ mmol/l [$♀$])
Nüchtern-Plasmaglucose zwischen 110 mg/dl (6 mmol/l) und 125 mg/dl (6,9 mmol/l)
Eingeschränkte Glucosetoleranz

Populationsstrategie – am besten in Kombination mit Maßnahmen zur Primärprävention einer KHK

Die Populationsstrategie zielt auf eine **Verringerung der Risikofaktoren für eine Diabetesentwicklung in der Gesamtbevölkerung** ab. Voraussetzungen für eine so breit angelegte Intervention sind eine solide wissenschaftliche Basis – der Nutzen einer solchen Intervention muss eindeutig belegt sein – sowie ein **nichtpharmakologischer Ansatz,** bei dem insbesondere zivilisationsbedingte Faktoren wie zu fettreiche und hyperkalorische Kost und Bewegungsmangel vermieden werden. Angesichts der Bedeutung des Typ-2-Diabetes für die Entwicklung der Makroangiopathie, vor allem der koronaren Herzkrankheit, wären solche Maßnahmen idealerweise mit einer **Strategie zur Primärprävention der koronaren Herzkrankheit** zu kombinieren.

Nichtpharmakologische Ansätze: Lifestyle-Intervention mit fettarmer Ernährung und körperlicher Aktivität

Ein interessantes Beispiel für die Entwicklung eines Primärpräventionsprogramms für Typ-2-Diabetes ist das **Zuni Diabetes Prevention Program** (Teufel u. Ritenbaugh 1998), das eine Änderung von zum Typ-2-Diabetes prädisponierenden Lebensgewohnheiten bei jugendlichen Amerikanern indianischer Abstammung – die ein sehr hohes Diabetesrisiko aufweisen – zum Ziel hat. Das Zuni-Programm umfasst eine **Aufklärung über den Typ-2-Diabetes,** Anleitung und Infrastruktur für **verstärkte körperliche Aktivität, Ernährung** mit erhöhtem Frucht- und Gemüseanteil sowie eine deutliche **Reduktion von Softdrinks**. Zwischenergebnisse dieser auf 4 Jahre angelegten Interventionsstudie belegen die Machbarkeit eines solchen Ansatzes; ob die Inzidenz des Typ-2-Diabetes dadurch verringert werden kann, ist noch offen. In einer kleineren, ähnlich angelegten Untersuchung bei **amerikanischen Kindern mexikanischer Abstammung** im Alter von 7–12 Jahren, die eine familiäre Diabetesbelastung aufwiesen, konnte durch eine solche Intervention eine deutlich gesündere Lebensweise bewirkt werden – bei der geringen Fallzahl von n = 37 war aber keine sinnvolle statistische Analyse möglich (McKenzie et al. 1998).

Bei **adipösen Erwachsenen** mit familiärer Diabetesbelastung war durch eine Ernährungsumstellung im Sinne einer fettarmen Kost, in einer zweiten Studiengruppe in Kombination mit regelmäßiger körperlicher Aktivität (entsprechend 1500 kcal/ Woche), über einen Zeitraum von 6 Monaten eine deutliche Verbesserung aller Diabetes-Risikofaktoren zu erreichen. Im Laufe der folgenden 18 Monate ließen diese Interventionseffekte aber deutlich nach, sodass nach insgesamt 2 Jahren kaum mehr ein Unterschied zu der Kontrollgruppe bestand (Wing et al. 1998). In einer gemeinsamen Analyse der beiden Interventionsgruppen fand sich allerdings noch ein diskreter Gewichtsverlust im Vergleich zur Kontrollgruppe – rein rechnerisch war durch eine Gewichtsreduktion um 4,5 kg das Risiko eines Typ-2-Diabetes um etwa 30 % reduziert.

Regelmäßige körperliche Aktivität verbessert mehrere diabetesbezogene kardiovaskuläre Risikofaktoren und verringert das Risiko eines Typ-2-Diabetes selbst. Dies scheint vor allem über eine **verbesserte Insulinsensitivität** vermittelt zu werden. Die Machbarkeit einer solchen „Lifestyle-Intervention" wurde in der **Malmö-Studie** erstmals an skandinavischen Männern mittleren Alters mit eingeschränkter Glucosetoleranz belegt (Eriksson u. Lindgarde 1991). In dieser nicht-randomisierten Studie wurden 161 Männer mit Ernährungsmodifikation (reduzierte Zufuhr von Fetten und rasch resorbierbaren Kohlenhydraten) und Sport behandelt, 56 Männer nahmen aus verschiedenen Gründen nicht an dieser Intervention teil und dienten als Kontrollen. Im Gegensatz zu der Studie von Wing et al. (1998) persistierte der Gewichtsverlust in der Interventionsgruppe, nach 5 Jahren waren 11 % der behandelten und 21 % der nicht behandelten Männer von der eingeschränkten Glucosetoleranz in einen manifesten Diabetes übergegangen (relatives Risiko 0,5, 95 % Konfidenzintervall 0,3 – 1,0). Die Ergebnisse der wesentlich größeren Folgeuntersuchung, der **finnischen Diabetes-Präventions-Studie** (Eriksson et al. 1999), wurden 2001 publiziert und belegen sowohl die Machbarkeit als auch die hohe Erfolgsrate eines solchen Ansatzes: Das Risiko für einen Übergang von einer gestörten Glucosetoleranz zu einem manifesten Typ-2-Diabetes konnte in dieser Untersuchung um beeindruckende 58 % reduziert werden (Tuomilehto et al. 2001) (Tab. 3.3-**2**). Diese Ergebnisse decken sich mit denen der

Tabelle 3.3-2 Überblick über die großen Studien zur Primärprävention des Typ-2-Diabetes bei gestörter Glucosetoleranz

	n	Dauer (Jahre)	Intervention	Gewichts-änderung	Progression IGT zu Typ-2-Diabetes	Relative Risikoreduktion	NNT (pro Jahr)
Da-Qing-Studie (Pan et al. 1997)	577	6	Keine	k.A.	68 %	–	–
			Ernährungsumstellung		44 %	35 %	25
			Körperliches Training		41 %	40 %	22
			Ernährungsumstellung + körperliches Training		46 %	33 %	27
Diabetes Prevention Study (DPS) (Tuomilehto et al. 2001)	522	3,2	Kontrolle	– 0,8 kg	23 %	–	–
			Lifestyle (fettarme Kost, körperliche Aktivität)	– 4,2 kg	11 %	58 %	27
Diabetes Prevention Program (DPP) (2002)	3234	2,8	Placebo	Keine	29 %	–	–
			Lifestyle-Intervention	– 6,5 kg	14 %	58 %	19
			Metformin (2-mal 850 mg)	– 2,5 kg	22 %	31 %	40
STOP-NIDDM (Chiasson et al. 2002)	1429	4	Placebo	k. A.	42 %	–	–
			Acarbose (2-mal 50 – 100 mg)		33 %	36 %	44
XENDOS (Torgerson et al. 2004)	3305	4	Placebo	– 3,0 kg	9,0 %*	37 %	143*
			Orlistat (3-mal 120 mg)	– 5,8 kg	6,2 %		

* Bei Rekrutierung wiesen nur 21 % der XENDOS-Studienteilnehmer eine eingeschränkte Glucosetoleranz auf.
NNT = Numbers needed to treat, k. A = keine Angaben

chinesischen Da-Qing-IGT- und Diabetes-Studie (Pan et al. 1997), in der insgesamt 577 Personen mit eingeschränkter Glucosetoleranz entweder in eine Kontrollgruppe ohne Intervention oder in eine von drei Interventionsgruppen (nur Diät, nur Sport, Diät und Sport) randomisiert wurden. Nach 6 Jahren hatte sich in der Kontrollgruppe bei 67,7 % (95 % CI, 59,8 – 75,2) ein Typ-2-Diabetes manifestiert, in der Diätgruppe bei 43,8 % (95 % CI, 35,5 – 52,3), in der Sportgruppe bei 41,1 % (95 % CI, 33,4 – 49,4) und in der Gruppe mit Diät und Sport bei 46,0 % (95 % CI, 37,3 – 54,7) (p < 0,05). Auch in der großen amerikanischen Präventionsstudie **„Diabetes Prevention Program" (DPP)** wurde durch eine Lebensstil-Intervention die Konversionsrate von eingeschränkter Glucosetoleranz zum Typ-2-Diabetes um 58 % gesenkt (siehe unten).

Pharmakologische Diabetes-Prävention: Besonders hohe Anforderungen an die Sicherheit

Unter ethischen und sozioökonomischen Aspekten sind **an die Medikamente,** die zur pharmakologischen Diabetes-Prävention eingesetzt werden, **sehr hohe Anforderungen** zu stellen, insbesondere ist neben einer **gut belegten Wirksamkeit** ein **exzellentes Sicherheitsprofil** erforderlich. Studien zur medikamentösen Prävention des Typ-2-Diabetes umfassen derzeit 5 Substanzklassen: Sulfonylharnstoffe, Alpha-Glucosidase-Inhibitoren, Biguanide, Thiazolidindione und Glinide.

Mit **Sulfonylharnstoffen** wurden bisher nur 2 kleinere randomisierte Studien mit begrenzter Aussagekraft zur Diabetes-Prävention mit Tolbutamid durchgeführt, die keine eindeutige Wirksamkeit des Tolbutamids in der Typ-2-Diabetes-Prävention belegen konnten (**Bedford-Studie** [Keen et al. 1982] und **Malmöhus-Studie** [Sartor et al. 1980]). In der **„Fasting Hyperglycaemia Study"** (Hammersley et al. 1997) wurden 227 Patienten mit erhöhter Nüchtern-Plasmaglucose randomisiert, die mit Anleitung zu gesunder Lebensweise und einem Sulfonylharnstoff behandelt wurden.

Acarbose verringert das Risiko eines Typ-2-Diabetes bei gestörter Glucosetoleranz.

Die Eignung des **Alpha-Glucosidase-Inhibitors** Acarbose zur Prävention des Typ-2-Diabetes wird in mehreren großen Studien geprüft. Im **Dutch Acarbose Intervention Trial (DAISI)** werden 150 Personen über einen Zeitraum von 3 Jahren mit Acarbose behandelt, im Britischen **Early Diabetes Intervention Trial (EDIT)** 640 Probanden mit Acarbose, Metformin oder einer Kombination aus beiden Substanzen. In der internationalen **STOP-NIDDM-Studie** wurden 1429 Patienten mit eingeschränkter Glucosetoleranz und einer Nüchtern-Plasmaglucose > 100 mg/dl (5,6 mmol/l) randomisiert mit 2-mal 50 bis 2-mal 100 mg Acarbose (Glucobay) oder Placebo über 4 Jahre behandelt. Nach dieser Zeitspanne war bei 42 % der mit Placebo und bei 33 % der mit Acarbose behandelten Patienten ein Übergang in einen Typ-2-Diabetes zu verzeichnen (Chiasson et al. 1998, Chiasson et al. 2002). Auch die kardiovaskulären Ereignisse waren unter Acarbose signifikant seltener (Chiasson et al. 2003).

Diabetes Prevention Program (DPP): Metformin und Lebensstil-Intervention reduzieren die Progression zum Typ-2-Diabetes.

Dass Metformin die mit der Entwicklung eines Typ-2-Diabetes einhergehenden Faktoren abdominelle Adipositas und Hyperinsulinämie günstig beeinflusst, wurde bereits in der **BIGPRO-Studie** an 324 Patienten mittleren Alters gezeigt (Fontbonne et al. 1996). Auch in einer kleineren Studie hatte sich bereits angedeutet, dass **Metformin die Konversion von eingeschränkter Glucosetoleranz zu Typ-2-Diabetes verhindern kann** (Li et al. 1999). Die Konversionsrate über ein Jahr lag unter Metformin bei 3,0 % (n = 33), unter Placebo bei 16,2 % (n = 37). In der **amerikanischen Multicenterstudie „Diabetes Prevention Program"** wurden 3234 Patienten mit eingeschränkter Glucosetoleranz zunächst bezüglich ihres Lebensstils beraten und dann in 3 Interventionsgruppen aufgeteilt: Behandlung mit intensiver Lifestyle-Intervention, Gabe von 2-mal 850 mg Metformin und Gabe von Placebo. Ein ursprünglich geplanter und begonnener Interventionsarm mit Troglitazon, in den bereits 585 Patienten eingeschlossen waren, wurde wegen der Lebertoxizität dieser Substanz nicht weitergeführt – bei einer Person war es unter Troglitazon zu einem akuten Leberversagen gekommen. Nach der Studiendauer von 2,8 Jahren hatte sich in der Placebogruppe bei 29 %, in der Metformingruppe bei 22 % und in der Lifestyle-Interventionsgruppe bei 14 % ein Typ-2-Diabetes entwickelt. Die **jährliche Konversionsrate** von der eingeschränkten Glucosetoleranz zum Typ-2-Diabetes lag damit in der **Placebogruppe bei 11,0 %**, in der **Metformingruppe bei 7,8 %** und in der **Lifestyle-Interventionsgruppe bei 4,8 %**. Dies entspricht einer relativen Risikoreduktion von 31 % durch Metformin und von 58 % durch die intensive Lebensstil-Intervention (Knowler et al. 2002).

Das Thiazolidindion Troglitazon konnte die Diabetesentwicklung nach Gestationsdiabetes reduzieren – die Eignung von Rosiglitazon und Pioglitazon für die Prävention ist noch zu prüfen.

Wie bereits erwähnt, wurde der ursprünglich geplante vierte Arm im „Diabetes Prevention Program" mit Troglitazon nicht weitergeführt, die bereits eingeschlossen gewesenen Personen jedoch zu weiteren Nachkontrollen eingeladen. In einer kleineren Untersuchung, der TRIPOD-Studie (**Tr**oglitazone **i**n the **P**revention **o**f **D**iabetes), wurde an nichtdiabetischen Frauen mit früher durchgemachtem Gestationsdiabetes randomisiert und placebokontrolliert geprüft, ob sich durch Troglitazon die Entwicklung eines Typ-2-Diabetes verhindern lässt (Azen et al. 1998). Die Diabetesentstehung ließ sich hierbei durch Troglitazon von 12,3 % pro Jahr auf 5,4 % pro Jahr reduzieren (Vortrag auf dem Europäischen Diabetes-Kongress in Glasgow, 2001). Angesichts der erhöhten Hepatotoxizität von Troglitazon haben diese Ergebnisse aber keinen praktischen Wert, sondern sind nur dahingehend zu interpretieren, dass die Rolle von anderen, nichthepatotoxischen Thiazolidindionen in der Prävention des Typ-2-Diabetes sinnvollerweise zu prüfen ist. Dies geschieht bei den Frauen, welche die TRIPOD-Studie beendet haben, gegenwärtig mit Pioglitazon in der „PIPOD-Studie". Die auf dem 18. IDF-Kongress in Paris 2003 vorgetragenen 1-Jahres-Daten zeigen für Pioglitazon einen ähnlich günstigen Effekt.

Tabelle 3.3-3 Einige der großen, initiierten Studien zur Primärprävention des Typ-2-Diabetes und kardiovaskulärer Ereignisse

	n	Dauer (Jahre)	Intervention	Erwartetes Studienende	Zielvariable
PROactive	5000	4	Pioglitazon Placebo	2006/7	Typ-2-Diabetes Kardiovaskuläre Ereignisse
DREAM	4000	4	Rosiglitazon Ramipril Placebo	2006	Typ-2-Diabetes Kardiovaskuläre Ereignisse
RECORD	4000	6	Rosiglitazon Placebo	2008	Typ-2-Diabetes Kardiovaskuläre Ereignisse
NAVIGATOR	7500	3 – 6	Nateglinid Valsartan	2007	Typ-2-Diabetes Kardiovaskuläre Ereignisse
BARI 2D	2600	5	Angioplastie oder Bypass mit Sulfonylharnstoff- oder Insulintherapie vs. Metformin oder Glitazone	2007	Typ-2-Diabetes Gesamtmortalität, Kardiovaskuläre Ereignisse
ORIGIN	10 000	5	Mehrfach ungesättigte Fettsäuren (PUFA), Insulin Glargin, Placebo	2008	Typ-2-Diabetes Kardiovaskuläre Ereignisse

Die Diabetes-Prävention muss auch eine Reduktion der kardiovaskulären Morbidität und Mortalität zum Ziel haben.

Das Ziel einer Prävention des Typ-2-Diabetes muss neben der Diabetes-Prävention selbst auch die Vermeidung der Diabetesfolgeerkrankungen sein. Studien mit der Zielsetzung einer Verringerung der kardiovaskulären Morbidität und Mortalität wurden eben begonnen, unter anderem mit den Thiazolidindionen Pioglitazon (PROactive) und Rosiglitazon (DREAM und RECORD). Einen weiteren Ansatz in diese Richtung stellt die „NAVIGATOR"-Studie dar, die Ende 2001 begonnen hat. In dieser randomisierten, placebokontrollierten Studie werden in 4 Studienarmen jeweils 1875 Patienten mit gestörter Glucosetoleranz entweder mit Placebo, mit Nateglinid allein, mit Valsartan allein oder mit der Kombination beider Substanzen behandelt. Zielpunkte sind sowohl die Konversionsrate in einen Typ-2-Diabetes als auch die kardiovaskuläre Morbidität und Mortalität. Die Ergebnisse dieser Untersuchung werden 2006/2007 erwartet. Einen Überblick über die Studien gibt Tab. 3.3-**3**.

Fazit für die Praxis

Zum heutigen Zeitpunkt empfiehlt sich zur Primärprophylaxe des Typ-2-Diabetes, zumindest für Personen mit einem erhöhten Risiko dafür, eine Kombination aus **fettarmer Ernährung** und **regelmäßiger körperlicher Aktivität,** beispielsweise 30 min zügiges Gehen täglich. Bei adipösen Personen reicht schon eine Gewichtsreduktion von einigen Kilogramm aus, um eine deutliche Herabsetzung des Diabetesrisikos zu erzielen. Pharmakologische Maßnahmen sind **nach heutigem Kenntnisstand** dieser Lifestyle-Intervention nicht überlegen, sodass eine **pharmakologische Primärprophylaxe** des Typ-2-Diabetes allenfalls **in Ausnahmefällen** mit deutlich erhöhtem Diabetesrisiko und nicht möglicher Lifestyle-Intervention sinnvoll ist.

3.4   Klinik und Therapie des Diabetes mellitus Typ 2

E. Schifferdecker (Kassel)

Der Typ-2-Diabetes verläuft oft lange symptomlos.

Der Typ-2-Diabetes entwickelt sich überwiegend symptomarm bis symptomlos, sodass die Diagnose oft erheblich verzögert und damit die Entwicklung von Folgeerkrankungen begünstigt wird. Schätzungsweise 75 % der Typ-2-Diabetiker werden im Rahmen von allgemeinen Screeninguntersuchungen beim Arzt erstmalig auffällig. Durch eine zunehmend intensivere Diagnostik in Praxis und Klinik steigen zwar die Chancen einer frühzeitigen Entdeckung, ein regelmäßiges, systematisches Screening erfolgt jedoch bisher nicht. Es kommt so immer noch vor, dass ein Typ-2-Diabetes zuerst vom Augenarzt aufgrund einer feststellbaren Retinopathie oder vom Neurologen aufgrund einer Polyneuropathie bisher ungeklärter Genese vermutet oder eine Hyperglykämie erst im Rahmen eines Herzinfarktes festgestellt wird.

Häufig war auch anamnestisch schon eine passagere Blutzuckererhöhung aufgefallen, z. B. im Rahmen akuter Erkrankungen oder bei Immobilisation sowie unter Steroidtherapie, oder es bestand ein Gestationsdiabetes.

Wenn Symptome fassbar sind, handelt es sich um die klassischen Folgen der Hyperglykämie wie Polyurie mit dann vermehrtem Durst, Muskelschwäche, Neigung zu Infektionen, insbesondere Haut- und Schleimhautinfektionen wie z. B. Furunkel, Balanitis, Vulvitis oder Zystitis. Die subjektiven Symptome werden bei älteren Patienten oft als „altersbedingt" abgetan. Ketoazidotische Entgleisungen sind sehr selten, jedoch können bei betagten Patienten gefährliche Exsikkosen auftreten.

Übergewicht als Leitsymptom

80–90 % der Typ-2-Diabetiker sind übergewichtig, d. h., es liegt ein Diabetes mellitus Typ 2 mit Übergewicht (früher Typ IIb) vor. Die Familienanamnese ergibt oft, dass auch die Eltern schon übergewichtig und Diabetiker waren. Entscheidend ist das **Körpergewicht zum Zeitpunkt der Manifestation,** da sich im weiteren Verlauf besonders im höheren Lebensalter und bei konsumierenden Erkrankungen das Körpergewicht durchaus „normalisiert" haben kann. Es ist daher wichtig, Körpergröße und Körpergewicht zum Zeitpunkt der Manifestation exakt zu erfassen bzw. das Gewicht bei Manifestation anamnestisch möglichst genau zu erfragen. Wenn das Körpergewicht bei Diagnosestellung **normal** ist (früher Typ IIa), besteht immer der **Verdacht, dass es sich um einen so genannten LADA-Diabetes** handelt (Late-onset Autoimmune Diabetes of the Adult; siehe Kap. 1.4, S. 15). Diese Patienten sind wie klassische Typ-1-Diabetiker zu behandeln. Im Zeitraum der Diagnosestellung kann eine Bestimmung vor allem der GAD-II-Antikörper eine Klärung bringen, später nimmt deren Prävalenz ab.

Bezüglich der diagnostischen Kriterien und der Diagnosesicherung wird auf Kap. 1.5, S. 21 ff. verwiesen.

Das individuelle Therapieziel wird vom Lebensalter mitbestimmt.

Grundlage der nach Diagnosestellung einzuleitenden therapeutischen Maßnahmen ist die Festlegung des Therapieziels, das für jeden Patienten individuell definiert und vom Patienten selbst mitgetragen werden muss. Allgemein anerkannt ist die in Abb. 3.4-**1** dargestellte Therapiezielpyramide. Für jeden Patienten gilt als **Minimalziel** der Therapie die **Prophylaxe eines diabetischen Komas** und die Verhinderung diabetischer **Fußkomplikationen** durch geeignete lokale Maßnahmen wie regelmäßige Fußinspektion, qualifizierte Fußpflege und adäquate Schuhversorgung. In Abwägung der Therapierisiken sollte auch bei jedem Patienten die zweite Stufe realisiert werden, d. h. die **Behebung von diabetesbedingten Symptomen** und der Erhalt der körperlichen Leistungsfähigkeit. Das **Maximalziel** der Verhinderung oder zumindest Aufschiebung von **Folgeerkrankungen** ist nicht bei allen Typ-2-Diabetikern realisierbar und auch nicht notwendig. Bei den bekannten Laufzeiten der Erkrankung bis zur Manifestation der Folgeschäden ist bei Diabetesmanifestation nach dem siebzigsten Lebensjahr die Entwicklung zumindest mikroangiopathischer Folgeerkrankungen

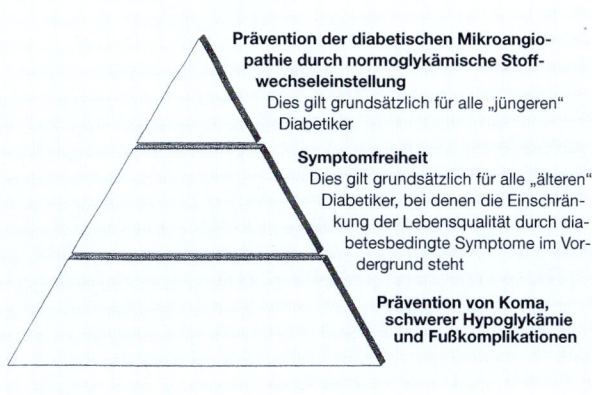

Prävention der diabetischen Mikroangiopathie durch normoglykämische Stoffwechseleinstellung
Dies gilt grundsätzlich für alle „jüngeren"
Diabetiker

Symptomfreiheit
Dies gilt grundsätzlich für alle „älteren"
Diabetiker, bei denen die Einschränkung der Lebensqualität durch diabetesbedingte Symptome im Vordergrund steht

Prävention von Koma,
schwerer Hypoglykämie
und Fußkomplikationen

Abbildung 3.4-1 Prävention der diabetischen Komplikationen (nach: M. Berger 1995).

nicht mehr in der verbleibenden Lebensspanne zu erwarten. Entscheidend ist natürlich auch die Risikokonstellation insgesamt, vor allen Dingen bezüglich einer koronaren Herzkrankheit, das biologische Alter des Patienten sowie die individuelle Motivation und intellektuelle Leistungsfähigkeit.

Eine Orientierung zur Beurteilung der Stoffwechsellage unter dem Aspekt des Risikos für Folgeerkrankungen gibt Tab. 3.4-**1**, sie ist der Nationalen Versorgungs-Leitlinie Diabetes mellitus Typ 2 (Mai 2002) entnommen.

Tabelle 3.4-1   Beurteilungskriterien für die Blutzuckereinstellung

		Niedriges Risiko	Erhöhtes Risiko	Hohes Risiko
HbA$_{1c}$	% Hb	<6,5	6,5 – 7,5	>7,5
Blutglucose, kapillär Nüchtern/präprandial	mmol/l mg/dl	≤5,5 <100	>5,5 ≥100	>6,0 >110
Postprandial (Spitze)	mmol/l mg/dl	<7,5 <135	≥7,5 ≥135	>9,0 >160

Die kapillare Nüchternblutglucose liegt ungefähr 1,0 mmol/l (18 mg/dl) unter dem venösen Plasmawert; postprandiale kapillare Blutglucose und venöser Plasmawert sind gleich hoch.

Erste Maßnahme: Reduktion von Übergewicht

Bei den in der Regel übergewichtigen Patienten ist eine Ernährungsumstellung mit dem Ziel einer Gewichtsreduktion, flankiert durch gesteigerte körperliche Aktivität, die Grundlage jeder Therapie. Hierbei ist es wichtig, die **Ziele nicht zu hoch** zu stecken. Der Patient sollte wissen, dass schon eine Gewichtsabnahme von wenigen Kilogramm eine Verminderung der Insulinresistenz und damit eine deutliche Verbes-

Tabelle 3.4-2   Einem Body-Mass-Index (BMI) von 25 bzw. 30 entsprechendes Körpergewicht in Abhängigkeit von der Körpergröße (kg/[m]^2)

Körpergröße (cm)	BMI 25 Gewicht (kg)	BMI 30 Gewicht (kg)
160	64	78
170	72	88
180	82	98

serung der Stoffwechselsituation bringen kann, insbesondere wenn eine verstärkte körperliche Aktivität diese begleitet. Das Maximalziel wäre eine Senkung des Körpergewichts unter einen Body-Mass-Index (BMI) von 25 kg/(m)^2 (zur Orientierung siehe Tab. 3.4-**2**). Für praktische Belange genügt eine Orientierung am **Normalgewicht nach Broca:** Normalgewicht (kg) = Größe (cm) – 100.

Für die Umsetzung dieser Maßnahmen muss man sich genügend Zeit lassen, nach Erstmanifestation besteht in der Regel keine Gefahr, wenn man den Verlauf unter Umstellung von Ernährung und Lebensgewohnheiten **drei bis sechs Monate** beobachtet, auch wenn die BZ-Werte weiter hyperglykämisch bleiben. Stoffwechselentgleisungen sind in diesem Zeitraum beim übergewichtigen Typ-2-Diabetiker nicht zu erwarten, er verfügt über ausreichende Insulinreserven, die dies verhindern. Für den Aspekt der Verhinderung von Folgeerkrankungen ist dieser Zeitraum auch nicht relevant. Die Umsetzung dieser Maßnahmen ist allerdings meist schwierig und erfordert eine intensive Einzelberatung sowie Gruppenschulung. Verhaltenstherapeutische Ansätze verbessern die Effektivität.

1000 kcal pro Tag weniger = 1 kg Gewichtsabnahme pro Woche

Am meisten erprobt und risikolos ist eine **kaloriendefinierte Reduktionskost,** jedoch ohne dass die Patienten dabei die Kalorien ganz exakt berechnen müssen. Als Faustregel kann man bei leichter körperlicher Aktivität von einem **mittleren Kalorienbedarf von 30 Kalorien pro Kilogramm Sollgewicht** pro Tag ausgehen. Bei einem 80 kg schweren Patienten wären das 2400 kcal. Nach dem 65. Lebensjahr nimmt der Bedarf altersabhängig ab, für eine ausgeglichene Energiebilanz werden kaum mehr als 1900 kcal bei Männern bzw. 1700 kcal bei Frauen benötigt.

Bei **jüngeren** Typ-2-Diabetikern sollte ein **tägliches Energiedefizit von 1000 kcal** angestrebt werden (zumindest aber von 500 kcal). In einem Monat würde dann ein Defizit von zirka 30 000 (bzw. 15 000) kcal entstehen, d. h., es könnten rund 4 kg (bzw. 2 kg) Fettgewebe abgebaut werden, d. h. 1 kg (bzw. 0,5 kg) pro Woche, da 1 kg Fettgewebe ca. 7000 kcal speichert. In einem halben Jahr wäre so eine Gewichtsabnahme von immerhin rund 20 (bzw. 10) kg zu erzielen. Weniger als 1000 kcal täglich sollten unter ambulanten Bedingungen nicht gegessen werden. Inwieweit sich medikamentöse Ansätze zur Gewichtsreduktion (**Sibutramin, Orlistat,** siehe Kap. 3.2, S. 129 f.) speziell **bei Diabetikern** bewähren, ist noch zu klären. Generell können durch diese Medikamente **einige Kilogramm mehr an Gewichtsabnahme** erzielt werden, mit Orlistat z. B. in einer 2-Jahres-Studie 4 kg zusätzlich.

Schulung zur Ernährung wichtig

Im Rahmen der individuellen Ernährungsberatung ist die Erstellung von Ernährungsprotokollen über einige Tage zu empfehlen, um exaktere Angaben zu den Ernährungsgewohnheiten und der Kalorienmenge zu erhalten. Im Rahmen der Einzel- und Gruppenschulung hat sich die Einteilung in wasserreiche, magere eiweißreiche und stärkereiche sowie fettreiche Nahrungsmittel bewährt.

Auf entsprechenden Unterrichtsmaterialien baut auch das **Schulungsprogramm für nicht mit Insulin behandelte Typ-2-Diabetiker** des Zentralinstituts der Kassenärztlichen Vereinigung auf. Es wird zusammen mit entsprechenden Qualifikationsmaßnahmen für ihre Arzthelferinnen den Ärzten ohne spezielle diabetologische Weiterbildung angeboten. Nach Erwerb eines entsprechenden Zertifikats kann das 4 Unterrichtseinheiten umfassende Schulungsprogramm in der Praxis durchgeführt und abgerechnet werden. Alle neuentdeckten Typ-2-Diabetiker müssen zumindest an einem solchen Programm teilnehmen!

Wasserreiche Lebensmittel enthalten keine bzw. fast keine Kalorien, werden daher als **sehr hilfreich beim Abnehmen** eingestuft und können unbegrenzt zu sich genommen werden. Hierzu gehören Wasser, Kaffee, Tee und mit Süßstoff gesüßte Getränke, alle Salate und Pilze sowie Gemüse außer Kartoffeln, Mais und Hülsenfrüchten.

Magere eiweißreiche Lebensmittel wie mageres Fleisch, magerer Aufschnitt, Fische, stärkereiche Lebensmittel (z. B. Brot, Reis, Kartoffeln, Hülsenfrüchte) sowie Obst und Milch werden als zum Abnehmen geeignet eingestuft, ihr Verzehr sollte halbiert werden (**„FdH!“**).

Fettreiche und **zuckerhaltige** Lebensmittel wie Öle, Butter, Sahne, Nüsse, fettes Fleisch, fetter Käse bzw. Traubenzucker, Haushaltszucker, Kuchen, Schokolade, Konfitüre sind zum Abnehmen **ungeeignet** und sollten möglichst gemieden werden.

Im Rahmen des genannten Schulungsprogramms werden auf Karten Mengen der jeweiligen Lebensmittel, die 100 kcal enthalten, gezeigt, sodass die Patienten lernen können, sich aus diesen Komponenten eine 1000-kcal-Tageskost zusammenzustellen. Besonders anschaulich werden dabei die großen Mengen der wasser- und stärkereichen Lebensmittel, die verzehrt werden können. Beispiele zeigt Tab. 3.4-**3**.

Unnötig ist für die rein diätetisch behandelten Patienten die Einführung der BE (Broteinheit, Berechnungseinheit, siehe Kap. 1.9, S. 48 ff.). Sie ist den Therapieformen vorbehalten, die eine Abstimmung zwischen Medikation und Kohlenhydrataufnahme erfordern, d. h. der Therapie mit betazytotropen Substanzen und Insulin. Maximal auszuschöpfen sind die Möglichkeiten einer Fettreduktion, vor allen Dingen auch **fettsparende** Formen der **Zubereitung.**

Schon mäßige körperliche Aktivität ist günstig für Herz und Gefäße.

Die Effektivität moderater körperlicher Aktivität auch bezüglich der Verbesserung der Gesamtprognose ist belegt. Es konnte gezeigt werden, dass sich regelmäßige körperliche Belastung **auch unterhalb des sportlichen Niveaus günstig** auf das kardiovaskuläre Risiko auswirkt, auch beim übergewichtigen Typ-2-Diabetiker. Die Unterstützung der Gewichtsabnahme ist sicherlich nicht bedeutsam und daher zweitrangig, **entscheidend ist die Verbesserung der Insulinsensitivität** unter körperlicher Akti-

Tabelle 3.4-3   Mengen von Lebensmitteln, die 100 kcal entsprechen

Schlangengurken	ca. 1000 g (2 Stück)
Tomaten	ca. 500 g (6 – 8 Stück)
Kopfsalat	2 – 3 Stück
Kartoffeln	ca. 180 g (2 – 3 Stück)
Quark, 10 % Fett	ca. 120 g
Seelachsfilet	ca. 120 g
Hähnchenfleisch	ca. 90 g
Vollkornbrot	ca. 50 g (1 Scheibe)
Brötchen	ca. 40 g (1 Stück)
Salami	ca. 20 g (1 Scheibe)
Schokolade	ca. 20 g (3 – 4 Stückchen)
Butter	ca. 15 g (1 Teelöffel)
Öl	ca. 10 g (2 Teelöffel)
Bier	ca. 200 ml (1 kleines Glas)
Wein	ca. 125 ml (1 Glas)

vität. Tab. 3.4-**4** gibt einen Überblick über den Kalorienverbrauch bei typischen Aktivitäten. Die Empfehlung, **täglich 30 min forciert spazieren** zu gehen, ist sicherlich von vielen Typ-2-Diabetikern umzusetzen. Ebenfalls günstig sind Schwimmen, z. B. zweimal in der Woche eine halbe Stunde, und Fahrradfahren. Praktisch gut umsetzbar ist auch die Empfehlung, möglichst **viele Wege zu Fuß** zu erledigen. Bei vielen der sich meist im Rentenalter befindenden Patienten spielt der Zeitfaktor nicht mehr eine so große Rolle wie bei den Berufstätigen. Auch die Empfehlung, **statt des Aufzugs die Treppe** zu benutzen, ist in der Regel umsetzbar, ggf. muss ja nicht der gesamte Weg über die Treppe bewältigt werden. Wenn möglich, sollte die Fernbedienung für den Fernseher abgeschafft werden.

Sind intensivere Aktivitäten mit **sportlichem** Charakter geplant, muss hierfür vorab die Tauglichkeit ärztlich abgeklärt werden. Notwendig ist auf jeden Fall eine Ergometrie zur Erfassung der individuellen Belastbarkeit und des Blutdruckverhaltens sowie zum Ausschluss einer belastungsinduzierten Koronarischämie.

Tabelle 3.4-4   Kalorienverbrauch bei einstündiger körperlicher Aktivität (kcal/h) in Abhängigkeit vom Körpergewicht

Aktivität	60 kg	80 kg	100 kg
Hausarbeit	150	180	230
Gehen, 5 km/h	200	240	300
Gartenarbeit	250	300	380
Radfahren, 15 km/h, oder Schwimmen (langsam) oder Tennis	300	360	450

Welche Medikamente? Antworten der UKPDS

Wenn die Möglichkeiten der Ernährungsumstellung, Gewichtsreduktion und Steigerung der körperlichen Aktivität ausgeschöpft sind und das definierte Therapieziel nicht erreicht worden ist, ist eine medikamentöse Therapie unumgänglich. Bei der Auswahl des Therapieprinzips muss man die Ergebnisse der britischen UKPD-Studie (United Kingdom Prospective Diabetes Study) berücksichtigen, die 1998 publiziert wurden.

Das für die Gesamtstrategie der Behandlung des Typ-2-Diabetes wichtigste Ergebnis der UKPDS war der Nachweis, dass **auch beim Typ-2-Diabetes** eine **Verbesserung der Stoffwechselsituation** das Auftreten und die Zunahme von **Folgeerkrankungen global reduzieren** kann. Für die Typ-1-Diabetiker wurde das ja schon vor Jahren in der US-amerikanischen DCCT-Studie beschrieben (siehe Kap. 2.2, S. 72 u. 74).

Darüber hinaus zeigte die Studie, dass sich **keines der eingesetzten Pharmaka** gegenüber den anderen als **generell überlegen** erwies. Enttäuschend war aber die Beobachtung, dass sich sowohl in der Kontrollgruppe als auch in der „intensiv" behandelten Gruppe – hier nach anfänglicher Verbesserung gegenüber den Kontrollen – unabhängig von der Therapieform eine allmähliche Verschlechterung über die Jahre mit parallel ansteigendem Verlauf der HbA_1-Kurven ergab.

In der UKPD-Studie wurden 4209 Patienten mit neu entdecktem Diabetes mellitus Typ 2 (Alter 25 – 65 Jahre) nach drei Monaten Therapie mit Diät allein für eine „konventionelle" Therapie (N = 1138) und eine „intensive" Therapie (N = 2729) sowie 342 übergewichtige Patienten für eine Therapie mit **Metformin** randomisiert. Nur Patienten mit Nüchternblutzuckerwerten zwischen 110 und 270 mg/dl (6 und 15 mmol/l) nach der Diätphase und ohne akute Symptome wurden einbezogen. Für die „**konventionelle**" Therapie galt als Therapieziel ein **Nüchternblutzucker unter 270 mg/dl (15 mmol/l),** für die „**intensive**" Therapie ein Nüchternblutzucker **unter 110 mg/dl (6 mmol/l)** als Zielwert. In der Gruppe mit konventioneller Therapie wurde zunächst die **Diät als alleinige** Maßnahme fortgeführt. Bei Überschreiten des Zielwertes von 270 mg/dl Blutglucose nüchtern wurden die Patienten zusätzlich medikamentös mit Sulfonylharnstoffen oder Insulin weiterbehandelt. In der „intensiven" Therapiegruppe erfolgte sofort die Zuteilung in eine **Sulfonylharnstoff- oder Insulingruppe.** Als Sulfonylharnstoffe wurden Chlorpropamid, Glibenclamid und Glipizid eingesetzt. Wenn das Therapieziel der „intensiven" Therapie nicht erreicht wurde, konnten die Patienten der Sulfonylharnstoff-Gruppe zusätzlich Metformin erhalten oder auf Insulin umgestellt werden. Später – wegen der erst dann erfolgten Zulassung in Großbritannien – war in der „intensiven" Gruppe auch noch die Randomisierung auf **Acarbose** und Placebo zusätzlich zur bisherigen Therapie möglich, es ergab sich hierfür ein Beobachtungszeitraum von 3 Jahren.

Die Auswertung erfolgte strikt als Intention-to-treat-Analyse, d. h. nach der ursprünglichen Therapiezuteilung zu Beginn der Studie. In der Gruppe mit „intensiver" Therapie lag das HbA_{1c} über zehn Jahre **im Mittel** bei 7,0 %, in der „konventionell" therapierten Gruppe dagegen bei 7,9 %. In beiden Gruppen stieg das HbA_{1c} im Zeitraum der Verlaufsbeobachtung jedoch kontinuierlich und mit gleicher Steigung an, überraschenderweise auch unter Insulintherapie, sodass das HbA_{1c} zum **Ende** des Beobachtungszeitraums in der „intensiv" behandelten Gruppe bei 7,8 % und in der „konventionell" behandelten Gruppe bei 8,7 % lag. Unter „intensiver" Therapie fand sich eine mittlere Gewichtszunahme von 5 kg, unter „konventioneller" von 2,5 kg. Interessant sind die jetzt vorliegenden Ergebnisse der 5-Jahres-Nachuntersuchung der UKPDS, die zeigen, dass der Effekt auf die Blutzuckerlage in der Interventionsgruppe anhält, während der günstige Einfluss auf den Blutdruck abklingt (Holman 2003).

In der intensiv behandelten Gruppe ergab sich eine signifikante Reduktion aller diabetesbezogenen Endpunkte um 12 % sowie mikrovaskulärer Komplikationen um 25 %. Das Risiko für eine Progression von Retinopathie, Nephropathie und Neuropathie war in dieser Gruppe signifikant niedriger. Eine Reduktion makrovaskulärer Ereignisse (Myokardinfarkte, zerebrale Insulte) war erkennbar, verfehlte jedoch das Signifikanzniveau knapp. Die Gesamtmortalität und die diabetesbedingten Todesfälle wurden nicht signifikant reduziert. Auch in der aktuellen Nachuntersuchung blieb die Reduktion diabetesbezogener Endpunkte in der Interventionsgruppe erhalten: Im Langzeitverlauf blieb die Myokardinfarktreduktion deutlich, sie war jetzt sogar signifikant (p = 0,042 [Holman 2003]). Zwischen der Therapie mit Insulin, Chlorpropamid oder Glibenclamid ergaben sich keine wesentlichen Unterschiede. Die Behandlung mit **Sulfonylharnstoffen und Insulin** barg ein **höheres Hypoglykämierisiko** gegenüber der Diätbehandlung (unter Diät 0,7 % schwere Hypoglykämien/Jahr, unter Glibenclamid 1,4 %, unter Insulin 1,8 %).

Die übergewichtigen Patienten wurden gesondert ausgewertet, von ihnen wurden 1293 intensiv behandelt, hiervon wiederum 951 mit Insulin oder Sulfonylharnstoff, 342 mit Metformin. Bezüglich des HbA_{1c} unterschied sich Metformin nicht von den anderen Pharmaka. In der Metformingruppe stieg das Körpergewicht mit zirka 2 kg genauso stark an wie in der konventionell behandelten Gruppe, dies entspricht der statistischen Gewichtszunahme für diesen Zeitraum in dieser Altersgruppe der Gesamtbevölkerung. Unter Insulin stieg das Körpergewicht bei den übergewichtigen Patienten um 5 kg an, unter Sulfonylharnstoff um drei bis vier Kilogramm. Unter Metformin wurden die wenigsten Hypoglykämien beobachtet. Die Mortalität und die Herzinfarktrate wurden signifikant gesenkt. Die Autoren der Studie schlossen aus den Ergebnissen bezüglich Metformin, dass diese Substanz bei übergewichtigen Typ-2-Diabetikern die Einstiegstherapie der Wahl sein könnte.

Die Analyse der Subgruppe der übergewichtigen Patienten, die frühzeitig zusätzlich zu Sulfonylharnstoffen Metformin erhielten, ergab allerdings eine erhöhte Letalität aufgrund diabetesspezifischer Ursachen. Dies galt jedoch nicht für die Gesamtgruppe aller über- und normgewichtigen mit SH oder Insulin behandelten Patienten, die wegen unzureichender Einstellung zusätzlich Metformin erhielten. Auch in der Langzeitanalyse über 15 Jahre war der Unterschied in der Letalität nicht mehr signifikant.

Die Acarbose brachte eine zusätzliche HbA_{1c}-Senkung um 0,5 % bei den Patienten, die diese Therapieform beibehielten, in der Intention-to-treat-Analyse jedoch nur um 0,2 %. Der Effekt hielt über die drei Jahre an.

Die UKPDS konnte das Ergebnis der UGDP-Studie von 1970 nicht bestätigen, dass die Sulfonylharnstoffe ein erhöhtes kardiovaskuläres Risiko mit sich bringen. Auch die Hypothese, dass eine konventionelle Insulintherapie durch die dadurch ausgelöste ständige Hyperinsulinämie zu einer verstärkten Atherogenese und damit einer größeren Häufigkeit kardiovaskulärer Ereignisse führt, ließ sich durch die UKPDS-Daten nicht belegen.

Praktisches Vorgehen

Zur medikamentösen, antihyperglykämischen Therapie von Typ-2-Diabetikern wurde eine Evidenz-basierte Leitlinie von der Deutschen Diabetes-Gesellschaft verabschiedet (Häring et al. 2003), die bei den folgenden Empfehlungen ebenso berücksichtigt wurde wie die schon im Mai 2003 publizierte Nationale Versorgungs-Leitlinie Diabetes mellitus Typ 2, die im Abschnitt zur medikamentösen Therapie nur in Nuancen davon abweicht (siehe Abb. 3.8-**1**, S. 193). Von der DDG kritisiert werden die Vorgaben des Disease-Management-Programms (DMP), die bei älteren Typ-2-Diabetikern einen HbA_{1c}-Zielwert von $<8\%$ für ausreichend halten und nur Metformin, Glibenclamid und Human- oder Schweineinsulin als nützlich und sicher ansehen (siehe aber Kap. 4.2, S. 217 ff.).

Übergewichtige Typ-2-Diabetiker

Metformin
In der Regel wird bei übergewichtigen (BMI $>25 – 27$ kg/[m]^2) Typ-2-Diabetikern medikamentös mit Metformin begonnen, das aufgrund seiner Hemmung der Glucoseproduktion in der Leber, Verzögerung der Glucoseaufnahme über den Darm und Verbesserung des Glucosetransports durch die Zellmembranen peripherer Gewebe pathophysiologisch sinnvoll gerade bei bestehendem Hyperinsulinismus ist. Unterstützt durch die UKPDS-Daten ist die Substanz, die in Deutschland das einzig verfügbare Biguanid ist, wieder in den Vordergrund getreten und nimmt zurzeit eine dominierende Stellung in der oralen Diabetestherapie ein. Von den **Kontraindikationen** ist insbesondere die Niereninsuffizienz streng zu beachten, um die an sich seltene **Laktatazidose** zu vermeiden:

- Niereninsuffizienz (Creatinin über oberer Normgrenze, etwa über 1,2 mg/dl bzw. 102 µmol/l),
- schwere Lebererkrankungen,
- Herzinsuffizienz,
- Asthma bronchiale, chronisch-obstruktive Lungenerkrankung,
- schwere arterielle Verschlußkrankheit,
- Reduktionsdiät mit <1000 kcal/d,
- Alkoholkrankheit,
- hohes biologisches Alter.

Vor allem bei **akuten Erkrankungen** (Infektionen, akute kardiale Dekompensationen, Schockzustände) darf nicht vergessen werden, das **Biguanid sofort abzusetzen.** Ähnliches gilt auch **vor geplanten operativen Eingriffen** oder Röntgenuntersuchungen mit **Kontrastmitteln** (2 Tage vorher).

Man sollte morgens mit 500 – 850 mg zur Mahlzeit beginnen und nach 3 – 4 Tagen eine Abenddosis hinzufügen. Eine Dosierung über 2000 mg/d ist nach den Daten von Garber et al. (1997) nicht sinnvoll (Abb. 3.5-**3**, S. 158). Eine HbA_{1c}-Senkung um ca. 1,2 % ist zu erwarten. Hypoglykämien sind nicht zu erwarten, durch einen mäßigen appetitmindernden Effekt kann die Gewichtsreduktion unterstützt werden. In der UKPDS zeigte sich unter Metformin ja auch die geringste Gewichtszunahme im Langzeitverlauf.

Sulfonylharnstoffe

Reicht Metformin nicht aus, wird es nicht vertragen oder bestehen Kontraindikationen, wurden bisher breit Sulfonylharnstoffe (SH) eingesetzt, im ersten Fall auch in Kombination mit dem Biguanid. Die DDG-Leitlinie (Häring et al. 2003) empfahl dieses Vorgehen bei Übergewichtigen nicht mehr, insbesondere nicht die Kombinationstherapie speziell mit Glibenclamid wegen des o. g. Anstiegs der diabetesbezogenen Todesfälle in der UKPD-Studie und in einer schwedischen Studie (Olsson et al. 2000). Diesen Studienresultaten stehen allerdings die Ergebnisse einer Untersuchung an über 12.000 Typ-2-Diabetespatienten über 5 Jahre entgegen, wo sich mit Metformin sowohl als Monotherapie als auch in Kombination mit SH eine signifikant niedrigere Gesamt- und auch kardiovaskuläre Mortalität ergeben hatte als mit SH allein (Johnson et al. 2002). Sulfonylharnstoffe werden wohl sowohl als Mono- als auch als Kombinationstherapie einen gewissen Stellenwert bei übergewichtigen Patienten behalten. Die SH der ersten Generation mit Dosierungen im Grammbereich wie Tolbutamid sind heute nicht mehr verfügbar, und es werden die SH der zweiten Generation mit Tagesdosen im Milligramm-Bereich verwendet. Überwiegend wird zurzeit **Glibenclamid** (Euglucon und andere) mit einer biologischen Halbwertszeit von ca. 8 h und einer hypoglykämischen Wirkung bis 24 h verschrieben. Diese Eigenschaften bringen ein nicht unerhebliches Hypoglykämierisiko mit sich, vor allem muss aufgrund der langen Wirkdauer mit protrahierten Hypoglykämien gerechnet werden. Dies wird dann meist unterschätzt, eine mindestens 24-stündige Überwachung mit parenteraler Glucosezufuhr ist unbedingt notwendig. Die Therapie beginnt man mit 1,75 oder 3,5 mg morgens vor der Mahlzeit, steigert bei Bedarf stufenweise auf maximal 3-mal 3,5 mg täglich.

Kürzer wirksame Substanzen wie **Glisoxepid** (Pro-Diaban, heute nicht mehr verfügbar) oder **Gliquidon** (Glurenorm) sind gerade bei älteren und multimorbiden Patienten sinnvoll. Gliquidon nimmt durch seine überwiegend extrarenale Elimination eine Sonderstellung ein, die es für Patienten mit Niereninsuffizienz geeignet erscheinen ließ. Heute empfiehlt sich in dieser Situation eher die Insulintherapie mit kurz wirkenden Insulinen.

Das neuere **Glimepirid** (Amaryl) hat inzwischen einen recht großen Marktanteil gewonnen, als vorteilhaft werden die Einmalgabe morgens, eine geringere Neigung zu Gewichtszunahme und Hypoglykämien sowie ein möglicher extrapankreatischer Effekt diskutiert.

Seit kurzem ist in Deutschland das insbesondere in Frankreich und auch in Österreich verbreitete **Gliclazid** (Diamicron Uno) verfügbar. Schließlich ist auch noch **Glibornurid** (Gliborid) auf dem Markt.

Alpha-Glucosidasehemmer

Bei geringeren Abweichungen vom Therapieziel kann ein Versuch **mit Acarbose oder Miglitol** unternommen werden, wenn trotz aller Bemühungen die nichtpharmakologischen Therapiemaßnahmen nicht ausreichen. Ein Abfall des HbA_{1c} um etwa 0,9 % ist unter einer Monotherapie erreichbar. Vorteilhaft im Hinblick auf den Insulinsekretionsdefekt ist der aus pathophysiologischer Sicht sinnvolle Wirkmechanismus der Resorptionsverzögerung für Kohlenhydrate, der den übermäßigen postprandialen Blutzuckeranstieg, bedingt durch die „Insulinsekretionsstarre" der Inselzellen (vgl. Kap. 3.1, S. 117 ff.), vermindern kann. Langfristig werden dadurch auch die Nüchternblutzuckerwerte verbessert. Schwerwiegende Nebenwirkungen und Hypoglykämien sind nicht zu befürchten, die Abbruchrate ist jedoch aufgrund subjektiv unangenehmer Nebenwirkungen (Flatulenz, Meteorismus, Diarrhö) mit etwa 25 % anzusetzen. Sie kann durch einschleichende Therapie gesenkt werden (z. B. bei Acarbose beginnend zunächst nur morgens mit 50 mg, dann schrittweise Dosiserhöhung in etwa wöchentlichen Abständen um 50 mg bis zu 3-mal 100 mg zu den Hauptmahlzeiten). Die Einnahme sollte mit dem ersten Bissen einer Mahlzeit erfolgen.

Glinide

Als Alternative zu den Sulfonylharnstoffen kommen die neuen Substanzen Repaglinid (Novonorm) und Nateglinid (Starlix) in Frage. Diese rasch und kurz betazytotrop wirkenden Substanzen sind pharmakologisch als „Sulfonylharnstoff-Analoga" zu bezeichnen. **Repaglinid** ist ein Benzoesäurederivat, **Nateglinid** ein Phenylalaninderivat. Die Tabletten sind vor jeder Mahlzeit einzunehmen. Die mahlzeitenbezogene Gabe scheint nach den bisherigen Erfahrungen die Hypoglykämiegefahr zu senken, vor allem nachts. Gerade bei älteren Patienten, die oft Mahlzeiten auslassen und dann auch die Tablette nicht einnehmen, erhöht sich dadurch die Sicherheit. Das Konzept der schnellen, mahlzeitenbezogenen Stimulation der Insulinsekretion ist an sich pathophysiologisch sinnvoll. Langzeiterfahrungen, vor allem auch bezüglich harter Endpunkte, liegen noch nicht vor (vgl. Tab. 3.3-**3**, S. 138, siehe auch Kap. 3.6, S. 164 ff.).

Glitazone

Mit den Insulinsensitizern vom Typ der Thiazolidindione steht ein neues Wirkprinzip zur Verfügung, das die Insulinwirkung über die PPAR-γ-Stimulation steigert und bezüglich seines Wirkmechanismus und der bisherigen klinischen Erfahrungen gerade bei den insulinresistenten, übergewichtigen Patienten sehr viel versprechend ist. Die Substanzen **Rosiglitazon** (Avandia) und **Pioglitazon** (Actos) sind inzwischen auch in der EU und somit in Deutschland bei Kontraindikation oder Unverträglichkeit von Metformin zur Monotherapie zugelassen, ansonsten im Rahmen einer Kombinationstherapie mit Metformin oder Sulfonylharnstoffen einsetzbar. Zu beachten ist ihre verzögert einsetzende, dann aber lang anhaltende Wirkung (siehe Kap. 3.7, S. 175 ff.). Auch hier fehlen noch die Ergebnisse der umfangreichen laufenden Langzeitstudien.

Kombinationen oraler Antidiabetika

Kombinationen oraler Antidiabetika sind grundsätzlich möglich und sinnvoll, z. B. betazytotrope Substanzen wie Sulfonylharnstoffe (SH) oder Glinide (diese beiden aber nicht zusammen!) mit Resorptionsverzögerern oder Insulinsensitizern. Seit längerer Zeit hat sich die Kombination von Metformin und SH etabliert, Metformin durfte in Deutschland von 1976 bis 1993 nur in dieser Form verordnet werden. Auf die Problematik dieser Kombination wurde bereits auf S. 148 hingewiesen. Die Gabe von Metformin zusammen mit Gliniden ist theoretisch sinnvoll. Metformin kann auch effektiv mit Glitazonen kombiniert werden, wenngleich hier Langzeiterfahrungen noch nicht vorliegen. Die UKPDS hat gezeigt, dass Acarbose zusätzlich zu SH oder Metformin effektiv sein kann. Miglitol ist nur als Monotherapie oder in Kombination mit SH zugelassen.

Rechtzeitig Insulin geben!

Vor allen Dingen bei jüngeren, auch bei übergewichtigen Typ-2-Diabetikern emp-fiehlt es sich, den Einsatz von **Insulin nicht zu lange hinauszuzögern** (siehe auch S. 187 ff.). Insulin sollte schon eingesetzt werden, bevor die Maximaldosen der oralen Antidiabetika erreicht werden. Das so genannte Sekundärversagen der Sulfonylharn-stoffe sollte möglichst nicht abgewartet werden. Pro Jahr ist auf jeden Fall mit einer Sekundärversagerrate von 5 – 8 % der SH-behandelten Patienten zu rechnen, sodass nach 10 Jahren SH-Therapie bis 80 % der Patienten mit einer Insulintherapie begon-nen haben dürften. Erfahrungsgemäß wird die Insulinisierung umso schwieriger, je weniger an Restsekretion die Stoffwechselstabilisierung unterstützen kann.

Grundsätzlich kann bei Typ-2-Diabetikern Insulin auch primär bei Versagen nicht-pharmakologischer Maßnahmen eingesetzt werden, wenn die Patienten jünger und motiviert sind. Bei Typ-2-Diabetikern ist der Einsatz von **Insulin grundsätzlich nie falsch,** sobald eine medikamentöse Therapie notwendig wird.

Bei vorbestehender oraler Medikation hat eine **Kombinationstherapie mit Insu-lin** – bis vor einigen Jahren meist mit SH, jetzt zunehmend auch mit Metformin – zumindest zu Beginn praktische Vorteile. Bei unzureichender Stoffwechsellage unter SH kann man ambulant, wie bisher zumeist üblich, z. B. ein Mischinsulin (in der Regel 25 % oder 30 % Normalinsulin oder kurz wirkendes Insulinanalogon +70 % bzw. 75 % NPH-Insulin) morgens zunächst in niedriger, dann in angepasst steigender Dosierung hinzugeben. Der Patient hat so genügend Zeit, die Insulin-Injektion zu erlernen, die Hypoglykämiegefahr ist gering. Die Kombination mit allen verfügbaren oralen Anti-diabetika ist denkbar, für Glitazone aber in der EU kontraindiziert. Bei einer Einstiegs-dosierung von 6 – 10 IE Insulin morgens und Dosisanpassung in Zweierschritten alle 2 – 3 Tage ist die ambulante Einstellung risikolos. Die morgendliche Sulfonylharnstoff-dosis kann sofort reduziert werden. Sollte eine Insulingabe am Morgen ausreichen, würde man zumindest die abendliche SH-Dosis belassen. Zusätzliches Metformin kann unverändert weiter verabreicht werden. Sulfonylharnstoffe sind dann nicht mehr sehr sinnvoll, wenn eine zweite Injektion von Mischinsulin am Abend notwendig wird, d. h. ab einem Tagesbedarf von etwa 20 IE. Bei übergewichtigen Typ-2-Diabetikern hat sich die Kombination von Metformin tagsüber mit NPH-Insulin zur Nacht bewährt, die Gewichtszunahme ist darunter geringer als bei anderen Therapieregimen mit Insulin (Yki-Järvinen et al. 1999). Derzeit wird für die Kombinationstherapie mit oralen Anti-diabetika als Basalinsulin zunehmend das lang wirkende Insulinanalog Glargin ein-gesetzt, welches nicht nur zur Nacht, sondern auch zu einem anderen Tageszeitpunkt, selbst morgens, injiziert werden kann (vgl. Kap. 4.1, S. 208).

An Bedeutung gewinnt beim Typ-2-Diabetiker auch die **mahlzeitenbezogene Gabe von Normalinsulin bzw. rasch wirkenden Insulinanaloga.** Auch hier kann man zunächst mit einer Kombinationstherapie beginnen und sukzessive die in der Regel niedrig dosierten mahlzeitenbezogenen Bolusgaben aufstocken (z. B. Beginn mit 3-mal 3 oder 3-mal 4 IE zu den Hauptmahlzeiten). Eine Dosisanpassung nach Blutzuckerselbstkontrolle im Sinne einer **intensiviert-konventionellen Insulinthe-rapie (ICT)** ist bei den **jüngeren** Patienten anzustreben. Dabei wird dann oft die zu-sätzliche Gabe von Verzögerungsinsulin als Bedtime-Insulin oder selten auch zusätz-lich tagsüber erforderlich. Neben dem bisher überwiegend als Verzögerungsinsulin eingesetzten NPH-Insulin wird zunehmend das lang wirkende Insulinanalogon Glar-gin verwendet. Bei mangelnder Motivation oder Fertigkeit **älterer** Patienten, die mit zweimaliger Injektion eines Mischinsulins nicht stabil einzustellen sind, kann auch die Gabe von Normalinsulin, rasch wirkenden Insulinanaloga oder ggf. Mischinsulin mit hohem Normalinsulinanteil (50%) **dreimal täglich** zu den Hauptmahlzeiten in **fester Dosis** eine Verbesserung bringen. Heute werden bei Neueinstellungen praktisch nur noch „Pens" als Injektionshilfen eingesetzt, die Plastikspritzen treten immer mehr in den Hintergrund. Gerade bei den älteren Patienten sind die vorgefüllten Fertig-„Pens" hilfreich, die inzwischen von allen Insulinherstellern angeboten werden.

Normalgewichtige Typ-2-Diabetiker

Diese Diabetesform ist selten, ein Teil wird sich bei intensiver Diagnostik (GAD-II-Antikörper!) als LADA, also als Sonderform eines Typ-1-Diabetes (s. o.) erweisen und sollte primär mit Insulin behandelt werden, auch wenn eine orale Therapie für die ersten 1–3 Jahre möglich wäre. Auch bei GAD-II-negativen Patienten ist ein LADA nicht sicher auszuschließen.

Bei den übrigen Patienten ist ein Therapieversuch mit Sulfonylharnstoffen möglich (Glibenclamid, Glimepirid u. a.), Glinide könnten sich als besonders vorteilhaft erweisen. Mit diesen, die Insulinsekretion stimulierenden Substanzen wird man aber zeitlich relativ rasch an Grenzen stoßen, da bei dieser nicht übergewichtigen Patientengruppe eine Insulinresistenz meist nicht im Vordergrund steht und somit oft schon ein recht weit fortgeschrittener Insulinmangel vorliegt.

Auch Resorptionsverzögerer wie Acarbose und Miglitol sowie Insulinsensitizer können versucht werden.

Generell gilt aber für den normalgewichtigen Typ-2-Diabetiker, dass meist der Einstieg mit Insulin vorzuziehen ist, sobald eine medikamentöse Therapie notwendig wird.

Selbstkontrolle auch beim Typ-2-Diabetes

Jeder Diabetiker sollte grundsätzlich zur Stoffwechselselbstkontrolle hingeführt werden. Solange **keine** Stimulatoren der Insulinsekretion oder Insulin eingesetzt werden und somit keine Hypoglykämiegefahr besteht, genügt die **Harnzuckerselbstkontrolle**, vorausgesetzt, es besteht eine normale Nierenschwelle für Glucose (siehe Kap. 1.6, S. 30). In der Regel wird heute der Diabur-5000-Teststreifen verwendet. Gerade nach der Diagnosestellung kann die Harnzuckerselbstkontrolle die notwendige Ernährungsumstellung unterstützen. Vor allem die übergewichtigen Patienten können den Effekt der Reduktionskost relativ rasch an dem Rückgang bzw. dem Verschwinden der Glucoseausscheidung ablesen und sich so selbst **Erfolgserlebnisse** schaffen. Zumindest **zweimal pro Woche** ist in dieser Phase ein **Urinzucker-Tagesprofil** zu empfehlen (Messung im Morgenurin, vor dem Mittagessen, vor dem Abendessen, vor dem Schlafengehen). Die Europäischen Leitlinien schlagen postprandiale Messungen 1- bis 7-mal in der Woche vor, wenn die Werte durchgängig negativ und die Therapiezielwerte erreicht sind. Die Aufzeichnung der Messergebnisse ist zwingend notwendig, am besten in ein Tagebuch. Die praktische Durchführung lässt sich in einer kurzen Einzelschulung schnell erlernen.

Jeder **insulinspritzende** Typ-2-Diabetiker sollte die **Blutzuckerselbstkontrolle** erlernen, wenn sie auch bei konventioneller Insulintherapie ohne Dosisanpassung nicht unbedingt vor jeder Injektion durchgeführt werden muss. Die European Diabetes Policy Group empfiehlt Typ-2-Diabetikern mit Insulintherapie 1–4 Messungen/d je nach Bedarf. Messungen präprandial und 1–2 h nach den Mahlzeiten sind sinnvoll.

Bei **intensivierter** Therapie mit regelmäßiger Anpassung der Insulindosis gehört die BZ-Messung **zu jedem Injektionszeitpunkt** zum Programm. Inzwischen haben sich Blutzuckermessgeräte wegen des größeren Komforts mit kürzeren Messzeiten, der weitgehenden Unabhängigkeit von Sehbeeinträchtigungen und dem Bedürfnis nach (pseudo-)exakt ablesbaren Zahlenwerten allgemein durchgesetzt.

Multifaktorielle Intervention bei Typ-2-Diabetes: Die Steno-2-Studie

Über die isolierte Betrachtung der gegen die Hyperglykämie gerichteten Therapie hinaus weist die 2003 publizierte Steno-2-Studie. Hier wurden jeweils 80 Typ-2-Diabetiker mit Mikroalbuminurie einer konventionellen Therapie entsprechend den nationalen Leitlinien in Dänemark und einer intensivierten Therapie mit strengeren Therapiezielen und zusätzlicher Implementierung von Verhaltensmodifikationen sowie Pharmakotherapie der Hypertonie, der Fettstoffwechselstörung und der Mikroalbuminurie sowie Acetylsalicylsäure zur Thrombozytenaggregationshemmung randomisiert zugeteilt. Die Patienten waren im Mittel 55,1 Jahre alt, das mittlere Follow-up erstreckte sich über 7,8 Jahre. Eine auf Ernährungsumstellung zielende Intervention strebte die Reduktion der täglichen Fettaufnahme auf weniger als 30 % und der gesättigten Fettsäuren auf weniger als 10 % der Tagesenergiemenge an. Ein Raucherentwöhnungsprogramm war vorgesehen. Alle Patienten erhielten einen ACE-Hemmer oder bei Kontraindikation einen Angiotensin-2-Rezeptor-Antagonisten. Zusätzlich erfolgte eine Vitaminsupplementierung. So wurde z. B. ein HbA_{1c}-Wert unter 6,5 % angestrebt. Der Abfall des HbA_{1c}, des Blutdrucks, des Serum-Cholesterins, der Triglyceride und des Urinalbumins war in der intensiviert behandelten Gruppe insgesamt deutlich größer als in der konventionell therapierten Gruppe. Daraus resultierte eine signifikante Reduktion kardiovaskulärer Ereignisse um absolut 20 % (NNT = 5). Auch das Risiko für das Auftreten einer Nephropathie, Retinopathie und autonomen Neuropathie wurde signifikant gesenkt.

Fazit für die Praxis

Um den Typ-2-Diabetes frühzeitig zu diagnostizieren, muss meist gezielt danach gesucht werden. Die Erkrankung ist stark mit Übergewicht assoziiert. Das Therapieziel muss individualisiert werden und ist wesentlich vom Manifestationsalter abhängig. An erster Stelle steht die Gewichtsreduktion, begleitet von gesteigerter körperlicher Aktivität. Nach frühestens drei Monaten sollte bei mangelnder Wirksamkeit eine medikamentöse Therapie begonnen werden. Bei den übergewichtigen Patienten ist Metformin das Mittel der ersten Wahl, bei Kontraindikation oder Unverträglichkeit von Metformin können auch Glitazone gegeben werden. Auch ein Alpha-Glucosidasehemmer ist möglich. Bei normalgewichtigen Patienten ist Glibenclamid, ein anderer Sulfonylharnstoff oder ein Glinid sinnvoll. In der nächsten Stufe kommen Kombinationen oraler Antidiabetika, auch unter Einschluss der „Glitazone" zum Zuge. Die Insulingabe, zusammen mit oralen Antidiabetika oder allein, sollte vor allem bei den normalgewichtigen Patienten nicht zu lange hinausgezögert werden. Hierbei steht heute eine Fülle von Varianten auch für Typ-2-Diabetiker zur Verfügung.

3.5 Alpha-Glucosidasehemmer, Metformin und Sulfonylharnstoffe

S. Matthaei (Quakenbrück), H.-U. Häring (Tübingen)

Alpha-Glucosidasehemmer

Chemische Struktur und Wirkmechanismus

Die chemische Struktur der drei weltweit zugelassenen α-Glucosidasehemmer Acarbose, Miglitol und Voglibose ist in Abb. 3.5-**1** dargestellt. Da die überwiegende Mehrzahl der Grundlagen- und klinischen Studien mit Acarbose durchgeführt wurden, wird im Folgenden v.a. auf diesen α-Glucosidasehemmer eingegangen. Acarbose ist ein Pseudotetrasaccharid (Ersatz von Maltose durch Pseudomaltose), das die Aufnahme von Disacchariden und komplexen Kohlenhydraten im Dünndarm durch die reversible Hemmung der α-Glucosidasen (Glucoamylase, Saccharase, Maltase, Isomaltose, Trehalose) hemmt (Fölsch u. Lembcke 1991).

Antihyperglykämische Wirksamkeit

Monotherapie bei diätetisch vorbehandelten Typ-2-Diabetikern

Eine Metaanalyse der placebokontrollierten Studien zum Effekt von Acarbose auf die Glykämie bei Patienten mit Diabetes mellitus Typ 2, die zuvor nur diätetisch behandelt wurden, zeigte, dass Acarbose (300 mg mittlere Tagesdosis) eine mittlere Reduktion des postprandialen Blutzuckers von 54 mg/dl, des Nüchternblutzuckers von 24 mg/dl sowie des HbA_{1c} von 0,9 % bewirkte (Lebovitz 1998).

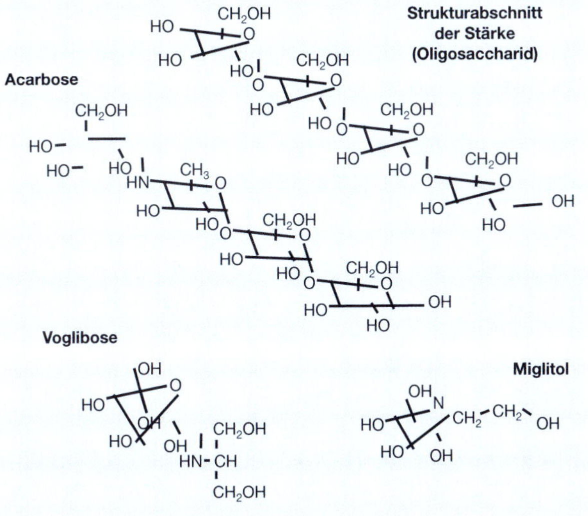

Abbildung 3.5-1
Strukturformel der α-Glucosidasehemmer.

Tabelle 3.5-1 Effekt von Acarbose auf die Glykämie von Typ-2-Diabetikern, die mit Metformin, Sulfonylharnstoffen oder Insulin vorbehandelt waren (nach: Lebovitz 1998)

Antidiabe-tikum	Zahl der Studien	Patien-ten-Gesamt-zahl	Acarbose-Dosis	HbA$_{1c}$	Effekt auf			
					Nüchtern-blutzucker		Postprandialen Blutzucker	
					mg/dl	mmol/l	mg/dl	mmol/l
Metformin	2	148	150–600 mg/d	–0,73%	–13	–0,72	–63	–3,5
Sulfonyl-harnstoffe	4	232	150–600 mg/d	–0,85%	–22	–1,22	–50	–2,8
Insulin	3	175	150–900 mg/d	–0,54%	–16	–0,89	–47	–2,6

Tabelle 3.5-2 Potenzial zur Insulindosis-Reduktion von nichtinsulinotropen oralen Antidiabetika (Buse 2000, Standl 1999a)

Substanz	Insulindosis-Reduktion
Glitazone	11–57%
Metformin	15–32%
Acarbose	8–27%

Kombinationstherapie mit Metformin, Sulfonylharnstoffen und Insulin

Tab. 3.5-**1** zeigt den Effekt einer zusätzlichen Acarbosetherapie bei Typ-2-Diabetikern, die mit Metformin, Sulfonylharnstoffen oder Insulin vorbehandelt und darunter ungenügend eingestellt waren (nach: Lebovitz 1998). Wie aufgrund des unterschiedlichen Wirkmechanismus zu erwarten, bewirkt die zusätzliche Gabe von Acarbose bei jeder der untersuchten Kombinationstherapien eine Reduktion des HbA$_{1c}$ zwischen 0,54% (Kombination mit Insulin) bis 0,85% (Kombination mit Sulfonylharnstoffen). Wie die Ergebnisse des Acarbose-Arms der UKPD-Studie zeigten, ist dieser Effekt, der sich in der UKPD-Studie in einer Verbesserung des HbA$_{1c}$ um 0,5% ausdrückte, über 3 Jahre stabil nachweisbar gewesen. Dieser HbA$_{1c}$-senkende Effekt war bei den 39% der Patienten nachweisbar, die auch noch nach drei Jahren Acarbose einnahmen (Holman et al. 1999). Darüber hinaus haben Studien gezeigt, dass die Ergänzung der Therapie von insulinpflichtigen Typ-2-Diabetikern mit Acarbose zu einer Insulindosis-Reduktion von 8–27% führt, ein Effekt, der v. a. bei den adipösen Typ-2-Diabetikern hinsichtlich des Therapiezieles Gewichtsreduktion erwünscht ist (Tab. 3.5-**2**).

Einsatz von Acarbose in Typ-2-Diabetes-Präventionsstudien

Tab. 3.5-**3** zeigt eine Zusammenfassung der Studien zur Prävention des Typ-2-Diabetes. Bei diesen Studien wurde der Effekt von einer Lebensstiländerung (fettreduzierte- und -modifizierte Kost sowie Steigerung der körperlichen Aktivität) bzw. der Einsatz von Pharmaka (Acarbose, Metformin, Sulfonylharnstoff) bei Patienten mit eingeschränkter Glucosetoleranz auf die Konversionsrate zum Typ-2-Diabetes-mellitus untersucht. Ohne therapeutische Intervention beträgt diese Konversionsrate etwa 5 – 8% pro Jahr. Die Ergebnisse dieser Studien zeigen, dass das Risiko einer Konversion zum Typ-2-Diabetes durch eine Lebensstiländerung um 58% (Tuomilehto et al. 2001 [DPS], Knowler et al. 2002 [DPP]), durch Acarbose um 36% (Chiasson et al. 2002 [STOP-NIDDM]), durch Metformin um 31% (Knowler et al. 2002 [DPP]) und durch Troglitazon um 56% (Buchanan et al. 2002) gesenkt werden konnte. Die STOP-NIDDM-Studie zeigte darüber hinaus, dass die Behandlung mit Acarbose zu einer Reduktion von Myokardinfarkten führte (Chiasson et al. 2003).

Tabelle 3.5-3   Prävention des Diabetes Typ 2 (Zusammenfassung der Studien)

Studie	Intervention	Risikoreduktion (%)	NNT (n) (3 Jahre)
DPS (Finnland, n = 522)	Lebensstil	58	6,9
DPP (USA, n = 3234)	Lebensstil	58	6,9
DPP (USA, n = 3234)	Metformin	31	13,9
STOP-NIDDM (Europa, Kanada, n = 1429)	Acarbose	36	11
TRIPOD (USA, n = 236)	Troglitazon	56	–

NNT = Numbers needed to treat, DPS = Diabetes Prevention Study, DPP = Diabetes Prevention Program, STOP-NIDDM = Study To Prevent Non-Insulin-Dependent Diabetes Mellitus, TRIPOD = Troglitazon In the Prevention Of Diabetes

Nebenwirkungen von Acarbose

Aufgrund der niedrigen systemischen Aufnahme von Acarbose (0,5 – 1,7%) sind systemische Nebenwirkungen äußerst selten. Insgesamt sind bisher lediglich 5 Fälle von Transaminasen-Erhöhungen publiziert, die nach Absetzen von Acarbose reversibel waren. Deutlich häufiger sind gastrointestinale Nebenwirkungen (Flatulenz, Meteorismus), die als Folge der Medikamentenwirkung (gesteigertes Kohlenhydratangebot in den distalen Darmabschnitten) auftreten. Die Frequenz dieser für die Compliance abträglichen Nebenwirkungen kann durch eine einschleichende Dosierung deutlich gesenkt werden (Tab. 3.5-**4**). So betrug die Abbruchrate unter diesem Schema in einer zweijährigen Studie nur 7,5% (Mertes 1998), eine vergleichbar niedrige Abbruchrate wurde in der STOP-NIDDM-Studie erreicht (Chiasson et al. 1998). Die Daten des Acarbose-Arms der UKPD-Studie zeigen dagegen, dass die Abbruchrate deutlich höher liegt, wenn nicht einschleichend dosiert wird.

Empfehlungen zum klinischen Einsatz von Acarbose

Die postprandiale Hyperglykämie ist eines der Hauptcharakteristika der Kohlenhydrat-Stoffwechselstörung bei Patienten mit eingeschränkter Glucosetoleranz und Typ-2-Diabetes in der frühen, hauptsächlich von der Insulinresistenz geprägten Phase der Erkrankung. Deshalb ist der Einsatz von Acarbose bei diesem Patientenkollektiv

Tabelle 3.5-4   Dosisschema zum Beginn einer Acarbosetherapie

Woche	Frühstück	Mittagessen	Abendessen
1	–	–	50 mg
2	50 mg	–	50 mg
3	50 mg	50 mg	50 mg
4	50 mg	50 mg	100 mg
5	100 mg	50 mg	100 mg
6	100 mg	100 mg	100 mg

Tabelle 3.5-5   Vor- und Nachteile einer Acarbosetherapie

Vorteile	Nachteile
Nicht insulinotrop Keine ernsten Nebenwirkungen Keine Hypoglykämien Keine Gewichtszunahme	Häufig gastrointestinale Nebenwirkungen

pathophysiologisch sinnvoll. In dieser Phase der Erkrankung bewirkt eine Acarbose-therapie die Reduktion des HbA_{1c}-Wertes um etwa 1% (Lebovitz 1998). Mit dem Fort-schreiten der Erkrankung, das häufig mit einer zunehmenden Insulinsekretionsdefizienz assoziiert ist, nimmt die antihyperglykämische Potenz der Acarbose ab und bewegt sich in diesem Stadium im Bereich einer HbA_{1c}-Reduktion um 0,5% (Holman et al. 1999). Als Kontraindikationen für den Einsatz von Acarbose gelten chronisch entzündliche Darmerkrankungen, Hernien, Roemheld-Symptomenkomplex sowie eine schwere Niereninsuffizienz mit einer Creatinin-Clearance von < 25 ml/min.

Metformin

Chemische Struktur und Wirkmechanismus

Die Strukturformeln der Biguanide Metformin, Buformin und Phenformin, die 1957 für die Therapie des Diabetes mellitus Typ 2 zugelassen wurden, sind in Abb. 3.5-**2** dargestellt. Aufgrund des gehäuften Auftretens von Laktatazidosen wurden Ende der 1970er Jahre Buformin und Phenformin vom deutschen Markt genommen. Metformin verblieb als Kombinationstherapeutikum und ist seit 1995 in Deutschland wieder zur Monotherapie zugelassen, in den USA erfolgte die Zulassung ebenfalls 1995.

Die antihyperglykämische Wirkung von Metformin besteht in einer Hemmung der endogenen Glucoseproduktion (Stumvoll et al. 1995) sowie in einer Steigerung der Aufnahme von Glucose in die Skelettmuskulatur und in das Fettgewebe (Matthaei et al. 1991, Matthaei u. Hamann 1993). Da beim Typ-2-Diabetes sowohl eine gesteigerte

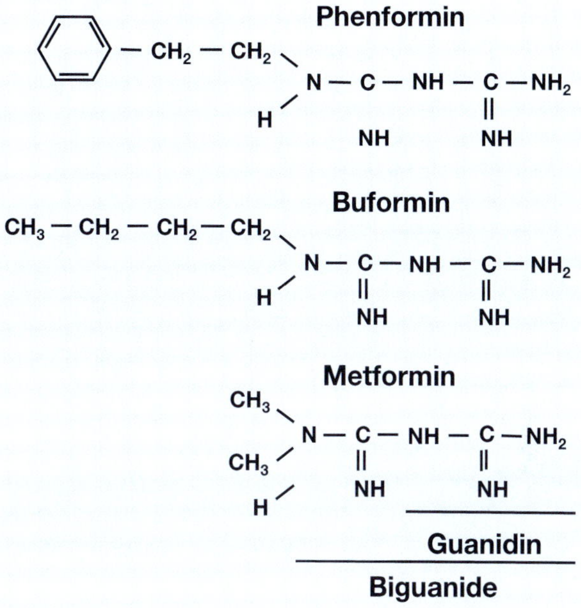

Phenformin

Buformin

Metformin

Guanidin

Biguanide

Abbildung 3.5-2
Strukturformel der Biguanide
Metformin, Buformin, Phen-
formin.

endogene Glucoseproduktion als auch eine verminderte Glucoseaufnahme in die peripheren Insulinzielgewebe vorliegt, greift eine Metformintherapie pathophysiologisch sinnvoll in diese beiden defekten Mechanismen ein.

Antihyperglykämische Wirksamkeit

Abb. 3.5-**3** zeigt die Dosis-Wirkungs-Beziehung zwischen der Metformin-Tagesdosis und dem Effekt auf die Nüchtern-Plasmaglucosespiegel und den HbA_{1c}. Diesen Ergebnissen nach ist eine Metformin-Tagesdosis von > 2 g mit einer wieder abnehmenden antihyperglykämischen Wirkung assoziiert. Die nicht selten verwendete Dosierung von 3-mal 850 mg Metformin/Tag ist zumindest nach diesen Daten nicht sehr sinnvoll.

Monotherapie bei diätetisch vorbehandelten Typ-2-Diabetikern

Eine Zusammenfassung der Studien, in denen Metformin bei Typ-2-Diabetikern eingesetzt wurde und bei denen eine Ernährungstherapie allein nicht mehr zum Erreichen des Therapiezieles ausreichte, ergab eine durchschnittliche HbA_{1c}-Senkung von 1,3 % (0,8 – 2,0) (Cusi u. DeFronzo 1998). Auch für die zunehmende Zahl von Kindern und Jugendlichen mit Typ-2-Diabetes ist in der Europäischen Union seit April 2004 ein Metforminpräparat (Glucophage) ab dem 10. Lebensjahr zugelassen.

Kombinationstherapie mit Sulfonylharnstoffen

Die Addition von Sulfonylharnstoffen zu Metformin bzw. vice versa hat aufgrund der unterschiedlichen Wirkmechanismen beider Substanzen einen komplett additiven antihyperglykämischen Effekt. So fanden z. B. Haupt et al. (1991), dass die zusätzliche Gabe von Metformin bei Typ-2-Diabetikern mit sekundärem Sulfonylharnstoffver-

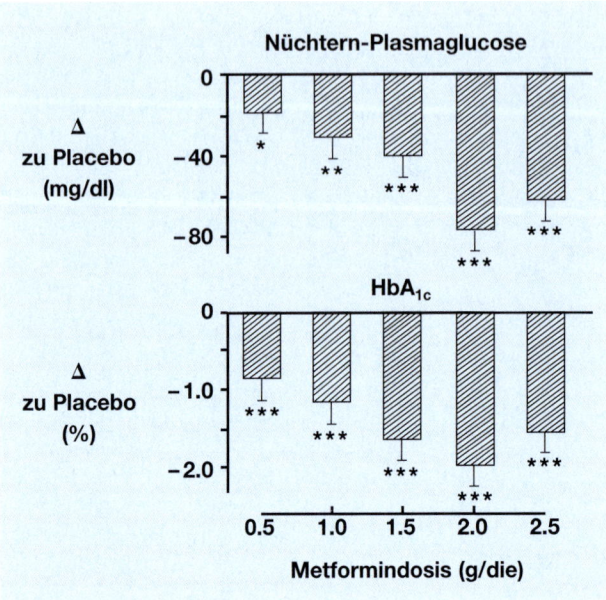

Abbildung 3.5-3
Dosis-Wirkungs-Beziehung zwischen der Metformin-Tagesdosis und dem Effekt auf die Nüchtern-Plasmaglucosespiegel und den HbA$_{1c}$ (nach: Garber et al. 1997).

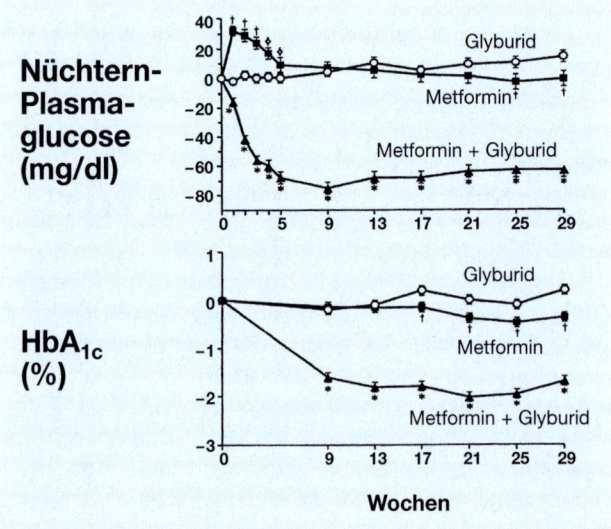

Abbildung 3.5-4
Effekt einer Metformintherapie über 29 Wochen (nach: DeFronzo et al. 1995).

sagen zu einer Reduktion des HbA$_1$ um 1,9 % (Ausgangs-HbA$_1$: 11,0 %), einer Verbesserung der Lipidparameter sowie zu einer Gewichtsreduktion von durchschnittlich 2,3 kg führte. Ähnliche Ergebnisse zeigte eine Studie von DeFronzo, in der 423 Typ-2-Diabetiker mit sekundärem Sulfonylharnstoffversagen in einen der folgenden Therapiearme randomisiert wurden: Metformin + Placebo, Glyburid (Glibenclamid) + Placebo sowie Metformin + Glyburid. Wie in Abb. 3.5-**4** dargestellt, konnte in der Metformin + Glyburid-Gruppe der Nüchtern-Plasmaglucosespiegel um ca. 50 mg/dl

(3 mmol/l) und das HbA$_{1c}$ um 1,7 % im Vergleich zu den fortgeführten Monotherapien deutlich gesenkt werden. Ob das kardiovaskuläre Risiko bei der Kombinationstherapie Sulfonylharnstoff/Metformin erhöht ist, wie die Subgruppen-Analyse der UKPDS (bei allerdings geringer Ereignisrate) ergab, ist bislang noch nicht abschließend geklärt. Eine epidemiologische Analyse der UKPDS-Daten konnte dieses Ergebnis nicht unterstützen. Andererseits konnte eine schwedische Studie eine erhöhte Rate an kardiovaskulären Komplikationen unter der Kombinationstherapie Metformin/Glibenclamid im Vergleich zu einer Sulfonylharnstoff-Monotherapie zeigen (Olsson 2000). Die DDG-Leitlinie zur antihyperglykämischen Therapie des Typ-2-Diabetes empfahl deshalb, bei Typ-2-Diabetikern mit KHK auf die Kombinationstherapie Metformin/Glibenclamid zu verzichten, da ein erhöhtes kardiovaskuläres Risiko durch diese Therapie nicht ausgeschlossen werden kann (Häring 2003). Eine Untersuchung über die Dauer von 5 Jahren an 12.000 Typ-2-Diabetespatienten ergab allerdings unter Metformingabe, auch in Kombination mit Sulfonylharnstoffen, eine verringerte Mortalitätsrate gegenüber einer alleinigen Sulfonylharnstofftherapie (Johnson et al. 2002).

Kombinationstherapie mit Insulin

Der wichtigen Frage nach der optimalen Initiierung einer Insulintherapie bei Typ-2-Diabetikern, die unter alleiniger oraler Therapie das Therapieziel nicht erreichen, hat sich die FINFAT-Studie gewidmet (Yki-Järvinen et al. 1999). Jeweils etwa 20 Typ-2-Diabetiker mit sekundärem Sulfonylharnstoffversagen wurden in folgende vier Therapiearme randomisiert:
1. NPH-Insulin zur Nacht und Metformin am Tage,
2. NPH-Insulin zur Nacht und Metformin + Sulfonylharnstoff am Tage,
3. NPH-Insulin und Sulfonylharnstoff am Tage,
4. NPH-Insulin zur Nacht und am Tage.

Die in Abb. 3.5-**5** dargestellten Ergebnisse zeigen, dass die Gruppe, die NPH-Insulin zur Nacht und Metformin am Tage erhielt, die besten Ergebnisse hinsichtlich HbA$_{1c}$-Senkung und Gewichtsverlauf aufwies.

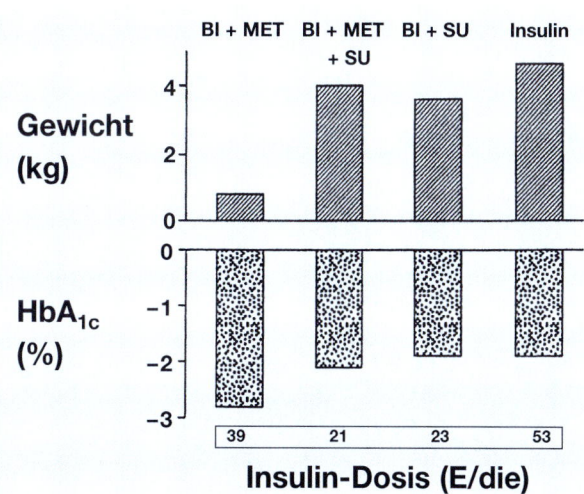

Abbildung 3.5-5
Die FINFAT-Studie: Vergleich des Effektes einer einjährigen Therapie (Yki-Järvinen et al. 1999).

Die Addition von Metformin bei insulinpflichtigen Typ-2-Diabetikern hat eine Reduktion der Insulindosis um 15 – 32% zur Folge (Tab. 3.5-**2**, S. 154), sodass sich diese Therapieoption bei dem adipösen, insulinpflichtigen Patienten anbietet.

Effekt von Metformin auf Lipidparameter und Fibrinolyse

Über den antihyperglykämischen Effekt hinaus hat Metformin einen günstigen Einfluss auf die Lipidparameter (Senkung der Triglyceride um 10 – 20%, Erhöhung der HDL) und auf den Plasminogenaktivator-Inhibitor 1 (PAI-1), ein Inhibitor der Fibrinolyse, der häufig bei Patienten mit KHK erhöht ist und durch Metformin reduziert wird. Darüber hinaus wurde von einer Metformin-induzierten Hemmung der Thrombozytenaggregation berichtet. Insgesamt könnten diese zusätzlichen antiatherogenen und antithrombotischen Wirkungen von Metformin die – im Vergleich zu den mit Sulfonylharnstoffen und Insulin behandelten Typ-2-Diabetikern – verminderte Inzidenz von kardiovaskulären Ereignissen in der UKPD-Studie erklären (UKPDS Group 1998 b).

Nebenwirkungen und Kontraindikationen von Metformin

Etwa 20% der mit Metformin behandelten Patienten klagen über gastrointestinale Beschwerden (Übelkeit, Diarrhö), bei etwa 5% muss die Substanz abgesetzt werden, da die Beschwerden persistieren. Daher erscheint auch bei Metformin eine einschleichende Dosierung sinnvoll. Eine sehr seltene Nebenwirkung der Metformintherapie ist die Vitamin B_{12}-defiziente megaloblastäre Anämie. Die Laktatazidose stellt eine sehr seltene ($\sim 3/100\,000$ Behandlungsjahre), aber potenziell letale (Mortalität $\sim 50\%$) Nebenwirkung der Metformintherapie dar. Zwischen 1959 und 1977 wurden insgesamt 330 Fälle von Biguanid-induzierter Laktatazidose publiziert, von denen 85% durch Phenformin, 10% durch Buformin und 5% durch Metformin verursacht wurden (Luft et al. 1978). Um die auch unter Metformin beschriebenen Laktatazidosen zu vermeiden, sollten die in Tab. 3.5-**6** aufgeführten Kontraindikationen zum Einsatz von Metformin unbedingt beachtet werden.

Tabelle 3.5-6   Metformin: Kontraindikationen und Indikationen für vorübergehendes Absetzen

Kontraindikationen*	Indikationen für vorübergehendes Absetzen
Niereninsuffizienz, Creatinin > 1,2 mg/dl	Gabe von i.v. Kontrastmitteln
Herzinsuffizienz, NYHA III + IV	Operation
Chronische Lebererkrankung,	Jede „schwere Erkrankung"
Transaminasen > 3fach erhöht	Kalorienzufuhr unter 1000 kcal/Tag
Schwangerschaft, Stillzeit	(Fastenkuren)
Alkoholkrankheit	
Respiratorische Insuffizienz	

* Die in den Beipackzetteln einiger, jedoch nicht aller Metforminpräparate genannte Kontraindikation „Diabetische Retinopathie" wird, da nicht gerechtfertigt, gemäß Information der Firma Merck von den zuständigen Behörden gestrichen.

Tabelle 3.5-7   Vor- und Nachteile einer Metformintherapie

Vorteile	Nachteile
Nicht β-zytotrop	Bei ~ 5 % Absetzen wegen persistierender gastrointestinaler Nebenwirkungen
Pathogenetisch orientiert	Gefahr der Laktatazidose
Keine Hypoglykämien	
Keine Gewichtszunahme	
Senkung der Triglyceride, HDL ↑	
Senkung des Plasminogenaktivator-Inhibitors	

Empfehlungen zum klinischen Einsatz von Metformin

Nicht zuletzt die Daten der UKPDS zeigen, dass Metformin das Mittel der Wahl bei übergewichtigen (BMI > 25 kg/[m]^2) Typ-2-Diabetikern ist, bei denen das Therapieziel mit nichtpharmakologischen Maßnahmen (Ernährung, Bewegung) allein nicht erreicht wird (UKPDS Group [34] 1998 b, Häring 2003). Auch der Einsatz von Metformin in Kombinationen mit Acarbose, Sulfonylharnstoffen, Gliniden, Glitazonen (siehe dort) und Insulin ist pathophysiologisch sinnvoll und hat in kontrollierten Studien einen additiven antihyperglykämischen Effekt gezeigt.

Sulfonylharnstoffe

Chemische Struktur und Wirkmechanismus

Die Strukturformeln einiger zurzeit verwendeter Sulfonylharnstoffe sind in Abb. 3.5-**6** dargestellt. Die Sulfonylharnstoff-Präparate werden dem Zeitpunkt ihrer Markteinführung nach in Substanzen der ersten Generation (z. B. Carbutamid [1955], Tolbutamid [1956]), der zweiten Generation (z. B. Glibenclamid [1969]) sowie der dritten Generation (Glimepirid [1995]) unterteilt. Sulfonylharnstoffe bewirken eine Blutzuckersenkung durch Stimulation der Insulinsekretion der pankreatischen β-Zelle. Während ein extrapankreatischer Effekt (Verbesserung der Insulinwirkung in peripheren Insulinzielgeweben) bei den Substanzen der zweiten Generation von keiner klinischen Relevanz ist, mehren sich die Hinweise, dass Glimepirid eine extrapankreatische Wirkung aufweist. So konnte im Tiermodell gezeigt werden, dass Glimepirid im Vergleich zu Glibenclamid eine gleich starke Blutzuckersenkung bewirkt, die jedoch mit einer signifikant niedrigeren Insulinsekretionssteigerung assoziiert ist (Müller et al. 1995). Diese indirekten Hinweise auf einen extrapankreatischen Effekt von Glimepirid werden von Clamp-Studien aus unserer Arbeitsgruppe gestützt, die nach i.v. Gabe von Glimepirid eine Verbesserung der Insulinwirkung bei konstanter Glykämie und Insulinämie zeigten (Overkamp et al. 2002).

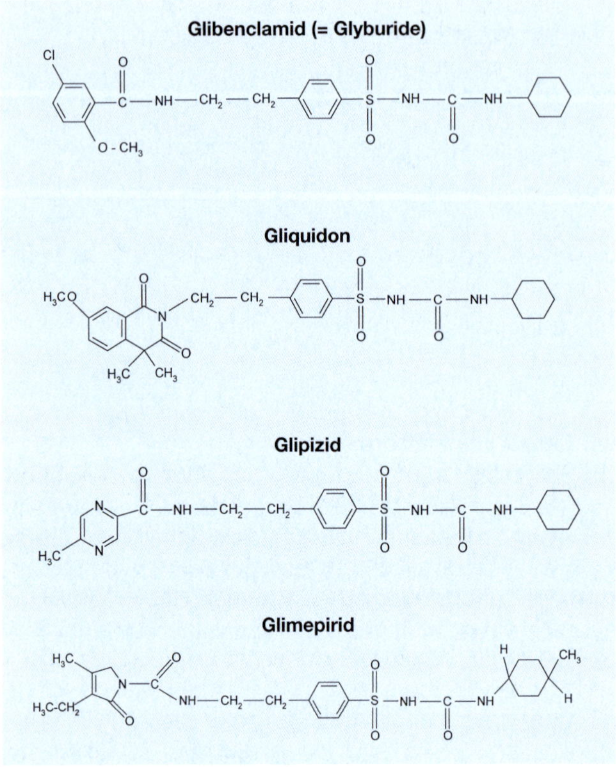

Abbildung 3.5-6
Strukturformel von Sulfonylharnstoffen.

Antihyperglykämische Wirksamkeit

Die antihyperglykämische Wirksamkeit einer Sulfonylharnstofftherapie ist in diversen Studien gut belegt und resultiert in einer Senkung des HbA_{1c}-Wertes zwischen 1,2 und 1,9 %, je nach Ausgangs-HbA_{1c}-Wert des untersuchten Patientenkollektivs. Damit ist die antihyperglykämische Potenz ausgeprägter als unter α-Glucosidase-Inhibitoren und ähnlich wie unter Metformin.

Kombinationstherapie mit anderen oralen Antidiabetika

Auf die Kombinationstherapie von Sulfonylharnstoffen mit Acarbose bzw. Metformin wurde bereits oben eingegangen. Zur Kombinationstherapie von Sulfonylharnstoffen mit Glitazonen (Rosiglitazon, Pioglitazon) sind Untersuchungen veröffentlicht, die einen, im Vergleich zur Sulfonylharnstoff-Monotherapie, HbA_{1c}-senkenden Effekt von 0,6 bis 1,2 % zeigten.

Kombinationstherapie mit Insulin

Falls unter alleiniger Therapie mit oralen Antidiabetika (nichtinsulinotrope und/oder insulinotrope Substanzen) das individuelle HbA_{1c}-Therapieziel nicht erreicht wird und der Patient sich im Stadium des sekundären Sulfonylharnstoffversagens befindet, ist eine Kombinationstherapie mit Insulin sinnvoll. Für den Fall, dass die Nüchtern-Hyperglykämie im Vordergrund steht, sollte mit einer Basalinsulingabe zur Nacht (NPH-Insulin, Semilente, Insulin-Glargin) versucht werden, die morgendlichen Blutzuckerwerte zu normalisieren (siehe auch Kap. 3.8, S. 187 ff.). Der weitere Verlauf der Blutzuckerwerte am Tage wird zeigen, ob dann unter alleiniger Sulfonylharnstofftherapie am Tage die anzustrebenden BZ-Zielwerte erreicht werden. Falls auch am Tage eine Insulintherapie notwendig wird, ist die prandiale Insulintherapie mit schnell wirkenden Analoga bzw. mit Normalinsulin der konventionellen Insulintherapie mit Mischinsulinen zur Vermeidung unnötiger, häufig mit Gewichtszunahme assoziierter Überinsulinisierung mit Basalinsulin zu vermeiden (siehe Kap. 3.8, S. 187 ff.). Falls insgesamt mehr als ~ 20 Einheiten Insulin pro Tag benötigt werden, empfiehlt sich ein Sulfonylharnstoff-Auslassversuch.

Nebenwirkungen

Neben sehr seltenen Nebenwirkungen einer Sulfonylharnstofftherapie (u. a. allergische Reaktionen, gastrointestinale Beschwerden, hämolytische Anämie, Thrombozytopenie, Agranulozytose) kommt der Sulfonylharnstoff-induzierten Hypoglykämie eine klinisch relevante Bedeutung zu. Die UKPDS zeigte, dass 18 % der mit Glibenclamid und 37 % der mit Insulin behandelten Typ-2-Diabetiker pro Jahr mindestens 1 Hypoglykämie aufwiesen, im Vergleich zu < 2 % der Patienten, die mit Ernährungstherapie oder Metformin behandelt wurden. Dabei ist die Mortalität einer Sulfonylharnstoff-induzierten Hypoglykämie nicht zu vernachlässigen, sie ist vergleichbar mit der Mortalität einer Metformin-induzierten Laktatazidose (Campbell et al. 1985). Zwei Studien ergaben, dass das Hypoglykämie-Risiko bei Glimepiridtherapie niedriger war als unter Glibenclamid (Dills et al. 1996, Holstein et al. 2001). Eine aktuellere Studie zeigt, dass sich der Verlauf der Glimepirid-induzierten Hypoglykämie nicht signifikant von der Glibenclamid-induzierten Hypoglykämie hinsichtlich Schwere und Dauer unterscheidet (Holstein et al. 2003). Insbesondere bei Patienten mit Niereninsuffizienz steigt das Risiko jeder Sulfonylharnstoff-induzierten schweren Hypoglykämie deutlich an.

Nach wie vor unklar ist die klinische Relevanz der Interaktion von Sulfonylharnstoffen mit kardialen ATP-abhängigen Kalium-Kanälen und einem damit möglicherweise im Zusammenhang stehenden Effekt auf das myokardiale „Ischemic Preconditioning". In letzter Zeit mehren sich jedoch die Hinweise, dass Glimepirid im Gegensatz zu Glibenclamid den schützenden Mechanismus des „Ischemic Preconditioning" nicht inhibiert (Klepzig et al. 1999, Mocanu et al. 2001, Lee u. Chu 2003). Ob dies bedingt ist durch eine niedrigere Affinität von Glimepirid zu kardialen ATP-abhängigen Kalium-Kanälen, wie von einigen Autoren gezeigt wurde (Geisen et al. 1996, Bijlstra et al. 1996), von anderen jedoch nicht nachgewiesen werden konnte (Song u. Ashcroft 2001), kann noch nicht abschließend beurteilt werden.

Empfehlungen zum klinischen Einsatz von Sulfonylharnstoffen

Sulfonylharnstoffe sollten in der Therapie des **übergewichtigen/adipösen** Typ-2-Diabetikers eingesetzt werden, wenn die nichtpharmakologischen Maßnahmen und die nichtinsulinotrop wirkenden Substanzen (Acarbose, Metformin, Glitazone) nicht zum Erreichen des individuellen HbA$_{1c}$-Therapieziels führen (Häring et al. 2003). Im Gegensatz dazu stellen insulinotrope Substanzen, wie die Sulfonylharnstoffe und Glinide, das Mittel der ersten Wahl bei **normalgewichtigen** Typ-2-Diabetikern dar, deren pathophysiologisches Problem in erster Linie in einer Insulinsekretionsdefizienz besteht (Häring et al. 2003) (Tab. 3.5-**8**). Aufgrund der oben erwähnten Vorteile von Glimepirid (1-mal tägliche Einnahme, Hinweise für extrapankreatische Effekte, niedrigeres Hypoglykämie-Risiko und keinen inhibierenden Effekt auf das „Ischemic Preconditioning") ist der vorzugsweise Einsatz von Glimepirid gegenüber Glibenclamid zu erwägen (Tab. 3.5-**9**).

Tabelle 3.5-8   Vor- und Nachteile einer Sulfonylharnstofftherapie

Vorteile	Nachteile
• Steigerung der endogenen Insulinsekretion • Pathogenetisch orientiert • Ausgeprägte BZ-Senkung	• Gefahr der Hypoglykämie • Gewichtszunahme

Tabelle 3.5-9   Mögliche Vorteile von Glimepirid vs. Sulfonylharnstoffen der 2. Generation

• Einmal tägliche Gabe
• Extrapankreatischer Effekt
• Verminderte Gewichtszunahme
• Hypoglykämie-Frequenz reduziert

3.6   Glinide: Benzoesäure- und Aminosäurederivate

M. Füchtenbusch (München), E. Standl (München), H. Schatz (Bochum)

Wichtige Rolle der postprandialen Hyperglykämie für die kardiovaskulären Komplikationen

Beim **Gesunden** wird Insulin zur Kontrolle des Stoffwechsels biphasisch sezerniert: die **erste Phase der Insulinsekretion** beginnt innerhalb der ersten 5 – 10 min nach einer Mahlzeit (nach intravenöser Glucosegabe sofort) und führt einerseits zur Inhibition der hepatischen Glucoseproduktion und andererseits zu einer Sensibilisierung der peripheren Gewebe für die Aufnahme von Nahrungsglucose. Die **zweite Phase der Insulinsekretion** ist gekennzeichnet durch eine länger anhaltende, basale Hormonfreisetzung aus der β-Zelle zur Förderung der Glucoseaufnahme in die Körperzellen. **Bei Typ-2-Diabetikern** ist die erste Phase der Insulinausschüttung infolge eines β-Zell-Defektes (siehe Kap. 3.1, S. 117 ff.) gestört, wodurch es zu erhöhten postprandialen Glucosewerten und in weiterer Folge zu einer später verstärkten Insulinausschüttung, einer postprandialen Hyperinsulinämie kommt, die im Laufe der Zeit die endogene Insulinresistenz weiter erhöht. Schließlich kommt es über einen „Circulus vitiosus" zum Funktionsversagen der – genetisch geschädigten – β-Zellen. Bekannt ist, dass jede, auch nur kurz andauernde Hyperglykämie die Stickstoffmonoxid(NO)-vermittelte Relaxationsfähigkeit des Endothels reduziert, die Expression von Adhäsionsmolekülen sowie oxidativen Stress induziert und auch pro-koagulatorische Effekte hat.

Wie wichtig gerade die postprandiale Situation beim Typ-2-Diabetiker mit dem Verlust der frühen Phase der Insulinsekretion ist, haben mehrere große epidemiologische Studien der letzten Jahre verdeutlicht (darunter die DECODE-Studie [DECODE Study Group 1999], Diabetes Intervention Study [Hanefeld et al. 1996], und die Paris Prospective Study 1999). Diese zeigten, dass die postprandiale Hyperglykämie einen unabhängigen Risikofaktor für die kardiovaskuläre Mortalität darstellt. Die DECODE-Studie, in der u. a. über 1275 Typ-2-Diabetiker prospektiv über im Mittel 7,3 Jahre untersucht wurden, ergab, dass auch bei normalen Nüchtern-Blutglucose-Werten < 110 mg/dl (6,1 mmol/l) das **kardiovaskuläre Mortalitätsrisiko mit den 2-h-Blutzuckerwerten positiv korrelierte:** bei 2-h-BZ-Werten < 140 mg/dl (7,8 mmol/l) betrug das relative Mortalitätsrisiko 1,0, bei Werten zwischen 140 mg/dl (7,8 mmol/l) und 200 mg/dl (11,1 mmol/l) 1,6 und bei 2-h-BZ-Werten > 200 mg/dl (11,1 mmol/l) 2,0. Ähnliches gilt auch für asiatische Populationen (Nakagami 2004).

Glinide/Sulfonylharnstoff-Analoga setzen rasch und kurz Insulin frei

Vor diesem Studien-Hintergrund gewinnen die prandialen, kurz wirksamen, insulinotropen Substanzen besondere Bedeutung. Das Carbamoylmethyl-Benzoesäure (CMBA)-Derivat **Repaglinid** (NovoNorm) und das D-Phenylalaninderivat **Nateglinid** (Starlix) (Abb. 3.6-**1**), wurden in den Praxis-Leitlinien der Deutschen Diabetes-Gesellschaft (Diabetes & Stoffwechsel, Mai 2002) und in der Nationalen Versorgungs-Leitlinie Diabetes mellitus Typ 2 (1. Aufl. 2002) unter dem Substanz-Gruppenbegriff der **Glinide** zusammengefasst.

Insbesondere aktuelle Studien und umfangreiche Anwendungsbeobachtungen unter „Alltagsbedingungen" der diabetologischen Praxis aus dem Jahr 2003 bestätigen die klinische Wirksamkeit und gute Verträglichkeit der Glinide. In Deutschland sind Repaglinid (NovoNorm, Novo Nordisk) seit 1999 und Nateglinid (Starlix, Merck) seit Mai 2001 zugelassen. Sie besitzen eine den Sulfonylharnstoffen, Biguaniden und PPAR-γ-Liganden vergleichbare, dosisabhängige blutzuckersenkende Wirkung mit einer Reduktion der HbA_{1c}-Werte zwischen 0,5 und 1,5 %. Das Ausmaß der erzielbaren HbA_{1c}-Senkung hängt dabei von der Ausgangshöhe bei Therapiebeginn ab, d. h. von der Schwere der Stoffwechseldekompensation. **Repaglinid** ist sowohl für die Monotherapie als auch für die Kombination mit Metformin zugelassen. Für **Nateglinid** liegt in Deutschland derzeit eine Zulassung für die Kombination mit Metformin vor. Ein großer Vorteil der Glinide liegt insbesondere in der Flexibilisierung der Mahlzeiten und damit im Gewinn von Lebensqualität. Beide Substanzen zeigen eine glucoseabhängige, insulinotrope Wirkung, wobei Nateglinid bei gleichzeitigem Nahrungsreiz

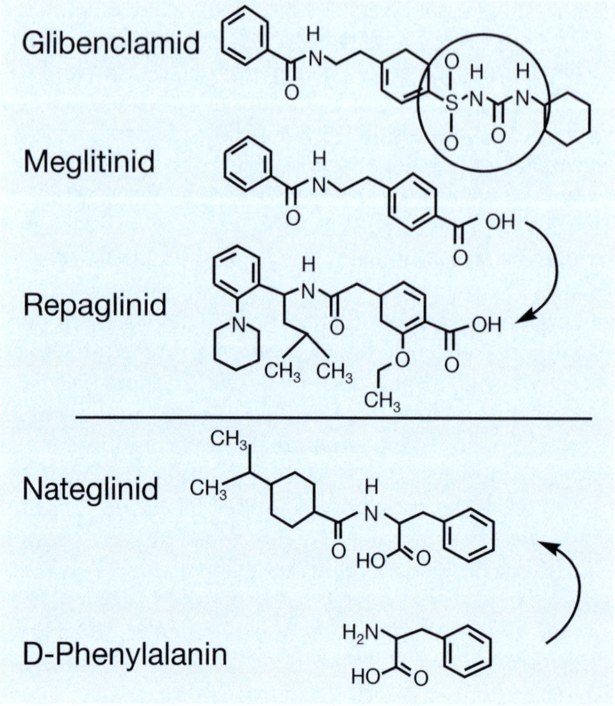

Abbildung 3.6-1
Chemische Struktur von Repaglinid und Nateglinid. Zwei neue insulinotrope Substanzen **ohne Sulfonylharnstoff-Konfiguration** (bei Glibenclamid ist diese durch Kreis gekennzeichnet); Meglitinid, ein Benzoesäurederivat, stellt die „linke" Seitenkette des Glibenclamids dar, ist ebenfalls insulinotrop, ohne selbst die Sulfonylharnstoff-Konfiguration zu besitzen. **Repaglinid** ist davon abgeleitet und somit ein **Derivat der Benzoesäure. Nateglinid** ist ein **Derivat des D-Phenylalanins.**

zu einer deutlich höheren Insulinsekretion zu führen scheint als im Nüchternzustand (Keilson et al. 2000). Repaglinid und Nateglinid setzen schnell und kurz Insulin frei und korrigieren dadurch die beim Typ-2-Diabetiker gestörte frühe Phase der Insulinsekretion. Wegen ihrer deutlich kürzeren insulinotropen Wirkung treten Hypoglykämien bei Auslassen einer Mahlzeit im Vergleich zu Sulfonylharnstoffen seltener auf.

Repaglinid und Nateglinid binden ebenfalls an den Sulfonylharnstoff-Rezeptor wie z. B. auch Glibenclamid (Hu et al. 2000, Gromada et al. 1995). Neuere Daten gehen von **zwei distinkten Bindungsstellen am Sulfonylharnstoffrezeptor (SUR)** aus, wobei eine spezifisch für den SUR-1 ist, an den hauptsächlich Sulfonylharnstoffgruppen binden, und die andere Bindungsstelle sowohl am SUR-1 als auch am SUR-2 vorkommt und vornehmlich Meglitinid-ähnliche Moleküle bindet. Während der SUR-1 in β-Zellen, α-Zellen und GLP-1-sezernierenden L-Zellen identifiziert wurde, findet sich der SUR-2 hauptsächlich in Skelett- und Herzmuskel- (SUR-2A) sowie in glatten Muskelzellen (SUR-2B [Gribble et. al. 2003]). Repaglinid bindet wie Glibenclamid und Glimepirid neben dem SUR-1 auch an SUR-2, Nateglinid dagegen wie Gliclazid in therapeutischen Dosen ausschließlich an SUR-1 (Hansen et al. 2002). Dabei bleibt bislang noch ungeklärt, welche klinische Bedeutung den extrapankreatischen Effekten einer nichtselektiven K_{ATP}-Blockade zukommt (Gribble et al. 2003). Durch Schließen der ATP-abhängigen Kaliumkanäle (Abb. 3.6-**2**) wird der **Kaliumausstrom gehemmt** und die Zellmembran depolarisiert. Nachfolgend strömt **Calcium** durch den jetzt geöffneten Calciumkanal **in die Zelle**, und die Insulinspeicher, die Granula, werden entleert (Abb. 3.6-**3**). Der Mahlzeiten-abhängige Wirkmechanismus von Nateglinid wurde in einer Studie bei 24 Typ-2-Diabetikern gezeigt, die über 7 Tage 3-mal täglich

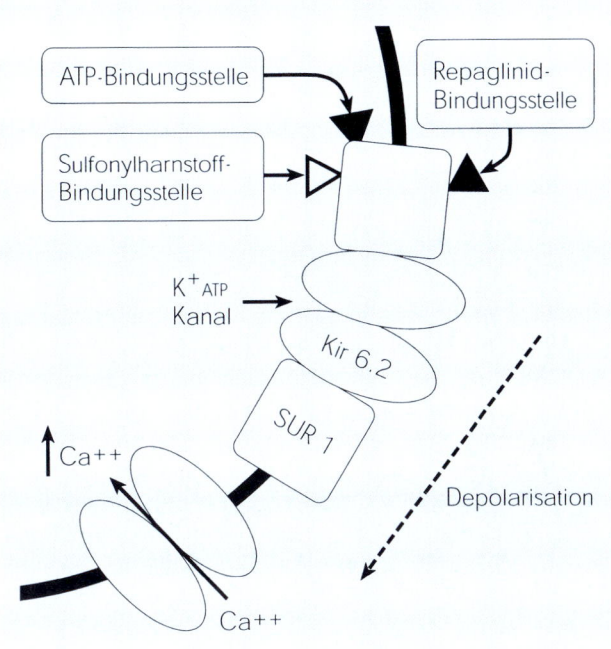

Abbildung 3.6-2
Bindungsstellen für Sulfonyl-harnstoffe und Glinide („Sulfonylharnstoff-Analoga") an die β-Zelle.
Glibenclamid bewirkt den Schluss des Kalium-Kanals über Bindung an den Sulfonylharnstoff-Rezeptor SUR-1 der β-Zell-Membran. Repaglinid und Nateglinid binden ebenfalls an den Sulfonylharnstoff-Rezeptor. Eine weitere Bindungsstelle besteht für ATP. Die SUR-1-Untereinheit reguliert den Öffnungszustand des Kalium-Kanals (nach: Lebovitz 1999).

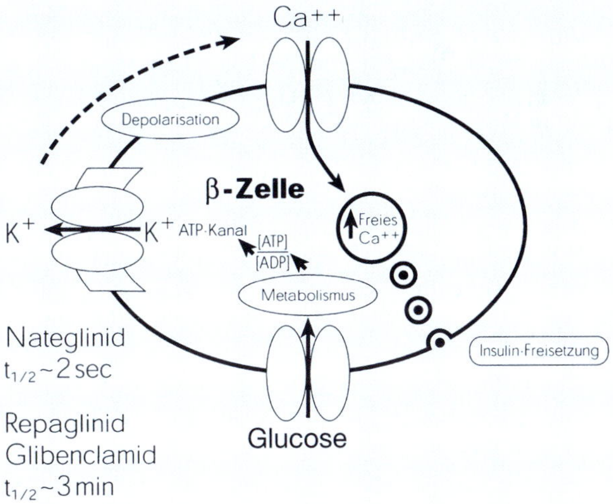

Abbildung 3.6-3
Insulinotrope Effekte von Repaglinid und Nateglinid. Durch Schließen des Kalium-Kanals der β-Zelle wird der spannungsabhängige Calcium-Kanal geöffnet, und das einströmende Calcium setzt die Insulinsekretion in Gang.

60 – 240 mg Nateglinid entweder 10 min vor den Mahlzeiten oder nüchtern erhielten. Die Insulinkonzentration im Serum nach Einnahme einer Mahlzeit stieg hierbei ohne Nateglinid bis auf 15 μU/ml an, bei vorheriger Einnahme von Nateglinid jedoch dosisabhängig bis auf das über 3fache (50 μU/ml). Der maximale Insulinexkurs wurde bei einer Dosis von 120 mg Nateglinid innerhalb der ersten 2 h postprandial erreicht, und die blutzuckersenkende Wirkung konzentrierte sich nur auf die ersten 3 post-

prandialen Stunden. Die postprandialen Blutzuckerspitzen konnten in den Nategli-
nid-Gruppen im Mittel um 60 – 70 mg/dl (3,3 – 3,9 mmol/l) im Vergleich zu Placebo
gesenkt werden (Keilson et al. 2000). In einer kleinen Vergleichsstudie zwischen Nateglinid und Repaglinid bei gesunden Probanden stiegen mit Nateglinid die Insulinspiegel postprandial etwas früher als mit Repaglinid bis zum Maximum an (Kalbag et
al. 1999).

Repaglinid: Monotherapie und Kombinationsbehandlung mit Metfomin oder nächtlichem NPH-Insulin

Repaglinid wurde bei insgesamt über 1280 Typ-2-Diabetikern gegenüber Placebo
oder als aktive Komparator-Studie gegen Sulfonylharnstoffe getestet (Frandsen et al.
1999). Bei Patienten mit noch relativ guten Ausgangs-HbA_{1c}-Werten um 7 % kam es
im Verlauf einer 12-monatigen Behandlung mit 3-mal 4 mg prandialem Repaglinid
zu einem Anstieg des HbA_{1c} von 0,6 %, ebenso in der mit Glibenclamid behandelten
Kontrollgruppe. Bei initial schlechter eingestellten Patienten mit HbA_{1c}-Werten zwischen 7,6 % und 8,3 % führte Repaglinid in prandialen Dosierungen von 0,5 – 8 mg
3-mal täglich über 16 – 24 Wochen jedoch dosisabhängig zu einer Senkung des HbA_{1c}
um 0,6 – 1,8 % und zu einer Reduktion des Nüchternblutzuckers um 10 – 32 mg/dl
(0,5 – 1,8 mmol/l). Leichte hypoglykämische Symptome traten bei mit Repaglinid behandelten Patienten dosisabhängig in 9 – 17 % der Fälle und damit seltener als bei Gli-
benclamid- oder Glipizid-behandelten Kontrollen (25 %) auf.

Die **Kombinationsbehandlung** von 3-mal 4 mg prandialem **Repaglinid plus Metformin** über 16 Wochen bewirkte eine **deutlich stärkere HbA_{1c}-Reduktion (-1,4 %)**
als die jeweilige Monotherapie mit Metformin (-0,3 %) oder Repaglinid (-0,4 %; Moses
et al. 1999). Die aktuelle und bislang einzige Head-to-Head-Studie, die Repaglinid direkt mit Nateglinid in der jeweiligen Kombination mit identischen Dosen von Metformin über 16 Wochen bei 192 Typ-2-Diabetikern verglichen hat, zeigte für Repaglinid
eine stärkere HbA_{1c}-senkende Wirkung (-1,3 %) als für Nateglinid (-0,7 %) bei Studienende (Raskin et. al. 2003). Beide Substanzen senkten dabei die postprandialen Blutzuckerspiegel gleich stark, Repaglinid hatte jedoch einen stärkeren Effekt auf den
Nüchternblutzucker als Nateglinid. Kritisch bedacht werden sollte allerdings, dass die
über den Beobachtungszeitraum erlaubte Änderung der jeweiligen Dosis von Nateglinid und Repaglinid nicht exakt angegeben wurde.

Die Kombination von 3-mal 4 mg **Repaglinid plus "Bedtime"-NPH-Insulin** führte
in variabler Dosierung in einer Studie zu einer Senkung des HbA_{1c} um 0,7 % und zu einer deutlich stärkeren Reduktion des Nüchternblutzuckers um 98 mg/dl (5,4 mmol/l),
während es in der nur mit NPH-Insulin oder nur mit Repaglinid behandelten Gruppe
zu einem weiteren Anstieg des HbA_{1c} kam. Die letztere Kombinationstherapie erscheint theoretisch sinnvoll, da das „Bedtime"-NPH-Insulin vornehmlich den Nüchternblutzucker senkt, während Repaglinid auf die postprandiale Hyperglykämie ab-
zielt. Einschränkend gilt aber, dass diese Kombination nur bei Patienten, die noch eine
ausreichende β-Zell-Funktion aufweisen, wirksam sein kann. Im direkten Vergleich
der Kombinationen Bedtime-NPH-Insulin plus Repaglinid gegenüber Bedtime-NPH-
Insulin plus Metformin zeigte sich die letztere Kombination in einer Untersuchung bei
Typ-2-Diabetikern mit durchschnittlich 6-jähriger Diabetesdauer bezüglich HbA_{1c}-
Senkung und Gewichtsverlauf deutlich überlegen (Furlong et. al. 2002).

Repaglinid zeigte **keinen negativen Einfluss auf Triglycerid-, HDL-, und LDL-Spiegel**. In den Monotherapiestudien fand sich unter Repaglinid ein durchschnittlicher **Anstieg des Körpergewichts** nach 5 Monaten um 2,4 kg, in der Kombination mit Metformin um 3 kg (Moses et al. 1999).

Nateglinid: Monotherapie und Kombinationsbehandlung mit Metformin

Mehrere Titrationsstudien mit unterschiedlichen Dosen von Nateglinid bei 700 Typ-2-Diabetikern ergaben, dass 120 mg Nateglinid zur jeweiligen Mahlzeit am wirksamsten waren. In einer 6-wöchigen Crossover-Studie mit Glibenclamid an 151 Patienten zeigte sich, dass Nateglinid in der Standardtherapiedosis von 120 mg zu einem schnelleren und stärkeren Anstieg der frühen Insulinsekretion führte als 10 mg Glibenclamid (Hollander et al. 2000). Dabei wurden die prandialen Glucosespitzen im Tagesprofil durch Nateglinid vergleichsweise stärker gesenkt. Bei dieser Studie muss allerdings kritisch angemerkt werden, dass Glibenclamid ebenso wie Nateglinid 10 min vor der Mahlzeit eingenommen wurde. Eine neuere Studie zeigte, wie wichtig bei direkten Vergleichen von bekannten Sulfonylharnstoffen und Gliniden der jeweilige Zeitpunkt der Tabletteneinnahme ist. So senkte Glipizid im Vergleich zu Nateglinid bei Typ-2-Diabetikern die postprandialen Blutzuckerspitzen ähnlich gut, wenn es, wie empfohlen, 30 min vor Beginn der Mahlzeit eingenommen wurde (Carroll et al. 2002).

In der **Monotherapie** wurde die klinische Wirksamkeit von 3-mal 120 mg Nateglinid erst kürzlich in einer retrospektiven Analyse aus 4 gepoolten Phase-2- und -3-Studien (n = 544) im Vergleich zu Placebo (n = 521) evaluiert (Del Prato et. al. 2003). Dabei senkte Nateglinid nach 12 – 24 Wochen das HbA_{1c} um 0,5 % gegenüber den Ausgangswerten (– 0,8 % vs. Placebo). Nateglinid erwies sich als besonders effektiv und nebenwirkungsarm, insbesondere bei älteren Patienten >64 Jahre ohne (HbA_{1c} – 0,9 %) und mit eingeschränkter Nierenfunktion (geschätzte Creatinin-Clearance <60 ml/min/1,7 m², HbA_{1c} – 1,1 %) im Vergleich zu Placebo. Gesicherte Hypoglykämien traten unter Nateglinid bei diesen älteren Patienten ohne (2,2 %) und mit eingeschränkter Nierenfunktion (3 %) seltener auf als unter Behandlung mit Glibenclamid (6,5 bzw. 7,9 %).

In der **Kombinationstherapie** bei 467 Typ-2-Diabetikern zeigten 3-mal 120 mg **Nateglinid** zu den Mahlzeiten zusammen mit 3-mal 500 mg **Metformin** über 24 Wochen einen synergistischen, **stärker HbA_{1c}-senkenden Effekt (– 1,9 %)** als die jeweilige Monotherapie mit 120 mg Nateglinid (– 0,9 %) oder 3-mal 500 mg Metformin (– 1,2 %) gegenüber Placebo. Bei Patienten mit schlechteren HbA_{1c}-Ausgangswerten >9,5 % betrug die HbA_{1c}-Reduktion in der Kombination 2,5 % (Horton et al. 2000). Bei 12 Typ-2-Diabetikern wurde zudem beobachtet, dass die Kombinationsbehandlung von Nateglinid und Metformin die postprandialen Blutzuckerwerte deutlicher senkte als die jeweilige Monotherapie allein. Die stärkste Blutzuckersenkung war nach dem Mittagessen (– 86 mg/dl [– 4,8 mmol/l] vs. Ausgangswert) aufgetreten, wogegen es in der Monotherapie mit Nateglinid oder Metformin zu einer geringfügigen Zunahme der postprandialen Blutzuckerspiegel kam.

Der synergistische Effekt von Nateglinid in Kombination mit Metformin ist nicht nur bei Patienten zu beobachten, die bis zum Beginn der Kombinationsbehandlung nur diätetisch eingestellt waren, sondern auch bei Typ-2-Diabetikern, bei denen mit einer maximalen Metformintherapie keine zufrieden stellende Blutzuckereinstellung mehr zu erzielen war. Die zusätzliche Gabe von 120 mg Nateglinid über 24 Wochen zur bestehenden Metforminbehandlung („Add on") hatte eine weitere HbA_{1c}-Absenkung von 0,6 % zur Folge (Marre et al. 2000). Dieser günstige Effekt der Kombinationstherapie fiel dabei in einer mit niedergelassenen Allgemeinärzten und Internisten durchgeführten aktuellen 3- bis 4-monatigen Anwendungsbeobachtung bei > 11.000 Typ-2-Diabetikern, die überwiegend mit Metformin (98 %) behandelt waren und dann zusätzlich 120 mg Nateglinid zu den Mahlzeiten erhielten, noch stärker aus: Der durchschnittliche HbA_{1c}-Wert verringerte sich um 1,2 % von initial 8,4 % auf 7,2 %, die postprandialen Blutzuckerspiegel von durchschnittlich 210 auf 152 mg/dl (11,7 auf 8,5 mmol/l) (Schatz et al. 2003). Während initial nur knapp 6 % der Patienten einen HbA_{1c} < 7 % und postprandiale Blutzuckerwerte < 180 mg/dl hatten, unterschritten am Studienende 45 % der Typ-2-Diabetiker diese kombinierten Zielwerte. Die Kombinationstherapie erwies sich als gut verträglich, insbesondere Hypoglykämien wurden nur bei 0,3 % der Patienten berichtet.

Schließlich führte auch die **Kombination** von **Rosiglitazon** (8 mg) **und Nateglinid** (120 mg zu den Mahlzeiten) mit ihren komplementären Effekten (Verminderung der Insulinresistenz bzw. insulinotrope Wirkung) über 6 Monate bei Typ-2-Diabetikern im Vergleich zur alleinigen Therapie mit Rosiglitazon zu einer weiteren HbA_{1c}-Senkung von initial 8,3 % auf 7,5 % (– 0,8 %) (Fonseca et al. 2003). Dabei traten unter der Kombination gesicherte Hypoglykämien in 4,5 % der Fälle auf, die Gewichtszunahme betrug im Mittel 3 kg. Nateglinid ist aber in Deutschland, wie bereits ausgeführt, derzeit nur für den Einsatz zusammen mit Metformin zugelassen.

Nateglinid erwies sich **bezüglich der Lipide** als **stoffwechselneutral**, bei bislang über 1400 behandelten Patienten kam es zu keiner Veränderung des Gesamt-Cholesterinspiegels, des HDLc, des LDLc oder der Triglyceridspiegel. Unter 120 mg Nateglinid betrug die durchschnittliche **Gewichtszunahme** in der Monotherapie 0,7 kg, bei den mit Glibenclamid behandelten Patienten 1,4 kg. In den Kombinationsstudien mit Nateglinid und Metformin wurden dagegen keine Gewichtszunahmen beobachtet.

Neben- und Wechselwirkungen von Repaglinid und Nateglinid

Repaglinid wird in der Leber metabolisiert und hauptsächlich über die Galle ausgeschieden. Die Halbwertszeit beträgt etwa 1 h (Schatz 1999b). Nateglinid wird zu über 90 % resorbiert und ebenso in der Leber metabolisiert. Die Ausscheidung erfolgt zu 75 % über die Nieren. Das Nebenwirkungsspektrum von Repaglinid und Nateglinid erscheint gering. Im Vordergrund stehen **hypoglykämische Symptome**, die bei den Gliniden in ca. 12 – 16 %, in den jeweiligen Kontrollgruppen mit Sulfonylharnstoffen in 15 – 36 % der Fälle (Wolffenbuttel et al. 1999) auftraten. Gesichert ist, dass die Glinide **bei Auslassen einer Mahlzeit** ein **geringeres Hypoglykämierisiko** zur Folge haben **als Sulfonylharnstoffe**. Einschränkend muss allerdings festgehalten werden, dass Langzeitstudien noch fehlen, die zweifelsfrei belegen, dass Nateglinid und Repaglinid, bei vergleichbarem Langzeit-Therapieeffekt, unter ambulanten Alltagsbedingungen eine geringere Hypoglykämiegefahr haben als Sulfonylharnstoffe. Ein direkter Vergleich aus den vorliegenden Daten zwischen Repaglinid und Nateglinid bezüglich des Hypoglykämierisikos ist nicht möglich, da sich sowohl die jeweiligen Kriterien und Verfahren zur Erfassung von hypoglykämischen Ereignissen als auch die Sulfonylharnstoff-Dosierungen in den verschiedenen Studien zu sehr unterschieden. In einer **hyperglykämischen Clamp-Studie** wurde bei 8 Typ-2- Diabetikern die Insulinsekretionskinetik nach Gabe von entweder 2 mg Repaglinid oder 120 mg Nateglinid und nach einer 2-stündigen Glucoseinfusion untersucht. Zwei Stunden nach Ende der Glucoseinfusion sanken unter Nateglinid die Insulinspiegel und die Blutglucose schneller ab als unter Repaglinid, was auf eine kürzere insulinotrope Wirkdauer von Nateglinid hinweist und einem potenziell geringeren Hypoglykämierisiko entsprechen könnte (Merz et al. 2000). Für die **klinische Praxis** erscheint die Tatsache wichtig, dass offenbar unter Gliniden bei Auslassen einer Mahlzeit, also bei Diätfehlern, ein **deutlich geringeres Hypoglykämierisiko** besteht als unter Sulfonylharnstoffen (vgl. Ligueros-Saylan et al. 2000). Ebenso wichtig ist die Beobachtung, dass **schwere Hypoglykämien** bzw. durch eine Blutzuckermessung bestätigte Hypoglykämien bei Repaglinid und Nateglinid in den bisherigen Studien **nur selten** beobachtet wurden.

Repaglinid zeigte bei gleichzeitiger Anwendung mit Substanzen, welche die Zytochrom-P450-3A4-Aktivität nur mäßig beeinflussen, wie Digoxin, Warfarin, Cimetidin und Theophyllin, keine **pharmakokinetischen Wechselwirkungen**. Die gleichzeitige Gabe von **Gemfibrozil und Repaglinid** erhöht den Plasma-Repaglinid-Spiegel um das bis zu 30fache und kann deshalb zu **lebensbedrohlichen Hypoglyämien** führen (Niemi et al. 2003, Rote-Hand-Brief 2003). Gemfibrozil inhibiert dabei die Elimination von Repaglinid wahrscheinlich über Blockierung des CYP2C8-Weges, nicht über die Zytochrom-CYP3A4-Schiene. Substanzen, die den Abbauweg über Inhibition der CYP3A4 blockieren, wie z. B. **Clarithromycin** oder **Itraconazol**, erhöhen ebenfalls die Plasmaspiegel von Repaglinid, weswegen diese Kombination ebenso gefährlich ist. Andere Substanzen, die dagegen CYP3A4 induzieren, wie Rifampicin, Carbamazepin und Phenytoin, können die Wirkung von Repaglinid deutlich abschwächen.

In-vitro-Interaktionsstudien ergaben, dass die Eiweißbindung von Nateglinid durch Furosemid, Propanolol, Captopril, Nicardipin und Pravastatin nicht beeinflusst wird.

Wann kann man Glinide/Sulfonylharnstoff-Analoga einsetzen?

Repaglinid und Nateglinid sind prinzipiell zur Monotherapie bei allen Typ-2-Diabetikern geeignet, die eine **ausreichende β-Zell-Funktion** aufweisen und keine klinischen Zeichen des ausgeprägten Insulinmangels zeigen, d. h. in den frühen Phasen des Typ-2-Diabetes. Vorteilhaft erscheinen sie bei Patienten, die eine **Flexibilisierung der Mahlzeiten** wünschen, aber auch bei (bis zu mäßiggradiger) eingeschränkter Nierenfunktion (siehe unten) bzw. wenn ein erhöhtes Hypoglykämierisiko besteht, z. B. aufgrund von Diätfehlern bei **älteren Typ-2-Diabetikern**. **Nateglinid** wird üblicherweise als 120-mg-Tablette unzerkaut zu den Hauptmahlzeiten, d. h. in der Regel 3-mal täglich, eingenommen. Bei **Repaglinid** wird meist mit 3-mal 0,5 mg zu den Hauptmahlzeiten begonnen, und dann, je nach Blutzuckerkontrollwerten, auf bis zu 3-mal 2 mg gesteigert. Im Handel gibt es Tabletten zu 0,5 sowie 1 und 2 mg.

Repaglinid ist **kontraindiziert** bei mittelschwerer und schwerer Leberinsuffizienz. Ferner ist es kontraindiziert bei azidotischer Stoffwechseldekompensation und bei Pankreasresektion. Bei mittelschwerer bis schwerer Niereninsuffizienz sollte die Dosis von Repaglinid ggf. reduziert werden. Allerdings fand sich bei insgesamt über 1200 Patienten mit mäßiger Niereninsuffizienz (Creatinin bis 1,6 mg/dl) selbst bei normaler Dosierung von Repaglinid keine Häufung von Hypoglykämien. Hasslacher et al.

fanden in einer aktuellen Studie bei Typ-2-Diabetikern mit Niereninsuffizienz auch bei Patienten mit schwerster Niereninsuffizienz keine Häufung von Hypoglykämien auch unter üblicher Dosierung mit Repaglinid (Hasslacher et al. 2003).

Nateglinid kann bei mittlerschwerer Niereninsuffizienz (Creatinin-Clearance 15 – 50 ml/min/1,73 m²) und bei leichter bis mittelschwerer Leberinsuffizienz eingesetzt werden (Choudhury et al. 2000). Eine aktuelle Studie bei schwerer und dialysepflichtiger terminaler Niereninsuffizienz zeigte im Vergleich zu Gesunden keine Veränderung der Pharmakokinetik nach einer Einmalgabe von 120 mg Nateglinid, sodass eine Dosisanpassung in diesen Fällen als nicht erforderlich erachtet wurde (Devienni et al. 2003). Dennoch gilt weiterhin die Empfehlung der Fachinformation zu Starlix, wonach eine Dosisanpassung bei schwerer bis terminaler Niereninsuffizienz „erforderlich sein" könnte. In der Schwangerschaft und Stillzeit dürfen die Glinide, wie auch alle anderen oralen Antidiabetika, nicht gegeben werden.

Die Position der Glinide in den Evidenz-basierten Praxis-Leitlinien der DDG, der Nationalen Versorgungs-Leitlinie Diabetes mellitus Typ 2 und bei den regionalen Disease-Management-Programmen (DMP) Diabetes

Die im Mai 2002 publizierten Praxis-Leitlinien der DDG führen prägnant und kurz die Charakteristika (Wirkungsmechanismus, Indikation, Dosierung, Nebenwirkungen sowie Kontraindikationen) der verschiedenen oralen Antidiabetika auf und positionieren diese in einem **Stufenplan der medikamentösen Therapie** des Typ-2-Diabetes (siehe Kap. 3.4, Abb. 3.4-**2**). Die Nationale Versorgungs-Leitlinie Diabetes mellitus Typ 2 folgt diesem Stufenplan fast unverändert. Die beiden Leitlinien weisen in ihren Ausführungen zur medikamentösen Therapie darauf hin, dass bislang nur für Metformin, für bestimmte Sulfonylharnstoffe und für Insulin Belege zur Risikoreduktion klinischer Endpunkte vorliegen. Die Tab. 3.6-**1** und 3.6-**2** stellen die Positionierung der Glinide in diesen Leitlinien dar und beschreiben ihren aktuellen Stellenwert für die DMP (Tab. 3.6-**3**, vgl. auch Kap. 4.2, S. 219).

Fazit für die Praxis

Grundlage der Behandlung des manifesten Typ-2-Diabetes sind neben der Schulung die richtige Ernährung („Diät-Therapie") und Muskelarbeit (körperliche Aktivität im Alltag, Sport; siehe Kap. 3.4, S. 143 f. und Kap. 8.4, S. 290 ff.). Wenn diese Basismaßnahmen nicht mehr ausreichen, eine normnahe Blutzuckereinstellung (HbA$_{1c}$ < 7 %) nach drei Monaten zu erreichen und zunächst **postprandiale Hyperglykämien** ohne Vorliegen eines Übergewichts im Vordergrund stehen, empfiehlt sich die Gabe von Gliniden/Sulfonylharnstoff-Analoga (Repaglinid, Nateglinid) (Standl et. al. 2003), Alpha-Glucosidase-Inhibitoren (Acarbose, Miglitol), oder Sulfonylharnstoffen als Monotherapie (Standl et al. 1999b). Liegt Übergewicht vor und steht mehr die **Nüchternhyperglykämie** als Zeichen der hepatischen Insulinresistenz im Vordergrund, wird Metformin als Monotherapie eingesetzt, wenn keine Kontraindikation für Biguanide besteht. Lässt sich nach weiteren drei Monaten mit der Monotherapie keine zufrieden stellende Stoffwechseleinstellung (HbA$_{1c}$ < 7 %) erzielen, muss eine **orale Kombinationstherapie** begonnen werden. Hier gilt analog zur Monotherapie, dass **Sulfonyl-**

Tabelle 3.6-1   Die Position der Glinide in den Praxis-Leitlinien der DDG

- Repaglinid auch als Monotherapie bei Versagen der nichtmedikamentösen Basistherapie möglich (vgl. „Stufenplan" der Leitlinien)
- Repaglinid und Nateglinid als Therapieoption des zweiten oralen Antidiabetikums bei der Kombinationstherapie mit Metformin nach Versagen der Monotherapie (vgl. „Stufenplan" der Leitlinien) möglich
- Repaglinid und Nateglinid als Therapieoption in der Kombination mit Metformin plus Bedtime-Insulin bei Versagen der oralen Kombinationstherapie

Kommentar
Die Leitlinien der DDG führen den Einsatz von Gliniden, insbesondere für die Kombinationstherapie, als Therapiealternative neben anderen oralen Antidiabetika „formal gleichberechtigt" auf und gestatten somit eine individualisierte Behandlung.

Tabelle 3.6-2   Die Position der Glinide in der Nationalen Versorgungs-Leitlinie Diabetes mellitus Typ 2

- Die Nationale Versorgungs-Leitlinie beinhaltet prinzipiell den gleichen „Stufenplan" wie die Evidenz-basierten Praxis-Leitlinien der DDG zur Therapie des Typ-2-Diabetes; Repaglinid und Nateglinid können somit, wie ausgeführt, eingesetzt werden (vgl. Tab. 3.6-**1**).

Besonderheit
Geringfügig anders akzentuiert als in den Praxis-Leitlinien der DDG werden die Kriterien zur Wirkstoffauswahl besonders hervorgehoben; darunter der Beleg der Wirksamkeit anhand klinischer Endpunkte, insbesondere aber auch die individuelle Indikationsstellung sowie Patientenpräferenzen.

Kommentar
Die Leitlinien der DDG führen den Einsatz von Gliniden, insbesondere für die Kombinationstherapie, als Therapiealternative neben anderen orale Antidiabetika „formal gleichberechtigt" auf und gestatten somit eine individualisierte Behandlung.

Tabelle 3.6-3   Die Position der Glinide in den Disease-Management-Programmen (DMP)

- Die regionalen DMP-Pläne auf der Ebene der Bundesländer unterscheiden sich z. T. erheblich; generell ist aber geplant, neue und wirkungsvolle orale Antidiabetika ohne Endpunktstudien in der Monotherapie erst „nachrangig" einzusetzen; der Einsatz von Gliniden ist im Rahmen von DMP somit nicht vorgesehen, auch wenn er nicht von vornherein ausgeschlossen ist.

Kommentar
Die DMP halten sich in ihren jeweils aktuell beschlossenen oder geplanten Vorgaben nicht an die Empfehlungen der Evidenz-basierten Leitlinien der DDG und der Nationalen Versorgungs-Leitlinie Diabetes mellitus Typ 2. Eine konkrete Empfehlung bzw. Handlungsanweisung zur Verwendung von Gliniden in der Kombinationstherapie liegt derzeit nicht vor. Eine sachliche und ausgewogene aktuelle Stellungnahme der DDG (Landgraf) zu den geplanten DMP ist in *Diabetes und Stoffwechsel* im März 2003 erschienen.

harnstoffe oder Glinide wiederum nur bei Patienten mit einem **BMI < 25 kg/(m)^2 in Kombination mit entweder Acarbose oder einem PPAR-γ-Liganden gegeben werden sollen.**

Die Nationale Versorgungs-Leitlinie aus dem Jahre 2002 sowie die DDG-Praxisleitlinien enthalten im Flowchart zur medikamentösen Therapie des Typ-2-Diabetes das Statement, dass „die **Kombination von Sulfonylharnstoffen und Metformin** zurzeit häufig angewendet wird … (und dass) neuere Studien … Hinweise auf **negative kardiovaskuläre Auswirkungen** dieser Kombinationstherapie" ergaben. Basis dieses Vorbehalts waren die Beobachtungen in der UKPD-Studie. Inwieweit dieser Vorbehalt auch die **Kombination von Sulfonylharnstoff-Analoga mit Metformin** betrifft, erscheint derzeit **offen**, da zwar Sulfonylharnstoff-Analoga über denselben Wirkmechanismus β-zytotrop wirken, aber auch markante Unterschiede hinsichtlich der Beeinflussung von koronaren K_{ATP}-abhängigen Kanälen bestehen und bislang keinerlei bedenklich stimmenden Befunde in klinischen Studien erhoben wurden, die eine Kardiotoxizität nahe legen würden. Neue Daten zeigen zudem auch, dass die Kombination von Sulfonylharnstoffen und Metformin keine nachteiligen Effekte auf die kardiovaskuläre Mortalität zu haben scheint. Johnson et. al. (2003) fanden in einer retrospektiven Analyse von 8866 Typ-2-Diabetikern, denen erstmals entweder Metformin oder Sulfonylharnstoffe als Monotherapie oder deren Kombination verschrieben wurden, dass im Mittel nach 5,1 Jahren die Sterberaten (alle Todesursachen) unter Metformin und unter der Kombinationstherapie mit Sulfonylharnstoffen mit 13,8 % bzw. 13,6 % deutlich geringer waren als unter einer Monotherapie mit Sulfonylharnstoffen (24,7 %). Allerdings muss als Schwäche dieser retrospektiven Untersuchung von Rezept-Verordnungen bedacht werden, dass erstens die jeweiligen Behandlungsgruppen im Hinblick auf ihr kardiovaskuläres Risiko nicht randomisiert waren und zweitens die Patienten in der Sulfonylharnstoffgruppe älter waren und es sich überwiegend um Männer handelte, die häufiger Nitrate verordnet bekamen als die Patienten der Metformin-Gruppe. Zudem könnte drittens ein Selektionsbias darin bestanden haben, dass multimorbideren Typ-2-Diabetikern seltener Metformin verschrieben wurde, da die Kontraindikationen für Metformin umfangreicher sind (kardiovaskuläre Erkrankungen, Niereninsuffizienz) als jene für Sulfonylharnstoffe. Als ganz entscheidender Beitrag zu dieser Diskussion müssen die von R. Holman auf dem IDF/EASD-Kongress in Paris 2003 referierten Ergebnisse aus der 5-Jahres-Nachbeobachtung der UKPDS-Kohorten gesehen werden, die zeigten, dass zwischen der Sulfonylharnstoff-Gruppe und der Gruppe der Patienten, die mit Sulfonylharnstoffen und Metformin behandelt wurden, kein signifikanter Unterschied hinsichtlich der kardiovaskulären Morbidität und Mortalität mehr festzustellen war (Holman 2003).

3.7   Insulinsensitizer: PPAR-γ-Liganden (Glitazone)

M. Füchtenbusch (München), E. Standl (München), H. Schatz (Bochum)

Die United Kingdom Prospective Diabetes Study (UKPDS, 1998), die bisher größte prospektive Diabetesstudie, machte deutlich, dass mit den bis dahin verfügbaren Antidiabetika einschließlich Insulin in der Art und Weise, wie dies in der UKPDS angewendet wurde, das Therapieziel der Vermeidung von diabetischen Folgeschäden, insbesondere des Myokardinfarktes, nur ungenügend erreicht wurde (siehe Kap. 3.4, S. 145). Des Weiteren zeigte sich, dass mit einem einzelnen oralen Antidiabetikum langfristig eine dauerhafte, ausreichende Stoffwechselkontrolle kaum zu erzielen ist und deshalb in der Mehrzahl der Fälle eine Kombinationsbehandlung mit verschiedenen Antidiabetika erforderlich wird (Bretzel et al. 1998).

Glitazone/Thiazolidindione

PPAR-γ-Liganden senken die Insulinresistenz.

Eine Insulinresistenz findet sich neben der gestörten Insulinsekretion mit fehlender Frühphase und überhöhter Spätphase bei sehr vielen Patienten mit Typ-2-Diabetes und auch schon bei gestörter Glucosetoleranz im Rahmen des Metabolischen Syndroms (siehe Kap. 3.1, S. 117 ff., und Kap. 3.2, S. 125 ff.). Der Peroxisomen-Proliferator-aktivierte Rezeptor-γ (PPAR-γ) gehört zur Superfamilie der nukleären Hormonrezeptoren und kommt in drei Isoformen (PPAR-γ 1 – 3) mit jeweils unterschiedlicher Verteilung im Gewebe vor. Ihre natürlichen Liganden sind u. a. ungesättigte Fettsäuren. PPAR-γ-Liganden senken die Insulinresistenz, d. h. das verringerte Ansprechen der Zielzellen auf ein Insulinsignal. Sie erhöhen die insulinstimulierte Insulinrezeptor-Kinase-Aktivität und -Phosphorylierung und verbessern dadurch die **Insulinempfindlichkeit** der **Leber,** der **Skelettmuskeln** und der **Fettzellen**, wodurch die insulinabhängige Glucoseaufnahme verbessert wird. PPAR-γ-Liganden aktivieren PPAR-γ im Zellkern der Zielzellen (Abb. 3.7-**1**) und interagieren als Komplex mit dem so genannten RXR (Retinoic Acid Receptor, Abb. 3.7-**2**). Dieser Komplex wirkt nach Bindung an die Desoxyribonucleinsäure (DNS) als Transkriptionsfaktor (Abb. 3.7-**2**) und stimuliert u. a. die Expression insbesondere des **Glucosetransporters GLUT-4** und die **Lipoproteinlipase** sowie auch die **Differenzierung von Fettzellen**, d. h. die Umwandlung von Präadipozyten zu Adipozyten. Die Expression der Insulinresistenz-Faktoren **Leptin** und **TNF-α** wird inhibiert, die Produktion des Fettgewebshormons **Adiponectin**, das invers mit der Insulinresistenz assoziiert ist, dagegen stimuliert. Die PPAR-γ-Liganden beeinflussen somit auf mehreren Stoffwechselebenen die Insulin-signalkette: sie reduzieren die Insulinresistenz, senken langfristig den Blutzucker und damit das HbA_{1c}, hemmen die Glucoseneubildung in der Leber und vermindern die Produktion von freien Fettsäuren und Triglyceriden außerhalb des Fettgewebes und somit deren Lipotoxizität (Abb. 3.7-**3**). Insbesondere der Gehalt an freien Fettsäuren im lipolytisch aktivierten viszeralen Fettgewebe wird reduziert und über eine Umverteilung in metabolisch weniger aktive subkutane Fettdepots verstoffwechselt.

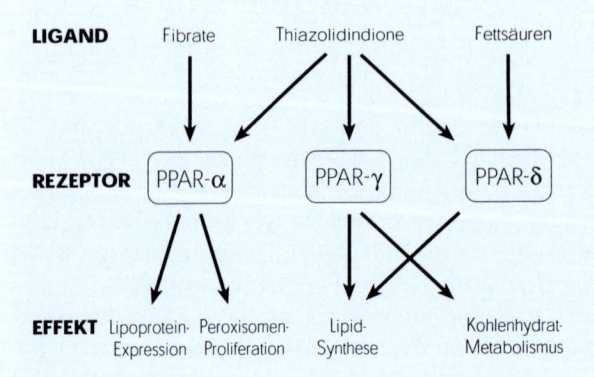

Abbildung 3.7-1
Liganden und Stoffwechsel-effekte der PPAR-Rezeptoren. Die Zellkernrezeptoren PPAR (Peroxisomen-Proliferator-aktivierter Rezeptor alpha, gamma, delta) binden freie Fettsäuren als natürliche Liganden sowie Fibrate und Glitazone/Thiazolidindione, wodurch der Kohlenhydrat- und Fettstoffwechsel beein-flusst wird.

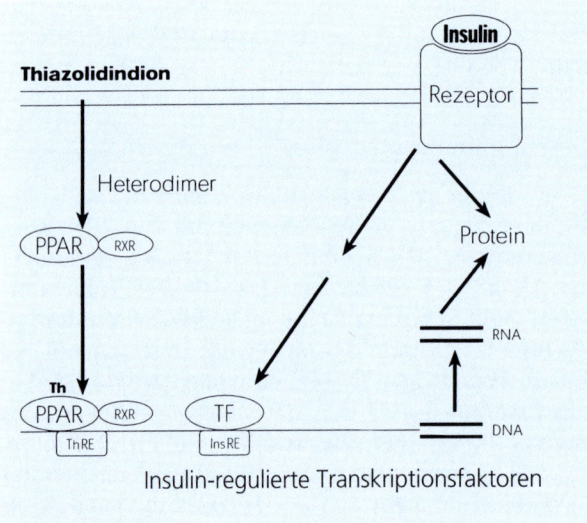

Abbildung 3.7-2
Wirkmechanismus der Glitazone/Thiazolidindione (PPAR-γ-Liganden). Thiazolidindione (Th) stimu-lieren über Bindung an einen PPAR-γ-Retinoic-Acid-Rezep-tor(RXR)-Komplex die Expres-sion verschiedener, insulin-regulierter Transkriptions-faktoren (TF). Sie verstärken das Insulinsignal in den insulinresistenten Zellen. RE = Responsive Element, Ins = Insulin.

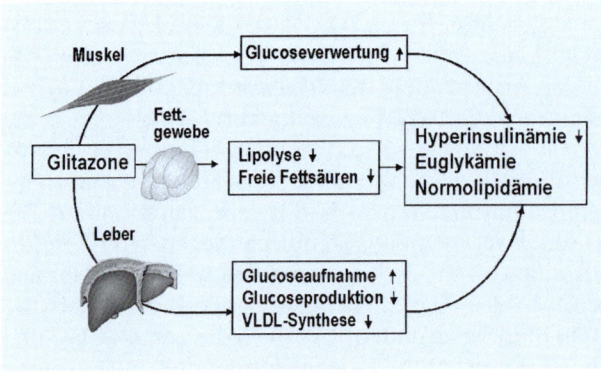

Abbildung 3.7-3
Stoffwechselwirkungen der PPAR-γ-Liganden. Die PPAR-γ-Liganden beein-flussen auf mehreren Stoff-wechselebenen die Insulin-effekte. Sie hemmen die Glu-cose-Neubildung in der Leber und vermindern die Produk-tion von freien Fettsäuren und Triglyceriden. Am Fett-gewebe wird die Lipolyse und damit die Produktion von freien Fettsäuren inhibiert.

Schließlich verbessern PPAR-γ-Liganden am Skelettmuskel die Aufnahme von Glucose in die Zellen, sodass in der Summe eine verbesserte Stoffwechselkontrolle resultiert.

Die neuen oralen Substanzen ermöglichen eine differenziertere Therapie.

Heute stehen dem in der Diabetestherapie tätigen Arzt mit den **Glitazonen Rosiglitazon** (Avandia, GlaxoSmithKline) **und Pioglitazon** (Actos, Takeda) aus der zweiten Generation der Thiazolidindione und den Sulfonylharnstoff-Analoga Repaglinid und Nateglinid (siehe Kap. 3.6, S. 164 ff.) fünf Klassen oraler Antidiabetika zur Verfügung. Bei deren Auswahl sollten insbesondere der individuell dominierende Phänotyp des metabolischen Störungsmusters (frühe postprandiale vs. Nüchtern-Hyperglykämie, Grad der Insulinresistenz, progressiver Verlust der β-Zell-Funktion), aber auch Aspekte der Lebensqualität, wie z. B. die Wahl der Essenszeiten, Hypoglykämieneigung, berücksichtigt werden. Die Behandlung des Typ-2-Diabetes ist also komplexer geworden, allerdings kann man die Auswahl der oralen Antidiabetika nach dem jeweiligen Stadium der Erkrankung zum Vorteil des Patienten besser individualisieren. Für die Behandlung mit den Glitazonen gilt grundsätzlich, analog zur Therapie mit Metformin oder den Sulfonylharnstoffen und Gliniden, dass sie früh im Verlauf der Diabeteserkrankung eingesetzt werden müssen und nicht – mit zu hoher Erwartung – als späte Kombinationspartner erst dann gegeben werden, wenn die Behandlung mit anderen oralen Antidiabetika bereits ausgereizt und die β-Zell-Funktion weitgehend erschöpft ist.

Rosiglitazon und Pioglitazon

Die Thiazolidindione Rosiglitazon und Pioglitazon werden in den Praxis-Leitlininen **der DDG** sowie in der Nationalen Versorgungs-Leitlinie Diabetes mellitus Typ 2 unter dem Begriff der Glitazone zusammengefasst. PPAR sind Liganden-aktivierte Transkriptionsfaktoren, welche die Expression bestimmter Zielgene regulieren (Abb. 3.7-**1**).

   Rosiglitazon (Avandia) ist bei uns seit Juli 2000 und **Pioglitazon (Actos)** seit November 2000 zugelassen. Inzwischen liegen mindestens 18 Voll-Publikationen zur klinischen Wirksamkeit von Rosiglitazon und Pioglitazon vor (Diamant u. Heine 2003). Die beiden Substanzen besitzen eine den Sulfonylharnstoffen, Gliniden und den Biguaniden vergleichbare, do-sisabhängige blutzuckersenkende Wirkung mit einer Reduktion der HbA_{1c}-Werte zwischen 0,5 und 2 %. Das Ausmaß der erzielbaren HbA_{1c}-Senkung hängt dabei von der Ausgangshöhe bei Therapiebeginn ab, d. h. von der Schwere der Stoffwechseldekompensation. Dies gilt sowohl für die Monotherapie bei Patienten, die nur mit Diät vorbehandelt waren, als auch für die Kombinationsbehandlung mit Sulfonylharnstoffen und Biguaniden. Rosiglitazon und Pioglitazon vermindern die periphere Insulinresistenz, sodass die Glucose insbesondere im Skelettmuskel besser verwertet wird. Sie hemmen aber auch die Glucose- und VLDL-Produktion in der Leber sowie die Lipolyse im Fettgewebe. Ihre Wirkung setzt im Vergleich zu den Sulfonylharnstoffen langsamer ein, hält dafür aber länger an. Generell gilt, dass der blutzuckersenkende Effekt von Glitazonen bei Übergewicht sowie bei Frauen stärker ausgeprägt ist als bei schlanken Patienten und Männern. **Rosiglitazon** und **Pioglitazon** sind, im Gegensatz zum Troglitazon, dem Glitazon der ersten Generation, nach allen bisherigen Erfahrungen **nicht hepatotoxisch.** Der Einsatz von Rosiglitazon und Pioglitazon führt, ähnlich wie bei der Insulin- oder Sulfonylharnstofftherapie, zu Gewichtszunahme und in seltenen Fällen auch zu peripheren Ödemen und zur Verschlechterung einer Herzinsuffizienz sowie zu einer geringfügigen Absenkung des Hämoglobins. Die europäische Zulassungsbehörde EMEA hatte Rosiglitazon und Pioglitazon zunächst nur für die Kombinationstherapie mit Metformin bei übergewichtigen Patienten oder mit Sulfonylharnstoffen bei Patienten, bei denen eine Metformintherapie nicht vertragen wird oder kontraindiziert ist, zugelassen. Seit September **2003** liegt für Rosiglitazon und Pioglitazon auch die europäische Zulassung für die **Monotherapie** – und zwar bei Kontraindikation oder Unverträglichkeit von Metformin – vor. Anders als in der EU ist darüber hinaus in den USA und der Schweiz mit Thiazolidindionen auch eine Kombinationstherapie mit Insulin möglich.

Monotherapie mit Rosiglitazon und Pioglitazon

Die klinische Wirksamkeit von **Rosiglitazon** und **Pioglitazon** (Abb. 3.7-**4**) wurde in jeweils fünf umfangreichen klinischen Prüfungen bei Typ-2-Diabetikern, die bis dato entweder nur mit Diät oder mit anderen oralen Antidiabetika behandelt wurden, in der Regel über 6 Monate placebokontrolliert evaluiert. 2-mal 2 mg bis 2-mal 4 mg **Rosiglitazon** täglich führten bei 1988 Patienten nach 26–52 Wochen dosisabhängig zu einer Senkung des HbA_{1c} um 0,5–1,5 % gegenüber Placebo und zu einer Reduktion des Nüchternblutzuckers um 25–75 mg/dl (1,4–4,2 mmol/l). Die durchschnittliche Gewichtszunahme über 26 Wochen betrug dabei unter 8 mg Rosiglitazon 3,1 kg (Füchtenbusch et al. 2000, Diamant et al. 2003).

Vergleichbare Effekte wurden mit **Pioglitazon**, geprüft in Dosierungen von 7,5–45 mg einmal täglich erzielt: Nach 26 Wochen konnten dosisabhängig eine Absenkung des HbA_{1c} um 0,3–2,5 % und eine Reduktion des Nüchternblutzuckers um 39–80 mg/dl (2,2–4,5 mmol/l) gegenüber Placebo erreicht werden. Dabei muss bedacht werden, dass in den US-Studien insbesondere die stärkste Dosierung von 45 mg

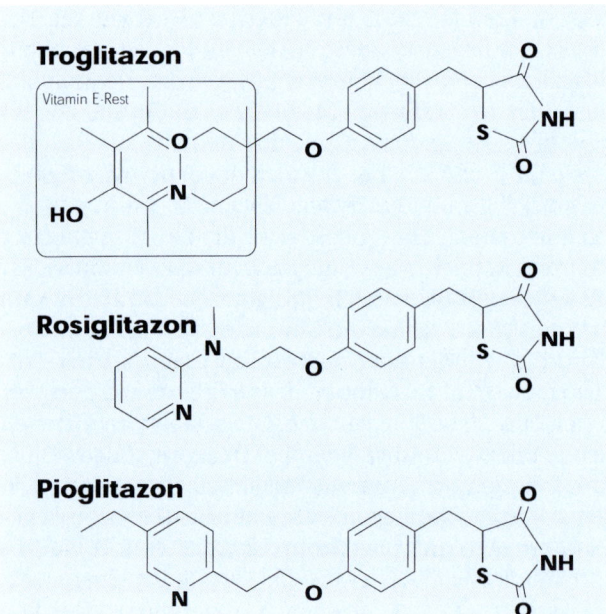

Abbildung 3.7-4
Chemische Struktur von Troglitazon, Rosiglitazon und Pioglitazon. Troglitazon weist im Unterschied zu den neuen PPAR-γ-Liganden einen Vitamin-E-Rest auf.

Pioglitazon über 26 Wochen zu einer signifkanten HbA_{1c}-Reduktion von 0,9 % gegenüber den Ausgangswerten führte. Die stoffwechselaktiven Metaboliten des Pioglitazons wirken bis zu 24 h, weswegen eine Einmalgabe von Pioglitazon ausreichend ist. In der EU ist die Dosierung mit 45 mg Pioglitazon seit November 2003 zugelassen. Die durchschnittliche Gewichtszunahme nach 26 Wochen betrug für Pioglitazon, ähnlich der bei Rosiglitazon, 2,9 kg.

Kombinationstherapie von Rosiglitazon und Pioglitazon mit Sulfonylharnstoffen, Metformin und NPH-Insulin

Bei 547 Typ-2-Diabetikern, die **zusätzlich zu Sulfonylharnstoffen** (Glibenclamid, Glipizid, Gliclazid) mit täglich 2 – 4 mg **Rosiglitazon** behandelt worden waren, beobachtete man nach 26 Wochen eine weitere Verbesserung der Stoffwechseleinstellung (minus 0,6 – 1 % HbA_{1c}, minus 23 – 43 mg/dl [1,3 – 2,4 mmol/l] Nüchternblutzucker). Dabei nahmen die hypoglykämischen Episoden im Vergleich zur Kontrollgruppe nicht zu (Wolfenbuttel et al. 2000). Ebenso senkte die zusätzliche Gabe von täglich 4 – 8 mg Rosiglitazon bei 384 Typ-2-Diabetikern, die bereits auf **Metformin** in maximaler Dosis von 2,5 g/d eingestellt waren, nach 26 Wochen das HbA_{1c} um weitere 1,0 – 1,2 % und den Nüchternblutzucker um 39,8 – 52 mg/dl (2,2 – 2,9 mmol/l) (Fonseca et al. 2000). Neuere Daten zeigen, dass Rosiglitazon nicht nur die periphere Insulinresistenz verringert, sondern, ebenso wie Metformin, die hepatische Glucoseproduktion vermindert und die Insulin-stimulierte Glucoseaufnahme auch in der Leber verbessert. Diese Effekte von Rosiglitazon sind zu denen des Metformins additiv (Jozzo et al. 2003). Die synergistisch sinnvolle **Kombinationstherapie von Metformin und Rosiglitazon** ist seit Oktober 2003 in Form einer einzelnen Tablette als **Avandamet** (GlaxoSmithKline) mit der Wirkstärke von entweder 1 mg Rosiglitazon/500 mg Metformin oder 2 mg Rosiglitazon/500 mg Metformin erhältlich. Die deutsche Indikationszulassung für Avandamet gilt für Patienten, die mit der maximal verträglichen Dosis von Metformin vorbehandelt sind und unter dieser Therapie keine ausreichende Stoffwechselkontrolle erzielen. Die Avandamet-Startdosis liegt bei den Tabletten 1 mg/500 mg bei 2-mal morgens und 2-mal abends.

Mit **Pioglitazon** wurde in den Kombinationstherapie-Studien mit **Sulfonylharnstoffen** oder **Metformin** bei insgesamt 1076 Typ-2-Diabetikern über 16 Wochen das HbA_{1c}, ähnlich wie durch Rosiglitazon, um 0,7 – 1,7 % gesenkt (Kipnes et al. 2001, Einhorn et al. 2000). Mittels HOMA(Homeostatic Model Assessment)-Analyse konnte sowohl für Rosiglitazon als auch für Pioglitazon gezeigt werden, dass in der Monotherapie oder in Kombination mit anderen oralen Antidiabetika die Insulinresistenz um bis zu 35 % gesenkt und damit die **β-Zell-Funktion** um bis zu 60 % verbessert werden konnte.

Schließlich wurden **Rosiglitazon und Pioglitazon** auch bei Patienten eingesetzt, die unter einer **Insulintherapie** (Mischinsulin 2-mal täglich) keine zufrieden stellende Blutzuckerkontrolle hatten. Hier zeigte sich, dass die Glitazone, zusätzlich zu Insulin gegeben, das HbA_{1c} dosisabhängig um bis zu 1 % senkten, bei gleichzeitig deutlich reduzierter Insulindosis. Da unter der Kombinationstherapie von Glitazonen mit Insulin Hinweise für eine erhöhte Inzidenz klinischer Zeichen einer **Herzinsuffizienz** beobachtet worden waren, ist im Gegensatz zu den USA und der Schweiz die Kombinationstherapie mit Insulin in der Europäischen Union nicht zugelassen und sogar kontraindiziert.

Die Zunahme des **Körpergewichts** über 26 Wochen beträgt sowohl für Rosiglitazon als auch für Pioglitazon in der Kombination mit Sulfonylharnstoffen sowie mit Metformin etwa 2 kg, zusammen mit Insulin jedoch bis zu 5,4 kg. Hierbei muss aber bedacht werden, dass die Relation zwischen Hüft- und Bauchumfang als Marker der Insulinresistenz trotz Zunahme des Body-Mass-Index (BMI) unverändert bleibt. Insbesondere übergewichtige Patienten mit einer relativ kurzen Diabetesdauer zeigten eine besonders ausgeprägte Gewichtszunahme. Noch unklar ist, ob die Gewichtszunahme unter der Behandlung mit Glitazonen ein Plateau erreicht oder aber in der Langzeitbehandlung kontinuierlich weiter voranschreitet.

Effekte der Glitazone auf kardiovaskuläre Risikofaktoren und Marker diabetischer Komplikationen

PPAR-γ-Liganden haben neben der Blutzuckersenkung weitere positive Effekte auf verschiedene kardiovaskuläre Risikofaktoren. Dazu zählen günstige Effekte auf die diabetische Dyslipidämie, die Blutdrucksenkung, die Reduktion der Mikroalbuminurie sowie eine verbesserte Fibrinolyse (Tab. 3.7-**1**). Zudem scheinen Glitazone Surrogatparameter einer subklinischen Inflammation wie das CRP, das mit einem erhöhten kardiovaskulären Risiko assoziiert ist, günstig zu beeinflussen.

Insulinresistenz und Typ-2-Diabetes sind assoziiert mit **Dyslipidämie**, einschließlich erhöhter Triglyceridspiegel, erniedrigtem HDL sowie qualitativen Verschiebungen in der LDL-Partikelgröße. Die LDL-Partikel sind kleiner und besitzen eine höhere Dichte. Mehrere Studien belegen, dass sich die Triglyceridspiegel unter einer Therapie mit PPAR-γ-Liganden dosisabhängig um bis zu 80 mg/dl (0,91 mmol/l) verringerten. Unter Behandlung mit Rosiglitazon als auch unter Pioglitazon in Kombination mit Metformin stieg das HDL um etwa 7 % an. Neben der Reduktion der Triglyceride bzw. der Erhöhung des HDL-Cholesterins fanden sich darüber hinaus eine verringerte Oxidierbarkeit der Lipide. Auch die LDL-Partikelgröße vergrößerte sich unter Therapie mit Gliazonen zu weniger dichten Partikeln, die ein geringeres atherogenes Potenzial aufweisen. Während es bei Rosiglitazon initial zu einem 6%igen Anstieg des LDL kam, lag nach 18 Monaten Therapie der LDL-Wert unterhalb des Ausgangswertes. In mehreren Studien zeigte sich dabei insbesondere bei Patienten mit initial niedrigen Triglyceridspiegeln ein Anstieg der Triglyceride, während bei Patienten mit hohen Ausgangswerten die Triglyceridspiegel unter Rosiglitazon gesenkt wurden. Bei Pioglitazon erhöhte sich das LDL-Cholesterin um durchschnittlich 6 %. Sowohl für Rosiglitazon als auch für Pioglitazon wurde in mehreren Studien ein tendenziell günstiges Absinken des LDL/HDL-Quotienten beschrieben. Direkte Head-to-Head-Studien, die die bislang gebräuchlichen Dosierungen von 4(– 8) mg Rosiglitazon und 30 mg Pioglitazon in ihrer Wirkung auf Gesamtcholesterin, HDL, LDL sowie Triglyceride vergleichen, liegen bislang nicht vor. Allerdings zeigten zwei Troglitazon-Washout-Studien, in denen Patienten mit Typ-2-Diabetes nach der Marktrücknahme von Troglitazon auf entweder Rosiglitazon oder Pioglitazon umgesetzt wurden, für Pioglitazon einen stärkeren Anstieg des HDL-Cholesterins sowie einen ausgeprägteren Abfall der Triglyceride im Vergleich zu Rosiglitazon (Gegick et al. 2001, Khan 2002).

Rosiglitazon reduzierte auch die **Mikroalbuminurie** bei Typ-2-Diabetikern in einer Studie über 52 Wochen mit vorbestehender Mikroalbuminurie um 53 % (Albumin/Creatinin-Quotient im Spontanurin) gegenüber dem Ausgangswert, die Rate an

Tabelle 3.7-1   Effekte der Glitazone auf kardiovaskuläre Risikofaktoren

Lipidparameter		
Gesamt-Cholesterin	⇓	(7%)
LDL-Cholesterin	⇐ ⇒	
HDL-Cholesterin	⇑	(7 – 10%)
Triglyceride	⇓	(16%*/26%**)
Freie Fettsäuren	⇓	
Blutgerinnung/Fibrinolyse (PAI-1)	⇓	
Thrombozytenaggregation	⇓	
Inflammation	⇓	
CRP	⇓	
TNF-α	⇓	
E-Selectin	⇓	
Mikroalbuminurie	⇓	
Fettverteilung		
Subkutan	⇑	
Intraabdominell	⇐ ⇒	
Intrahepatisch	⇓	
Direkte Gefäßeffekte		
Blutdruck (diastolisch)	⇓	
Intima-Media-Dicke	⇓	
In-Stent-Restenose-Rate	⇓	
Vasoaktivität der A. brachialis	⇓	

Beachte: Die einzelnen Effekte wurden entweder für Rosiglitazon, für Pioglitazon oder für beide Glitazone gezeigt.
Triglyceride: * Rosiglitazon, ** Pioglitazon

Patienten mit Mikro- oder Makroproteinurie reduzierte sich dabei von 24,6 % auf 19,3 % am Studienende. Auch für Pioglitazon wurde in einer über zwei Jahre laufenden Open-Label-Studie eine anhaltende Verringerung der Albuminausscheidung bis zum Studienende demonstriert.

Typ-2-Diabetiker haben eine 1,5 – 2,5fach höhere Hypertonie-Prävalenz als Nichtdiabetiker. Vor diesem Hintergrund erscheint der **blutdrucksenkende Effekt** von PPAR-γ-Liganden besonders relevant. Pioglitazon reduzierte in einer Dosis von 45 mg/d über 26 Wochen sowohl bei normotensiven als auch bei hypertensiven Patienten den systolischen Blutdruck um 3 – 5 mmHg. Auch unter einer Therapie mit 8 mg/d Rosiglitazon konnte bei Patienten mit gestörter Glucosetoleranz sowohl der diastolische als auch der systolische Blutdruck um etwa 3 mmHg und bei Typ-2-Diabetikern der diastolische Blutdruck um durchschnittlich 2,5 mmHg gesenkt werden.

Darüber hinaus zeigen neuere Studien, dass Glitazone auch günstige Effekte auf die Expression von Genen haben, die für die **Arterioskleroseentstehung** bedeutsam sind. So er-höhen Rosiglitazon und Pioglitazon die Expression und Sekretion des erst kürzlich identifizierten, fettgewebsspezifischen Plasmaproteins Adiponectin, das bei übergewichtigen und insulinresistenten Typ-2-Diabetikern reduziert ist. Adiponectin hat anti-atherosklerotische Eigenschaften. Es supprimiert sowohl die Expression von Adhäsionsmolekülen in Gefäßendothelzellen als auch die Produktion bestimmter Zytokine aus Makrophagen. Studien an Endothelzellen belegen zudem vielfältige **antiinflammatorische Wirkungen** durch PPAR-γ-Liganden. So wird die Endothelinproduktion reduziert und die Expression von Angiogenese-fördernden Wachstumsfaktoren inhibiert. Außerdem hemmen PPAR-γ-Liganden Chemokine, die eine besondere Bedeutung bei arteriosklerotischen Läsionen zu haben scheinen. Positiv scheint auch die Wirkung der PPAR-γ-Liganden auf die Expression des **endothelialen Plasminogenaktivator-Inhibitor-1 (PAI-1)** zu sein. Dieser inhibiert die Fibrinolyse. Erhöhte PAI-1-Konzentrationen sind mit einem erhöhten Risiko für Schlaganfälle sowie arterielle und venöse Thrombosen assoziiert. Troglitazon, Pioglitazon und Rosiglitazon reduzieren PAI-1-Spiegel bei Typ-2-Diabetikern. Darüber hinaus wurde erst kürzlich die antiinflammatorische Wirkung von Rosiglitazon auch bei insulinresistenten Probanden gezeigt: So reduzierte eine Behandlung mit Rosiglitazon über 3 Monate die Plasmaspiegel von **CRP**, Matrix-Metalloproteinase(MMP)-9, **PAI-1** sowie **E-Selectin** (Haffner et al. 2002, Chu et al. 2003). Diese Effekte waren unabhängig von der Verbesserung der Insulinresistenz erzielt worden, sodass vorstellbar wäre, Glitazone auch unabhängig von ihrer Wirkung als Insulinsensitizer für andere klinische Indikationen einzusetzen.

Rosiglitazon senkt die In-Stent-Restenose-Rate bei Typ-2-Diabetikern mit koronarer Herzerkrankung.

Eine doppelblinde, randomisierte Studie aus Korea zeigte bei 100 Typ-2-Diabetikern mit koronarer Herzerkrankung, dass die Häufigkeit von In-Stent-Restenosen (gemessen durch quantitative Koronarangiographie) durch eine Behandlung mit 4 mg Rosiglitazon über 6 Monate im Vergleich zu Placebo deutlich gesenkt werden konnte (12 % vs. 47 %, p < 0,001). Auch die CRP-Spiegel sanken unter Rosiglitazon ab (Choi et al. 2003).

Pioglitazon reduziert die Intima-Media-Dicke bei Patienten mit Typ-2-Diabetes.

Für Pioglitazon konnte in einer japanischen Studie bei 106 Patienten mit Typ-2-Diabetes gezeigt werden, dass eine dreimonatige Behandlung mit 30 mg/d die Intima-Media-Dicke bei Typ-2-Diabetikern signifikant reduzierte (0,084 mm vs. 0,022 bei den Kontrollen) (Koshiyama et al. 2001).

Insgesamt scheinen die neuen PPAR-γ-Liganden neben ihren blutzuckersenkenden Eigenschaften vielfältige weitere günstige Effekte auf das kardiovaskuläre System zu haben, die gegenwärtig in großen prospektiven klinischen Langzeitstudien mit kardiovaskulären Endpunkten (BARI 2D, Rosiglitazon: ADOPT, RECORD; Pioglitazon: PROACTIVE) evaluiert werden.

Neben- und Wechselwirkungen der PPAR-γ-Liganden

Unter **Troglitazon**, dem ersten auf dem nordamerikanischen Markt eingeführten Glitazon, wurden **Todesfälle** aufgrund von **Leberversagen** beobachtet, weswegen bei den neuen Thiazolidindionen besonderes Augenmerk auf die Hepatotoxizität gelegt wurde. In den Einführungsstudien war bei über 5400 mit Rosiglitazon und über 3600 mit Pioglitazon behandelten Typ-2-Diabetikern die Rate eines unter Therapie beobachteten Anstiegs der ALT (Alanin-Amino-Transferase = GPT) über das 3fache der oberen Normgrenze mit 0,17 % bzw. 0,25 % im Vergleich zu placebobehandelten Patienten nicht erhöht, im Unterschied zu den Studien mit Troglitazon. Deswegen konnte schon vermutet werden, dass **Rosiglitazon und Pioglitazon nicht hepatotoxisch** sind. Dies bestätigte sich nach der Zulassung von Rosiglitazon und Pioglitazon in den USA, wonach über 4 bzw. 3,5 Jahre etwa 4 Mio. Patienten mit Rosiglitazon und etwa 3,5 Mio. Patienten mit Pioglitazon behandelt wurden.

Hypoglykämien traten in den Einführungsstudien im Vergleich zu den Kontrollgruppen nicht häufiger auf. Jedoch wurden nach 26-wöchiger Behandlung mit Rosiglitazon und Pioglitazon dosisabhängig ein **Abfall des Hämoglobins** um bis zu 1 g/dl (0,62 mmol/l), des **Hämatokrit-Wertes** um bis zu 3 %, **periphere Ödeme** bei bis zu 4 % der Patienten und ein **Anstieg des Körpergewichts** um bis zu 3,5 kg beobachtet. Eine **Herzinsuffizienz** wurde bei der Behandlung mit Rosiglitazon in Kombination mit Sulfonylharnstoffen nur in 0,6 % und in Kombination mit Metformin in 0,3 % der Fälle diagnostiziert. **In Kombination mit Insulin wurde allerdings eine erhöhte Inzidenz einer Herzinsuffizienz beobachtet.** Für Pioglitazon wurden vergleichbare Zahlen referiert. Deshalb besteht dafür in der Europäischen Union eine Kontraindikation. Auch hier gilt es, in Langzeit-Anwendungsbeobachtungen mit noch größeren Fallzahlen zu klären, ob bzw. welchen dieser beschriebenen Begleit- und Nebenwirkungen eine klinische Relevanz zukommt.

Die orale Bioverfügbarkeit von Rosiglitazon und Pioglitazon liegt bei ungefähr 99 %, die Eliminationshalbwertszeit bei 3 – 4 h, die Ausscheidung der stoffwechselinaktiven Hauptmetaboliten des hepatisch vollständig metabolisierten Rosiglitazons erfolgt zu etwa 75 % renal und zu 25 % über den Darm. Bei Pioglitazon verlängern stoffwechselaktive Metaboliten die Wirkdauer. Aus den In-vitro-Studien über Wechselwirkungen mit anderen Pharmaka geht hervor, dass Rosiglitazon hauptsächlich über das P450-Enzym CYP2C metabolisiert wird, während Pioglitazon über andere Cytochrom-P450-Subenzyme umgewandelt wird. Bei gleichzeitiger Gabe von Rosiglitazon oder Pioglitazon mit Digoxin, Warfarin und Ethinylestradiol wurden keine klinisch relevanten Wechselwirkungen beobachtet. Die Pharmakokinetik oraler Antikonzeptiva und die postmenopausale Substitutionstherapie mit Ethinyl-Östradiol wird in der Komedikation mit Pioglitazon nicht verändert.

Welche Anwendungsregeln, Vorsichtsmaßnahmen und Kontra-indikationen sind bei der Behandlung mit Rosiglitazon und Pioglitazon zu beachten?

Rosiglitazon und Pioglitazon wurden von der Zulassungsbehörde der Europäischen Union zunächst nur für die orale Kombinationsbehandlung zugelassen, und zwar dann, wenn sich trotz maximal verträglicher Therapie mit Metformin oder Sulfonyl-harnstoffen keine zufrieden stellende Stoffwechselkontrolle erzielen lässt, bei einer vorhergegangenen Sulfonylharnstofftherapie dann, wenn eine Unverträglichkeit oder Kontraindikation zu Metformin besteht. Mittlerweile liegt auch für beide Glitazone die Zulassung für die eingeschränkte Monotherapie vor, d. h., Glitazone können in der Monotherapie gegeben werden, wenn eine Kontraindikation für Metformin besteht oder Metformin nicht vertragen wird. Die Behandlung mit **Rosiglitazon** soll mit 4 mg/d (Tabletten zu 4 und 8 mg) eingeleitet werden, das Präparat wird entweder zu-sammen mit einer Mahlzeit oder nüchtern als eine Dosis eingenommen. In der Kom-bination mit Metformin kann Rosiglitazon nach 8 Wochen auf 8 mg/d erhöht werden, wenn die Stoffwechselkontrolle nach dieser Zeit nicht ausreichend ist. Rosiglitazon kann dann in ein oder zwei täglichen Dosen verordnet werden. Metformin und Rosi-glitazon sind seit Oktober 2003 auch als Kombinationstablette (Avandamet, Glaxo-SmithKline) erhältlich. Die Details zur Verordnung und Dosierung sind weiter oben beschrieben. Die Standarddosis für **Pioglitazon** beträgt 30 mg/d (Tabletten zu 15, 30 und seit November 2003 auch 45 mg) und wird – zusätzlich zu Sulfonylharnstoffen und Metformin – in jedem Fall als Einmaldosis gegeben. Sehr wichtig für die Thera-piemotivation ist es, den Patienten darauf hinzuweisen, dass erst nach etwa 8 Wochen ein ausgeprägter blutzuckersenkender Effekt zu erwarten ist. Entsprechend sollte kein deutlicher HbA_{1c}-Abfall vor 12 Wochen erwartet werden.

Aufgrund der in Zusammenhang mit Troglitazon beobachteten Hepatotoxizität dürfen Rosiglitazon und Pioglitazon nicht bei Patienten mit Leberfunktionsstörun-gen angewendet werden, d. h. nicht bei Patienten mit ALT(= GPT)-Ausgangswerten über der 2,5fachen oberen Normgrenze. **Die Leberfunktion muss regelmäßig** durch 2-monatliche Transaminasen-Bestimmung während des ersten Behandlungsjahres und danach in größeren Zeitabständen **kontrolliert** werden. Bei einem durch eine Kontrollmessung bestätigten Ansteigen der ALT (= GPT) über das 3fache der oberen Normgrenze muss die Behandlung mit Rosiglitazon oder Pioglitazon beendet werden. Ebenso sollte die Behandlung mit einem Thiazolidindion überdacht werden, wenn klinische Symtome auftreten, die an eine Leberfunktionsstörung denken lassen. Rosi-glitazon und Pioglitazon dürfen in den Ländern der Europäischen Union bei Patienten mit **Herzinsuffizienz** (NYHA I – IV) oder bei Patienten mit Herzinsuffizienz in der Vor-geschichte nicht eingesetzt werden. Glitazone können zur **Flüssigkeitsretention** füh-ren, wodurch eine Herzinsuffizienz ausgelöst oder verschlimmert werden kann. Für alle Patienten unter Glitazonen folgt hieraus, dass auf das Auftreten einer Herzinsuf-fizienz geachtet werden muss.

Bei Patienten mit leichter bis mittelschwerer Niereninsuffizienz ist keine Dosisan-passung von Rosiglitazon oder Pioglitazon erforderlich, bei Vorliegen einer **schweren Nierenfunktionsstörung** sollten diese Präparate nicht gegeben werden, da hierüber keine Studien vorliegen. Schließlich sind die PPAR-γ-Liganden auch in der **Schwan-gerschaft** und während der **Stillzeit** kontraindiziert.

Neue Substanzen: duale PPAR-γ- und PPAR-α-Liganden

Es werden derzeit neue Substanzen, auch Nicht-Thiazolidindione/Glitazone entwickelt, die gleichzeitig PPAR-γ- und PPAR-α-agonistische Wirkungen entfalten und dadurch – über die Effekte auf die Insulinresistenz hinausgehend – zusätzlich eine stärkere therapeutische Wirkung auf die diabetische Dyslipidämie entfalten sollen (siehe auch Kap. 3.9, S. 197). So führte eine 12-wöchige Behandlung mit **Tesaglitazar** (Galida, AstraZeneca) in unterschiedlichen Dosierungen von 0,1 – 1 mg/d bei 390 nichtdiabetischen, aber insulinresistenten Probanden zu deutlich niedrigeren Cholesterin- und Triglyceridspiegeln sowie zu einer Abnahme der mittels HOMA-Analyse ermittelten Insulinresistenz (Fagerberg et al. 2003). Relevante Nebenwirkungen wurden nicht beobachtet. Gegenwärtig wird Tesaglitazar in Phase-III-Studien bei Patienten mit Typ-2-Diabetes evaluiert. Gleiches gilt für **Muraglitazar** (Bristol-Myers Squibb). Andere neue Substanzen wie das **Balaglitazon** sollen als partielle PPAR-γ-Liganden (mit geringerer PPAR-γ-Affinität als Rosiglitazon oder Pioglitazon) zu weniger Gewichtszunahme bei gleichen hypoglykämischen und lipidsenkenden Effekten führen. Auch Balaglitazar wird derzeit in Phase-II-Studien evaluiert.

Fazit für die Praxis

Grundlage der Behandlung des manifesten Typ-2-Diabetes sind eine bedarfsgerechte Schulung, die richtige Ernährung („Diät-Therapie") und Muskelarbeit (körperliche Aktivität im Alltag, Sport, siehe Kap. 3.4, S. 143 f., und Kap. 9.4, S. 358 ff.). Entsprechend den **Leitlinien der DDG zur antihyperglykämischen Therapie des Typ-2-Diabetes** (siehe Abb. 3.8-**1**, S. 193) **und der Nationalen Versorgungs-Leitlinie Diabetes mellitus Typ 2** muss, wenn das Therapieziel eines HBA_{1c}-Werts von $<7\%$ nach 3 Monaten nicht erreicht wird, eine Monotherapie mit oralen Antidiabetika erfolgen. Bei einem BMI von <25 kg/(m)^2 wird eine Behandlung mit einem Sulfonylharnstoff oder Sulfonylharnstoff-Analogon vorgeschlagen, bei einem BMI von >25 kg/(m)^2 eine Monotherapie mit Metformin oder Acarbose. Die aktuelle Position der Glitazone in den Disease-Management-Programmen ist in Tab. 3.7-**3** dargestellt. Da die Zulassung für Rosiglitazon und Pioglitazon für die Monotherapie erst nach der Festlegung der relevanten Leitlinien des Jahres 2002 erfolgte, werden die Glitazone als Therapiealternative für die Monotherapie dort noch nicht genannt. Es sollte aber erwartet werden, dass die **Glitazone bei der nächsten Aktualisierung der Leitlinien im Jahr 2005** auch für die Monotherapie entsprechend der seit 1.9.2003 gültigen EU-Zulassung als Behandlungsalternative aufgeführt werden (vgl. auch Kap. 4.2, S. 219).

Wenn nach weiteren 3 Monaten das gleichbleibende Therapieziel ($HbA_{1c} <7\%$) erneut verfehlt wird, wird eine Kombinationsbehandlung begonnen, bei der die Glitazone als mögliche Kombinationspartner mit in die Therapie-Alternativen aufgenommen wurden: Bei einem BMI >25 kg/(m)^2 kann Rosiglitazon oder Pioglitazon mit Metformin, bei einem BMI <25 kg/(m)^2 mit einem Sulfonylharnstoff kombiniert werden. Hier ist allerdings nochmals zu wiederholen, dass die Indikationsbeschränkung für die Kombination von Rosiglitazon oder Pioglitazon mit einem Sulfonylharnstoff vorläufig weiter zu beachten ist, d. h., diese Kombination nur dann gegeben werden kann, wenn eine Therapie mit Metformin kontraindiziert ist oder nicht vertragen wird. Wird auch auf der „Stufe" einer oralen Kombinationstherapie das oben ge-

Tabelle 3.7-2   Die bisherige Position der Glitazone Rosiglitazon und Pioglitazon in den Leitlinien der DDG (2002) und in der Nationalen Versorgungs-Leitlinie Diabetes mellitus Typ 2 (2002)

- Rosiglitazon und Pioglitazon sind derzeit noch nicht als Monotherapie bei Versagen der nichtmedikamentösen Basistherapie genannt, da sie erst nach Erstellung der Leitlinien (2002) für die Monotherapie bei Kontraindikation oder Unverträglichkeit von Metformin zugelassen wurden (vgl. „Stufenplan" der Leitlinien)
- Rosiglitazon und Pioglitazon als Therapieoption des zweiten oralen Antidiabetikums bei der Kombinationstherapie mit Metformin oder mit Sulfonylharnstoffen nach Versagen der Monotherapie (vgl. „Stufenplan" der Leitlinien) möglich

Kommentar
Die Leitlinien der DDG und die Nationale Versorgungs-Leitlinie führen den Einsatz von Glitazonen, insbesondere für die Kombinationstherapie als Therapiealternative neben anderen oralen Antidiabetika „formal gleichberechtigt" auf und gestatten somit eine individualisierte Behandlung.
Bei der nächsten Aktualisierung der jeweiligen Leitlinien (2005?) werden die Glitazone als Therapieoption für die Monotherapie gemäß den Zulassungsbedingungen (siehe oben) anzuführen sein.

Tabelle 3.7-3   Die Position der Glitazone Rosiglitazon und Pioglitazon in den Disease-Management-Programmen (DMP)

- Die regionalen DMP-Pläne auf der Ebene der Bundesländer unterscheiden sich z. T. erheblich; generell ist aber geplant, neue und wirkungsvolle orale Antidiabetika ohne vorliegende prospektive Endpunktstudien erst „nachrangig" einzusetzen; der Einsatz von Glitazonen ist im Rahmen von DMP somit nicht vorgesehen, auch wenn er nicht von vornherein ausgeschlossen ist („Therapiefreiheit wird prinzipiell gewährt").

Kommentar
Die DMP halten sich in ihren jeweils aktuell beschlossenen oder geplanten Vorgaben leider nicht an die Empfehlungen der Evidenz-basierten Leitlinien der DDG und der Nationalen Versorgungs-Leitlinie Diabetes mellitus Typ 2. Eine sachliche und ausgewogene aktuelle Stellungnahme der DDG (Landgraf) zu den geplanten DMP ist in *Diabetes und Stoffwechsel* im März 2003 erschienen. Siehe auch Kap. 4.2, S. 219.

nannte Therapieziel nach weiteren 3 Monaten nicht erreicht, wird **zusätzlich Insulin** gegeben. Im Falle einer vorausgehenden Therapie mit einem **Glitazon** müsste dieses dann abgesetzt werden.

Eine Therapieregel gilt auch weiterhin unverändert: **Insulin muss rechtzeitig, keinesfalls zu spät gegeben werden**. Bisher wurde und wird wohl immer noch oft die Insulintherapie zu lange hinausgeschoben, nicht immer nur wegen der Angst der Patienten vor der Insulinspritze, sondern auch aufgrund eines Zögerns des behandelnden Arztes. Allerdings ist in letzter Zeit eine Zunahme des – oft wieder zu frühen – Einsatzes der Insulintherapie zu beobachten, häufig auch als Monotherapie. Ob die Zulassung von Rosiglitazon und Pioglitazon zur **Kombinationsbehandlung mit Insulin** auch in der Europäischen Union erfolgen wird, wie es in den USA und auch der Schweiz der Fall ist, bleibt abzuwarten.

3.8   Insulintherapie bei Typ-2-Diabetes

P. Bottermann (München)

Der Circulus vitiosus von Insulinresistenz und Insulinsekretionsdefekt

Insulinresistenz (besser Insulinunterempfindlichkeit der insulinsensitiven Gewebe) und Insulinsekretionsdefekt sowie das Metabolische Syndrom wurden in den vorhergehenden Kapiteln ausführlich besprochen. Bei Manifestation eines Typ-2-Diabetes ist die Kompensationsfähigkeit des Organismus, durch Steigerung der Insulinsekretion einen Blutzuckeranstieg zu vermeiden, erschöpft. Es ist ein relativer Insulinmangel, bezogen auf die individuellen Erfordernisse, eingetreten. Dabei mag die Insulinkonzentration des betreffenden Patienten, in absoluten Zahlen gemessen, deutlich über den Werten einer stoffwechselgesunden normalgewichtigen Person liegen. Dennoch ist diese Insulinkonzentration für den betreffenden Patienten zu niedrig. Je nach Sichtweise liegt bei ein und demselben Patienten also ein „Zuviel" oder ein „Zuwenig" an Insulin vor, was bei pathogenetischen Diskussionen um die Gefährlichkeit eines „Hyperinsulinismus" in den vergangenen Jahren häufig nicht beachtet wurde.

Besteht ein manifester Typ-2-Diabetes, liegen *immer* eine Insulinresistenz *und* eine Sekretionsstörung der β-Zellen vor (Cahill jr. 1988). Insulinresistenz und Insulinsekretionsstörung bedingen und verstärken sich in einem Circulus vitiosus gegenseitig.

Unter pathogenetischen Gesichtspunkten können therapeutische Maßnahmen daher sowohl bei der Insulinresistenz als auch bei dem relativen Insulinmangel ansetzen.

Generelles Stufenschema oder individuelle Betrachtung?

Üblicherweise wird bei der Behandlung eines Typ-2-Diabetikers nach einem Stufenschema mit Eskalation therapeutischer Maßnahmen entsprechend der Höhe der Blutzuckerwerte und dem Ansprechen auf medikamentöse Maßnahmen vorgegangen (Mehnert 1999).

Nicht immer sind Insulinresistenz und Sekretionsstörung jedoch gleichermaßen ausgeprägt. Immer wieder lassen sich Patienten beobachten, bei denen eine Erhöhung des Nüchternblutzuckerwertes im Vordergrund steht. Bei anderen Patienten ist dagegen der Nüchternblutzuckerwert noch passabel, aber der postprandiale Blutzuckeranstieg zu hoch. Aus dieser Konstellation lässt sich ableiten, dass bei **höheren bzw. erhöhten Nüchternblutzuckerwerten** ($>120-130$ mg/dl; $>6,66-7,22$ mmol/l) die Gluconeogenese nachts nicht mehr genügend gehemmt werden kann, also das noch vorhandene Insulin nicht mehr ausreicht, um die bestehende Insulinresistenz zu kompensieren. Bei **erhöhten postprandialen Blutzuckerwerten** (>145 mg/dl, $>8,0$ mmol/l) ist dagegen die reaktive Insulinsekretion offensichtlich unzureichend geworden.

Aus diesem unterschiedlichen Verhalten lassen sich **unterschiedliche therapeutische Ansätze** und therapeutische Möglichkeiten ableiten.

Insulin bei zu hohen Nüchternblutzuckerwerten

Bei einer verminderten Insulinsensitivität muss nach Ausschöpfen allgemeiner Maßnahmen wie Gewichtsreduktion und Steigerung der körperlichen Aktivität (siehe Kap. 3.4, S. 139 ff.) sowie bei unzureichendem oder unzureichend gewordenem Ansprechen auf orale medikamentöse Maßnahmen mit Metformin und Glitazonen wie Rosiglitazon oder Pioglitazon, die die Insulinsensitivität steigern sollen, Insulin eingesetzt werden (Tab. 3.8-**1**).

Tabelle 3.8-1   Therapeutische Optionen bei Typ-2-Diabetes, wenn eine Erhöhung des Nüchternblutzuckers im Vordergrund steht

Nüchternblutzuckerwerte zu hoch $>120-130$ mg/dl; $>6,66-7,22$ mmol/l)
Postprandiale Werte tolerabel (>145 mg/dl, $>8,0$ mmol/l)
(Im Vordergrund steht die Insulinresistenz. Die nächtliche Insulinsekretion reicht nicht mehr aus, um die Gluconeogenese genügend zu bremsen.)

Allgemeine Maßnahmen
- Geregelte Kost
- Köpergewicht reduzieren
- Körperliche Aktivität steigern

Zusätzliche medikamentöse Maßnahmen
- Metformin und
- Glitazone („Sensitizer")

Insulinbehandlung
- Anstieg des Blutzuckers erst in den frühen Morgenstunden (reines Dawn-Phänomen): 4 – 6 IE Normalinsulin zwischen 3.00 Uhr und 5.00 Uhr
- Anstieg des Blutzuckers über Nacht (Gluconeogenese nicht genügend gehemmt): Gabe eines „Bedtime"-Insulins
  - gegen 23.00 Uhr Insulin Novo Semilente
  - gegen 01.00 Uhr NPH-Insulin (in Firmennamen öfter als „Basalinsulin" etikettiert)
- Gleichmäßig hohe Blutzuckerwerte während der Nacht: Gabe eines lang wirkenden Verzögerungsinsulins (Basalinsulinsubstitution)
  - Kristall-Insulin-Suspension
  - lang wirkendes Analoginsulin (Glargin-Insulin)

Steigt die Blutzuckerkonzentration **erst in den frühen Morgenstunden** wegen eines ausgeprägten Dawn-Phänomens an, so lässt sich dieser Anstieg mit kleinen Mengen an **Normalinsulin** (4 – 6 IE) in den frühen Morgenstunden (3.00 – 5.00 Uhr) abfangen (Bruns 1998). Hier stellt sich allerdings die Frage nach der Praktikabilität dieser Maßnahme im Alltag. Die wenigsten Patienten sind bereit, nachts Blutzuckerwerte zu messen, geschweige denn Insulin zu spritzen. (Es wäre eine reizvolle Aufgabe für Insulinpumpenhersteller, eine einfache Pumpe zu konstruieren, die lediglich einen kleinen Insulinbolus in den frühen Morgenstunden abgeben muss.)

Kommt es dagegen zu einem **kontinuierlichen Blutzuckeranstieg während der Nacht**, so ist die Gluconeogenese unzureichend gehemmt. Hier empfiehlt sich der Einsatz eines lang wirkenden Verzögerungsinsulins. Bisher wurde üblicherweise spätabends die Gabe eines NPH-Insulins, also eines mittellang wirkenden Verzögerungsinsulins als „Bedtime"-Insulin empfohlen. NPH-Insuline werden oft als „Basal-Insuline" (bei den Firmen Lilly, Berlin-Chemie, Aventis, B. Braun, ratiopharm) ausgewiesen. Das Wirkungsmaximum von NPH-Insulinen liegt jedoch bei 4 – 6 h. Bei einer Gabe gegen 22.00 – 23.00 Uhr ist die stärkste blutzuckersenkende Wirkung gegen 2.00 – 4.00 Uhr in der Nacht zu erwarten. Nach üblichen Regeln bestimmt die Höhe des Nüchternblutzuckerwertes die Höhe der „Bedtime"-Insulindosis am Abend zuvor. Üblicherweise wird die Abenddosis schrittweise so lange erhöht, bis der morgendliche Blutzuckerwert im Zielbereich von 100 mg/dl (5,55 mmol/l), max. 130 mg/dl (7,22 mmol/l) liegt. Bewährt hat sich auch eine Kombination von NPH-Insulin und Metformin (Yki-Järvinen et al. 1999 u. 2000). Die NPH-Dosierung kann niedriger gehalten werden, die nächtliche Hypoglykämiegefahr ist vermindert, ein unter alleiniger NPH-Gabe oft zu beobachtender Gewichtsanstieg fällt geringer aus oder unterbleibt ganz.

Bei Patienten, die nicht nur einen kontinuierlichen Blutzuckeranstieg über Nacht, sondern zusätzlich ein ausgeprägtes **Dawn-Phänomen** aufweisen, also einen deutlichen Blutzuckeranstieg bzw. deutlichen Insulinmehrbedarf in den frühen Morgenstunden haben, läuft man bei dieser schrittweisen Erhöhung der NPH-Insulindosis jedoch Gefahr, nächtliche Hypoglykämien zu provozieren. Denn zur Zeit des deutlichen Insulinmehrbedarfs in den frühen Morgenstunden klingt die NPH-Wirkung bereits langsam wieder ab. Daher ist es unerlässlich, bei abendlicher Erhöhung der Insulindosis nachts etwa gegen 3.00 Uhr Blutzuckerbestimmungen durchzuführen, um mögliche nächtliche Hypoglykämien zu erfassen. **Ein nächtlicher Blutzuckerwert von 60 mg/dl (3,33 mmol/l) sollte keinesfalls unterschritten werden.** Hypoglykämien in der Nacht können auch zu dem so genannten **Somogyi-Phänomen** führen. Dem Blutzuckerabfall auf hypoglykämische Werte folgt gegenregulatorisch eine übersteigerte reaktive Hyperglykämie. **Hohe Nüchternblutzuckerwerte sind daher zweideutig.** Sie können Folge einer zu geringen, aber auch zu hohen „Bedtime"-NPH-Insulindosis sein. Die Einordnung eines Nüchternblutzuckerwertes ist daher nur bei Kenntnis des nächtlichen Blutzuckerverhaltens möglich.

Bei frühmorgendlichem Blutzuckeranstieg Versuch mit Insulin Novo Semilente

Ist eine befriedigende Senkung des Nüchternblutzuckerwertes unter Vermeidung nächtlicher Hypoglykämien mit NPH-Insulin nicht zu erzielen, wird von einem „**NPH-Versagen**" gesprochen (Renner et al. 1995) und die Gabe von Insulin Novo Semilente empfohlen (Strasser et al. 1993b; Renner et al. 1995). Insulin Novo Semilente (Novo Nordisk) ist eine Suspension aus 100 % amorphem Schweineinsulin. Es hat im Vergleich zu NPH-Insulinpräparaten einen mehr protrahierten Wirkungseintritt, sodass das Wirkungsmaximum erst später auftritt und in die Zeit des morgendlichen Insulinmehrbedarfes aufgrund des Dawn-Phänomens fällt. Wegen dieses protrahierten Wirkungseintritts wird bei Gabe eines „Bedtime"-Insulins gegen 22.00 – 23.00 Uhr vielfach von NPH-Insulin auf die Gabe von Insulin Novo Semilente übergegangen.

NPH-Insulin ist dagegen bei Gabe erst gegen 1.00 Uhr nachts besser geeignet, da dann die maximale Wirkung des NPH-Insulins den morgendlichen Blutzuckeranstieg besser abfangen kann.

Die hier geschilderte Problematik einer Kompensation nächtlicher Blutzuckeranstiege ist beim Typ-1-Diabetes allgemein geläufig. **Beim Typ-2-Diabetes** ist die Situation prinzipiell ähnlich. Jedoch stellt sie sich in der Regel **nicht so krass** dar, da die beim Typ-2-Diabetiker noch vorhandene, wenn auch individuell unzureichend gewordene Insulinsekretion als „Restsekretion" noch an der Regulation mit teilnehmen und somit eine gewisse Pufferwirkung ausüben kann.

Vom NPH-Insulin zum Glargin-Insulin (Lantus)

Liegt **kein ausgeprägtes Dawn-Phänomen** mit einem deutlichen Blutzuckeranstieg in den frühen Morgenstunden vor, sondern besteht eine etwa gleichmäßige Blutzuckererhöhung über Nacht, kommt der Einsatz eines „echten" Basalinsulins, d. h. eines lang wirkenden Verzögerungsinsulins in Frage. Das bisher zur Verfügung stehende kristalline zinkverzögerte Insulin (Ultratard) ist nicht sonderlich beliebt, da seine Handhabung etwas umständlich ist. Die **Kristall-Suspension** muss sehr sorgfältig durch langsames Schwenken und Rollen des Insulinfläschchens zwischen den Handflächen **über 5 min aufgemischt** werden, um eine gleichmäßige Verteilung der Insulinkristalle und damit eine von Tag zu Tag annähernd gleiche Wirkung zu erzielen. Das im Sommer 2000 in den Handel gekommene, in klarer, schwach saurer Lösung vorliegende **lang wirksame Analog-Insulin Glargin** (Lantus) ist wesentlich einfacher zu handhaben und dürfte die Kristall-Insulin-Suspension ablösen. Die Fehler infolge eines unzureichenden Aufmischens einer Suspension entfallen bei diesem klar gelösten Insulin. Weiter hat sich gezeigt, dass nächtliche Hypoglykämien unter Glargin-Insulin (Lantus) deutlich seltener als unter NPH-Insulin auftreten (Ratner et al. 2000, Rosenstock et al. 2001, Yki-Järvinen et al. 2000).

Glargin-Insulin (Lantus) hat eine (nahezu) 24-h-Wirkung mit einem sehr flachen Wirkungsmaximum nach etwa 12 Stunden. Bei Gabe am Abend lässt sich daher über Nacht ein relativ gleichmäßiger Insulinspiegel mit gleichmäßigerer Insulinwirkung als mit einem „Bedtime"-NPH-Insulin erzielen. Die Tendenz geht deswegen dahin, von „Bedtime"-NPH-Insulingaben auf Glargin-Insulin (Lantus) umzusteigen.

Das in Entwicklung befindliche **Detemir-Insulin** (Novo Nordisk), das im Jahre 2004 auf den deutschen Markt kommen soll, könnte ähnlich geeignet sein, scheint aber etwas kürzer als Glargin-Insulin zu wirken (Heise et al. 2003, Pieber et al. 2003, Home et al. 2003).

Insulin bei zu hohen postprandialen Blutzuckerwerten

Welche Optionen bestehen bei einer unzureichend gewordenen β-Zell-Funktion mit einem überhöhten Anstieg postprandialer Blutzuckerwerte? Nach Ausschöpfen diätetischer Maßnahmen mit vielen kleinen, über den Tag verteilten Mahlzeiten mit langsam aufschlüsselbaren Kohlenhydraten und Einsatz von α-Glucosidase-Inhibitoren als „Verlängerung diätetischer Maßnahmen" zur Anpassung an die verlangsamte und verminderte Insulinsekretion würde man heute zunächst die kurz wirksamen β-zytotropen Glinide (Wolfenbuttel et al. 1993) Repaglinid (NovoNorm) oder Nateglinid (Starlix) einsetzen, wenn die postprandialen Blutzuckerwerte unter geregelter Kost allein, ggf. zusätzlicher Gabe von α-Glucosidase-Inhibitoren über 145 mg/dl (8,0 mmol/l) ansteigen (Tab. 3.8-**2**). In Deutschland ist zurzeit jedoch nur Repaglinid (NovoNorm) zur Monotherapie zugelassen, Nateglinid (Starlix) nur in Kombination mit Metformin. Glinide müssen jeweils vor einer Hauptmahlzeit genommen werden. Ihre Wirkdauer ist begrenzt. Sie sollen lediglich während des postprandialen Blutzuckeranstieges zu einer Insulinmehrsekretion führen, daher auch das Schlagwort von den „prandialen Glucoseregulatoren". Wird der Effekt dieser Substanzen, die chemisch keine Sulfonylharnstoff-, sondern Benzoesäure- oder Aminosäurederivate sind und wegen ihrer β-zytotropen Wirkung auch als Sulfonylharnstoff-Analoga bezeichnet werden, da sie über den gleichen Signaltransduktionsweg wie Sulfonylharnstoffe wirken, wegen eines zunehmenden β-Zell-Versagens unzureichend, d. h., steigt der Blutzuckerspiegel postprandial über 180 mg/dl (10,0 mmol/l) an, sollte auf ein **lang wirkendes Sulfonylharnstoffpräparat** (z. B. Glimepirid, Amaryl) umgestellt **und** gleichzeitig **präprandial mit einem kurz wirkenden Insulinanalog** (Lispro- oder Aspart-Insulin, Humalog oder NovoRapid) behandelt werden. In der Regel ist nämlich auch mit einem lang wirkenden Sulfonylharnstoffpräparat allein keine ausreichende Blutzuckersenkung mehr zu erzielen, wenn es zu einem Versagen kurz wirkender

Tabelle 3.8-2 Therapeutische Optionen bei Typ-2-Diabetes, wenn eine Erhöhung der postprandialen Blutzuckerwerte im Vordergrund steht

---

Nüchternblutzuckerwerte tolerabel ($<$ 120 mg/dl; $<$ 6,66 mmol/l),
postprandiale Werte zu hoch ($>$ 145 mg/dl, 8,0 mmol/l; resp. $>$ 180 mg/dl, $>$ 10,0 mmol/l)
(Im Vordergrund steht die nicht genügend rasche Insulinmobilisation bei einem prandialen Blutzuckeranstieg.)

Allgemeine Maßnahmen
- geregelte Kost
- α-Glucosidase-Inhibitoren
- β-zytotrope Substanzen
  - kurz oder ultrakurz wirksam („prandiale Glucoseregulatoren")

Bei unzureichendem Effekt additive Insulingabe
- lang wirkendes Sulfonylharnstoffpräparat am Morgen
und
- kurz wirkendes Analoginsulin vor den Mahlzeiten

β-zytotroper Substanzen gekommen ist. Eine insuffizient werdende β-Zelle kann weder bei lang noch bei kurz wirkender Stimulation suffiziente Insulinmengen sezernieren. Die kombinierte Behandlung mit einem lang wirkenden Sulfonylharnstoffpräparat *und* präprandialen Insulingaben ist sinnvoll, da durch den Sulfonylharnstoffeffekt noch eine gewisse, wenn auch unzureichende Insulinsekretion bewirkt werden kann. Die präprandialen Insulingaben können bei noch vorhandener Restfunktion der β-Zellen geringer gehalten werden (Bachmann et al. 1981, Shank et al. 1995, Chow et al. 1995).

Zu hohe Blutzuckerwerte nüchtern und postprandial

Besteht der Eindruck, dass Insulinresistenz und Sekretionsdefekt in etwa gleichem Maße zum Blutzuckeranstieg beitragen, d. h. **sowohl die Nüchternblutzuckerwerte als auch die postprandialen Blutzuckerwerte überhöht** sind, müssen beide Komponenten bei der Behandlung rechtzeitig berücksichtigt werden. Auf der Basis einer geregelten Kost („Diät") und Steigerung der körperlichen Aktivität wird zunächst versucht, den beiden Komponenten Resistenz und Sekretionsstörung Rechnung zu tragen. **Alpha-Glucosidase-Inhibitoren** können auch hier als Verlängerung diätetischer Maßnahmen dienen, um durch Vermeidung von stoßweisen Blutzuckeranstiegen zu einer „Entlastung" der β-Zell-Funktion beizutragen.

Metformin und die beiden **Glitazone** Rosiglitazon (Avandia) und Pioglitazon (Actos), die im Herbst 2003 in Deutschland für die Monotherapie bei Kontraindikation oder Unverträglichkeit von Metformin zugelassen wurden, vermindern die Insulinresistenz und steigern somit die Insulinsensitivität.

Reichen diese Maßnahmen nicht aus, wird in der Regel versucht, mit einer **β-zytotropen Substanz** die Insulinsekretion zu fördern, wobei sich die einzelnen β-zytotropen Substanzen im Wesentlichen in ihrer Wirkdauer unterscheiden.

Nach den Leitlinien der Deutschen Diabetes-Gesellschaft zur antihyperglykämischen Therapie des Diabetes mellitus Typ 2 (Häring et al. 2003) (Abb. 3.8-**1**; siehe auch Kap. 3.4, S. 139 ff.) sollen nach Ausschöpfen von Allgemeinmaßnahmen in Abhängigkeit von der Höhe des Body-Mass-Index (BMI) zunächst entweder Metformin (BMI > 25 – 27 kg/[m]^2) oder Sulfonylharnstoffe bzw. Glinide/Sulfonylharnstoff-Analoga (BMI 25 – 27 kg/[m]^2) eingesetzt werden.

Ist der Effekt einer Monotherapie mit einem oralen Antidiabetikum nach 3 Monaten unzureichend, d. h., kann der HbA$_{1c}$-Wert nicht unter 7,0 % gesenkt werden (Zielwert < 6,5 %), kann mit einem weiteren oralen Antidiabetikum kombiniert werden. Ist nach weiteren 3 Monaten der Effekt oraler Antidiabetika weiterhin unzureichend, wird eine Kombinationstherapie mit Insulin empfohlen. Das relative Insulindefizit muss durch **Insulinsubstitution** ausgeglichen werden.

Wie bereits geschildert, wird entgegen früherer Anschauung zunächst bei unzureichend werdender β-zytotroper Wirkung eines Sulfonylharnstoffpräparates dieses Präparat nicht mehr abgesetzt und auf eine alleinige Insulintherapie umgestellt, sondern **Insulin additiv zum Sulfonylharnstoffpräparat** gegeben (Bachmann et al. 1981, Shank et al. 1995, Chow et al. 1995). In der Regel erlischt die Ansprechbarkeit der β-Zellen auf Sulfonylharnstoffe nicht abrupt, sondern wird im Laufe der Zeit mehr und mehr unzureichend. Nur dieser unzureichend gewordene Anteil muss durch subkutane Insulingaben substituiert werden. Die benötigten Insulinmengen sind bei dieser

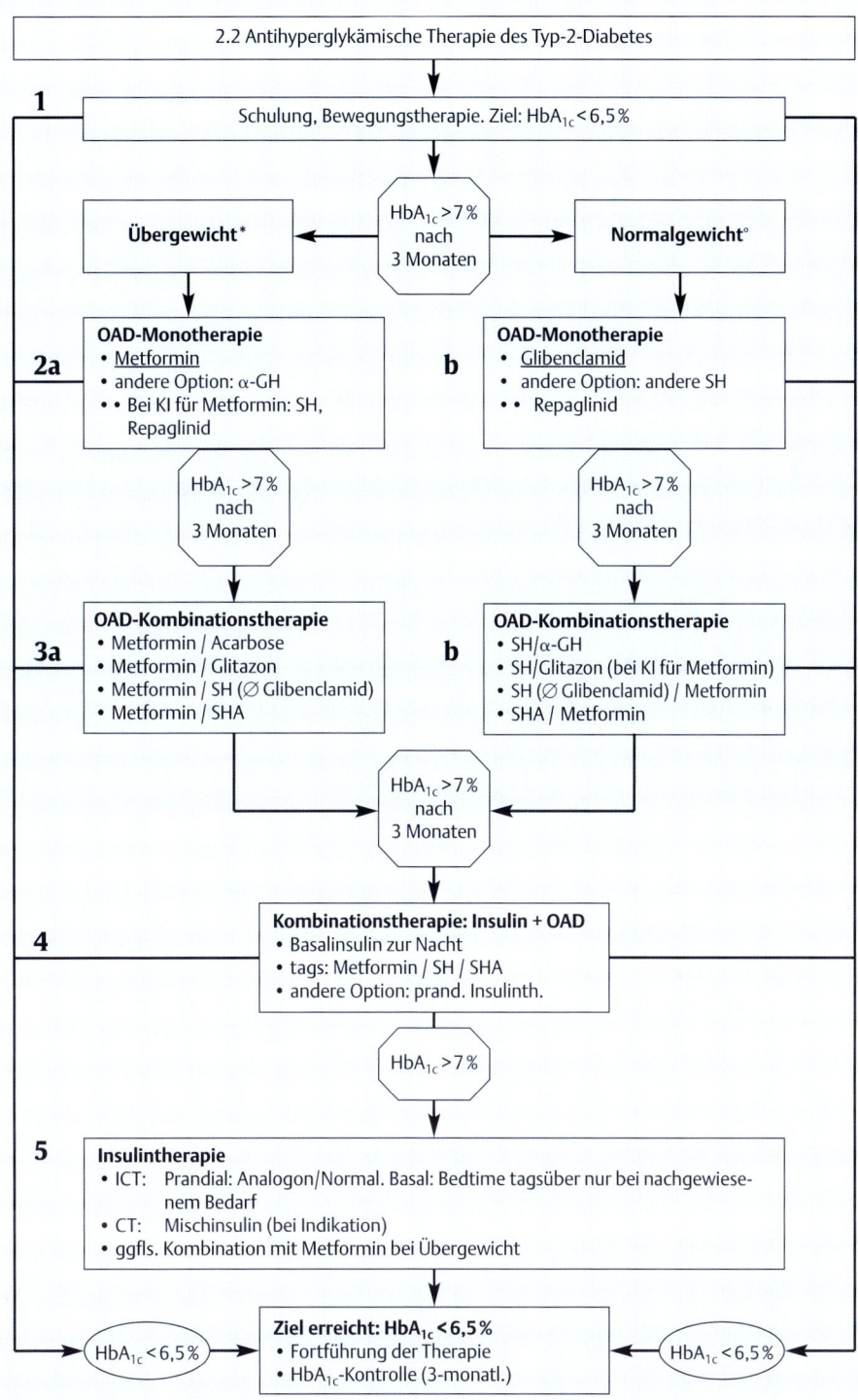

Abbildung 3.8-1   Flussdiagramm zur antihyperglykämischen Therapie des Typ-2-Diabetes (entspricht der Evidenz-basierten Leitlinie der Deutschen Diabetes-Gesellschaft zur antihyperglykämischen Therapie des Diabetes mellitus Typ 2).

Kombinationstherapie **deutlich geringer** als bei alleiniger Insulinbehandlung (Bachmann et al. 1981, Shank et al. 1995, Chow et al. 1995). Auch ist die „Einstellbarkeit" des Patienten leichter zu handhaben, da die verbliebene Insulinsekretion noch zur Blutzuckerregulation beitragen kann. Eine Auswertung der UKPDS-Daten (UKPDS 57, Wright et al. 2002) ergab bei dieser Kombinationstherapie eine nur halb so große Hypoglykämierate im Vergleich zu einer Umstellung auf eine alleinige Insulintherapie, bei keineswegs schlechterer Blutzuckereinstellung.

Wie bereits oben angesprochen, wird auch eine laufende Therapie mit **Metformin** bei **additiver Insulingabe** nicht abgesetzt (vgl. Yki-Järvinen et al. 1999).

Mit dem Einsatz von Insulin sollte frühzeitig begonnen werden! Im Vordergrund der Bemühungen steht nicht die möglichst lange Vermeidung einer Insulintherapie um jeden Preis, sondern die Vermeidung nicht mehr akzeptabel hoher Blutzuckerwerte. Was akzeptabel ist, muss zwar individuell festgelegt werden, doch die aktuellen Leitlinien (vgl. Abb. 3.8-**1**, S.193) geben hier Hinweise. **Keinesfalls akzeptabel** sind auch **postprandiale Blutzuckerwerte über 180 mg/dl (10,0 mmol/l)**. Bereits kurzfristige Anstiege der Blutzuckerkonzentration über 180 mg/dl (10,0 mmol/l) hinaus scheinen negative Effekte am Gefäßendothel hervorzurufen und arteriosklerosefördernd zu wirken (Haller 1997).

Kombinationstherapie von Insulin mit oralen Antidiabetika

Für diese Kombinationstherapie werden heute noch vielfach die zahlreichen, **kommerziell** zur Verfügung stehenden **vorgefertigten Mischungen von NPH- und Normalinsulin** eingesetzt. Hierbei ist dem NPH-Insulin als mittellang wirkendem Verzögerungsinsulin ein mehr oder minder großer Anteil an Normalinsulin beigemischt, in der Regel kenntlich durch Zahlenbezeichnungen, die entweder das Mischungsverhältnis (Berlin-Chemie, Novo Nordisk, B. Braun, ratiopharm) oder den prozentualen Anteil an Normalinsulin (Aventis, Lilly) angeben.

Die Gabe eines mittellang wirkenden Verzögerungsinsulins oder eines Kombinationsinsulins ist bei Typ-2-Diabetikern im Prinzip mit ähnlichen Problemen verbunden wie bei den – nur noch wenigen – Typ-1-Diabetikern, die eine so genannte konventionelle Insulintherapie mit nur 2-mal täglicher Insulingabe durchführen. Mit Injektion des Insulins und dessen Wirkungscharakteristik ist der weitere Tagesablauf festgelegt und der Patient in ein starres **„Insulin-Diät-Korsett"** eingebunden. Es ist eigentlich nicht recht verständlich, warum man dem Typ-2-Diabetiker ausgerechnet das Insulinregime angedeihen lassen soll, das man beim Typ-1-Diabetiker verworfen hat. Schließlich wird in beiden Fällen eine Insulinsubstitution, sei es wegen eines absoluten oder relativen Insulinmangels, durchgeführt. Allerdings stellen sich die Probleme bei einer Kombinationstherapie beim Typ-2-Diabetes weniger scharf als bei einem Typ-1-Diabetiker dar, da die vorhandene Restsekretion einerseits und die beim Typ-2-Diabetes bestehende Insulinunterempfindlichkeit andererseits brüske Schwankungen des Blutzuckerspiegels abmildern.

„Basalunterstützte Orale Therapie" (B. O. T.) und „Supplementäre Insulintherapie" (S. I. T.)

Betrachtet man die beiden pathogenetischen Mechanismen der Insulinresistenz und der Insulinsekretionsstörung, stellt sich auch die Frage, ob es sinnvoll ist, wegen der Insulinresistenz eine Substitution des Basalinsulinbedarfes mit einem lang wirkenden Verzögerungsinsulin durchzuführen oder wegen der unzureichend gewordenen prandialen Insulinsekretion jeweils prandial mit einem kurz wirkenden Insulin zu substituieren. In eigenen Untersuchungen (Bottermann et al. 1989) haben wir beide Prinzipien bei Patienten, die wegen eines Sekundärversagens einer Sulfonylharnstofftherapie stationär eingewiesen wurden, randomisiert prospektiv miteinander verglichen und zusätzlich zur weiterlaufenden Sulfonylharnstofftherapie entweder 3-mal täglich Normalinsulin (Actrapid) zu den Hauptmahlzeiten oder mahlzeitenunabhängig 2-mal täglich ein zinkverzögertes kristallines lang wirkendes Basalinsulin (Ultratard) gegeben. Das Ergebnis war bei beiden Gruppen nach einer Woche Behandlung etwa gleich. Der Blutzuckermittelwert sank im Tagesprofil von ca. 240 mg/dl (13,33 mmol/l) bei der stationären Aufnahme auf ca. 140 mg/dl (7,77 mmol/l) nach einer Woche stationärer Behandlung ab. Über ähnliche Erfahrungen wurde bei Patienten mit Sekundärversagen einer Sulfonylharnstofftherapie berichtet, die entweder NPH-Insulin als „Bedtime"-Insulin oder präprandial Normalinsulin erhalten hatten (Landstedt-Hallein et al. 1995). Wir machen daher jetzt die Entscheidung, ob eine prandiale oder basale Substitution durchgeführt werden soll, von den äußeren Umständen des Einzelfalles abhängig. Der selbständige Patient spritzt mit dem Pen präprandial Normalinsulin oder jetzt vorzugsweise ein rasch wirkendes Analoginsulin (Lispro- oder Aspart-Insulin, Humalog oder NovoRapid). Der auf fremde Hilfe angewiesene, von einem Sozialdienst betreute Patient erhält mahlzeitenunabhängig eine Basalinsulinsubstitution, die wegen der besseren Handhabbarkeit nicht mehr mit einem kristallinen zinkverzögerten Insulin (Ultratard), sondern mit einem lang wirkenden Analoginsulin (Glargin, Lantus) durchgeführt werden sollte.

Für die prandiale Gabe eines Normalinsulins oder eines kurz wirkenden Analoginsulins zur Abdeckung des akuten Mehrbedarfs bei Einnahme einer kohlenhydratreichen Mahlzeit hat sich die plakative Abkürzung S. I. T. für „Supplementäre Insulintherapie" weniger durchsetzen können als die Abkürzung B. O. T., die für „Basalunterstützte Orale Therapie" steht. In der Regel wird unter B. O. T. die morgendliche einmalige Gabe von Glimepirid (Amaryl) in Kombination mit einer, meist morgendlichen, einmaligen Gabe von Glargin-Insulin (Lantus) im Sinne einer Substitution des Basalinsulinbedarfs verstanden. Mit **„One Pill – One Shot"** soll die besondere Einfachheit dieser Therapieform umschrieben werden, die sich deswegen besonders für den älteren Typ-2-Diabetiker eigne. In der Tat scheint die morgendliche Gabe eines lang wirkenden Sulfonylharnstoffpräparates in Kombination mit der Gabe eines lang wirkenden Verzögerungsinsulins im Vergleich zur Kombination mit einem NPH-Insulin weniger zu nächtlichen Hypoglykämien bei gleichzeitig etwas niedrigeren HbA_{1c}-Werten zu führen, wobei in einigen Untersuchungen die morgendliche Gabe von Lantus gegenüber einer abendlichen Gabe günstiger zu sein schien (Fritsche et al. 2002 u. 2003, Rosenstock et al. 2002), was wiederum von anderen Untersuchern (Standl et al. 2003) nicht generell bestätigt werden konnte.

Wechsel zur Insulin-Monotherapie

Der Typ-2-Diabetes ist kein statisches Geschehen. Im Verlauf der Erkrankung nimmt die verbliebene Restsekretion immer mehr ab, um sich bei zunehmendem Versagen der β-Zell-Funktion der Situation eines Typ-1-Diabetikers, wenn auch auf pathophysiologisch anderer Grundlage, anzunähern. Die Insulindosis muss schrittweise erhöht werden. Bei kombinierter Therapie soll durch **Sulfonylharnstoff-Auslassversuche in halbjährlichen bis jährlichen Abständen** überprüft werden, ob die Sulfonylharnstoffgabe noch sinnvoll ist. Kommt es bei einem Auslassversuch nicht zu einem deutlichen Blutzuckeranstieg, ist somit ein erkennbarer Effekt nicht mehr gegeben, kann das Sulfonylharnstoffpräparat abgesetzt werden (Bachmann et al. 1981).

Das Prinzip des Auslassversuches gilt auch für alle anderen oralen Antidiabetika unter einer Kombinationstherapie, um sich von Zeit zu Zeit von der Effizienz einer oralen Medikation zu überzeugen.

Intensivierte Insulintherapie auch bei Typ-2-Diabetes

Mehr und mehr geht man auch beim Typ-2-Diabetiker nach dem Wechsel zur Insulin-Monotherapie, wenn orale Antidiabetika keine oder fast keine Wirkung mehr zeigen, auf eine **intensivierte** Insulintherapie über, um die bekannten Vorteile einer elastischeren Lebensführung auch dem Typ-2-Patienten zugute kommen zu lassen. Unter diesem Aspekt ist auch eine **Insulinpumpentherapie** bei einem Typ-2-Patienten gerechtfertigt. Der Vorteil einer Pumpentherapie gegenüber der Injektionstherapie besteht in der besseren Anpassbarkeit der Basalinsulinsubstitution an die individuellen Erfordernisse eines Patienten. Bei einem **ausgeprägten Dusk(Abenddämmerung)- oder Dawn(Morgendämmerung)-Phänomen**, also Zeiten, zu denen der Insulinbedarf zirkadian gesteigert ist, lässt sich der wechselnde Insulinbedarf mittels wechselnder Basalraten bei einer Pumpentherapie besser ausgleichen als mit einer subkutanen Insulinbehandlung. Allerdings macht die insgesamt stabilere Stoffwechselsituation bei einem Typ-2-Diabetes und das bei älteren Menschen meist weniger stark ausgeprägte Dusk- und Dawn-Phänomen eine Pumpentherapie seltener erforderlich.

Die **UKPD-Studie** hat gezeigt (siehe Kap. 3.4, S. 139 ff.), dass bei einer unzureichend werdenden **Monotherapie** mit oralen Antidiabetika **rechtzeitig mit weiteren Medikamenten kombiniert** werden soll. Das gilt auch und **besonders für die zusätzliche Gabe von Insulin**. Man tut einem Patienten aus falsch verstandenem Mitleid sicher keinen Gefallen, eine notwendig werdende Insulintherapie möglichst lange hinauszuzögern, um ihn vor den Insulininjektionen zu bewahren. Mit den heutigen Plastik(Einmal)-Spritzen sowie den Pens und Fertiginsulinspritzen und ihren immer dünner gewordenen und feiner geschliffenen Injektionskanülen stellen **Insulininjektionen kein reales Problem** mehr dar. Es gilt lediglich, die psychische Barriere des Patienten zu durchbrechen und seine Angst vor dem Stich mit der Insulinspritze abzubauen.

Auch die **nadellose Injektion mittels Jet-Injektor ist nicht schmerzfrei!** Der Jet-Injektor ist zudem laut, außerdem unhandlich und unpraktisch, da er täglich mit Insulin gefüllt werden muss. Er kommt evtl. für extreme Sonderfälle bei „echter Nadelphobie" in Betracht.

Ob **inhalatives Insulin**, sei es in feinster Pulverform oder in Form von Aerosolen, eine Langzeit-Alternative zur Insulininjektion darstellt, wird die Zukunft zeigen müssen (siehe Kap. 2.5, S. 99 f.).

Fazit für die Praxis

- Basis der Therapie beim Typ-2-Diabetes sind Allgemeinmaßnahmen wie Steigerung der körperlichen Aktivität, Gewichtsreduktion und geregelte Kost zur Verringerung der Insulinresistenz und Entlastung der β-Zell-Funktion.
- Reichen diese Maßnahmen nicht aus, kommen zusätzlich orale Antidiabetika in Betracht. Die Auswahl ist situationsbezogen zu treffen, je nachdem, ob Insulinresistenz oder Sekretionsstörung im Vordergrund stehen.
- Rechtzeitig – eher früher als später – ist auf eine additive Insulintherapie überzugehen, wobei sich die Auswahl des Insulinpräparates ebenfalls nach den im Vordergrund stehenden Gegebenheiten (Insulinresistenz oder Sekretionsstörung) zu richten hat.
- Mehr und mehr wird auch beim Typ-2-Diabetiker von einer konventionellen Insulintherapie mit mittellang wirkenden NPH-Insulinen oder Mischinsulinen auf eine gezielte Substitution des prandialen (Bolus-Konzept) oder basalen (Basis-Konzept) Insulinbedarfs im Sinne einer intensivierten Insulintherapie übergegangen.

3.9   Neue Diabetesmedikamente in der Entwicklung

B. Gallwitz (Tübingen), H. Schatz (Bochum)

In den nächsten Jahren wird wohl eine Reihe neuer Medikamente zur Diabetes-Therapie verfügbar werden: sowohl orale als auch parenteral zu verabfolgende Präparate mit neuen Wirkmechanismen sind in ihrer Entwicklung schon weit vorangeschritten.

Zahlreiche Insulinsensitizer mit unterschiedlichen Wirkungsspektren in Entwicklung

Zahlreiche neue Insulinsensitizer, die als Wirkprinzip eine Bindung an unterschiedliche Peroxisomen-Proliferator-Aktivierungsrezeptoren (PPAR) binden, sind in verschiedenen Phasen der Entwicklung. Bei diesen Substanzen handelt es sich chemisch um Thiazolidindione als auch um andere Substanzgruppen wie Tyrosinderivate und Fibratabkömmlinge. Die angestrebten unterschiedlichen Wirkprofile der einzelnen Substanzen der neuen Generation von PPAR-Agonisten erklären sich durch das Modell der „selektiven PPAR-Modulation" an den PPAR-γ-Rezeptor (vgl. Olefsky 2000), andererseits durch eine gleichzeitige Bindung unterschiedlichen Ausmaßes auch an PPAR-α oder, wie bei speziell zur Therapie der Hyperlipoproteinämie entwickelten Substanzen, an PPAR-δ (Abb. 3.7-**1**, S. 176). Weit fortgeschritten ist die Entwicklung des kombinierten PPAR-α/γ-Agonisten **Tesaglitazar** der Firma Ästra Zeneca, der sich in Phase-

III-Studien befindet und neben einem günstigen Einfluss auf die Insulinresistenz auch zu einer Verbesserung des Lipidprofils durch seine PPAR-α-Wirkung führen soll (Davis 2002); **Muraglitazar** (Bristol-Myers Squibb) ist ebenfalls in der klinischen Entwicklung weit fortgeschritten. Weitere PPAR-Rezeptoragonisten mit kombinierter Wirkung auf die einzelnen PPAR-Rezeptorklassen wie LM 4156, K-111 und PPARpan sind in der Entwicklung (siehe auch Übersicht bei Lee et al. 2003). So ist damit zu rechnen, dass unterschiedliche Insulinsensitizer mit zusätzlichen lipidsenkenden Wirkungen oder Wirkungen auf die Endothelfunktion auf den Markt kommen werden.

Glucoseabhängige Stimulation der Insulinsekretion durch Imidazolinderivate

Imidazolinderivate sind eine neue Substanzgruppe, die ein Potenzial zur Therapie des Typ-2-Diabetes haben. Sie stimulieren die Insulinsekretion über ihre Wirkung an ATP-abhängigen Kaliumkanälen, die sie, ähnlich wie die Sulfonylharnstoffe, schließen. Im Gegensatz zu den Sulfonylharnstoffen wirken sie jedoch nur bei erhöhten Glucosekonzentrationen (Morgan u. Chan 2001). Die Gefahr des Auftretens von Hypoglykämien beim therapeutischen Einsatz dieser Substanzen wäre daher deutlich geringer. Eine viel versprechende Verbindung ist **RX871024**, das nach Bindung an ATP- und spannungsabhängige Kaliumkanäle nicht nur direkt einen Anstieg der intrazellulären Calciumkonzentration bewirkt, sondern auch zu einer Stimulierung der Phospholipase C führt und damit über eine Erhöhung des intrazellulären Diacylglycerols die Proteinkinase C aktiviert und zu einer vermehrten Bildung von Metaboliten der Arachidonsäure führt (Efendic et al. 2002). Die Stimulation der Insulinfreisetzung durch RX871024 ist in Tierversuchen ausgeprägter als die durch Glibenclamid induzierte Insulinsekretion. Das Imidazolinderivat **BL11282** stimuliert die Insulinfreisetzung bei erhöhten Glucosekonzentrationen über die Aktivierung von Proteinkinase C und ohne Bindung an Kaliumkanäle an der Betazelle (Efanov et al. 2001, Efendic et al. 2002). Die Imidazolinderivate stellen somit eine neue, viel versprechende Substanzgruppe von Insulinsekretagoga dar, die vielleicht in Zukunft bei guter Wirksamkeit und Sicherheit die Sulfonylharnstoffe ablösen könnten.

Kaliumkanalöffner zur Schonung der Betazellen bei Typ-1-Diabetes

NN414 ist ein Kaliumkanalöffner, der für den SUR/Kir 6.2-Kaliumkanal spezifisch ist. Das Schließen dieses ATP-abhängigen Kaliumkanals ist der erste Schritt bei der Stimulation der Insulinsekretion. In der frühen Phase des Typ-1-Diabetes scheint die Schonung der Betazellen vor der autoimmunen Destruktion durch eine Verminderung der Insulinsekretion eine wichtige Rolle zu spielen. Erste tierexperimentelle Daten bestätigen eine Verbesserung der Funktion und des Überlebens der Betazellen durch die Gabe von NN414 (Skak et al. 2003).

Stimulation der Insulinsekretion über den GLP-1-Rezeptor

Unter den insulinotropen Therapieansätzen stellt das **Glucagon-like Peptide-1 (GLP-1)** ein hochinteressantes Prinzip dar, insbesondere da es nur im hyperglykämischen Bereich wirkt und somit keine Hypoglykämien verursachen kann. GLP-1 wird im

Dünndarm gebildet und nach einer kohlenhydratreichen Mahlzeit freigesetzt. Es trägt maßgeblich zum Inkretineffekt bei, der zu einer deutlich ausgeprägteren Insulinfreisetzung nach oraler Glucosegabe führt als nach einer intravenösen Glucosegabe mit Erreichen gleicher Blutzuckerverläufe. Außerdem hemmt GLP-1 die Glucagonsekretion sowie die Magenentleerung und ist ein wichtiger zentraler Mediator der Sättigung (Meier et al. 2003). Ferner wird die Betazellregeneration und die Neogenese von Betazellen durch GLP-1 stimuliert. Nach kontinuierlicher subkutaner Gabe bei Patienten mit Typ-2-Diabetes konnte die Stoffwechsellage deutlich verbessert und das Körpergewicht reduziert werden (Zander et al. 2002). Da natives GLP-1 durch das Enzym Dipeptidyl-Peptidase IV (DPP IV) sehr schnell degradiert und inaktiviert wird, ist es für den therapeutischen Einsatz wenig geeignet. Lang wirksame, DPP-IV-resistente GLP-1-Analoga sind in der klinischen Prüfung und für die Therapie des Typ-2-Diabetes sehr aussichtsreich. Hier seien das natürlich vorkommende Peptid **Exendin-4 (Exenatide)** der Echsenart Heloderma suspectum mit inkretinmimetischer Wirkung erwähnt sowie die ebenfalls DPP-IV-resistenten GLP-1-Analoga **NN2211 (Liraglutide)** und **CJC-1131**. Eine weitere Möglichkeit, das Therapieprinzip mit GLP-1 nutzbar zu machen, ist die Steigerung der endogenen GLP-1-Serumkonzentrationen durch Hemmung der DPP IV. Einige **DPP-IV-Inhibitoren**, die im Gegensatz zu den subkutan zu applizierenden GLP-1-Analoga oral wirksam sind, werden derzeit klinisch geprüft, am weitesten entwickelt ist die Verbindung NVP-LAF237 (Villhauer et al. 2003).

Amylin und weitere Wirkungsprinzipien

Amylin, ein von den Langerhans-Inseln sezerniertes Peptid, sowie dessen lang wirksames Analog **Pramlintid** verringern die Magenentleerungsgeschwindigkeit, unterdrücken die Glucagonsekretion und sollen auch zentralnervöse Angriffspunkte im Gebiet des Sättigungszentrums im Hypothalamus besitzen. Zusammen mit Insulin injiziert, senkte Pramlintid sowohl bei Typ-1- als auch bei Typ-2-Diabetespatienten den HbA_{1c}-Wert, den Insulinbedarf und das Körpergewicht im Vergleich zu einer alleinigen Insulintherapie (Fineman et al. 2002, Ratner et al. 2002).

Die Entwicklung eines an sich recht Erfolg versprechenden **Glucagonrezeptorantagonisten** wurde erst vor kurzem wegen potenzieller Arzneimittelinteraktion über das Zytochrom-P-450-System in der Leber eingestellt. Mit **Vanadium**, das oral verabreicht insulinähnliche Wirkungen aufweist und im Tiermodell den Blutzucker senkte, laufen derzeit Studien an Diabetespatienten. Eine Hemmung der Glucoseproduktion in der Leber durch **Hepatic Glucose Output Inhibitors** wird als weitere Therapie-Möglichkeit des Typ-2-Diabetes seit mehreren Jahren verfolgt. Andere therapeutische Angriffsmöglichkeiten liegen bei den verschiedenen Schritten der bei Insulinresistenz gestörten Insulinsignaltransduktionskaskade oder beim intermediären Metabolismus einschließlich des Fettstoffwechsels.

Von besonderem klinischem Interesse ist die Publikation von Grimsby et al. (2003), in welcher ein **Glucokinase-Aktivator** beschrieben wurde, der gleichzeitig sowohl die Insulinsekretion als auch die hepatische Glucoseaufnahme stimuliert, somit „dual" wirkt.

Auf neue **Insulinanaloga** und **inhalative Insulinapplikationsformen** sowie auf **oral** zuführbare, insulinmimetische Nicht-Peptide wird in Kap. 2.5 (S. 86 ff.) und Kap. 4.1 (S. 201 ff.) eingegangen.

Chirurgische Therapie des Typ-2-Diabetes durch gastrojejunalen Bypass unabhängig von einer Gewichtsreduktion?

Straßburger Chirurgen legten bei Goto-Kakikazi-Ratten, einem nicht-übergewichtigen, spontan-diabetischen Tiermodell für den Typ-2-Diabetes, einen **gastrojejunalen Bypass** an. Es kam zu einer frappierenden Verbesserung der gestörten Stoffwechselparameter, die nicht sekundär zu einem Gewichtsverlust war. Es wird eine pathogenetische Rolle proximaler Darmabschnitte diskutiert und eine chirurgische Therapie bei Menschen mit Typ-2-Diabetes für möglich gehalten (Rubino u. Marescaux 2004). Auch im Zeitalter der „Molekularen Medizin" (siehe Kap. 2.9, S. 16, bleibt für die Chirurgen der Grundsatz ihres Handelns gültig: „Vulnerando sanamus".

Fazit für die Praxis

In den nächsten Jahren werden höchstwahrscheinlich mehrere neue Therapieprinzipien, insbesondere für den Typ-2-, aber auch den Typ-1-Diabetes, verfügbar werden. Es darf erwartet werden, dass die Diabetes-Therapie dadurch noch weiter verbessert und erleichtert wird. Gleichzeitig ist zu hoffen, dass bei den neuen Therapieprinzipien keine unerwarteten Nebenwirkungen noch vor, vor allem aber nicht nach einer Zulassung auftreten werden.

4 Die neueren Antidiabetika in der Therapie des Typ-1- und Typ-2-Diabetes mellitus

4.1 Analoginsuline

R. G. Bretzel (Gießen), H. Schatz (Bochum)

Die physiologische Insulinsekretion setzt sich aus einer Basalsekretion im Nüchternzustand und zwischen den Mahlzeiten von etwa 0,7 – 1,0 Einheiten pro Stunde und einer prandialen von etwa 1,35 Einheiten pro Broteinheit (12 g Glucose) als Antwort auf Glucose- und Aminosäurensubstrate in der Nahrung zusammen. Die Relation zwischen basalem und prandialem Insulin beträgt beim Erwachsenen – unter gewichtserhaltender Ernährung – etwa 1:1. Damit wird der Nüchternblutzucker physiologisch unter 110 mg/dl (6,1 mmol/l) gehalten mit einem maximalen Blutzuckerwert unter 140 mg/dl (7,8 mmol/l) nach 2 h postprandial. Mit dieser auch für Diabetiker erstrebenswerten Zielvorgabe wird die Insulinsubstitution bei Typ-1-Diabetes und, wenn erforderlich, auch bei Typ-2-Diabetes durchgeführt, um das Entstehen und die Progression diabetischer Organfolgeschäden zu verhindern.

Insulin wird physiologischerweise basal pulsatil sezerniert und gelangt primär mit dem Pfortaderblut in die Leber. Dies können die Analoga auch nicht leisten. Diese Präparationen erfüllen aber die Anforderungen nach einer raschen und kurzen bzw. langen und konstant niedrigen Wirkung besser als die konventionellen Insuline tierischer Herkunft oder gentechnisch hergestelltes Humaninsulin. Der Wirkungseintritt der kurz wirkenden Insuline liegt zu spät, und der Konzentrationsgipfel im Blut ist nicht hoch genug. Die bisher verwendeten NPH-Insuline haben häufig eine initial zu starke Wirkung, und die Wirkdauer erstreckt sich nicht idealerweise über 24 h. Nachteile der Therapie mit konventionellen Insulinen sind folglich u. a. die Notwendigkeit, einen Spritz-Ess-Abstand einzuhalten, mit Hilfe von Zusatzstoffen die Wirkung zu verzögern und zu verlängern sowie zum Teil beträchtliche intraindividuelle Wirkungsschwankungen.

Bei Insulinanaloga wurde ein Austausch von Aminosäuren in der A- oder/und B-Kette des Insulinmoleküls vorgenommen. Normalerweise liegen Insulinmoleküle nach der subkutanen Injektion in pharmazeutischen Konzentrationen aggregiert als Hexamere vor, aus denen sie erst langsam, in Dimere oder Monomere dissoziiert, durch die Kapillarwand in den Blutstrom diffundieren können. Die Strategie des Aminosäurenaustausches besteht nun darin, die Hexamere bzw. deren Zerfall so zu verändern, dass für eine möglichst physiologische Insulinsubstitution besonders geeignete rasch und kurz wirksame oder lang wirkende Insulinanaloga entstehen (Tab. 4.1-**1**). Die verbesserten pharmakokinetischen Eigenschaften dieser Insulinanaloga entstammen den inzwischen gewonnenen Detailkenntnissen der Struktur-Funk-

Tabelle 4.1-1 Wünschenswerte Eigenschaften von Insulinanaloga

Allgemeine Eigenschaften

- Chemisch stabil
- Mischbarkeit mit anderen Insulinpräparaten
- Geringe intraindividuelle Variabilität in der Wirkung
- Metabolisch effektiv
- Normaler Abbau
- Möglichst geringe Mitogenität
- Keine immunologischen Nebenwirkungen
- Schmerzfreie Anwendung
- Aufmischen von Suspensionen nicht erforderlich

Wirkprofil rasch und kurz wirkender Insulinanaloga

- Wirkeintritt $< 0,5$ h nach s. c. Injektion
- Hohe Konzentrationsgipfel
- Wirkdauer < 4 h

Wirkprofil lang wirkender Insulinanaloga

- Wirkeintritt > 4 h nach s. c. Injektion
- Kein ausgeprägter Konzentrationsgipfel
- Wirkdauer 24 h (bei täglicher einmaliger Injektion)

tions-Beziehungen des Insulinmoleküls. Mithilfe eines auch in anderen Bereichen inzwischen weit verbreiteten molekularen „Drug-Designs" gelingt es, die physikochemischen Eigenschaften dieser „Designer-Insuline" vorauszusagen.

Gegenwärtig sind in Deutschland drei Insulinanaloga klinisch verfügbar, und bei zwei weiteren steht die Zulassung wohl kurz bevor: Drei kurz wirkende Insulinanaloga, Lispro-Insulin (Lilly), Aspart-Insulin (Novo Nordisk) und Glulisin (Aventis) sowie die beiden lang wirkenden Insulinanaloga Glargin (Aventis) und Detemir (Novo Nordisk) (Tab. 4.1-**2**, Abb. 4.1-**1**).

Nach der erfolgreichen Expression des humanen Insulingens in Mikroben standen bald über diesen Weg gentechnisch hergestelltes Insulin (1978) und Insulinanaloga (1988) zur Verfügung. In den vergangenen 15 Jahren wurden zahlreiche Übersichtsarbeiten zur Pharmakologie, Pharmakodynamik und klinischen Anwendung von Insulinanaloga publiziert (Heinemann u. Heise 2001, Rosak 2001, Chapman et al. 2002, Dunn et al. 2003). Nachfolgend soll ausschließlich auf die Ergebnisse klinischer Studien und die klinisch-praktische Anwendung von Insulinanaloga in der Therapie des Typ-1- und Typ-2-Diabetes-mellitus eingegangen werden.

Tabelle 4.1-2   Struktur klinisch zugelassener Insulinanaloga

1. Rasch und kurz wirkende Insulinanaloga

• Lispro	B28Lys, B29Pro
• Aspart	B28Asp
• Glulisin*	B3Lys, B29Glu

2. Lang wirkende Insulinanaloga

• Glargin	A21Gly, B31Arg, B32Arg
• Detemir*	B29Lys-tetradecanoyl, desB30

* Zulassung voraussichtlich noch im Jahre 2004

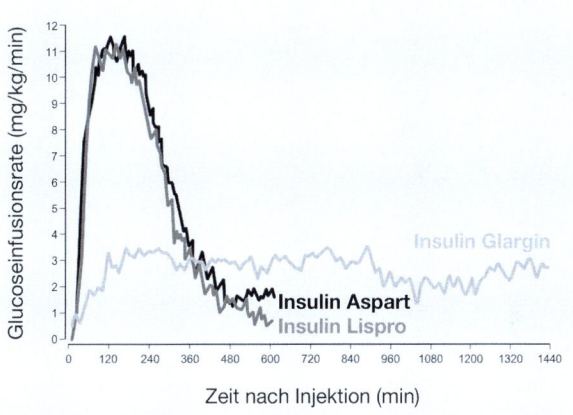

Abbildung 4.1-1
Wirkprofil von Insulin Lispro
(0,3 IE/kg), Insulin Aspart
(0,3 IE/kg) und Insulin Glargin
(0,4 IE/kg) bei stoffwechselgesunden Normalpersonen
(modifiziert nach: Heise et al.
1998, Heinemann et al. 1998
u. 2000).

Studien mit rasch und kurz wirkenden Insulinanaloga: Geringere postprandiale Blutzuckerspiegel, weniger Hypoglykämien

Insulin Lispro

Das erste, seit bald zehn Jahren für die klinische Anwendung zugelassene Insulinanalog ist das kurz wirksame Insulin Lispro (Humalog, Fa. Lilly; Übersicht bei Wilde,
McTavish 1997) (Tab. 4.1-**2**). In initialen, sog. Single-Dose-Studien mit subkutaner, präprandialer Injektion bei Typ-1-Diabetikern wurde mit Insulin Lispro im Vergleich zu Humaninsulin eine durchschnittlich um 21 – 38 % größere Senkung des postprandialen 2-h-Blutzuckerwertes bei Typ-1-Diabetikern erreicht. In nachfolgenden,
1996/97 publizierten 13 klinischen Studien bei Typ-1- und Typ-2-Diabetikern wurde,
gemessen am HbA$_{1c}$, keine insgesamt signifikant bessere Stoffwechseleinstellung
erzielt (Tab. 4.1-**3**). In allen Studien mit Insulin Lispro wurde aber sowohl bei Typ-1-

Tabelle 4.1-3   Wichtige klinische Studien zur Therapie mit dem rasch und kurz wirkenden Insulinanalog Lispro im Vergleich zu Normal-Humaninsulin bei Typ-1- und Typ-2-Diabetes-mellitus

Literatur	Insulinanalog	Studiendesign	Diabetestyp (Anzahl Patienten)	Studiendauer (Monate)	Basalinsulin	Prozentuale Veränderung ΔHbA$_{1c}$	ΔHypoglykämierate
Garg et al. 1996	Lispro	Parallel	Typ 1 (39)	12	NPH/Ultralente	+0,2	− 54
Pfützner et al. 1996	Lispro	Crossover	Typ 1 (104)	3	NPH [1,2]	keine	− 11
Rowe et al. 1996	Lispro	DB, Crossover	Typ 1 (93)	3	NPH[1]	keine	− 4
Anderson et al. 1997	Lispro	Crossover	Typ 1 (1008)	3	NPH/Ultralente[1,2,3]	keine	− 12
Anderson et al. 1997	Lispro	Parallel	Typ 1 (336) Typ 2 (295)	12	NPH/Ultralente[1,2,3]	-0,2 keine	− 34 − 33
Anderson et al. 1997	Lispro	Crossover	Typ 2 (722)	3	NPH/Ultralente[1,2,3]	keine	− 38
Ebeling et al. 1997	Lispro	Sequential	Typ 1 (66)	5	NPH	-0,8	− 11
Holleman u. Hoekstra 1997	Lispro	Crossover	Typ 1 (199)	3	NPH[1]	keine	− 38
Jacobs et al. 1997	Lispro	Crossover	Typ 1 (12)	1	NPH[1]	keine	− 3
Zinman et al. 1997	Lispro	DB, Crossover	Typ 1 (30)	3	CSII	-0,3	− 19
Vignati et al. 1997	Lispro	Crossover	Typ 1 (379) Typ 2 (328)	2	NPH [1,2]	-0,2	keine

NPH [1] zur Nacht, [2] vor dem Abendessen, [3] während des Tages
DB = doppelblind

als auch Typ-2-Diabetikern ein **signifikant geringerer postprandialer Blutzucker-anstieg** beobachtet als mit Humaninsulin. In multinationalen, randomisierten, kontrollierten Studien war der postprandiale Blutzuckerwert nach 1 h bzw. 2 h bei Typ-1-Diabetikern um 36 bzw. 64 % niedriger, bei Typ-2-Diabetikern um 19 bzw. 48 % (Anderson et al. 1997a, 1997b). In einer Crossover-Studie über 6 Monate bei Typ-2-Diabetes lagen die postprandialen 1- bzw. 2-h-Blutzuckerwerte 30 % bzw. 53 % niedriger (Anderson et al. 1997c). Eine Metaanalyse hat diese Resultate bestätigt (Davey et al. 1997). Die beobachtete Diskrepanz zwischen den gegenüber Humaninsulin günstigeren Effekten auf die postprandiale Stoffwechseleinstellung und dem Ausbleiben günstigerer Effekte auf die HbA_{1c}-Werte fußt im Wesentlichen auf dem Wirkprofil von Insulin Lispro mit seiner kürzeren, besser kalkulierbaren Wirkdauer ohne wesentliche Überlappungseffekte. Dies erfordert in der Regel aber eine **etwas höhere Basalinsulindosierung**, um damit die entstehenden „Insulinierungslücken" abzudecken.

In faktisch allen Studien wurde eine **wesentlich geringere Rate an Hypoglykämien, insbesondere nächtlicher Hypoglykämien,** beobachtet (Tab. 4.1-**3**). Die Studienpatienten berichten über einen Lebensqualitätsgewinn und finden den Wegfall eines Spritz-Ess-Abstandes sehr erleichternd. Sogar eine postprandiale Lispro-Insulin-Gabe erwies sich als effektiv und sicher (Schernthaner et al. 1998). Insulin Lispro ist gut geeignet für Kombinationstherapien von Insulin mit allen oralen Antidiabetika bei Typ-2-Diabetes (DeWitt u. Hirsch 2003). Der raschere Anstieg der Insulinkonzentration im Blut nach subkutaner Lispro-Gabe mit konsekutiv frühzeitiger Hemmung der hepatischen Glucoseproduktion erscheint gerade in der Stoffwechselsituation des Typ-2-Diabetikers als günstig (Bruttomesso et al. 1999). Aus inzwischen langjährigen Erfahrungen mit dem Einsatz von Insulin Lispro auch bei Typ-2-Diabetikern verstärkt sich der Eindruck, dass darunter die Zunahme des Körpergewichts weniger ausgeprägt ist als unter Gabe von Normalinsulin. Aus einer Reihe von pharmakoökonomischen Studien sei erwähnt, dass unter Therapie mit Insulin Lispro signifikant weniger Krankenhauseinweisungen wegen Hypoglykämien erforderlich waren als unter Therapie mit Normalinsulin (Hall et al. 2003).

Insulin Aspart

Das zweite für die klinische Anwendung zugelassene Insulinanalog ist das kurz wirksame Insulin Aspart (NovoRapid, Fa. Novo Nordisk, Übersicht: Chapman et al. 2002) (Tab. 4.1-**2**). In initialen sog. Single-Dose-Studien wurde nach Injektion von Insulin Aspart bei Typ-1-Diabetikern eine durchschnittlich 16 – 61 % **größere Senkung der postprandialen Blutzuckerwerte** als unter Humaninsulin beobachtet (Kang et al. 1991, Lutterman et al. 1993, Wiefels et al. 1995, Lindholm et al. 1998). In einer ersten multizentrischen, randomisierten Doppelblind-Crossover-Studie bei 90 Typ-1-Diabetikern über 4 Wochen wurde – ähnlich wie bei den Insulin-Lispro-Studien – **kein signifikant differenter Effekt auf das HbA_{1c}** im Vergleich zu Humaninsulin gefunden (Home et al. 1998). Die **Rate an Fremdhilfe erfordernder Hypoglykämien** war unter Insulin Aspart aber **signifikant niedriger** (Home et al. 1998).

Unter Therapie mit Insulin Aspart wurde in weiteren Studien außer einer verbesserten postprandialen Blutzuckerkontrolle als unter Normalinsulin (Literatur: Tab. 4.1-**4**) auch ein **verbesserter HbA_{1c}-Wert** gefunden. Gleichzeitig traten weniger Hypoglykämien auf (Home et al. 1998, Home et al. 2000, Bretzel et al. 2004).

Tabelle 4.1-4 Verbesserung der postprandialen Blutzuckerkontrolle und des HbA$_{1c}$-Wertes unter Insulin Aspart vs. Normalinsulin

EK	Design	Dauer (Monate)	Diabetes-typ	Verbesserte Parameter	Literatur
Ib	RK, DB, CRO	2	1	pp BZ, schwere Hypoglykämien, Glucoseexkursionen in 24 h	Home PD et al. Diabetes Care 1998
Ib	RK, O, PG	12	1	pp BZ, HbA$_{1c}$	Raskin P et al. Diabetes Care 2000
Ib	RK, O, PG	6	1	pp BZ, HbA$_{1c}$, schwere nächtliche und postprandiale Hypoglykämien, Lebensqualität	Home PD et al. Diabetic Med 2000
Ib	RK, O, PG	3	1	pp BZ, HbA$_{1c}$, Lebensqualität	Tamas G et al. Diabetes Res Clin Pract 2001
Ib	RK, O, PG	3	2	pp BZ, HbA$_{1c}$, Hypoglykämien	Bretzel et al. Diabetes Care 2004 [In press]

EK = Evidenzklasse; RK = randomisiert, kontrolliert; O = offen, nicht verblindet; PG = Parallelgruppenvergleich; DB = doppelblind; CRO = Crossover-Design; pp = postprandial, BZ = Blutzucker; vs. = versus

Insulin Glulisin

Noch im Jahre 2004 wird die europaweite Zulassung eines weiteren rasch und kurz wirksamen Insulinanalogs, des Insulins Glulisin (Apidra, Aventis) erwartet (Tab. 4.1-**2**). Ergebnisse von Untersuchungen zur Pharmakodynamik, Pharmakokinetik und dem glucodynamischen Wirkprofil liegen erst in Abstractform zu Kongressmitteilungen vor. Zum Antrag bei der Europäischen Zulassungsbehörde (European Agency fort the Evaluation of Medicinal Products, EMEA) sollen 4 Phase-III-Studien bei Typ-1- bzw. Typ-2-Diabetes-mellitus eingereicht sein. Die kontrollierten Studien über 12 – 26 Wochen mit insgesamt mehr als 2000 eingeschlossenen Patienten wurden in den USA, Kanada, Australien, Südafrika und Europa durchgeführt. Die Vergleichstherapie bestand dabei in Normalinsulin, Insulin Lispro oder Insulin Aspart.

Kurz wirksame Insulinanaloga zur Pumpentherapie und bei speziellen Patientengruppen: Kinder, Jugendliche, alte Menschen

Die ersten Anwendungen von kurz wirkenden Insulinanaloga bei externer **Pumpentherapie** wurden 1995/97 berichtet. In mehreren Nachfolgestudien wurde die gute Verwendbarkeit und teilweise Überlegenheit kurz wirksamer Insulinanaloga bei dieser Therapieform aufgezeigt.

Einige Studien befassten sich mit der prinzipiellen Anwendbarkeit und möglichen Vorteilen von kurz wirksamen Insulinanaloga bei **Kindern und Jugendlichen**. In mehreren Studien waren die Insulinanaloga bezüglich Stoffwechseleffekten Normalinsulin zwar nicht überlegen, wurden jedoch von den Patienten überwiegend bevorzugt wegen der bequemeren Anwendung direkt zum Essen oder sogar postprandial und der geringeren Rate an Hypoglykämien (Garg et al. 1996, Rutledge et al. 1997, Rami u. Schober 1997, Mortensen et al. 1998, Davis et al. 1997, Mortensen et al. 2000). Eine neuere Übersichtsarbeit befasst sich mit allen bekannten Studien zur Therapie mit den kurz- und auch lang wirkenden Insulinanaloga bei Kindern (Danne et al. 2002, siehe auch Kap. 4.2, S. 217 ff.). Bei einem Abbruch der Insulininfusion, z. B. einem technischen Defekt der Pumpe, muss mit einer etwas rascheren Entwicklung des Insulinmangels und nachfolgender Hyperglykämie sowie Ketoazidose gerechnet werden.

Ältere Patienten mit einem Typ-2-Diabetes-mellitus werden zunehmend mit kurz wirkenden Insulinanaloga behandelt (Benbarka et al. 1998). Es gibt aber keine harten Studiendaten zu einem Vergleich mit Normalinsulin bei betagteren Patienten. Relative Vorteile könnten darin liegen, dass das Risiko für postprandiale Späthypoglykämien geringer sein könnte, sowie in einer größeren Flexibilität angesichts häufig inkonstanter Nahrungsaufnahme und der Möglichkeit, auch postprandial zu injizieren (Hoogwerf et al. 1996, Schernthaner et al. 1998).

Kurz wirkende Analoga auch bei Schwangeren?

Von Anfang an bestanden Bedenken zur Anwendung von Insulinanaloga während der Schwangerschaft. Untersuchungen trächtiger Ratten und Kaninchen mit Insulin-Lispro-Gabe vor Konzeption oder während der gesamten Tragezeit erbrachten keine Hinweise auf Empfängnisvermögen oder Teratogenität (Beulke-Sam et al. 1994). In zwei Studien mit Insulin Lispro bzw. Aspart bei Patientinnen mit Gestationsdiabetes wurde eine verbesserte postprandiale Blutzuckerkontrolle beobachtet ohne spezifische Nebenwirkungen (Jovanovic et al. 1999, Pettit et al. 2003). Aus Praktikabilitätsgründen wird häufig so verfahren, dass vor und unter einer geplanten Schwangerschaft das Insulinanalog abgesetzt wird. Wird eine mit kurz wirkenden Insulinanaloga behandelte Diabetikerin ungeplant schwanger, sollte ein eingehendes Aufklärungsgespräch mit Dokumentation geführt werden: Möchte die Patientin die Analogtherapie fortführen, so empfiehlt es sich, dies per Unterschrift bestätigen zu lassen, wenn auch für einen verschreibenden Arzt dadurch nicht die letzte Rechtssicherheit gegeben erscheint. Seit kurzem enthält der Beipackzettel von Insulin Lispro jedoch den Passus, dass sich mit diesem Analoginsulin „keine Schäden für die Gesundheit des Fötus/Neugeborenen gezeigt haben" (siehe Kap. 2.5, S. 94).

Bessere Lebensqualität durch kurz wirkende Insulinanaloga

Zusammenfassend ergaben die Studien, dass im Gegensatz zum Diabetes Control and Complication Trial (DCCT) eine Senkung des HbA_{1c} möglichst in den physiologischen Bereich mit kurz wirkenden Analoga nicht mit einer drastischen Zunahme an Hypoglykämien verbunden ist. Diese Tatsache spricht für eine breite klinische Anwendung der kurz wirkenden Insulinanaloga. Dabei bestehen keine grundsätzlichen Unterschiede zwischen den beiden bisher verfügbaren Präparaten. Weitere Gründe für einen Einsatz von kurz wirksamen Insulinanaloga können sein: die Möglichkeit, das Insulin auch postprandial zu injizieren, eine geringere Abhängigkeit des Wirkprofils vom Injektionsort, geringere intraindividuelle Schwankungen, die gute Eignung für vorgefertigte fixe Mischungen und (bei Typ-2-Diabetes) zur Kombinationstherapie mit oralen Antidiabetika sowie der mit Insulinanalogatherapie verbundene und von Patienten immer wieder betonte Gewinn an Lebensqualität (Aronoff et al. 1994, Schernthaner et al. 1998, Rutledge et al. 1997, ter Braak et al. 1996; siehe auch Kap. 4.2, S. 217 ff.).

Bessere Basalinsulin-Versorgung durch lang wirkende Analoga mit weniger Hypoglykämien

Insulin Glargin

Seit Mitte des Jahres 2000 ist in Deutschland das lang wirkende Analoginsulin Glargin zugelassen (Lantus, Fa. Aventis; Übersicht: McKeage u. Goa 2001, Dunn et al. 2003) (Tab. 4.1-**2**). Die ersten randomisierten Studien über maximal 6 Monate bei Typ-1-Diabetes-mellitus haben ergeben, dass Insulin Glargin nach einmaliger Injektion eine effektive basale Blutzuckerkontrolle bewirkt und gegenüber NPH-Insulin als „Basal"insulin statistisch und klinisch signifikant das **Risiko nächtlicher Hypoglykämien reduziert** (McKeage u. Goa 2001) (Tab. 4.1-**5**). In der Folge wurden randomisierte Studien mit Verläufen bis zu einem Jahr auch zunehmend ausgedehnt auf diabetische Kinder und Jugendliche, Typ-2-Diabetes mellitus mit oraler Kombinationstherapie, Vergleiche mit externer Insulinpumpentherapie, Einsatz bei chronisch niereninsuffizienten Diabetikern und zu speziellen Fragestellungen, wie Einfluss auf das Körpergewicht bei Typ-2-Diabetikern oder Einsatz bei Umstellung auf Insulin Glargin bei Kindern und Jugendlichen mit entgleistem Diabetes (Dunn et al. 2003, Jackson et al. 2003) (Tab. 4.1-**6** und 4.1-**7**).

Insgesamt zeigte sich unter Insulin Glargin eine **bessere Stoffwechseleinstellung** als unter NPH-Insulin: Das Risiko insbesondere nächtlicher Hypoglykämien war geringer, auch in den Studien an Typ-2-Diabetikern. In zwei Studien mit Typ-2-Diabetikern wurde zudem das HbA_{1c} gegenüber dem NPH-Insulin-Therapiearm signifikant gesenkt.

Einfache Kombination mit oralen Antidiabetika bei Typ-2-Diabetes

Von den Studien zur Kombinationstherapie bei Typ-2-Diabetes-mellitus soll auf das **„Treat-to-Target Trial"** besonders eingegangen werden (Riddle et al. 2003). Bei jeweils knapp 400 Typ-2-Diabetikern, die mit oralen Antidiabetika nicht gut eingestellt waren (Nüchternblutzucker im Durchschnitt 198 bzw. 194 mg/dl, HbA_{1c} jeweils 8,6 %), wurde die orale Antidiabetikatherapie beibehalten und zusätzlich zur Nacht entweder Insulin Glargin oder NPH-Insulin injiziert. Die Injektion des Basalinsulins erfolgte nach einem einfachen Algorhythmus: erstmals wurden 10 Einheiten Insulin injiziert und dann je nach dem selbst gemessenen Nüchternblutzucker (Durchschnittswert der vorangegangenen beiden Tage) die Insulindosis ggf. in Schritten von 2 Ein-

Tabelle 4.1-5 Randomisierte Parallelgruppen-Vergleichsstudien von Insulin Glargin (IG) mit NPH-Insulin bei Erwachsenen mit Typ-1-Diabetes-mellitus

Studiendesign Dauer (Wochen)	Patienten (Anzahl)	Basalinsulin	Mittlere absolute Veränderung Studienende/Studienbeginn		Patienten mit mind. einer Hypoglykämieepisode (%)		Literatur
			NBZ (mmol/l)	HbA1c (%)	nächtlich	alle	
Studien mit > 250 Patienten							
Multicenter (28)	394	IG 1-mal tgl.	−1,38			73,8	Hershon et al. 2001
		NPH 2-mal tgl.	−0,80				
Multicenter	292	IG 1-mal tgl.	−1,17	−0,21		81,7	Home 2002
Nichtblind (28)	147	NPH 1-mal tgl.	−0,89	−0,10			
	146	NPH 2-mal tgl.					
Multicenter	97	IG 30 1-mal tgl.	−0,73	−0,25	36	79	Pieber et al. 2000
Teilweise blind (4)	98	IG 80 1-mal tgl.	−0,80	−0,15	36	73	
	110	NPH 1- oder 2-mal tgl.	−0,02	−0,03	56	79	
Multicenter (16)	310	IG 1-mal tgl.	−1,7	−0,10	69	90,6	Raskin et al. 2000
	309	NPH 1- oder 2-mal tgl.	−0,6	−0,10	63,1	90,6	
Multicenter (28)	264	IG 1-mal tgl.	−1,12	−0,16	18,2	39,9	Ratner et al. 2000
	270	NPH 1- oder 2-mal tgl.	−0,94	−0,21	27,1	49,2	
Multicenter	82	IG 30 1-mal tgl.	−1,5	−0,40		97,6	Rosenstock et al. 2000
Teilweise blind (4)	86	IG 80 1-mal tgl.	−1,8	−0,40		100	
	88	NPH 1- oder 2-mal tgl.	−0,3	−0,40		93,2	
Multicenter (28)	585	IG 1-mal tgl.	−1,17	−0,21	49		Standl 2000
		NPH 1- oder 2-mal tgl.	−0,89	−0,10	56		
Studien mit < 250 Patienten							
Multicenter	51	IG 1-mal tgl.		7,5	65		Ashwell et al. 2003
Nichtblind		NPH 1- oder 2-mal tgl.		8	82		
Crossover (32)							
Multicenter	62	IG 1-mal tgl.	7,84	8,43			Fulcher et al. 2002
Einfachblind (30)	63	NPH 1-mal tgl.	9,03	8,96			
Nichtblind (52)	61	IG 1-mal tgl.	6,94	6,6	1,2	7,2	Porcellati et al. 2002
	60	NPH 4-mal tgl.	7,99	7,0	3,2	13,2	
Nichtblind (12)	17	IG 1-mal tgl. morgens		−0,4	2,0	7,7	Rossetti et al. 2003
	17	IG 1-mal tgl.		−0,4	1,7	8,1	
	17	NPH 4-mal tgl.		−0,1	3,6	12,2	

NBZ = Nüchternblutzucker

Tabelle 4.1-6   Randomisierte, nichtblinde, multizentrische Parallelgruppen-Vergleichsstudien von Insulin Glargin (IG) mit NPH-Insulin bei Erwachsenen mit Typ-2-Diabetes-mellitus

Studiendauer (Wochen)	Patienten (Anzahl)	Basalinsulin	Mittlere absolute Veränderung Studienende/Studienbeginn		Patienten mit mind. einer Hypoglykämieepisode (%)		Literatur
			NBZ (mmol/l)	HbA$_{1c}$ (%)	nächtlich	alle	
28	100	IG 1-mal tgl.		– 0,35	15,4	17,3	Fonseca et al. 2001
		NPH 1-mal tgl.		– 0,44	27,1	31,3	
24	236	IG z. Frühstück		– ,24	16,5		Fritsche et al. 2003
	227	NPH z. Nacht		– 0,96	22,9		
	232	NPH z. Nacht		– 0,84	38,2		
52	289	IG 1-mal tgl.	– 2,8	– 0,46	12		Massi Benedetti et al. 2003
	281	NPH 1-mal tgl.	– 2,7	– 0,38	24		
4	64	IG-Gruppe 1 1-mal tgl.		– 0,80		7,3	HOE 901/2004 Study
	72	IG-Gruppe 2 2-mal tgl.		– 0,80			Investigators Group 2003
	68	NPH		– 0,80		19,1	
4	55	IG 30 1-mal tgl.	– 2,8				Raskin et al. 1998
	51	IG 80 1-mal tgl.	– 2,6				
	49	NPH 1-mal tgl.	– 2,3				
24	367	IG z. Nacht	6,50	6,96	40; 33		Riddle u. Rodenstock 2003
	389	NPH z. Nacht	6,68	6,97	49; 27		
28	259	IG 1-mal tgl.		– 0,41	31,3	61,4	Rosenstock et al. 2001
	259	NPH 1- bis 2-mal tgl.		– 0,59	40,2	66,8	
78	52	IG 1-mal tgl.		– 0,39			Siegmund et al. 2003
	51	NPH 2-mal tgl.		– 0,20			
52	214	IG 1-mal tgl.		– 0,76	10	33	Yki-järvinen et al. 2000
	208	NPH 1-mal tgl.		– 0,66	24	42	

NBZ = Nüchternblutzucker

Tabelle 4.1-7   Randomisierte, nichtblinde, multizentrische Parallelgruppen-Vergleichsstudien von Insulin Glargin (IG) mit NPH-Insulin bei Kindern und Jugendlichen mit Typ-1-Diabetes-mellitus

Studien-design (Dauer in Wochen; Alter [Bereich])	Patien-ten (Anzahl)	Basal-insulin	Stoffwechsel-kontrolle		Patienten mit mind. einer Hypoglykämie-episode (%)		Literatur
			NBZ (mmol/l)	HbA$_{1c}$ (%)	nächtlich	alle	
Nichtblind, Crossover (16; 12 bis 18 Jahre)	25	IG 1-mal tgl.	8,0	8,7	-43% bei IG		Murphy et al. 2003
		NPH 1-mal tgl.	9,2	9,1	vs. NPH		
Nichtblind, Parallel-gruppen, Multicenter (28; 5 bis 16 Jahre)	174	IG 1-mal tgl.	-1,29	+0,28	12,6	79,3	Schober et al. 2002
	175	NPH 1- bis 2-mal tgl.	-0,68	+0,27	17,7	78,9	

NBZ = Nüchternblutzucker

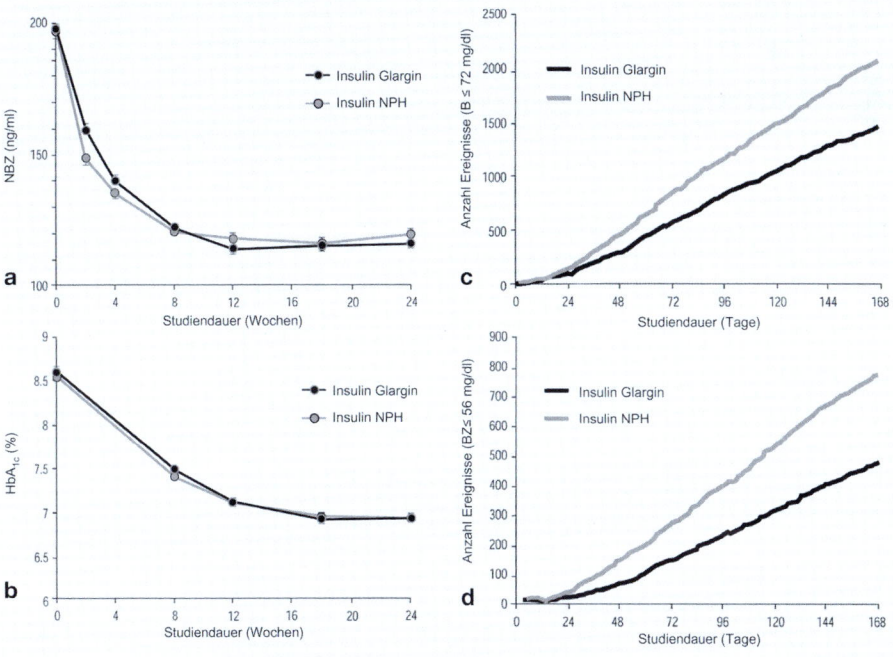

Abbildung 4.1-2a – d   Nüchternblutzucker, HbA$_{1c}$ und kumulative Anzahl dokumentierter Hypo-glykämien unter Gabe von Insulin Glargin versus Insulin NPH.
a Nüchternblutzucker (mg/dl).
b HbA$_{1c}$ (%).
c Kumulative Anzahl dokumentierter Hypo-glykämien (BZ ≤ 72 mg/dl).
d Kumulative Anzahl dokumentierter Hypo-glykämien (BZ ≤ 56 mg/dl) (modifiziert nach: Riddle et al. 2003).

heiten angepasst. Der Ziel-Nüchternblutzucker lag dabei ≤ 100 mg/dl (5,6 mmol/l) („Treat-to-Target"). Abb. 4.1-**2** zeigt die Ergebnisse dieser Studie über 24 Wochen. Nach 3 Monaten wurden ein Durchschnittsplateau des Nüchternblutzuckers von 117 bzw. 120 mg/dl (6,5 bze. 6,7 mmol/l) und ein HbA_{1c} von 6,96 bzw. 6,97 % erreicht und bis zum Studienende gehalten (Abb. 4.1-**2**). Bezüglich der **Stoffwechselverbesserung** waren Insulin Glargin und NPH-Insulin **gleich effektiv**. Die Rate an **Hypoglykämien**, insbesondere den nächtlichen, war unter Insulin Glargin aber **signifikant niedriger**. Das Studiendesign von „Treat-to-Target" mit Einmalgabe von Insulin Glargin zur Nacht zusätzlich zur Tablettengabe mit Orientierung am Nüchternblutzucker wurde inzwischen in den klinisch-praktischen Alltag als Konzept einer **„Basalunterstützten oralen Therapie (B.O.T.)"** bei Typ-2-Diabetes-mellitus übertragen. Inzwischen ist gezeigt, dass Insulin Glargin in gleicher Weise auch morgens gegeben werden kann (Fritsche et al. 2003).

Große Therapiezufriedenheit mit Glargin-Insulin

Insulin Glargin ist, ebenso wie auch die kurz wirkenden Analoginsuline, nicht verstärkt immunogen. Es führte nach bisherigen Beobachtungen keineswegs zu einem stärkeren Anstieg des Körpergewichts als NPH-Insulin. In Langzeituntersuchungen über mehr als 3 Jahre blieb die Blutzuckerkontrolle unter Insulin Glargin bei Erwachsenen und Kindern mit Typ-1-Diabetes-mellitus und Erwachsenen mit Typ-2-Diabetes-mellitus erhalten. Die Therapiezufriedenheit wurde von Patienten vielfach als höher angegeben als unter NPH-Insulintherapie (Witthaus et al. 2000, Witthaus et al. 2001). Dies ergab sich auch aus einer Umstellungsstudie von NPH-Insulin auf Insulin Glargin bei unzureichend eingestellten Typ-1-Diabetikern (Gallen u. Carter 2003). Zudem waren nach der Umstellung die Nüchternblutzuckerwerte und das HbA_{1c} signifikant verbessert (Gallen u. Carter 2003).

Die bisherigen Daten und die Patientenzufriedenheit mögen dazu beigetragen haben, dass in Deutschland derzeit (Stand 1/2004) etwa 275.000 Patienten das lang wirkende Insulinanalog Glargin benutzen und dieses einen Marktanteil von mehr als 40 % an den Verzögerungsinsulinen einnimmt. Mit der Frage, ob sich die Studienergebnisse auch in die Praxis übertragen lassen, befasst sich eine Anwendungsbeobachtung zur Therapie mit Insulin Glargin bei 10.528 Diabetikern (ein Drittel Typ-1-, zwei Drittel Typ-2-Diabetiker) (Hauner 2003). Nach durchschnittlich 57 Tagen sanken die Nüchternblutzuckerwerte von 186 ± 56 mg/dl auf 128 ± 34 mg/dl (p < 0,01), der mittlere HbA_{1c} fiel von 8,6 ± 1,6 % auf 7,6 ± 1,1 % (p < 0,01). Bei 128 Patienten (1,2 % des Gesamtkollektivs) wurden insgesamt 251 unerwünschte Arzneimittelwirkungen berichtet, darunter 109 dokumentierte Hypoglykämien. Die Ergebnisse zeigen, dass Insulin Glargin mit einer hohen Therapiesicherheit und Therapiezufriedenheit bei Patient und Arzt auch unter den heterogenen Verhältnissen der ärztlichen Praxis eingesetzt werden kann. Wegen seiner gleichmäßigen und langen Wirkung kommt Insulin Glargin als Basalinsulin in Kombination mit schnell wirkenden Insulinen den Anforderungen an eine möglichst physiologische Insulintherapie – abgesehen von einer Insulinpumpentherapie – derzeit wohl am nächsten. Ein weiterer Vorteil besteht darin, dass Insulin Glargin als klare Lösung nicht geschüttelt/gerollt werden muss, sodass die oft erheblichen Konzentrationsschwankungen durch unzureichendes Mischen von Pens mit NPH-Insulin im täglichen Gebrauch wegfallen.

Das als unabhängiges und kritisch urteilendes Institut anerkannte National Institute for Clinical Excellence (NICE) in England äußerte sich nach einer sorgfältigen Nutzen-, Risiko- und Kosten-Abwägung zur klinischen Anwendung von Insulin Glargin im Dezember 2002 zusammenfassend wie folgt: Für Typ-1-Diabetes mellitus wird Insulin Glargin als Therapieoption empfohlen. Für Typ-2-Diabetes-mellitus wurde kein genereller Routineeinsatz empfohlen, Insulin Glargin sollte aber in Erwägung gezogen werden bei Patienten, die auf Fremdhilfe bei der Injektion angewiesen sind, Patienten, deren Lebensqualität durch wiederholte symptomatische Hypoglykämien eingeschränkt ist, und Patienten, bei denen anderenfalls täglich eine zweimalige Insulininjektion erforderlich wäre (National Institute for Clinical Excellence 2002).

Insulin Detemir

Noch im Jahre 2004 wird die Zulassung eines weiteren lang wirkenden Insulinanalogs, des Insulin Detemir (Levemir; Novo Nordisk) erwartet (Tab. 4.1-**2**, siehe auch Kap. 2.5, S. 86 ff., insbes. Abb. 2.5-**1** u. S. 94). Untersuchungen an Kindern, Jugendlichen und Erwachsenen zur Pharmakodynamik und Pharmakokinetik ergeben ein günstiges Wirkprofil von Insulin Detemir. Die Resorption ist im Vergleich zu NPH- und Glargin-Insulin intraindividuell sehr konstant. Für eine gleiche Stoffwechselwirkung beim Menschen muss eine ca. 4fach höhere Menge injiziert werden. Eine hepatische oder renale Funktionseinschränkung beeinflusst die Wirkung von Insulin Detemir offenbar nicht. Ein Vorteil läge bezüglich einer Mischbarkeit in seinem neutralen pH-Wert, insbesondere wenn für ältere Typ-2-Diabetespatienten auch stabile Mischungen mit Normalinsulin verfügbar gemacht werden könnten. Ein eventueller Nachteil liegt darin, dass es in praxisrelevanten Dosierungen möglicherweise kürzer als 24 h wirkt und dann 2-mal täglich appliziert werden muss. Es liegen erste publizierte Ergebnisse einer klinischen Studie über 6 Monate mit Insulin Detemir bei Typ-1-Diabetes-mellitus vor (Vague et al. 2003). Aus dieser und weiteren, bisher erst in Abstractform veröffentlichten Studien ist bekannt, dass mit Insulin Detemir eine verbesserte Stoffwechseleinstellung erzielt werden kann, das Hypoglykämierisiko signifikant vermindert wird und mit dieser Therapie offenbar kein Anstieg, eher sogar eine leichte Abnahme des Körpergewichtes verbunden ist.

Sicherheitsaspekte von Insulinanaloga

Ein wesentliches Risiko jeder Insulintherapie, das Auftreten von Hypoglykämien insbesondere während der Nacht, wird sowohl bei kurz als auch lang wirkenden Insulinanaloga deutlich verringert.

Die längsten Beobachtungen liegen naturgemäß für das vor fast 10 Jahren in die Klinik eingeführte kurz wirksame **Insulin Lispro** vor. Im Vergleich zu Normalinsulin läuft die Hypoglykämie-Gegenregulation nach subkutaner Injektion von Lispro nicht anders ab. Es kommt nicht vermehrt zu Immunreaktionen, die Insulinantikörperbildung ist mit der unter Humaninsulintherapie identisch. In multinationalen Langzeitstudien zur therapeutischen Sicherheit bei Typ-1- und Typ-2-Diabetes-mellitus waren keine klinisch relevanten Unterschiede in den Nebenwirkungen zu verzeichnen, auch nicht bezüglich kardiovaskulärer Ereignisse einschließlich des plötzlichen Herztodes (Symanowski et al. 1994, Glazer et al. 1997).

Frühzeitig wurden insbesondere im Hinblick auf kongenitale Malformationen Bedenken gegen einen Einsatz von Insulin Lispro während der Schwangerschaft geäußert. In tierexperimentellen und klinischen Studien wurden bisher keine gesicherten embryotoxischen oder teratogenen Schäden beobachtet. Vereinzelte kasuistische Berichte können wohl im Rahmen des bei diabeteskranken Schwangeren generell höheren Risikos interpretiert werden. Ein transplazentarer Transport von Lispro beim Menschen scheint nicht stattzufinden (Beulke-Sam et al. 1994, Jovanovic et al. 1999, Boskovic et al. 2003).

Das zweite kurz wirkende Insulinanalog, **Insulin Aspart**, wurde von vornherein ganz besonders auch unter dem Gesichtspunkt der therapeutischen Sicherheit untersucht. Die Ergebnisse liegen überwiegend erst in Form von Abstracts vor, in einigen publizierten Studien erwies sich das Insulinanalog im Sicherheitsprofil dem Normalinsulin ebenbürtig oder gar überlegen (Bode et al. 2002, Boehm et al. 2002, Bretzel et al. 2004). Insulin Aspart verursacht offenbar keine allergischen Reaktionen und konnte sogar, ähnlich wie Insulin Lispro, erfolgreich bei Patienten mit Insulinallergie und Insulinantikörper-bedingter schwerer Insulinresistenz eingesetzt werden.

Daten zum Verträglichkeitsprofil des lang wirkenden Insulinanalogs **Insulin Glargin** sind in Übersichten (McKeage u. Goa 2001, Dunn et al. 2003) und aus den Unterlagen der Europäischen Zulassungsbehörde (EMEA) ersichtlich (EMEA 2003). Insulin Glargin liegt in klarer, leicht saurer (pH 4,0) Lösung vor und soll nicht mit anderen Insulinen gemischt werden, da es sonst zu Wirkprofil-Veränderungen kommt. Der saure pH-Wert wird für das in 3–4 % beobachtete Hautjucken oder ein leichtes Brennen an der Injektionsstelle verantwortlich gemacht. In Langzeitstudien bei Typ-2-Diabetikern, allerdings erst in Abstractform publiziert, wurden keine vermehrten lokalen Hautreaktionen gefunden. Bei einer 1-Jahres-Studie mit Typ-2-Diabetikern kam es signifikant häufiger zu einem Anstieg von Insulinantikörpertitern unter NPH-Insulin im Vergleich zu Insulin Glargin (Yki-Järvinen et al. 2000). In weiteren, nur in Abstractform vorliegenden Langzeitstudiendaten über bis zu 3 Jahren wurden ebenfalls geringere Antikörpertiter unter Glargin im Vergleich zu NPH-Insulin gefunden (Übersicht: Dunn et al. 2003).

Insulinanaloga vermehrt mitogen?

Eines der zuerst entwickelten, dann aber nicht für die klinische Anwendung freigegebene kurz wirkende Insulinanalog **Asp10** hatte bei weiblichen Sprague-Dawley-Ratten vermehrt zu Mammatumoren geführt, bedingt durch eine gesteigerte Affinität und protrahierte Bindung an den Insulin(!)-Rezeptor (Berti et al. 1998). Demgegenüber wurden an mehreren Zell-Linien keine bzw. nur relativ geringe Unterschiede im Bindungsverhalten an den Insulin- bzw. an den IGF-1-Rezeptor zwischen den Insulinanaloga **Lispro** und **Aspart** gegenüber Humaninsulin gefunden. An einer Ratten-Osteosarkom-Zell-Linie mit einem gegenüber menschlichen Zellen grotesk veränderten Rezeptorbesatz für Insulin und IGF-1 wurde hingegen mit dem lang wirkenden Insulinanalog **Glargin** im Vergleich zu Humaninsulin in vitro eine etwa 6fach erhöhte Bindung und eine 8fache DNA-Synthesesteigerung gefunden (Kurtzhals et al. 2000). Bei entsprechender Exposition von Ratten und Mäusen mit dem Glargin-Insulinanalog in vivo wurden jedoch Mammatumore nur in der Größenordnung der mit Kochsalz oder Trägersubstanz geprüften Kontrolltiere beobachtet, somit ein negativer Befund (Stammberger et al. 2002).

Auch wurde der Verdacht einer gesteigerten Retinopathie-Progression geäußert, nachdem eine IGF-1-Rezeptorstimulation die Bildung von VEGF-abhängiger retinaler Neovaskularisation begünstigen kann. Diese aus In-vitro-Versuchen abgeleiteten Bedenken erscheinen jedoch für die In-vivo-Verhältnisse beim Menschen unbegründet und nicht gerechtfertigt (Kellerer u. Häring 2001). Unter anderem müsste z. B. die Konzentration des Insulinanalogs Glargin etwa 1000fach gesteigert werden, um eine 50%ige IGF-Rezeptorbindung im Vergleich zu den physiologischen Verhältnissen zu erreichen (Bolli u. Owens 2000).

Die Deutsche Diabetes-Gesellschaft hat dazu ausführlich Stellung genommen (Schatz u. Joost 2001, vgl. auch Owens et al. 2001).

Über das Bindungsverhalten des neuen, lang wirkenden Insulinanalogs **Detemir** ist bisher bekannt, dass es gegenüber Humaninsulin eine verminderte Affinität und gesteigerte Dissoziation am Insulinrezeptor und niedrige Bindungs- und Mitogenitätsraten von 16% bzw. 11% am IGF-Rezeptor hat (Kurtzhals et al. 2000). Im Unterschied zu tierexperimentellen Ergebnissen muss Detemir beim Menschen in etwa 4- bis 5fach höherer Konzentration eingesetzt werden, um gleiche Stoffwechseleffekte wie Humaninsulin zu erzielen.

Aus den Befunden zum unterschiedlichen Rezeptor-Bindungsverhalten (Insulinrezeptor, IGF-Rezeptor) hat die Europäische Zulassungsbehörde eine Liste von Anregungen für weiterführende Studien zur Klärung dieses Sicherheitsaspektes erstellt (EMEA 2001).

Lässt sich die Langzeitprognose durch Insulinanaloga verbessern?

Wahrscheinlich jahrelang unterschätzt, aber immer noch nicht gesichert und kontrovers diskutiert wird der Beitrag der postprandialen Hyperglykämie zur Gesamthyperglykämie und dem kardiovaskulären Risiko. Sie wird vielfach als relevant angesehen (The DECODE Study Group 2001, Caputo et al. 2001, Monnier et al. 2003). So scheint bei Typ-2-Diabetikern mit relativ gering erhöhten HbA_{1c}-Werten von etwa 7% die Blutzuckerentgleisung zu mehr als zwei Dritteln durch die postprandiale Hyperglykämie verursacht (Monnier et al. 2003). Erst bei HbA_{1c}-Werten von > 8,4% ist der Anteil des Nüchternblutzuckers an der Gesamthyperglykämie höher. Doch auch bei stark entgleistem Diabetes (HbA_{1c} > 10%) war die postprandiale Blutzuckerentgleisung noch zu etwa einem Viertel an der Gesamthyperglykämie beteiligt (Monnier et al. 2003). Daraus ergibt sich die Forderung einer optimierten Stoffwechseleinstellung nüchtern wie postprandial, was bei Typ-2-Diabetikern in zunehmendem Maße durch eine frühzeitigere Insulintherapie als bis noch vor kurzem (prandial-supplementär oder basal unterstützt) angestrebt wird. Für dieses Therapiekonzept und das Erreichen dieser Therapieziele mit möglichst geringem Hypoglykämie-Risiko und Vermeiden einer größeren Körpergewichtszunahme scheinen kurz wirkende und lang wirkende Insulinanaloga bei Typ-2-Diabetes besonders geeignet (Tab. 4.1-**8** und 4.1-**9**). Ob das Konzept der supplementären oder der basalen Therapie mit Insulinanaloga (zurzeit Lispro/Aspart bzw. Glargin) bei Typ-2-Diabetes eher zum Ziel führt oder gar beide kombiniert werden müssen, soll u. a. in einer großen multinationalen, randomisierten 1-Jahres-Studie geklärt werden (APOLLO-Studie). Die Studienergebnisse sind für das Jahr 2005 zu erwarten.

Tabelle 4.1-8   Einige Vorteile und Nachteile von **kurz wirkenden** Insulinanaloga im Vergleich zu Normalinsulin

Vorteile

- Niedrigere und kürzere postprandiale Blutglucoseanstiege
- Modifizierter Spritz-Ess-Abstand; Injektion unmittelbar vor, während oder sogar noch nach der Mahlzeit (in Sonderfällen)
- Verschiebung von Mahlzeiten leichter möglich (kein Spritz-Ess-Abstand)
- Flexiblere Gestaltung des Tagesablaufs
- Mahlzeiten mit schnell aufschließbaren Kohlenhydraten eher möglich
- Zwischenmahlzeiten häufig nicht erforderlich
- Frühere Korrektur erhöhter Blutzuckerwerte möglich
- Weniger Hypoglykämien während des Tages und der Nacht
- Besserer Ersatz der Phase 1 der Insulinsekretion bei Typ-2-Diabetikern (supplementäre Therapie)
- Als Pumpeninsulin bessere Steuerbarkeit
- Höhere Therapiezufriedenheit des Patienten (und Arztes)

Nachteile

- Basalinsulingabe muss bei Verwendung von NPH-Insulin angepasst werden
- Für Patienten mit Gastroparese nicht geeignet
- Bei Verwendung als Pumpeninsulin entwickelt sich im Falle eines Pumpendefekts früher eine Ketoazidose
- Geringere Langzeiterfahrung

Tabelle 4.1-9   Einige Vorteile und Nachteile des **lang wirkenden** Insulinanalogs Insulin Glargin im Vergleich zu NPH-Basalinsulin

Vorteile

- Ausgeglichenes Wirkprofil über ca. 24 h ohne ausgeprägtes Wirkmaximum
- Niedrigere Nüchtern-Blutglucosekonzentrationen und besseres HbA_{1c} (in einigen Studien)
- Weniger, besonders nächtliche Hypoglykämien
- Einmalinjektion in der Regel ausreichend
- Geringe Absorptionsvarianz
- Einfache Handhabung (klares Insulin), kein Durchmischen erforderlich
- Hohe Akzeptanz durch den Patienten

Nachteile

- Insulin Glargin ist nicht mit anderen Insulinen mischbar
- Als klares Insulin mögliche Verwechselungsgefahr mit anderen klaren Insulinen
- Bei spontanen sportlichen Aktivitäten schwerer steuerbar
- Missempfinden an den Injektionsstellen (selten)
- Geringere Langzeiterfahrung

Wann soll man Analoginsuline einsetzen?

Wie bei jedem neueren Medikament liegen noch keine Langzeiterfahrungen mit Analoginsulinen vor, wenn man auch mit Lispro-Insulin schon etwa 1 Jahrzehnt überblicken kann. Da Analoginsuline zudem teurer sind als Human- oder Schweineinsulinpräparate, kann man sich im Rahmen von Disease-Management-Programmen an Folgendes halten:

Zu Beginn einer Insulintherapie kann man Human- oder auch Schweineinsulin einsetzen. Damit erzielt man zumeist initial recht problemlos eine gute Stoffwechseleinstellung, zumal beim Typ-1-Diabetes anfangs oft noch eine gewisse Insulin-Restsekretion erhalten ist. Beim Typ-2-Diabetes ist bei Versagen der oralen Therapie ebenfalls durchaus noch Insulin vorhanden. Treten aber Probleme mit der Stoffwechselkontrolle auf, die nach gründlicher Schulung vom Patienten mit seinem Arzt nicht beherrscht werden können, so soll man sich nicht scheuen, Analoginsuline anzuwenden. Diese kann man bei individueller Begründung auch im Rahmen der Disease-Management-Programme für Diabetes einsetzen. In Kap. 4.2, S. 217 ff., werden die besonderen Situationen angeführt, bei welchen sich für Analoginsuline ein besonderer Vorteil ergibt.

Fazit

Die rasch und kurz wirkenden Analoginsuline gestatten zusammen mit den lang wirkenden Analoga eine dem physiologischen Sekretionsverhalten näher kommende Insulinsubstitution. So treten weniger Hypoglykämien auf, bei gleich guter oder auch besserer Stoffwechselkontrolle. Das Leben der Menschen mit Diabetes wird insgesamt erleichtert. Ihr Einsatz sollte heute zwar noch gezielt, jedoch ohne größere Bedenken erfolgen.

4.2 Analoginsuline und neuere orale Antidiabetika im Rahmen der Disease-Management-Programme

H. Schatz (Bochum), P. Bottermann (München)

Nach vorliegenden Disease-Management-Programmen (DMP) muss eine Therapie grundsätzlich unter pharmakoökonomischen Gesichtspunkten erfolgen. Ein Abweichen davon durch den behandelnden Arzt beim individuellen Patienten muss begründbar sein. Folgende Gründe könnten im Einzelfall ein Abweichen von den Vorgaben der DMP für Diabetes mellitus rechtfertigen.

Insulinanaloga

Typ-1-Diabetes, Kinder und Jugendliche

1. Der Vorteil kurz wirkender Insulinanaloga bei der Pumpentherapie ist nachgewiesen und im Entwurf des Disease-Management-Programms zum Typ-1-Diabetes vom 12.08.2003 ausgewiesen.
2. Weitere mögliche Indikationen für den individuellen Einsatz rasch wirkender Analoga:
   - postprandiale Hyperglykämie,
   - nächtliche Hypoglykämie,
   - Schwierigkeit für Kind und/oder betreuende Person, einen Spritz-Ess-Abstand einzuhalten und/oder Zwischenmahlzeiten einzunehmen,
   - Kind isst wechselnde oder unvorhergesehene Mahlzeiten (hier Indikation für die Injektion eines rasch wirkenden Insulinanalogons erst nach der Mahlzeit).
   (Nach: Danne et al. 2002)
3. Versuch mit dem lang wirkenden Analoginsulin Glargin bei gehäuften (nächtlichen) Hypoglykämien (Schober et al. 2002, Murphy et al. 2003). Akzeptanzprobleme mehrfacher Injektionen mittellang wirkender Insuline zur Abdeckung des Basalinsulinbedarfs. Ähnliches gilt für das ebenfalls länger wirkende Insulinanalog Detemir, dessen Zulassung, insbesondere bei Kindern, zurzeit noch aussteht.

Typ-1-Diabetes, Erwachsene

Grundsätzlich gilt das Gleiche wie bei Kindern und Jugendlichen.

Bei Erwachsenen: Auch beruflich bedingte, unregelmäßige bzw. unvorhersehbare Essenszeiten (für kurz wirkende Insulinanaloga).

Akzeptanzprobleme bei mehrfacher Injektion zur Deckung des Basalinsulinbedarfs, die bei Erwachsenen oft ausgeprägter als bei Kindern sind (für lang wirkende Insulinanaloga).

Typ-2-Diabetes

1. Kurz wirkende Insulinanaloga bei der supplementären Insulintherapie zur Deckung des prandialen Bedarfs bei ausgeprägter postprandialer Hyperglykämie und Schwierigkeit, den Spritz-Ess-Abstand einzuhalten oder anzupassen oder Zwischenmahlzeiten einzunehmen.
2. Lang wirkende Analoga zur besseren Langzeitversorgung insbesondere über Nacht, wenn mit mittellang wirkenden Insulinen höhere Nüchternblutzuckerwerte und/oder nächtliche Hypoglykämien gehäuft auftreten.
3. Schwierigkeiten insbesondere älterer Patienten mit Handhabung der Insulinpräparate (Durchmischung!).
4. Bei Betreuung in Heimen oder zu Hause durch den Sozialdienst weitgehend Mahlzeiten-unabhängige Insulinsubstitution mit lang wirkenden Insulinanaloga möglich.
5. Bei Typ-2-Diabetes von Kindern und Jugendlichen (zunehmende Zahl!) oft zweckmäßig, wenn im Rahmen der Stufentherapie der Einsatz von Insulin nötig wird.

Glitazone

1. Als Kombinationstherapie zusätzlich zu Metformin (bei Body-Mass-Index >25) oder Sulfonylharnstoffen (BMI <25) möglich, wenn die bisherige Monotherapie unzureichend ist (Nationale Versorgungs-Leitlinie Diabetes mellitus Typ 2, 2002). Welche Kombinationstherapie gewählt werden soll, hängt von individuellen Besonderheiten ab (z. B. Niereninsuffizienz, Ablehnung einer Insulintherapie oder/ und von insulinotropen Substanzen durch den Patienten, wie z. B. bei Berufskraftfahrern mit Personenbeförderung oder Piloten etc.).
2. Als Monotherapie bei Kontraindikation oder Unverträglichkeit von Metformin (seit 1. 9. 2003 in der Europäischen Union dafür zugelassen).

Glinide

1. Bei insbesondere Älteren mit Weglassen von Mahlzeiten oder unregelmäßiger Mahlzeiteneinnahme und erhöhter Hypoglykämiegefährung unter Sulfonylharnstoffen.
2. Bei ausgeprägten postprandialen Blutzuckerspitzen oder isolierter postprandialer Hyperglykämie.

Glimepirid und andere Sulfonylharnstoffe

Zwischen den verschiedenen Sulfonylharnstoffpräparaten bestehen Unterschiede in der Pharmakokinetik, insbesondere auch in der renalen Elimination. Unterschiede in der Hypoglykämierate und bezüglich einer Gewichtszunahme sind bisher nicht sicher belegt. Ob die tägliche Einmal- oder Mehrfachgabe eines Sulfonylharnstoffpräparates einen Vorteil bringt, muss vom Arzt mit seinem einzelnen Patienten individuell entschieden werden.

Alpha-Glucosidasehemmer

1. Bei Patienten mit trotz sehr hoher Insulindosen immer noch schlechten Blutzucker- und HbA_{1c}-Werten und Kontraindikation oder Unverträglichkeit von Metformin.
2. Versuch bei ausgeprägten postprandialen Blutzuckerspitzen bzw. als Monotherapie bei isolierter oder vorwiegend postprandialer Hyperglykämie.

5 Weitere Diabetesformen

5.1 Diabetes bei Erkrankungen des Pankreas und der Leber sowie bei Endokrinopathien

M. Derwahl (Berlin)

Die neue Diabetesklassifikation der Amerikanischen Diabetes-Gesellschaft und der WHO differenziert vom Typ-1- und Typ-2-Diabetes eine Gruppe von Diabetesformen, die unter dem Begriff „andere spezifische Diabetestypen" zusammengefasst werden (Expert Committee 1997). Dazu gehören Diabetesformen, die sich aufgrund anderer internistischer oder speziell endokriner Erkrankungen, als Medikamentennebenwirkung, nach Infektionen, aufgrund immunologischer Prozesse oder im Rahmen verschiedener Syndrome entwickeln. Ferner umfasst diese Gruppe genetische Defekte der β-Zell-Funktion des Pankreas und der Insulinwirkung. Diese seltenen, genetisch bedingten Diabetesformen und ihre zugrunde liegenden Defekte werden in Kap. 1.4, S. 13 ff., beschrieben.

Pankreopriver Diabetes mellitus und der „hepatogene Diabetes"

Nach den Typ-1- und Typ-2-Diabetikern sind in der täglichen Praxis aufgrund ihrer Häufigkeit die pankreopriven Formen des Diabetes (Tab. 5.1-**1**) am bedeutendsten.

Diabetes erst nach Ausfall eines Großteils der Inselzellen

Experimentelle Studien an Ratten haben gezeigt, dass erst **weit mehr als die Hälfte der Inselzellen zerstört** sein müssen, bevor sich eine diabetische Stoffwechsellage einstellt. Dementsprechend führt beim Menschen eine 50%ige Pankreatektomie noch

Tabelle 5.1-1 Häufigste Ursachen des pankreopriven Diabetes mellitus

Diabetes mellitus bei Erkrankungen des Pankreas
1. Pankreatitis (akut-nekrotisierend, chronisch-rezidivierend)
2. Trauma/Pankreatektomie
3. Mukoviszidose
4. Hämochromatose
5. Neoplasie
6. Andere Formen

nicht zu einer diabetischen Stoffwechsellage. Lediglich die Hälfte dieser Patienten entwickelt eine gestörte Glucosetoleranz. Für die Manifestation eines Diabetes bei diesen Patienten sind dabei weitere Faktoren relevant, wie das Ausmaß der Resektion im Pankreasschwanzbereich (vorwiegende Lokalisation der Inselzellen), das Gewicht, eine begleitende exokrine Pankreasinsuffizienz und das Ausmaß des Glucagonmangels aufgrund einer Zerstörung der α-Zellen des Inselorgans.

Bei ausgedehnten Resektionen kommt es ferner zu einem Ausfall des pankreatischen Polypeptids (PP), was bei den operierten Patienten zu lang andauernden Hyperglykämien führen kann (Slezak u. Andersen 2001). Der Insulinmangel und die fehlende Synthese von Glucagon (Neigung zu Hypoglykämien) und PP sind bei einigen pankreatektomierten Patienten die Ursache einer schwer einstellbaren diabetischen Stoffwechsellage.

Zuerst die exokrine, dann erst die endokrine Insuffizienz

Die wichtigste Form des pankreopriven Diabetes ist der **postpankreatitische Diabetes mellitus,** der sich häufig aufgrund einer **alkoholtoxischen,** seltener nach einer **biliären** Pankreatitis (Steinleiden) entwickelt. Klinisch findet sich beim postpankreatitischen Diabetes mellitus **immer eine exokrine Pankreasinsuffizienz.** Eine endokrine Insuffizienz des Pankreas ohne eine exokrine Insuffizienz gibt es nicht; umgekehrt muss allerdings eine exokrine Insuffizienz bei ausreichender Inselzellmasse noch nicht zu einer diabetischen Stoffwechsellage führen. Dementsprechend entwickelt sich ein pankreopriver Diabetes mellitus bei **Neoplasien** nur sehr selten.

Zukünftig mehr Diabetes bei Mukoviszidose?

Bei der Mukoviszidose (zystische Fibrose) ist ein Diabetes ebenfalls sehr selten. Da sich bei der Mukoviszidose aufgrund einer effektiven Antibiotikatherapie und der neuen Möglichkeit einer Gentherapie die Lebenszeit der betroffenen Patienten verlängert, ist zu erwarten, dass auch die endokrine Pankreasinsuffizienz bei diesen Patienten in Zukunft eine größere klinische Relevanz haben wird.

Bei Hämochromatose auch Mischformen eines pankreopriven und hepatogenen Diabetes möglich

Die Hämochromatose, eine autosomal-rezessive Erkrankung, die sich 3- bis 5fach häufiger bei Männern als bei Frauen manifestiert, führt zu Eisenablagerungen im **Pankreas** (Pankreasdestruktion), in der Haut (typische Hautverfärbung, „Bronzediabetes"), in der **Leber** (Hepatomegalie, Leberzirrhose, hepatozelluläres Karzinom), in verschiedenen endokrinen Organen (Hypophyseninsuffizienz, Nebennierenrindeninsuffizienz) sowie in der Herz- und Skelettmuskulatur. Ursächlich für die meisten Formen der Hämochromatose ist eine Mutation im HFE-Gen (Übersicht bei Fleming und Sly 2002). Diese Erkrankung verursacht bei bis zu 80% der betroffenen Patienten eine Glucosetoleranzstörung. Mehr als die Hälfte entwickelt später einen Diabetes mellitus (Phelps et al. 1989).

Sekundäre Formen einer Hämosiderose sind auf eine sideroblastische Anämie, auf chronisch-hämolytische Anämien, eine Porphyria cutanea tarda oder vor der Ära der

Erythropoetintherapie auf eine Eisenüberlastung bei häufigen Transfusionen zurückzuführen.

Pathophysiologisch steht bei der Hämochromatose eine durch eine Eisenüberladung bedingte Zerstörung der β-Zellen im Vordergrund. Hinzu kommt im Gegensatz zu den anderen pankreopriven Formen eine Insulinresistenz, die auf Eisenablagerungen in der Leber und der Muskulatur zurückgeführt wird. Bei Manifestation eines Diabetes sind etwa 40 – 50% der Patienten insulinpflichtig. Die Diagnose dieser Erkrankung wird durch Bestimmung des Serum-Eisens, des Transferrins und des Ferritinspiegels sowie histologisch durch eine Leberbiopsie gesichert. Im Vordergrund der Therapie stehen Aderlässe und die Gabe des Chelatbildners Desferrioxamin (Desferal). Ob diese symptomatische Therapie die Diabetestherapie beeinflusst, ist nicht bekannt.

Der hepatogene Diabetes manifestiert sich erst im Stadium der Leberzirrhose.

Der hepatogene Diabetes, von Naunyn ursprünglich als Leberdiabetes bezeichnet, wird in der neuen Diabetes-Klassifikation (siehe Kap. 1.4, S. 13 ff.) nicht mehr gesondert aufgeführt. Er ist wie der Typ-2-Diabetes durch eine Insulinresistenz des Muskelgewebes, eine hepatische Insulinresistenz und eine gestörte Insulinsekretion gekennzeichnet. Da zwar 80% der Patienten mit einer Leberzirrhose eine Glucosetoleranzstörung, nicht jedoch einen manifesten Diabetes entwickeln, wird eine zusätzliche genetische Disposition (wie beim Typ-2-Diabetes) als Voraussetzung für die Entwicklung eines manifesten Diabetes diskutiert (Petrides 1994, Roden u. Bernroider 2003). Bei Mischformen ist häufig nicht zu unterscheiden, ob es sich um einen Diabetes mellitus Typ 2 bei einer Lebererkrankung oder einen reinen hepatogenen Diabetes handelt.

Hypoglykämieneigung der meist untergewichtigen Patienten

Eine Therapie des **pankreopriven** Diabetes mellitus mit oralen Antidiabetika ist nicht sinnvoll, da aufgrund der Inselzellzerstörung ein absoluter Insulinmangel vorliegt. Für die **Insulintherapie** der betroffenen Patienten ist es wichtig, einige Besonderheiten zu berücksichtigen. Trotz Substitution mit Pankreasenzympräparaten sind diese Patienten meist **schlanker als Typ-1-Diabetiker.** Aufgrund eines gestörten Glucoseumsatzes und einer häufig verminderten Gluconeogenese bei begleitendem Leberparenchymschaden neigen sie häufiger zu **Hypoglykämien.** Andererseits sind im Vergleich zu Typ-1-Diabetikern ketoazidotische Stoffwechselentgleisungen meistens nicht so ausgeprägt (Beyer und Mitarbeiter 1982).

Bei der Diabetestherapie von Patienten mit **Leberzirrhose** ist zu beachten, dass **Sulfonylharnstoffe** bei verminderter hepatischer Gegenregulation das **Hypoglykämierisiko** erhöhen. Dasselbe Risiko besteht, wenn nicht bedacht wird, dass die Halbwertszeit des Insulins erheblich verlängert sein kann (Petrides 1994, Roden u. Bernroider 2003).

Bei Patienten, bei denen wegen unbeherrschbarer Schmerzen nach rezidivierender Pankreatitis eine Pankreatektomie als Ultima Ratio durchgeführt wird, besteht die Möglichkeit der **Auto-Replantation** der eigenen noch **intakten Inselzellen** (siehe Kap. 2.8, S. 104 ff.).

Diabetes bei Endokrinopathien

Zahlreiche Hormone wie die Glucocorticoide, Wachstumshormon, Katecholamine, Glucagon und in sehr geringem Maße auch die Schilddrüsenhormone haben eine diabetogene Wirkung. Sie beeinflussen die Glykogensynthese und die Gluconeogenese in der Leber, die Glucoseaufnahme in der Muskulatur und im Fettgewebe und die Lipolyse im Fettgewebe.

Krankheitsbilder, die zu einer Überproduktion dieser Hormone führen (Tab. 5.1-**2**), oder die pharmakologische Therapie mit diesen Hormonen verursachen nicht selten eine gestörte Glucosetoleranz oder eine diabetische Stoffwechsellage.

Tabelle 5.1-2   Endokrinopathien, die zu einer Glucosetoleranzstörung oder einem manifesten Diabetes mellitus führen können

Diabetes mellitus bei Endokrinopathien

1. Akromegalie
2. Morbus Cushing bzw. Cushing-Syndrom
3. Glucagonom
4. Phäochromozytom
5. Hyperthyreose
6. Hyperaldosteronismus
7. Andere Formen

Akromegalie und Therapie mit Wachstumshormonen

Experimentell konnte gezeigt werden, dass die Gabe von Wachstumshormon in supraphysiologischen Dosen zu einer Insulinresistenz führt. Weit über 90 % der Fälle einer Akromegalie sind auf ein Hypophysenvorderlappenadenom, nur wenige auf ektope Tumoren (meistens Growth-Hormone-releasing-Hormone-produzierende Pankreastumoren oder Karzinoide) zurückzuführen. 60 – 70 % der Patienten mit einer **Akromegalie** weisen eine Glucoseintoleranz auf, während nur 10 – 15 % wegen eines manifesten Diabetes mellitus behandelt werden müssen (Holly et al. 1980). Die erfolgreiche operative Therapie des Tumors, häufig gefolgt von einer anschließenden Bestrahlung oder in den letzten Jahren einer Therapie mit Somatostatin, führt bei einem normalisierten Wachstumshormonspiegel und normalem Spiegel des insulinähnlichen Wachstumsfaktors IGF-I meistens wieder zu einer Rückbildung der diabetischen Stoffwechsellage. Bei erblicher Belastung kann ein durch den Wachstumshormonexzess frühzeitig manifestierter Typ-2-Diabetes allerdings in milder Form bestehen bleiben.

Die (adäquate) **Substitutionsbehandlung des Wachstumshormonmangels,** z. B. bei Patienten mit einer Hypophyseninsuffizienz, führt meist nicht zu einer diabetischen Stoffwechsellage. Bei prädisponierten Kindern kann jedoch, wie gezeigt wurde (Cutfield et al. 2000), die Gabe von Wachstumshormon zu einer vorzeitigen Manifestation eines Typ-2-Diabetes führen.

Cushing-Syndrom und Therapie mit Glucocorticoiden

Wie das Wachstumshormon haben auch die Glucocorticoide eine Insulin-antagonistische Wirkung. Ein Hyperkortizismus, z. B. durch chronische Gabe von Glucocorticoiden, wird bei **Stoffwechselgesunden durch eine vermehrte Insulinsekretion kompensiert,** sodass es meist nur zu einem geringen Anstieg des Blutzuckerspiegels kommt. Daher tritt beim Morbus Cushing, bedingt durch ein ACTH-sezernierendes Hypophysenadenom, bei der ektopen ACTH-Sekretion, z. B. paraneoplastisch bei einem Bronchialkarzinom, aufgrund einer autonomen Überproduktion von Cortisol in den Nebennieren oder bei der therapeutischen Glucocorticoidgabe nur dann eine Glucosetoleranzstörung oder eine diabetischen Stoffwechsellage auf, wenn die endogenen Insulinreserven nicht mehr ausreichen („Steroiddiabetes"). Bis zu 80 % aller Patienten mit einem Cushing-Syndrom entwickeln eine Glucoseintoleranz, **aber nur etwa 10 – 15 % einen manifesten Diabetes mellitus.** Bei allen Patienten finden sich jedoch Hyperinsulinämie und Insulinresistenz.

Der diabetogene Effekt der Glucocorticoide wird noch durch eine vermehrte Sekretion von Glucagon aus den α-Zellen des Inselzellorgans verstärkt.

Phäochromozytom und Katecholamine

Katecholamine stimulieren auf vielfältige Weise den Glucosestoffwechsel; in der Leber stimulieren sie die Glykogenolyse und die Gluconeogenese. Sie sind verantwortlich dafür, dass in akuten Stresssituationen, z. B. im Rahmen eines Myokardinfarktes, ein Anstieg des Blutzuckerspiegels beobachtet wird.

Beim Phäochromozytom wird eine **Glucoseintoleranz bei etwa 30 %** aller Patienten beobachtet. Ein manifester Diabetes mellitus ist dagegen eher selten.

Hyperthyreose, Hyperaldosteronismus und andere endokrine Erkrankungen

Eine leichte Glucoseintoleranz wird bei ungefähr der Hälfte aller Patienten mit einer Hyperthyreose beobachtet. Bei Patienten mit vorher bestehendem Diabetes mellitus kann es analog zu einer Verschlechterung der diabetischen Stoffwechsellage kommen.

Hervorzuheben ist noch das **gemeinsame Auftreten eines Diabetes mellitus Typ 1 und einer Autoimmunerkrankung der Schilddrüse** im Rahmen der polyglandulären Autoimmunerkrankungen. Deshalb sollte bei Patienten mit einem Typ-1-Diabetes bei sich verschlechternder diabetischer Stoffwechsellage ohne erkennbare Ursache auch an das Vorliegen einer Autoimmunhyperthyreose gedacht werden (Derwahl u. Schatz 1991).

Störungen der Glucosetoleranz werden auch bei Patienten mit **primärem Hyperaldosteronismus,** beim Glucagonom (auch manifester Diabetes mellitus) und bei sehr seltenen Endokrinopathien (z. B. **Somatostatinom**) beobachtet.

Medikamentös induzierter Diabetes mellitus

Neben den schon erwähnten Hormonen (Schilddrüsenhormone, Glucocorticoide und Katecholamine) können verschiedene Medikamente zu einer Glucosetoleranzstörung oder bei bereits bestehender Glucoseintoleranz zu einer diabetischen Stoffwechsellage führen (siehe Kap. 10.1, S. 377 ff.). Für die Praxis am wichtigsten sind die Thiazid-diuretika, die die Insulinsekretion hemmen können.

> ### Infektionen und genetische Syndrome, die mit einem Diabetes mellitus assoziiert sein können

Verschiedene Viruserkrankungen (kongenitale **Röteln-, Zytomegalie-Virusinfektion**) können ebenfalls zu einer diabetischen Stoffwechsellage führen.

Daneben gibt es zahlreiche genetische Syndrome, die mit einer Glucoseintoleranz und einem manifesten Diabetes mellitus assoziiert sind. Dazu gehört das **Down-Syndrom** (Trisomie 21), das **Klinefelter-Syndrom,** das **Turner-Syndrom,** das mit einer Insulinresistenz einhergehende **Prader-Labhart-Willi-Syndrom,** das **Laurence-Moon-Syndrom** und das **Bardet-Biedl-Syndrom.** Hinsichtlich der klinischen Manifestation und der Besonderheiten dieser Krankheiten wird auf die einschlägige endokrinologische Literatur verwiesen.

Schließlich können auch seltene Autoimmunerkrankungen bzw. Antikörper zu einem Diabetes führen (Stiff-Man-Syndrom, Anti-Insulinrezeptor-Antikörper).

5.2   Gestationsdiabetes

T. Linn, U. Lang (Gießen)

> ### Erwartete Häufigkeit für Gestationsdiabetes bei 6 % aller Schwangerschaften

Gestationsdiabetes (GDM) ist eine weltweit zunehmende Erkrankung und eine der häufigsten Schwangerschaftskomplikationen. Der Begriff wurde 1957 von Carrington in die klinische Medizin eingeführt und ist als Hyperglykämie definiert, die erstmals während der Schwangerschaft festgestellt wird (Girling u. Dornhorst 1997). In Deutschland wird eine Häufigkeit des GDM von bis zu 6 % aller Schwangerschaften erwartet, das entspricht fast 50 000 Fällen pro Jahr. Die Feststellung eines GDM ist bedeutsam, da er mit **erhöhter Morbidität von Mutter und Kind** einhergeht. Maternale Komplikationen sind beispielsweise eine erhöhte Rate an Kaiserschnitten sowie Schwangerschaftshochdruck.

Die Grenzen von noch normalen zu pathologischen Blutzuckerwerten in der Schwangerschaft sind fließend. **Normalität ist nicht eindeutig zu definieren,** es gibt aber Risikopopulationen. Die Grenzwerte zum Pathologischen wurden bisher meist mit Blick auf die Entwicklung eines mütterlichen postpartalen Diabetes und nicht auf das perinatale und postnatale Schicksal des Neugeborenen festgelegt. Eine endgültige Festlegung dieser Grenzwerte, gemessen am Fetal Outcome, wird nach Abschluss der HAPO-Studie (Hypoglycemia and Adverse Perinatal Outcome) erwartet. Bis dahin ist vorläufig möglichst großzügig ein standardisierter oraler Glucose-Toleranztest durchzuführen. In der Vergangenheit wurden verschiedene Vorgehensweisen empfohlen. Prinzipiell lässt sich ein zweizeitiges von einem einzeitigen Modell unterscheiden. Beim **zweizeitigen** Vorgehen erfolgt **zunächst ein 50-g-Glucose-Toleranztest** mit Blutzuckerbestimmung nach einer Stunde. Dieser ist als Screeningtest auch bei nichtnüchterner Schwangerer durchführbar. Bei auffälligem Screeningtest, d. h. bei einem Blutglucosewert nach 1 h über 140 mg/dl (7,8 mmol/l), erfolgt zu einem zweiten Zeitpunkt im nüchternen Zustand ein zweistündiger Glucose-Toleranztest mit 75 g. **Einzeitiges** Vorgehen bedeutet eine Durchführung des **2-Stunden-Testes,** entweder nach klinischer oder laborchemischer Auffälligkeit, z. B. positiver Urinzucker im Mutterpass, oder besser, dessen generelle Durchführung! Wegen der geringeren Nierenschwelle für Blutzucker in der Schwangerschaft kann es häufiger zu einer Glukosurie kommen, die nicht mit erhöhten Blutzuckerwerten einhergeht („**Schwangerschaftsglukosurie**", siehe S. 233 f.). Daher ist eine alleinige Glukosurie ohne Nachweis einer Hyperglykämie im Belastungstest für die Diagnose eines Gestationsdiabetes nicht zulässig. Umgekehrt sind die meisten Gestationsdiabetikerinnen nicht glukosurisch.

Die Behandlung des Gestationsdiabetes vermindert für Mutter und Kind die Risiken bis zur Geburt und verzögert das Auftreten eines Typ-2-Diabetes im weiteren Leben der Mutter und wahrscheinlich auch des Kindes.

Glucose-Toleranzstörung durch Schwangerschaftshormone

Eine gestörte Glucose-Toleranz findet sich unter dem Einfluss steigender Spiegel von Humanem Plazentarem Laktogen (HPL), Prolaktin und Progesteron am häufigsten im dritten Trimenon. Ein hohes Risiko für GDM haben Frauen mit folgenden Charakteristika:

- Übergewicht (Body-Mass-Index [BMI] > 27 kg/[m]^2),
- bereits vorher diagnostiziertem GDM,
- Glukosurie (Mutterpass),
- Diabetes in der Familienanamnese bei Verwandten 1. Grades,
- auffällige geburtshilfliche Anamnese (z. B. Makrosomie von > 4500 g, Fetopathie, Totgeburt, mehrfache Aborte).

In dieser Risikogruppe sollte sofort nach Feststellung der Schwangerschaft ein oraler Glucose-Toleranztest (oGTT) erfolgen. Ein Nüchternblutzucker (venös) von > 126 mg/dl (7,0 mmol/l) oder ein zufällig gemessener Blutzucker von > 200 mg/dl (11,1 mmol/l) ist zu hoch und reicht bei Bestätigung am nächsten Tag für die Diagnose Gestationsdiabetes auch ohne oGTT aus. Allerdings sollte primär ein oGTT angestrebt werden.

Der orale Glucose-Toleranztest

- Ab dem Vortag 22.00 Uhr keine Mahlzeit mehr, an den vorausgegangenen Tagen keine Kalorieneinschränkung und keine körperliche Arbeit unmittelbar vor dem Test.
- Kapilläre Blutentnahme für Nüchternblutzucker:
  75 g Glucose bzw. Oligosaccharide in 300 ml Wasser innerhalb 10 min;
  Schwangere bleibt in der Praxis (Sitzen oder Liegen, kein Rauchen).

- Kapilläre Blutentnahme für Blutzuckerbestimmung 60 min und 120 min nach Trink-Ende.
- Kapilläre Grenzwerte nach den Richtlinien der Deutschen Diabetes-Gesellschaft (2001) und dem AWMF-Leitlinienregister:
  90 – 180 – 155 mg/dl bzw. 5,0 – 10,0 – 8,6 mmol/l (0 – 60 – 120 min).

Bei Bestimmung in venösem Plasma gilt derzeit 95 – 180 – 155 mg/dl bzw. 5,3 – 10,0 – 8,6 mmol/l. Eine (niedrigere) Neufestlegung könnte bevorstehen, wenn die zurzeit noch laufenden Studien abgeschlossen sind. Wenn mindestens zwei Werte überschritten sind, ist die Diagnose GDM gesichert. Falls der oGTT negativ ausfällt oder nur ein Wert erhöht ist, wird empfohlen, ihn besonders bei hohem Risiko zu wiederholen (24. – 28. SSW oder 32. – 34. SSW). Die Glucosebestimmungen sollten einer internen Qualitätskontrolle unterliegen. Geeignet ist die Versendung von kapillärem Hämolysat ins Labor oder die Durchführung mit dem Hemocue-Verfahren vor Ort, die Verwendung von Handmessgeräten ist für diagnostische Zwecke nicht akzeptabel (Tab. 5. 2-**1**).

Tabelle 5.2-1   Bewertung des oGTT (75 g)

	Kapillär mg/dl bzw. mmol/l	Venöses Plasma mg/dl bzw. mmol/l
Nü-BZ	≥ 90 bzw. 5,0	95 bzw. 5,3
60-min-BZ	≥ 180 bzw. 10,0	180 bzw. 10,0
120-min-BZ	≥ 155 bzw. 8,6	155 bzw. 8,6

Wenn 2 von 3 Werten überschritten werden, gilt GDM als diagnostiziert.

Niedriges Risiko ist korreliert mit:
- Lebensalter < 25 Jahre,
- normalem Körpergewicht,
- fehlender Familienanamnese,
- normaler vorangegangener Schwangerschaft.

Für Nicht-Risiko-Schwangere empfiehlt sich die generelle Durchführung des oGTT in der 24. – 28. SSW (Tab. 5.2-**2**).

Tabelle 5.2-2   Empfehlungen zum Screening

	Risiko	Diagnostik
Hoch:	BMI > 27, positive Familien- oder Schwangerschaftsanamnese	oGTT im 1. Trimenon; falls normal Wdh. 24. – 28. SSW oder 32. – 34. SSW
Niedrig:	BMI < 27, negative Anamnese	oGTT 24. – 28. SSW

Behandlungsziele

Eine Schwangere mit Gestationsdiabetes muss vom Tag der Diagnose an so schnell wie möglich in die Lage versetzt werden, ihre Blutzuckerwerte selbst zu messen. Behandlungsziel ist ein **präprandialer Blutzucker von 60 – 90 mg/dl (3,3 – 5,0 mmol/l) und zwei Stunden nach Beginn der Mahlzeit < 120 mg/dl (< 6,7 mmol/l)**. Der Blutzucker eine Stunde nach Beginn der Mahlzeit sollte 140 mg/dl (7,8 mmol/l) nicht überschreiten. Bei Insulintherapie sollte präprandial ein Wert von 60 mg/dl (3,3 mmol/l) nicht unterschritten werden. Das bedeutet, dass das HbA_{1c} während der Schwangerschaft im völligen Normbereich sein sollte. Die Kooperation mit einem diabetologisch erfahrenen Arzt ist unverzüglich herzustellen. Falls dies kurzfristig nicht möglich ist, sollte die Patientin einem Zentrum mit geburtshilflich-diabetologischem Schwerpunkt zugewiesen werden.

Je übergewichtiger eine Schwangere mit Gestationsdiabetes ist, desto mehr profitiert sie von kalorienbeschränkter Ernährung. Bei einem BMI > 27 kg/(m)² kann die Kalorienmenge auf 25 kcal/kg reduziert werden. Zunächst wird eine blutzuckersenkende Ernährung vereinbart:
- Einschränkung der Fettaufnahme und Kalorienbegrenzung,
- Verteilung der Kalorien auf 6 Mahlzeiten pro Tag,
- langsam resorbierbare Kohlenhydrate.

Wegen der strengen Behandlungsziele muss eine **frühzeitige Insulinbehandlung** bei vielen Frauen mit GDM erfolgen, da sich die Gabe von **oralen Antidiabetika** in der Schwangerschaft **verbietet.** Eine Insulinbehandlung soll dann erfolgen, wenn im Tagesprofil (mit sechs Werten) mindestens zwei Blutzuckerwerte über mehrere Tage hintereinander erhöht sind (siehe Behandlungsziele). Im Zweifel sollte immer eine Entscheidung für Insulin fallen. Insulinanaloga sollten derzeit noch aus mehr theoretischen Erwägungen heraus nicht oder erst nach Abschluss der Organogenese verwendet werden (ca. 2. Trimenon). Schwangere mit GDM haben einen individuell sehr unterschiedlichen, gelegentlich extrem hohen Insulinbedarf. Nicht selten ist eine Behandlung mit Normalinsulin zu den Mahlzeiten ausreichend. Schwangere mit insulinbehandeltem GDM werden bis zur Entbindung wie Schwangere mit Typ-1-Diabetes betreut (Tab. 5.2-**3**).

Tabelle 5.2-3   Maßnahmen nach Diagnose

Bei Diagnose	Verlauf	Insulin
Erlernen der Selbstkontrolle, Blutzuckerprotokoll (6-Punkte-Profil 3 Tage vor nächstem Vorstellungstermin) Ernährungsumstellung	Durchsprechen der Protokolle alle 2 Wochen; wenn 2 von 6 Werten an drei aufeinanderfolgenden Tagen zu hoch, erfolgt Verstärkung der Therapie	Erlernen des Insulinspritzens

Tabelle 5.2-4   Leitlinien zum Gestationsdiabetes

DDG	NVL (03/2003)	DMP	ADA
Empfehlungen zu Diagnostik und Therapie des Gestationsdiabetes (GDM) AWMF-Leitlinien-Register Nr. 05/008 Entwicklungsstufe: 1 + IDA, 2001	Kein Kommentar	„Bei geplanter oder bestehender Schwangerschaft Überweisung vom Hausarzt an den Diabetologen." DMP für Diabetes, Anlage 1 (zu §§ 28b – g): Kooperation der Versorgungssektoren 1.8.1	Gestational Diabetes mellitus. Diabetes Care. 26(Suppl. 1): S103 – S105 (most recent revision 2000)

DDG = Deutsche Diabetes-Gesellschaft, NVL = Nationale Versorgungs-Leitlinie, DMP = Disease-Management-Programme, ADA = American Diabetes Association

Gynäkologisch-geburtshilfliche Betreuung

Die frühzeitige Vorstellung der Schwangeren in der Entbindungsklinik zur Planung der Entbindung ist wünschenswert. Längere Übertragung sollte vermieden werden. Die gynäkologisch-geburtshilfliche Kontrolle sollte engmaschiger sein als in den Mutterschaftsrichtlinien für Nicht-Risiko-Schwangere vorgesehen. Zu achten ist insbesondere auf die Entwicklung eines Polyhydramnions. Das frühzeitige Kardiotokogramm zur Erkennung fetaler Hypoxiezustände ist obligatorisch.

Prognose nach Entbindung

Bei folgenden Frauen mit GDM tritt ein Diabetes im späteren Leben gehäuft auf:
- höheres Lebensalter bei Entbindung;
- Notwendigkeit einer Insulinbehandlung während der Schwangerschaft;
- Adipositas;
- Diabetes in der Familienanamnese (Verwandte 1. oder 2. Grades).

Das Schicksal der Kinder von Müttern mit GDM ist bestimmt durch eine gesteigerte Adipositasrate schon ab dem 5. Lebensjahr. Außerdem ist Typ-2-Diabetes gehäuft bei Kindern im jüngeren Lebensalter zu finden, wenn sie > 4500 g zur Geburt wogen, während ältere Kinder häufiger Typ-2-Diabetes bekommen bei einem Geburtsgewicht von < 2500 g. Auch erhöht sich die Typ-2-Diabetesrate bei Kindern mit Flaschenernährung im Vergleich zu gestillten Kindern. Die meisten Fälle von Typ-2-Diabetes traten bei Kindern mit dem höchsten Geburtsgewicht auf und deren Mütter bei der Entbindung ein höheres Lebensalter hatten.

Fazit für die Praxis

Ein Gestationsdiabetes bedeutet für Mutter und Kind ein hohes Risiko für einen Typ-2-Diabetes, dieser kann aber durch konsequente Erkennung und Behandlung sowie langfristige Betreuung beider verhindert werden.

Alle Schwangeren sollen auf Gestationsdiabetes gescreent werden. Der orale Glucose-Toleranztest kann sowohl einzeitig als auch zweizeitig erfolgen. Anschließend erfolgt ggf. die Schulung mit dem Ziel der Selbstkontrolle. Behandlungsziele sind Blutzuckerwerte von 60 – 90 mg/dl präprandial und < 120 mg/dl prandial. Falls diese nicht erreicht werden, wird sofort mit einer intensivierten Insulintherapie begonnen.

6 Renale Glukosurie

W. Zidek (Berlin)

> **Beim Nierengesunden liegt die Schwellenkonzentration der Plasmaglucose für die tubuläre Rückresorption bei 180 mg/dl (10 mmol/l).**

Wenn diese Schwellenkonzentration („Nierenschwelle") überschritten wird, erscheint Glucose im Urin. Daher kann aus einer Glucoseausscheidung im Urin nicht zwingend auf das Vorliegen eines Diabetes mellitus geschlossen werden. In der **Schwangerschaft kann die Nierenschwelle bis auf 120 mg/dl (6,7 mmol/l) absinken**, im höheren Lebensalter ansteigen.

> **Wenn die tubuläre Rückresorption von Glucose gestört ist, erscheint Glucose auch bei geringeren Plasmakonzentrationen bereits im Urin – in diesen Fällen liegt eine renale Glukosurie vor.**

Eine verminderte tubuläre Rückresorption von Glucose kann unterschiedliche Gründe haben:

Zunächst können die funktionstüchtigen Nephrone in ihrer Zahl soweit vermindert sein, dass die tubuläre Rückresorption von Glucose auch bei physiologischen Blutzuckerspiegeln nicht ausreicht, die Ausscheidung von Glucose im Urin zu verhindern. Daher kann immer dann eine renal bedingte Glukosurie auftreten, wenn im Rahmen renoparenchymatöser Erkrankungen ein ausgeprägter tubulointerstitieller Schaden entstanden ist. Vorwiegend **tubulointerstitielle Nierenerkrankungen,** wie z. B. die **Analgetika-Nephropathie,** können daher Ursache einer renalen Glukosurie sein.

> **Neben erworbenen Schädigungen des Tubulusapparates können auch angeborene Defekte des tubulären Glucosetransporters einer renalen Glukosurie zugrunde liegen.**

Diese Defekte (Brown 2000) kommen entweder **isoliert** vor und haben dann keinen wesentlichen Krankheitswert, oder sie treten kombiniert mit anderen tubulären Resorptionsdefekten auf, z. B. im Rahmen des **Debré-Toni-Fanconi-Syndroms.** Dieses Syndrom besteht aus Rückresorptionsdefekten für Glucose, Bicarbonat, Aminosäuren und Phosphat. Diese kongenital auftretende Erkrankung manifestiert sich daher in ganz unterschiedlichen Symptomen, die sich aus dem jeweiligen Transportdefekt ergeben. Im Vordergrund steht häufig eine Rachitis aufgrund der ausgeprägten Hypophosphatämie sowie die renal-tubuläre Azidose, die allerdings selbstlimitierend ist und daher nicht zur Osteopathie beiträgt. Die Aminoazidurie und Glukosurie können zu Wachstumsstörungen und Hypoglykämien führen. Ähnlich wie das kongenitale Debré-Toni-Fanconi-Syndrom können auch eine Reihe erworbener Störungen proximal-tubuläre Resorptionsstörungen auslösen. Typisch ist dies für die **Amyloidose,** die infolge peritubulärer Ablagerungen von Amyloid die genannten Transportdefekte auslösen kann. Vergleichbare Schädigungen des proximalen Tubulus können auch im Rahmen von **Kollagenosen/Vaskulitiden** auftreten, wie z. B. beim Lupus erythematodes oder dem Sjögren-Syndrom.

> **In der Schwangerschaft muss die renale Glukosurie differenzialdiagnostisch erwogen werden, wenn bei der Routineuntersuchung eine Glucoseausscheidung festgestellt wird.**

Die **Schwangerschafts-Glukosurie** hat **keinen Krankheitswert.** Die Prävalenz liegt im Bereich von 1 – 2 % (Chen et al. 1976). Folgende Ursachen tragen zur Schwangerschafts-Glukosurie bei: Die glomeruläre Filtrationsrate nimmt in der Schwangerschaft deutlich zu. Daher wird den Tubuli bei gleicher Plasma-Glucosekonzentration mehr Glucose angeboten als bei Nichtschwangeren. Die maximale tubuläre Transportkapazität für Glucose nimmt aber bei Schwangeren nicht in gleichem Maße zu wie das Glucoseangebot, das durch glomeruläre Filtration und Glucosekonzentration bestimmt wird. Durch diese diskrepante Entwicklung wird die tubuläre Transportkapazität bei Schwangeren leichter überschritten als bei Nichtschwangeren. Hinzu kommt, dass unabhängig von der Schwangerschaft das tubuläre Transportmaximum für Glucose innerhalb der Bevölkerung starken Schwankungen unterliegt, unter anderem aufgrund genetischer Faktoren. Es gibt Hinweise, dass die Schwangerschafts-Glukosurie speziell bei denjenigen Frauen auftritt, deren tubuläres Transportmaximum für Glucose bereits vor der Schwangerschaft im unteren Bereich der Verteilungskurve lag.

Die Schwangerschaftsglukosurie **verschwindet innerhalb einiger Monate** nach Entbindung. Sie lässt sich **in der Schwangerschaft** leicht von einem Diabetes mellitus, insbesondere auch einem **Gestationsdiabetes** (siehe Kap. 5.2, S. 226 ff.), unterscheiden, da sich normale Blutzuckerwerte finden. Differenzialdiagnostisch empfiehlt sich die Durchführung eines **oralen Glucose-Toleranztestes** mit 75 g, der bei einer Schwangerschafts-Glukosurie einen **normalen** Blutzuckerverlauf zeigt, wobei dennoch eine Glukosurie beobachtet werden kann (vgl. S. 227 f., Tab. 5.2-**1**).

Fazit für die Praxis

Bei einer Glukosurie müssen ggf. auch **renale Ursachen** erwogen werden. Speziell **in der Schwangerschaft** und wenn zusätzlich renale Erkrankungen bekannt sind, muss geprüft werden, ob eine gestörte tubuläre Rückresorption zumindest oder teilweise für die Glukosurie verantwortlich ist.

7 Fettstoffwechsel und Hypertonie bei Diabetes

7.1 Fettstoffwechsel bei Diabetes mellitus

M. Pfohl (Duisburg)

Neben den übrigen kardiovaskulären Risikofaktoren bei Patienten mit Diabetes mellitus kommt der diabetischen Hyperlipoproteinämie und Dyslipidämie eine besondere Rolle bei der Entstehung der Arteriosklerose zu. Daten aus der United Kingdom Prospective Diabetes Study (1998) belegen, dass das Risiko für eine koronare Herzkrankheit (KHK) bei Typ-2-Diabetespatienten mit einem Low-Density-Lipoprotein-(LDL-)Cholesterin im oberen Drittel der Verteilungskurve von Diabetespatienten im Vergleich zum unteren Drittel um den Faktor 2,3 (95 % Konfidenzintervall 1,7 – 3,0) erhöht ist. Für Patienten mit einem High-Density-Lipoprotein(HDL)-Cholesterin im oberen Drittel der Verteilungskurve ist das KHK-Risiko hingegen auf die Hälfte (95 % Konfidenzintervall 0,4 – 0,7) erniedrigt. Patienten mit **Typ-2-Diabetes** weisen in der Regel zwei wichtige Veränderungen des Lipidstoffwechsels auf, nämlich deutlich **erhöhte Gesamttriglyceride und Very-Low-Density-Lipoprotein-(VLDL-)**Triglyceride und zum anderen ein **erniedrigtes HDL-**Cholesterin. Beim **Typ-1-Diabetes** hingegen **variieren die Lipoproteinveränderungen sehr stark** mit der Insulintherapie: während beispielsweise im Insulinmangel, vor allem bei der Entwicklung einer Ketoazidose, die VLDL und die Chylomikronen stark erhöht sein können, liegen bei einer guten Stoffwechseleinstellung mit in der Regel höheren Insulinspiegeln nahezu normale Lipoproteinkonzentrationen im Plasma vor.

> **Bei Diabetes mellitus wirken die Lipoproteine wesentlich stärker atherogen.**

Die typische diabetische Hypertriglyzeridämie beruht auf einer Überproduktion von VLDL-Triglyceriden, die sich letztlich auf einen erhöhten Substratfluss von Glucose und freien Fettsäuren zur Leber zurückführen lässt. Zusätzlich ist bei Patienten mit Typ-2-Diabetes in der Regel der Abbau der VLDL-Triglyceride gestört, die Lipoproteinlipase-Aktivität ist hier in Abhängigkeit vom Insulinmangel und von der Insulinresistenz deutlich beeinträchtigt. Da bei Diabetespatienten zumeist auch die VLDL-Apo-B-Produktion erhöht ist, entstehen trotz des Überwiegens von VLDL-Triglyceriden **vermehrt VLDL-Remnant-Partikel,** die stark mit Cholesterin angereichert und damit **sehr atherogen** wirksam sind. Durch die zusätzliche Glykierung des Apolipoproteins E mit Beeinträchtigung der Bindung an den Apolipoprotein-B/E-Rezeptor führen diese VLDL-Remnant-Partikel zu einer **verstärkten zellulären Lipidakkumulation in Makrophagen.** Die Plasmakonzentration der LDL ist bei Patienten mit Typ-2-Diabetes in der Regel normal oder – aufgrund der beeinträchtigten Lipoproteinlipase-Aktivität – teilweise sogar erniedrigt, die **LDL-Partikel** selbst sind aber aufgrund verschiedener metabolischer Abnormalitäten **wesentlich atherogener** wirksam als bei Patienten ohne Diabetes mellitus. Dies beruht auf einer Tendenz zu **kleineren und dichteren LDL-Partikeln,** die zusätzlich wesentlich stärker oxidiert und durch die zusätzliche Glykierung des Apolipoprotein-B um ca. 5 – 25 % langsamer abgebaut werden. Dies wiederum führt zu einer vermehrten Aufnahme dieser **„Small-dense-LDL"**-Partikel durch Makrophagen und induziert damit die in der Atherogenese bedeutsame Schaumzellbildung. Die **verringerten HDL**-Konzentrationen dürften mit dem beeinträchtigten VLDL-Abbau und der verringerten Lipoproteinlipase-Aktivität zusammenhängen. Zusätzlich ist bei Patienten mit Diabetes mellitus Typ 2 in der Regel die Aktivität der hepatischen Lipoproteinlipase höher, was einen rascheren Abbau der HDL-Partikel bedingt. Auch ist bei Patienten mit Diabetes mellitus Typ 2 die Aktivität der Lecithin-Cholesterin-Acyltransferase (LCAT) herabgesetzt, dies führt zu einer weiteren Beeinträchtigung des Cholesterinrücktransportes. Alle diese Veränderungen korrelieren deutlich mit der Insulinresistenz.

Andere Ursachen einer Hyperlipidämie müssen ausgeschlossen werden.

Bei der Interpretation der Lipid- und Lipoproteinkonzentrationen bei Diabetespatienten müssen auch Faktoren in Erwägung gezogen werden, die nicht mit der Hyperglykämie oder der Insulinresistenz zusammenhängen. Zu diesen Faktoren gehören manifeste oder latente Hypothyreosen, Nierenerkrankungen und genetisch bedingte Dyslipidämien. Interessanterweise scheinen auch zwischen der familiär kombinierten Hyperlipidämie, der familiären Hypertriglyzeridämie und dem Typ-2-Diabetes pathophysiologische und möglicherweise sogar genetische Zusammenhänge zu bestehen. An exogenen Faktoren können vermehrter Alkoholkonsum oder eine Östrogen-Einnahme die diabetische Dyslipidämie deutlich verstärken.

Wegen des hohen kardiovaskulären Risikos ist bei Diabetespatienten eine aggressive Lipidsenkung und -modifikation indiziert.

Obwohl die Datenlage zur Effektivität einer Lipidmodifikation bei Patienten mit Diabetes mellitus weniger umfassend ist als für die Blutzuckersenkung und die Behandlung der arteriellen Hypertonie, sprechen doch mehrere Punkte für eine konsequente Behandlung der diabetischen Hyper- oder Dyslipidämie. Epidemiologische Untersuchungen haben bereits vor Jahren gezeigt, dass das Risiko für kardiovaskuläre Ereignisse bei Männern mit Diabetes mellitus im Vergleich zu Nichtdiabetikern um den Faktor 3 (Wilson et al. 1985) erhöht ist. Haffner et al. (1998) zeigten, dass das **kardiovaskuläre Risiko von Patienten mit Diabetes mellitus ohne** vorbestehende koronare Herzkrankheit **dem von nichtdiabetischen Patienten mit bekannter koronarer Herzkrankheit entspricht** und dass das Mortalitätsrisiko von Patienten mit Diabetes mellitus und koronarer Herzkrankheit nochmals drastisch erhöht ist. Dies bedeutet, dass bei **Patienten mit Diabetes** mellitus im Prinzip eine **Situation wie bei einer Sekundärprävention von kardiovaskulären Erkrankungen** vorliegt. Damit muss die Schwelle für eine diätetische oder medikamentöse Behandlung wesentlich niedriger angesetzt werden, und auch das Therapieziel bei bestehender Hyper- oder Dyslipidämie liegt bei deutlich niedrigeren Werten.

Vieles spricht für einen großen Nutzen der Lipidsenkung bei Diabetespatienten.

Groß angelegte klinische Studien, die den Effekt einer lipidsenkenden medikamentösen Behandlung ausschließlich bei Patienten mit Diabetes mellitus untersuchen, sind derzeit noch im Gange, ihre Ergebnisse werden erst in einigen Jahren vorliegen. Zum aktuellen Zeitpunkt lässt sich jedoch aus **Subgruppenanalysen von 4 großen Interventionsstudien** ableiten, dass eine lipidsenkende Medikation bei Patienten mit Diabetes mellitus sehr effektiv ist. In der **Helsinki-Heart-Studie** hatte die Einnahme des Fibrats Gemfibrozil zu einer (wenn auch nicht signifikanten) Verminderung koronarer Ereignisse bei Patienten mit Diabetes mellitus ohne vorbekannte koronare Herzkrankheit geführt (Koskinen et al. 1992). In Übereinstimmung mit den o. g. pathophysiologischen Überlegungen war dieser Effekt am stärksten ausgeprägt in den Gruppen mit hohen Plasma-Triglyceriden und niedrigem HDL-Cholesterin. In einer Subgruppe der **„Scandinavian Simvastatin Survival Study"** (4S), die 202 Diabetespatienten mit vorausgegangenem Myokardinfarkt und Angina pectoris umfasste, wurde gezeigt, dass die Mortalität von 25 % mit Placebo auf 14 % mit Simvastatin über einen Zeitraum von 7 Jahren gesenkt werden konnte (Pyörälä et al. 1997). Das Risiko von größeren kardialen Ereignissen in dieser Studie war signifikant reduziert, wobei die relative Risikoreduktion der von nichtdiabetischen Patienten vergleichbar war. Im **„Cholesterol and Recurrent Event Trial"** (CARE) wiesen 586 der eingeschlossenen 4159 Patienten einen Diabetes mellitus auf, alle Patienten hatten einen vorangegangenen Myokardinfarkt. Auch in dieser Studie war die Rate von größeren Koronarereignissen (Herztod, nicht tödlicher Myokardinfarkt oder Revaskularisation) von 37 % in der Placebo-Gruppe auf 29 % in der mit Pravastatin behandelten Gruppe reduziert (Goldberg et al. 1998). Unter Berücksichtigung des sehr hohen kardiovaskulären Hintergrundrisikos von Diabetespatienten erscheint damit eine medikamentöse Lipidmodifikation auch bei Patienten mit diabetischer Hyper- oder Dyslipidämie ohne bisher nachgewiesene koronare Herzkrankheit indiziert, bei Patienten mit koronarer Herzkrankheit ist sie obligat. Hierfür sprechen auch die beeindruckenden Ergebnisse der **„Heart Protection Study"**, in der 6000 der insgesamt 20 000 eingeschlossenen Patienten einen Diabetes mellitus aufwiesen, davon 4000 ohne bekannte koronare Herzkrankheit. In diesem Patientenkollektiv konnte die Inzidenz von kardialen und zerebralen Ereignissen durch Simvastatin um 28 % reduziert werden (Heart Protection Study Collaborative Group 2002).

Lipidscreening bei allen Diabetespatienten erforderlich

Die Bestimmung des Gesamtlipidprofils (Gesamtcholesterin, LDL- und HDL-Cholesterin, Triglyceride) muss heute generell bei jedem neu diagnostizierten Patienten mit Diabetes mellitus Typ 1 oder 2 durchgeführt werden. Bei pathologischen Werten empfiehlt sich eine Kontrolle nach 2 – 6 Monaten, bei Lipidwerten im Zielbereich einmal jährlich, wie es auch im „Gesundheitspass Diabetes" der Deutschen Diabetes-Ge-

Tabelle 7.1-1 Empfehlungen der European Diabetes Policy Group zu den Lipid-Grenzwerten bei allen Patienten mit Diabetes mellitus (1998, 1999)

	Niedriges Risiko	Risiko	Hohes Risiko
Gesamtcholesterin	<185 (<4,7)	185 – 230 (4,7 – 6,0)	>230 (>6,0)
LDL-Cholesterin	<115 (<3,0)	115 – 155 (3,0 – 4,0)	>155 (>4,0)
HDL-Cholesterin	> 46 (>1,2)	39 – 46 (1,0 – 1,2)	< 39 (<1,0)
Triglyceride	<150 (<1,7)	150 – 200 (1,7 – 2,3)	>200 (>2,3)

Alle Angaben für Serumwerte in mg/dl (in Klammern mmol/l).

sellschaft angeführt ist. Die Lipoprotein-Grenzwerte der Empfehlungen der European Diabetes Policy Group sind in Tab. 7.1-**1** wiedergegeben. Der Zielwert für **LDL-Cholesterin** ist dort mit <**115 mg/dl** (<**3,0 mmol/l**) angeführt. Generell muss bereits bei grenzwertigen Lipoproteinwerten eine Modifikation durch eine Ernährungsumstellung sowie gesteigerte körperliche Aktivität gefordert werden. Auf eine straffe Blutzuckereinstellung ist unabhängig davon zu achten. Generell beeinflussen die meisten blutzuckersenkenden Medikamente auch den Fettstoffwechsel, wobei günstige Effekte auf das Lipoproteinprofil vor allem für Biguanide, Glitazone und die Insulintherapie gezeigt worden sind. Bei Patienten mit Typ-1-Diabetes wird in der Regel eine intensivierte Insulintherapie auch die Dyslipidämie weitgehend korrigieren.

Erster Schritt: Ernährungsmodifikation und körperliche Aktivität

Generell wird bei Patienten mit Diabetes mellitus derzeit eher eine kohlenhydratreiche Kost mit einem **niedrigen Anteil von gesättigten Fettsäuren und Cholesterin** angeraten (American Diabetes Association 1999). Bei Patienten mit Typ-2-Diabetes ist inzwischen erwiesen, dass ein **hoher Anteil von cis-einfach-ungesättigten Fettsäuren,** die vor allem in Pflanzenölen enthalten sind, einen günstigen Effekt sowohl auf die Plasmaglucose als auch auf das Lipoproteinprofil der Patienten hat. Auch mehrfach ungesättigte Fettsäuren (z. B. Linolensäure) haben einen günstigen Einfluss auf das LDL-Cholesterin, können aber gelegentlich auch das HDL-Cholesterin ungünstig beeinflussen. Trans-einfach-ungesättigte Fettsäuren, die Bestandteil gehärteter pflanzlicher Streichfette sind und häufig für Fertigbackwaren oder als Frittierfett verwendet werden, sollten wegen ihres negativen Einflusses auf das Lipoproteinprofil vermieden werden. **Günstig** wirken sich hingegen **Omega-3-Fettsäuren** aus Fischöl aus, diese können insbesondere erhöhte Triglyceridspiegel deutlich verringern (siehe auch S. 339). Alkoholische Getränke sollten bei Patienten mit Diabetes mellitus auf geringe Mengen, d. h. **maximal 1 – 2 Gläser Wein oder Bier** pro Tag, reduziert werden. Ein Alkoholkonsum in dieser Größenordnung scheint einen kardioprotektiven Effekt aufzuweisen, während größere Alkoholmengen bei dafür prädestinierten Patienten starke Anstiege der Triglyceride verursachen können. **Regelmäßige körperliche Aktivität** führt über eine Aktivierung der Lipoproteinlipase und Verbesserung der Insulinresistenz bei Typ-2-Diabetes vor allem zu einem schnelleren Abbau der triglyceridreichen Lipoproteine und zu einem HDL-Anstieg. Durch diätetische Maßnahmen lassen sich – selbstverständlich in Abhängigkeit von einer vorherigen Fehlernährung – mäßige bis deutliche Modifikationen des Lipoproteinprofils erreichen, das LDL-Cholesterin lässt sich in der Regel allerdings um nicht mehr als 15 – 25 mg/dl (0,6 – 1,0 mmol/l) senken. Die diabetische Dyslipidämie im Sinne von erhöhten Triglyceriden und erniedrigtem HDL-Cholesterin lässt sich allerdings durch diese Maßnahmen stärker beeinflussen.

Die medikamentöse Lipidmodifikation darf nicht verzögert werden.

Der Erfolg der nichtmedikamentösen Maßnahmen zur Lipidmodifikation sollte nach 2 – 3 Monaten überprüft werden. In vielen Fällen wird dann eine medikamentöse Behandlung der diabetischen Hyper- oder Dyslipidämie erforderlich sein, um die individuell festgelegten **Zielwerte des Lipoproteinprofils** (Tab. 7.1-**1**, S. 238) zu erreichen. Bei erhöhtem LDL-Cholesterin bieten sich hier in erster Linie die **HMG-CoA-Reduktasehemmer** ("Statine") an, die auch bei Patienten mit Diabetes mellitus eine sehr effektive Senkung des LDL-Cholesterins bewirken. In Abhängigkeit von der eingesetzten Dosis und den Ausgangstriglyceridwerten lässt sich auch eine günstige Beeinflussung der Serumtriglyceride und des VLDL-Cholesterins erzielen. **Gallensäurebinder wie Cholestyramin und Colestipol** sind in der Regel bei Patienten mit Diabetes mellitus zu vermeiden, da diese Medikamente meistens zu einem Anstieg der Plasmatriglyceride und des VLDL-Cholesterins führen und damit die diabetische Dyslipidämie sehr ungünstig beeinflussen können. Seit etwa 1 Jahr steht zur Cholesterinsenkung auch **Ezetimib** zur Verfügung (bezüglich möglicher Nebenwirkungen siehe Arzneimittelkommission der Deutschen Ärzteschaft 2004). **Bei stark erhöhten Triglyceriden,** d. h. ab 500 – 600 mg/dl (5,6 – 6,8 mmol/l), sollte **Fibraten** der Vorzug gegeben werden, die in erster Linie eine Reduktion der Plasmatriglyceride und des VLDL-Cholesterins bewirken. Nach der derzeitigen Datenlage scheint hier vor allem **Gemfibrozil** sehr effektiv zu sein, in der Subgruppe der Patienten mit Diabetes mellitus in der Helsinki-Heart-Studie konnte immerhin die KHK-Inzidenz in der Gemfibrozil-Gruppe auf 3,4 % im Vergleich zu 10,5 % in der Placebo-Gruppe mit Typ-2-Diabetes gesenkt werden – aufgrund der niedrigen Patientenzahl (59 respektive 76) war dieses Ergebnis allerdings nicht statistisch signifikant (Koskinen et al. 1992). **Fenofibrat** wird gegenwärtig in Australien in der FIELD-Study (Fenofibrate Intervention and Event Lowering in Diabetes) an 10.000 Diabetespatienten untersucht (vgl. Schatz u. Wehling 2003). Die **Kombination von Bezafibrat und Simvastatin** hat sich in einer Untersuchung bei kombinierter diabetischer Dyslipidämie zwar ebenfalls als recht effektiv erwiesen, es ist dabei jedoch gelegentlich mit Creatinkinase-Anstiegen zu rechnen (Gavish et al. 2000). Angesichts der Erfahrungen mit Cerivastatin (Lipobay, inzwischen vom Markt genommen), unter dem in Kombination mit Fibraten über 50 Todesfälle aufgrund von Rhabdomyolysen aufgetreten sind, ist die Kombination von HMG-CoA-Reduktasehemmern mit Fibraten allenfalls auf dann gut zu überwachende Ausnahmefälle zu beschränken. Wegen des Myopathierisikos sollten Fibrate bei Patienten mit Niereninsuffizienz vermieden werden. Es stehen auch **aus Fischöl gewonnene Präparate** mit mehrfach ungesättigten Fettsäuren/Omega-3-Fettsäuren zur Verfügung; eine groß angelegte Studie (ORIGIN) zu deren Einsatz bei Glucosetoleranzstörungen läuft gerade an (siehe Tab. 3.3-**3**, S. 138). Die derzeit bei uns verfügbaren **Nicotinsäurepräparate** (z. B. Acipimox) bieten sich aufgrund des Nebenwirkungsprofils lediglich bei Patienten mit einer Unverträglichkeit gegen HMG-CoA-Reduktasehemmer und/oder Fibrate an. Für Patienten mit niedrigem HDL-Cholesterin steht in den USA bereits eine langsam freisetzende Niacin-Präparation (Niaspan) zur Verfügung (Grundy et al. 2002), welche in Deutschland seit Mai 2004 zugelassen und erhältlich ist.

Durch eine **konsequente Kombination von Ernährungsmodifikation, Gewichtsreduktion, körperlicher Aktivität und Einsatz von lipidsenkenden Medikamenten zusätzlich** zu einer normnahen Blutzucker-Einstellung lässt sich in der Regel bei Patienten mit Diabetes mellitus eine deutliche Besserung oder Normalisierung des Lipoproteinprofils erreichen. Hierdurch sollte sich nach heutigem Kenntnisstand auch eine deutliche Reduktion der kardio- und wohl auch zerebrovaskulären Morbidität und Mortalität von Diabetespatienten erreichen lassen, wobei dies aber selbstverständlich als Teil einer multifaktoriellen Interventionsstrategie gesehen werden muss.

7.2   Therapie der Hypertonie bei Diabetes mellitus

S. Jacob (Königsfeld), B. Balletshofer (Tübingen), H.-U. Häring (Tübingen)

Die Hypertonie ist bei dem Patienten mit Diabetes mellitus häufig anzutreffen. Während bei Patienten mit Typ-1-Diabetes die Häufigkeit der Hypertonie mit der Krankheitsdauer zunimmt, liegen hypertone Blutdruckwerte bei über 50 % der Typ-2-Diabetiker bereits zum Zeitpunkt der Erstdiagnose des Diabetes vor (Schäfers et al. 2000).

Weiterhin finden sich, gerade beim Typ-2-Diabetiker, häufig in Assoziation mit der Hypertonie weitere Störungen, die durch das Risikomuster des Metabolischen Syndroms gekennzeichnet sind, d. h. Erhöhung von Triglyceriden und LDL-Cholesterin, Erniedrigung des HDL-Cholesterins sowie eine androide Fettverteilung und das Übergewicht. Aufgrund dieser atherogenen Konstellation ist es erforderlich, möglichst alle diese Risikofaktoren – entsprechend einem multifaktoriellen Ansatz – zu berücksichtigen.

Ab 140/90 mmHg behandeln: Ziel ≤ 130/85 mmHg

In den letzten Jahren wurden, gestützt durch Interventionsstudien, die Grenzwerte (und damit die Definition) der Hypertonie sowie vor allem die Ziel-Blutdruckwerte für die antihypertensive Behandlung zunehmend nach unten korrigiert. Nach den neuesten Definitionen der International Society of Hypertension (ISH) und der WHO besteht bei Patienten mit Diabetes eine behandlungsbedürftige Hypertonie ab einem Blutdruck von 140/90 mmHg, demzufolge ist der Ziel-Blutdruck darunter angesetzt (≤ 130/85 mmHg); bei Mikroalbuminurie sollten, soweit verträglich, Werte unter 130/80 mmHg angestrebt werden (Schäfers et al. 2000).

Blutdrucksenkung lohnt – Ergebisse neuerer Interventionsstudien

Interventionsstudien zeigen klar den Wert einer strengen und konsequenten Blutdruckeinstellung gerade für den Diabetiker. Allen voran die viel zitierte UKPDS (= United Kingdom Prospective Diabetes Study), die in einem Behandlungsarm zusätzlich zu der metabolischen Kontrolle den Nutzen einer strengen versus einer etwas großzügigeren Blutdruckeinstellung evaluierte (UKPDS:38 1998). Die erreichten Blutdruckwerte lagen in der strenger behandelten Gruppe um 10 mmHg systolisch und 5 mmHg diastolisch signifikant unter denen mit der etwas weniger strengen Kontrolle. Bei der besser kontrollierten Gruppe ließ sich eine ausgeprägte und signifikante Verminderung kardiovaskulärer Ereignisse nachweisen. Die Risikoreduktion für makrovaskuläre Ereignisse unter der antihypertensiven Behandlung war in der UKPDS sogar deutlich stärker als durch die (alleinige) Verbesserung der glykämischen Kontrolle (UKPDS:38 1998).

Diese Beobachtungen werden auch durch Subgruppenanalysen anderer Interventionsstudien (CAPP, LIFE, Syst-Eur und auch HOT) unterstützt, die alle für die Diabetiker einen ausgeprägten Nutzen der antihypertensiven Therapie zeigen (Hansson et al. 1998, Hansson et al. 1999, Tuomilehto et al. 1999).

Sowohl die HOT- und als auch die UKPDS-Studie zeigen aber auch, dass eine effektive Blutdrucksenkung in der Mehrzahl (¾) der Fälle nur durch eine Kombination mehrerer Antihypertensiva erreicht werden konnte (Hansson et al. 1998, UKPDS:38 1998, UKPDS:39 1998).

Diagnostische Abklärung: Hypertonie sekundär – oder Teil des Metabolischen Syndroms ?

Bei jedem neu entdeckten Patienten mit Diabetes sollten eine sekundäre Hypertonie und ggf. bereits vorliegende Endorganschäden ausgeschlossen werden (Herz, Hals- und Bein-Gefäße, Augen, Niere …). Eine 24-h-Blutdruckmessung ist ebenfalls wünschenswert, um u. a. die Tag-Nacht-Rhythmik (als Hinweis auf eine sekundäre Hypertonie) zu beurteilen und auch, um den Therapieerfolg zu optimieren.

Weiterhin sollte nach weiteren kardiovaskulären Risikofaktoren gesucht werden, um die vaskuläre Gefährdung beurteilen zu können. Dazu bietet der Minimale Metabolische Datensatz (MMDS) der Arbeitsgruppen Herz und Diabetes der Deutschen Diabetes-Gesellschaft und der Deutschen Gesellschaft für Kardiologie eine entsprechende Checkliste (Jacob et al. 2003).

Mikroalbuminurie und Augenhintergrund kontrollieren

Die Untersuchung des Urins auf Mikroalbuminurie und die Kontrolle des Augenhintergrundes sind Bestandteil der – auch im Diabetes-Pass geforderten – Kontrollen und sollte gerade beim hypertonen Diabetiker entsprechend regelmäßig durchgeführt und dokumentiert werden.

Eine regelmäßige Kontrolle des Ruhe- und Belastungs-EKGs (z. B. in ein- bis zweijährigen Abständen) sind ebenso empfehlenswert.

Ziele der therapeutischen Intervention

Neben der Verhinderung akuter vaskulärer Ereignisse durch Blutdruckspitzen (hämorrhagischer oder ischämischer Schlaganfall, Angina pectoris) steht die Reduktion der Arteriosklerose und die Verhinderung von Endorganschäden im Vordergrund. Diese betreffen beim Diabetiker die Retinopathie, die Polyneuropathie, die Nephropathie sowie die Kardiomyopathie.

Hypertonie-Schulung der Diabetiker

Erfahrungsgemäß ist es vorteilhaft, dass im Rahmen der Diabetes-Schulung auch ein besonderes Augenmerk auf das Thema Hypertonie gelegt wird. Dabei sollte vor allen Dingen dem Patienten klargemacht werden, welchen Schaden eine nicht oder schlecht eingestellte Hypertonie für die Gesundheit hat bzw. welche Chancen in der konsequenten antihypertensiven Behandlung liegen. Auch die Blutdruckgrenzwerte sollten ihm erläutert werden. Es ist zu wünschen, dass der hypertone Diabetiker die Blutduckselbstmessung lernt, regelmäßig durchführt und dokumentiert.

Nichtmedikamentöse Intervention

Einstellen des Nicotinkonsums, Einschränkung des Alkoholkonsums, Gewichtsreduktion, Ernährungsumstellung (inkl. Kochsalzreduktion, Erhöhung der Ballaststoffe …) und Erhöhung der körperlichen Aktivität sind ohnehin Grundbestandteil jeglicher Therapie beim Diabetiker. Sie führen auch neben der Verbesserung des Blutzuckerprofils und der Lipide zu einer Senkung des Blutdruckes.

Der besondere Stellenwert dieser Maßnahmen wurde gerade wieder in den amerikanischen Empfehlungen der JNC 7 herausgestellt (Chobanian et al. 2003).

Medikamentöse Hochdruckbehandlung senkt die kardiovaskuläre Morbidität und Mortalität. Häufig ist eine Kombinationstherapie nötig.

Die neuesten Studien belegen sehr deutlich, dass eine medikamentöse Hochdruckbehandlung die kardiovaskuläre Morbidität und Mortalität deutlich senkt, dabei spielt die Medikamentengruppe zunächst eine untergeordnete Rolle.

Für die antihypertensive Therapie stehen unterschiedliche Substanzgruppen zur Auswahl, die jedoch ihre Besonderheiten hinsichtlich des Begleitrisikoprofils aufweisen (Tab. 7.2-1) (Jacob et al. 1999). Dies ermöglicht dem Arzt, eine individualisierte, auf das Risiko des Patienten zugeschnittene antihypertensive Therapie zu wählen. So lauten auch die neuesten Empfehlungen der JNC 7 (Chobanian et al. 2003).

Diuretika

Ihre Wertigkeit ist durch viele Studien belegt. Niedrig dosierte Diuretika senken die kardiovaskulären Ereignisse und sind – gerade unter dem **Aspekt des Kosten/Nutzen-Effektes** – auch für Diabetiker zu empfehlen, gerade nach den Ergebnissen der ALLHAT-Studie werden die Diuretika besonders beachtet (ALLHAT 2002). Bisher fehlen jedoch prospektive Studien, die beispielsweise eine Verminderung der Proteinurie

Tabelle 7.2-1 Effekte antihypertensiver Interventionsmaßnahmen auf Stoffwechsel und Endorganschädigungen

Effekte der antihypertensiven Therapie auf Begleit-Risikofaktoren

	Red.-Kost	Training	Diuretika	BB*	ACE	Dilt./Verap.	DHP	Moxo	AT-I
Blutdruck	↓	↓	↓↓	↓↓	↓↓	↓↓	↓↓	↓↓	↓↓
Herzfrequenz	(↓)	↓	∅	↓↓	∅	↓	∅ bis ↑	↓	∅
LVH	↓	↓	(↓)	↓	↓↓	↓	↓	?	↓
KHK	+	+	–	+	+	+	–	?	+/?
Lipid-stoffwechsel	+	+	–	–	∅	∅	∅	∅	∅
Kohlenhydrat-stoffwechsel	+	+	–	–	+	∅	∅/–	+	∅
Körpergewicht	↓↓	↓	∅	(↑)	∅	∅	∅	∅	∅
Körperliche Leistungsfähigkeit	(↓)	↑	∅	↓	∅	∅	∅	∅	∅
Proteinurie	?	?	(↓)	↓	↓↓	↓	↓ bis ↑	?	↓

* Vasodilatierende BB haben eher günstige Auswirkungen auf KH- und Lipid-Stoffwechsel.

Legende

BB	=	Betablocker
ACE	=	ACE-Hemmer
Dilt./Verap.	=	Calciumantagonisten vom Diltiazem- bzw. Verapamil-Typ
DHP	=	Dihydropyridine = Calciumantagonisten vom Nifedipin-Typ
Moxo	=	Moxonidin
LVH	=	Linksventrikuläre Hypertrophie

→	=	Senkung bzw. Abnahme
↑	=	Erhöhung bzw. Zunahme
+	=	positiver Effekt bzw. geeignet
–	=	negativer Effekt bzw. ungeeignet
∅	=	neutral bzw. kein Effekt

belegen. Diuretika sind **sinnvolle Partner insbesondere für eine Kombinationstherapie**, gerade mit einem ACE-Hemmer oder AT-II-Blocker.

Bei höheren Dosierungen ist auf Elektrolytveränderungen (auch bei Kalium sparenden Diuretika!) und ungünstige Stoffwechseleffekte zu achten.

Betablocker

Neben der gesicherten Stellung der Betablocker in der Sekundärprävention (z. B. Postinfarkt) zeigten sich auch für die Primärprävention bei Patienten mit Diabetes insbesondere in der UKDPS günstige Effekte auf die **Reduktion der kardiovaskulären Endpunkte.** Es gibt allerdings **derzeit hinsichtlich der Nephroprotektion keine Hinweise** für eine spezifische und blutdruckunabhängige Wirkung. Dagegen sind die Vorteile einer Betablockertherapie bei Herzinsuffizienz mittlerweile allgemein anerkannt.

Nachteile der Betablockertherapie sind die ungünstigen Effekte auf Stoffwechsel **(Verschlechterung der Insulinsensitivität und Lipide)** (Jacob et al. 1999), die jedoch, wenn medikamentös korrigiert, keine Auswirkungen auf die Endpunkte zu haben scheinen (UKPDS). So waren in der UKPDS in der Atenolol-Gruppe signifikant mehr Antidiabetika nötig, um den Stoffwechsel gut zu kontrollieren (UKPDS:39 1998).

Weiterhin ist auf **Nebenwirkungen** wie Gewichtszunahme, (Verschlechterung der) Impotenz, Bronchospasmen und periphere Durchblutung sowie auf die **Compliance** zu achten, die in der UKPDS unter Atenolol gegenüber dem ACE-Hemmer deutlich schlechter war (UKPDS:39 1998). Die vasodilatierenden Betablocker haben gegenüber den selektiven Beta-1-Rezeptorenblockern Vorteile hinsichtlich der Insulinsensitivität und der Lipide sowie der peripheren Durchblutung (Jacob et al. 1999).

Calciumantagonisten

Unter den tachykardisierenden Calciumantagonisten (vor allem unretardiertes Nifedipin) wurde eine erhöhte kardiovaskuläre Mortalität beschrieben, daher sollten die mit einer Sympathikusaktivierung assoziierten Calciumantagonisten gerade bei Patienten mit KHK zugunsten der Frequenz-neutraleren nicht mehr eingesetzt werden. Sowohl die HOT- als auch die Syst-Eur-Studie beweisen den therapeutischen Nutzen der Calciumantagonisten (Hansson et al. 1998, Tuomilehto et al. 1999). Eine Therapie von Diabetikern mit Calciumantagonisten erscheint sinnvoll. Hinsichtlich der **Nephroprotektion** zeigen Diltiazem und Verapamil im Gegensatz zu den tachykardisierenden Calciumantagonisten Vorteile. Die **Kardioprotektion** von Verapamil wurde in der INVEST-Studie bei KHK-Patienten im Vergleich zu Atenolol gezeigt. Die Calciumantagonisten sind zudem gern gewählte Partner für die antihypertensive Kombinationstherapie (z. B. mit einem ACE-Hemmer).

In der FACET- and der ABCD-Studie war die Verminderung der kardiovaskulären Ereignisse unter Calciumantagonisten jedoch gegenüber der Reduktion unter ACE-Hemmern unterlegen, was nicht gegen den Einsatz der Calciumantagonisten spricht, sondern eher darauf hindeutet, „… dass beim hypertensiven Typ-2-Diabetiker ein ACE-Hemmer vermutlich günstigere Effekte hat als ein (Dihydropyridin-Typ) Calciumantagonist" (Schäfers et al. 2000).

Die Substanzgruppe ist – bei fehlender Sympathikusaktivierung – weitgehend stoffwechselneutral. Relevante Nebenwirkungen sind prätibiale Ödeme, Frequenzverlangsamung sowie vermehrtes Auftreten von Obstipation.

ACE-Hemmer

Diese Substanzgruppe scheint aufgrund der eindeutigen Datenlage besonders für den diabetischen Hypertoniker geeignet zu sein. Neben der guten Blutdrucksenkung zeigt diese Substanzgruppe günstige Effekte auf die **vaskuläre** Situation. Die **nephroprotektiven** Effekte werden bereits bei Normotonie gesehen, sodass man spezifische Effekte des ACE-Hemmers auf die Nephropathie diskutiert. Weiterhin zeigen die ACE-Hemmer positive Effekte auf die **linksventrikuläre Hypertrophie**, auf die **Herzinsuffizienz** und auch in der **Post-Infarkt-Phase**. In der Euclid-Studie (Lisinopril) wurde eine klare Reduktion der **Retinopathie** gezeigt. Auch scheinen ACE-Hemmer vorteilhafte Effekte auf die **Polyneuropathie** zu haben, wie für Trandolapril beschrieben (Malik et al. 1998).

In der HOPE-Studie wurde bei einem Hochrisikokollektiv, das bereits relativ gut antihypertensiv eingestellt war ($< 140/90$ mmHg), durch die zusätzliche Gabe von Ramipril ohne weitere signifikante Blutdrucksenkung die kardiovaskuläre Ereignisrate nochmals ausgeprägt gesenkt (-20 %) (Yusuf et al. 2000).

Der Einsatz der ACE-Hemmer beim Typ-2-Diabetiker sollte **nicht** erfolgen, wenn anamnestisch **Nierenarterienstenosen** bekannt sind bzw. wenn solche nicht ausgeschlossen werden können. Es sollte die **Nierenfunktion innerhalb der ersten 2 Wochen kontrolliert** werden, da es zu einer kurzfristigen Erhöhung des Serum-Creatinins und des Harnstoffes kommen kann. Wichtige und Haupt-Nebenwirkung der ACE-Hemmer ist der (Reiz-)**Husten** (in UKPDS 4 %, HOPE 7 % der Patienten), auch kann es zu **Hyperkaliämien** kommen (Cave: Kalium sparende Diuretika, einschließlich Spironolacton).

AT-II-Rezeptorenblocker (Sartane)

Diese Substanzgruppe erscheint aus pathophysiologischen Überlegungen wegen der Bedeutung des Renin-Angiotensin-Aldosteron-Systems für den hypertonen Diabetiker ebenso wie die ACE-Hemmer von Vorteil. Mehrere Studien belegen die Nephroprotektion bei Diabetes mellitus, wie IRMA, IDNT oder RENAAL (z. B. Parving et al. 2001), sowie eine Reduktion der Mortalität, z. B. LIFE (Lindholm et al. 2002).

Die Sartane werden besonders dann gern eingesetzt, **wenn der ACE-Hemmer nicht vertragen** wird (z. B. Husten). Das Nebenwirkungsprofil erscheint sehr günstig.

Vergleich ACE-Inhibitoren/AT-II-Blocker vs. Betablocker bei Diabetes

In den Subgruppenanalysen der Diabetiker von CAPP und LIFE zeigte die mit Captopril oder Losartan behandelte Gruppe gegenüber dem β-1-selektiven Betablocker bei gleicher Blutdrucksenkung eine signifikant stärkere Reduktion der Ereignisse (u. a. Mortalität). Mögliche Ursachen müssen blutdruckunabhängige Mechanismen sein, wie z. B. Effekte auf den Stoffwechsel, auf die lokalen (RAS-)Systeme (Hansson et al.

1999, Lindholm et al. 2002). Diese (Subgruppen-)Beobachtungen sind interessant, müssen aber in prospektiven Studien weiter untersucht werden.

Weitere Antihypertensiva

Alpha-1-Blocker: Cave! Infolge der vorteilhaften Wirkungen auf die metabolische Situation erschienen die Alpha-1-Blocker im Prinzip gut geeignet. Allerdings wurde in der ALLHAT-Studie der Behandlungsarm mit **Doxazosin** aufgrund des vermehrten Auftretens von Herzinsuffizienz abgebrochen; die Indikation für die Alpha-1-Blocker sollte daher sehr streng gestellt werden, d. h. allenfalls für die Dreier- oder Viererkombination.

Zentral wirkende Antisympathikotonika (z. B. Moxonidin): Der bei Diabetes mellitus Typ 2 oft erhöhte Sympathikustonus mit hyperdynamer Kreislaufzirkulation kann durch die zentrale Dämpfung des Sympathikus mit den neueren **Imidazol-Antagonisten** angegangen werden, die im Vergleich zu Reserpin und Clonidin besser verträglich sind. Sie zeigen günstige Wirkung auf die linksventrikuläre Hypertrophie; auch wurden positive Effekte auf die Insulinsensitivität und Nephroprotektion beschrieben. Endpunktdaten stehen noch aus.

Effektive Blutdruckeinstellung – meist nur in Kombination

Sowohl UKPDS als auch HOT zeigen, dass zum Erreichen des Ziel-Blutdrucks meist eine Doppel- oder Mehrfach-Kombination notwendig ist. Hierbei gilt es, sinnvolle Therapieprinzipien miteinander zu kombinieren.

Vorteilhafte Kombinationen sind ACE-Hemmer oder AT-I-Antagonisten plus Diuretika oder Calciumantagonisten. Diese sind auch als fixe Kombinationsprodukte erhältlich und erleichtern somit die Compliance (z. B. Trandolapril und Verapamil = Tarka/Udramil, Ramipril und Felodipin = Delmuno/Unimax, Enalapril und Nitrendipin = Eneas; ACE-Hemmer und niedrig dosiertes Diuretikum = Arelix-ACE/Delix-plus/Coversum komb etc.). Die Hochdruckliga empfiehlt auch die **frühzeitige Kombination**, da durch die Kombination zweier Wirkprinzipien – anstelle des Ausreizens einer Substanz – auch das Nebenwirkungsprofil günstiger ist.

Weitere sinnvolle Kombinationen sind z. B. ACE-Hemmer plus Betablocker oder ACE-Hemmer plus zentrale Antisympathikotonika.

Ein häufiger Fehler in der antihypertensiven Behandlung: ungenügende Beachtung der Grenzwerte

Das Ausmaß der Hypertonie wird besonders beim Patienten mit Typ-2-Diabetes häufig unterschätzt. So zeigten Donelly et al., dass bei zwei Dritteln aller Diabetiker eine behandlungsbedürftige Hyertonie (> 140/90 mmHg) vorlag, dass aber **lediglich 31 %** dieser Hypertoniker **effektiv behandelt** waren (Abb. 7.2-**1**).

Auch ist von Seiten der Ärzte immer noch die Sorge vorhanden, dass durch die (starke) Blutdrucksenkung die **Lebensqualität** zurückginge. Dies ist mittlerweile klar widerlegt, denn gerade nach stärkerer Blutdrucksenkung war diese deutlich **verbessert**. Es ist allerdings darauf zu achten, dass der **Blutdruck langsam gesenkt** wird; mit der „Feineinstellung" kann man sich durchaus Zeit lassen (d. h. „über Wochen in den Zielbereich einlaufen …").

Tabelle 7.2-2 Hypertoniebehandlung bei Diabetes mellitus im Spiegel der Empfehlungen der Fachgesellschaften

	Zielwerte des Blutdruckes	Empfehlung für spezielle Substanzgruppen bei besonderen Behandlungsindikationen	Sonstiges
Leitlinien der DDG	Diabetiker mit essenzieller Hypertonie unter 140/85 mmHg; bei guter Verträglichkeit unter 130/80 mmHg anstreben; bei Diabetikern mit Mikroalbuminurie sollten Werte von grundsätzlich unter 130/80 mmHg angestrebt werden; bei manifester Nephropathie besser noch unter 120/80 mmHg	Beginn mit Monotherapie, Auswahl primär nach Begleiterkrankungen und Kontraindikationen: ACE-Hemmer/Sartane besonders bei Nephropathie und/oder Herzinsuffizienz Diuretika bei Herzinsuffizienz, besonders geeignet zur Kombination (Kardioselektive) Betablocker, besonders bei KHK; nach Herzinfarkt CCB, besonders bei systolischer Hypertonie	Reservemedikation: Alphablocker, Moxonidin, Clonidin Überlegenheit der Sartane gegenüber ACE-I bisher nicht belegt
Leitlinien für die Prävention, Erkennung, Diagnostik und Therapie der arteriellen Hypertonie; Deutsche Hochdruckliga	135/85 mmHg, falls toleriert, 130/80 mmHg	Typ 1: ACE-Hemmer, dann plus Diuretikum oder niedrig dosierte CCB oder BB (Sartane als Ersatz für ACE-I) Typ 2: Jüngere wie Typ 1, für Ältere fehlen klare Daten; Orientierung an Begleiterkrankungen	
Nationale Versorgungs-Leitlinien	130/85 mmHg	Primär: Diuretika, Betablocker (Metoprolol, Atenolol), ACE-Hemmer (Captopril, Ramipril)	
DMP Diabetes	Unterschiedliche Programme mit teilweise individuell zu vereinbarenden Werten	Primär: Monotherapie mit Diuretika oder Betablocker, als Alternative Betablocker	
JNC 7	130/80 mmHg	Beginn mit Monotherapie, ohne Begleiterkrankungen Thiazide für die meisten; Bei Begleiterkrankungen oder Kontraindikationen: Diuretika, ACE-Hemmer/Sartane, (kardioselektive) Betablocker, CCB (Calciumantagonisten)	

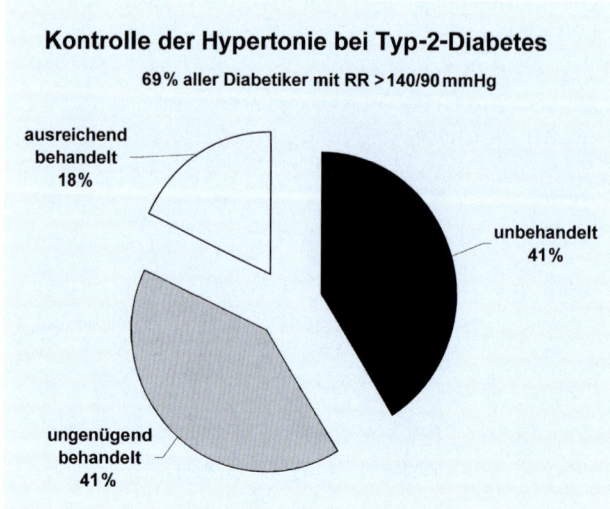

Abbildung 7.2-1   Blutdruckeinstellung bei Typ-2-Diabetikern mit Hypertonus: nur 18 % waren adäquat behandelt (nach: Donelly et al. Diab Res Clin Practice 1997; 37 : 35 – 40).

> Individuelle Auswahl gut verträglicher Substanzen in sinnvoller Kombination und geringe Einnahmehäufigkeit erleichtern die effektive Blutdruckkontrolle durch bessere Compliance.

Bei der Auswahl der Substanzen sollte die Pharmakokinetik (z. B. Halbwertszeit) berücksichtigt werden. Anzustreben ist eine Blutdrucksenkung über 24 h. Dies bedeutet dann aber, dass z. B. kurz wirksame ACE-Hemmer (wie Captopril, Enalapril) 2- bis 3-mal täglich appliziert werden müssen, um eine effektive Hemmung des ACE zu erreichen. Die lang wirksamen ACE-Hemmer, wie Ramipril, Trandolapril, Spironolapril und Perindopril erreichen eine annähernd 24-stündige Kontrolle der Blutdruckwerte nach **Einmalgabe**. Ähnliches gilt für die anderen Substanzgruppen. Dies ist gerade im Hinblick auf die Zahl der verordneten Tabletten und damit die **Compliance** nicht unerheblich. Der Diabetiker mit Hypertonus muss häufig mehrere Medikamente einnehmen. Der Patient sollte über die Gefahr erhöhter Blutdruckwerte und die Wertigkeit der antihypertensiven Therapie (und die Zielwerte) genau aufgeklärt werden, am besten im Rahmen von **Schulungen**. Das ist umso wichtiger, da – laut einer Umfrage – Patienten mit Typ-2-Diabetes mellitus **eher bereit** sind, ihre **Antihypertensiva wegzulassen** als ihre blutzuckersenkende Medikation.

Neben einer ausreichenden Aufklärung über die Zusammenhänge zwischen Hochdruck, Diabetes und Folgeschäden und die Konsequenzen einer Nichtbehandlung ist die Compliance weiterhin abhängig von der Verträglichkeit und der Einnahmehäufigkeit.

Blutdruckkontrollen – sei es durch die Selbst- oder durch eine 24-h-Messung – sowie die **Kontrolle der Albuminurie/Retinopathie** können dazu beitragen, dass der Patient gut eingestellt ist und auch „therapietreu" (compliant) bleibt.

Tipps aus der Praxis für die Praxis

Aufgrund der großen Auswahl unterschiedlicher antihypertensiver Substanzen ist es möglich, eine auf den Patienten zugeschnittene Therapie auszuwählen.

Unserer Erfahrung nach beginnen wir meist mit einem lang wirksamen ACE-Hemmer als Mittel der ersten Wahl. Reicht dies nicht aus, setzen wir gern die (Fix-)Kombination von ACE-Hemmern mit Calciumantagonisten (z. B. Verapamil oder Felodipin) oder auch mit niedrig dosiertem Diuretikum ein, was auch von den Patienten gut vertragen wird.

Wir legen Wert auf eine stoffwechselneutrale Blutdruckeinstellung (Tab. 7.2-**1**, S. 243), daher favorisieren wir neben den oben Genannten vasodilatierende Betablocker (Carvedilol oder Nebivolol) und Moxonidin. Wir setzen AT-II-Blocker meist dann ein, wenn eine ACE-Hemmer-Unverträglichkeit (meist Husten) auftritt.

Lipidsenkung und Thrombozytenaggregationshemmung sowie ggf. Einstellen des Rauchens nicht vergessen

Gerade beim diabetischen Hypertoniker sollten aufgrund des erhöhten vaskulären Risikos weiterhin die Lipide (LDL-/HDL-Cholesterin und Triglyceride) streng kontrolliert werden. Des Weiteren sollte die Gabe von Aspirin angestrebt und das Rauchen aufgegeben werden.

Fazit für die Praxis

Die Hypertonie ist besonders bei Typ-2-Diabetes-mellitus häufig und muss frühzeitig (ab 140/90 mmHg) und konsequent behandelt werden (Zielwerte < 130/80 mmHg). Häufig ist dafür eine Kombination mehrerer antihypertensiver Wirksubstanzen nötig. Aus der Fülle des Angebots sollten sinnvolle Kombinationen mit guter Verträglichkeit, wenig Nebenwirkungen und geringer Einnahmefrequenz ausgesucht werden. Antihypertensive Interventionsstudien beweisen, dass sich eine konsequente Blutdrucksenkung lohnt.

Abkürzungen

FACET	Fosinopril versus Amlodipine Cardiovascular Events randomized Trial
ABCD	Appropriate Blood Pressure Control in Diabetes
UKPDS	United Kingdom Prospective Diabetes Study
HOPE	Heart Outcomes Prevention Evaluation
Syst-Eur	Systolic Hypertension in Europe Trial
HOT	Hypertension Optimal Treatment Study
ISH	International Society of Hypertension
LIFE	Losartan Intervention For Endpoint Reduction
IRMA	Irbesartan in Patients with Type 2 Diabetes and Microalbuminuria
INVEST	International Verapamil Trandolapril Study
ALLHAT	Antihypertensive and Lipid-Lowering Treatment to Prevent Heart Attack Trial

7.3   Studien zur Behandlung des Bluthochdrucks bei Diabetes mellitus Typ 2

S. Zimny (Duisburg)

Bluthochdruck (definiert als Blutdruck ≥140/90 mmHg) betrifft in Abhängigkeit vom Alter, ethnischer Zugehörigkeit und Gewicht ca. 20 – 60 % der Patienten mit Diabetes mellitus. Bei Patienten mit einem **Typ-2-Diabetes** ist die arterielle Hypertonie als Bestandteil des Metabolischen Syndroms anzusehen, wohingegen bei Patienten mit einem **Diabetes mellitus Typ 1** die arterielle Hypertonie den Beginn der diabetischen Nephropathie widerspiegelt. Infolge der arteriellen Hypertonie ist bei Diabetikern das Risiko für makrovaskuläre Ereignisse wie Apoplex, koronare Herzkrankheit (Myokardinfarkt) und periphere arterielle Verschlusskrankheit sowie für mikrovaskuläre Komplikationen (Retinopathie, Nephropathie und Neuropathie) deutlich erhöht. Zur **Therapie der arteriellen Hypertonie bei Typ-2-Diabetikern** wurden, bezogen auf Intervention, Ziel-Blutdruck und Vergleich verschiedener Antihypertensiva von 1996 – 2002 insgesamt **17 randomisierte, prospektive Studien** publiziert (Tab. 7.3-**3** u. 7.3-**4**). Nach der Art der Studien kann in zwei Gruppen eingeteilt werden: In die erste Gruppe werden placebokontrollierte Studien und Studien mit a priori festgelegten Ziel-Blutdruckwerten einbezogen (Tab. 7.3-**1**), in der zweiten Gruppe handelt es sich um Studien, die verschiedene Antihypertensiva vergleichend bewerten (Tab. 7.3-**2**).

Die **placebokontrollierten Studien** reichen von SHEP bis IDNT, die **Target-Hypertonie-Studien** von HOT bis ABCD (Tab. 7.3-**1**). Erwartungsgemäß reduzieren verschiedene Antihypertensiva im Vergleich zum Placebo kardiovaskuläre Ereignisse, die Mortalität sowie die mikrovaskulären Endpunkte bei Typ-2-Diabetikern. Im Vergleich zu MICRO-HOPE, IRMA 2 oder IDNT sind die Ergebnisse in Syst-Eur und SHEP besser, allerdings war eine Kombinationstherapie erlaubt. Jedoch wurde über mikrovaskuläre Endpunkte in diesen beiden Studien keine Aussage getroffen. In den Studien, in denen Diabetiker primäre Zielgruppe waren (RENAAL, IRMA 2, IDNT), wurden die kardiovaskulären Ereignisse und die Gesamtmortalität nur marginal gesenkt. Allerdings traten deutlich weniger mikrovaskuläre Ereignisse auf.

Von größerem Interesse sind jedoch Studien, in denen bestimmte **Ziel-Blutdruckwerte** erreicht werden mussten. In der UKPDS 38 (1998c) wurde gezeigt, dass nach mehr als 8 Jahren die intensive Blutdruckkontrolle bei Diabetikern vorteilhaft ist. Kardiovaskuläre Ereignisse wurden um 8,3 %, die Mortalität um 3 % und mikrovaskuläre Endpunkte um 5 % gesenkt. In HOT und ABCD wurden nur bestimmte diastolische Blutdruckwerte als Ziel angestrebt. Zu berücksichtigen ist, dass es sich bei HOT um eine nachträgliche Subgruppenanalyse handelt und über mikrovaskuläre Endpunkte keine Aussagen gemacht wurden. In ABCD ergab die intensivere Blutdrucksenkung keine Reduktion kardiovaskulärer oder mikrovaskulärer Ereignisse (Tab. 7.3-**1**).

Im **Vergleich verschiedener Antihypertensiva untereinander** (Tab. 7.3-**2**) sind Enalapril in ABCD und Fosinopril in FACET etwas besser wirksam als die Calciumantagonisten Nisoldipin respektive Amlodipin. Jedoch wurden in STOP-2 keine Unterschiede in der Wirksamkeit zwischen ACE-Hemmern und Calciumantagonisten beschrieben. Betablocker (Atenolol) sind in UKPDS 39 (1998e) wirksamer als ACE-

Tabelle 7.3-1   Blutdrucksenkung bei Typ-2-Diabetikern in placebokontrollierten Studien sowie Target-Studien

Studie	Kardiovaskuläre Ereignisse		Gesamtmortalität		Mikrovaskuläre Endpunkte		Studien-dauer
	ARR (%)	NNT (n)	ARR (%)	NNT (n)	ARR (%)	NNT (n)	Jahre
SHEP	7,6	13	2,2	45	k.A.	k.A.	5,0
Syst-Eur	7,7	13	4,5	22	k.A.	k.A.	2,0
MICRO-HOPE	4,5	22	3,2	31	2,5	40	4,5
RENAAL	2,3	43	-0,7	143 (NNK)	4,4	23	3,4
IRMA 2	k.A.	k.A.	k.A.	k.A.	9,7	10	2,0
IDNT 1	1,5	67	1,3	77	6,4	16	2,6
IDNT 2	2,7	37	1,7	59	-2,1	48 (NNH)	2,6
HOT	3,6	28	3,0	33	k.A.	k.A.	3,8
UKPDS 38	8,3	12	3,0	33	5,0	20	8,4
ABCD	k.D.	k.D.	5,2	19	k.D.	k.D.	5,0

ARR = Absolute Risiko-**Reduktion** (= **Ereignisreduktion**, ein Minuszeichen bedeutet somit **Steigerung**), NNT = Number needed to treat für den Beobachtungszeitraum, NNK = Number needed to kill, NNH = Number needed to harm, IDNT 1 = Placebo vs. Irbesartan, IDNT 2 = Placebo vs. Amlodipin, k. A. = keine Angaben, k. D. = keine Differenz, vs. = versus

Tabelle 7.3-2   Vergleich verschiedener Antihypertensiva untereinander als Mono- oder Kombinationstherapieform in der Hypertoniebehandlung von Typ-2-Diabetikern

Studie	Pharmakon	Kardio-vaskuläre Ereignisse	Gesamt-mortali-tät	Mikro-vaskuläre End-punkte	Studien-dauer
		ARR (%)	ARR (%)	ARR (%)	Jahre
ABCD	Nisoldipin vs. Enalapril	10,6	1,7	k.A.	5,0
FACET	Amlodipin vs. Fosinopril	6,7	0,5	k.A.	3,5
UKPDS 39	Captopril vs. Atenolol	5,0	3,0	2,0	8,4
NORDIL	Diltiazem vs. Diuretika/Betablocker	0,8	1,1	k.A.	4,5
INSIGHT	Co-Amilozid vs. Nifedipin	0,1	k.A.	k.A.	4,0
STOP-2	Betablocker/Diuretika vs. ACE-Hemmer	3,9	2,6		
	Betablocker/Diuretika vs. Ca-Antagonisten	2,5	4,8	k.A.	4,0
	ACE-Hemmer vs. Ca-Antagonisten	– 1,4	2,2		
IDNT	Amlodipin vs. Irbesartan	– 1,2	– 0,4	8,5	2,6
LIFE	Atenolol vs. ›Lorsartan	5,0	6,0	k.A.	4,7

ARR = Absolute Risiko-**Reduktion** durch die 2. vs. die 1. Therapieform (ein Minuszeichen bedeutet somit **Steigerung**), k. A. = keine Angaben, vs. = versus

Tabelle 7.3-3   Basisdaten der in Tab. 7.3-**4** angeführten Studien

ABCD	Diastolischer Ziel-Blutdruck 80 – 90 mmHg vs. 75 mmHg
	Nisoldipin (10 mg/d ⇒ 60 mg/d) vs. Enalapril (5 ⇒ 40 mg/d)
	470 Patienten (40 – 74 Jahre), diastolischer Blutdruck ≥ 90 mmHg
ALLHAT	Chlortalidon (12,5 ⇒ 25 mg/d) vs. Amlodipin (2,5 ⇒ 5 ⇒ 10 mg/d)
	vs. Lisinopril (10 ⇒ 20 ⇒ 40 mg/d) plus Atenolol, Clonidin oder Reserpin bei Bedarf
	12.063 Patienten (≥ 55 Jahre), Blutdruck im Mittel 146/84 mmHg
CAPP	Captopril (initial 50 mg/d) vs. konventionelle Therapie: Atenolol 50 – 100 mg/d, Metoprolol
	50 – 100 mg/d, Hydrochlorothiazid 25 mg/d oder Bendrofluazid 2,5 mg/d
	572 Patienten (25 – 66 Jahre), diastolischer Blutdruck ≥ 100 mmHg
FACET	Fosinopril (20 mg/d) vs. Amlodipin (10 mg/d)
	380 Patienten (63 ± 0,5 Jahre) Blutdruck > 140/> 90 mmHg
HOT	Diastolischer Ziel-Blutdruck ≤ 90 mmHg vs. ≤ 80 mmHg
	Felodipin (5 ⇒ 10 mg/d), bei Bedarf zusätzlich ACE-Hemmer, Betablocker und Diuretikum
	1501 Patienten (50 – 80 Jahre), diastolischer Blutdruck 100 – 115 mmHg
IDNT	Irbesartan (300 mg/d) vs. Amlodipin (10 mg/d) vs. Placebo
	1715 Patienten (30 – 70 Jahre), Blutdruck > 135/> 85 mmHg
INSIGHT	Nifedipin (30 ⇒ 60 mg/d, GITS = Long-acting Gastrointestinal-Transport System)
	vs. Co-Amilozid (Hydrochlorothiazid 25 ⇒ 50 mg/d plus Amilorid 2,5 ⇒ 5 mg/d).
	Bei Bedarf zusätzlich Atenolol oder Enalapril; 1302 Patienten (55 – 80 Jahre) Blutdruck
	≥150/≥95 mmHg oder Blutdruck ≥160/≥95 mmHg
IRMA 2	Irbesartan (300 mg/d) vs. Irbesartan (150 mg/d) vs. Placebo
	590 Patienten (30 – 70 Jahre), Blutdruck > 135/> 85 mmHg
LIFE	Lorsartan (50 ⇒ 100 mg/d) vs. Atenolol (50 ⇒ 100 mg/d) und bei Bedarf andere Antihyper-
	tensiva; 1195 Patienten (55 – 80 Jahre), Blutdruck 160 – 200/95 – 115 mmHg
MICRO-HOPE	Ramipril (10 mg/d) vs. Placebo
	3577 Patienten (≥ 55 Jahre mit hohem kardiovaskulärem Risiko: koronare Herzkrankheit,
	Apoplex, TIA, PAVK, Hypertonie, Diabetes mellitus und Hyperlipidämie)
NORDIL	Diltiazem (180 – 360 mg/d) plus andere Antihypertensiva bei Bedarf vs. Diuretika oder
	Betablocker plus andere Antihypertensiva bei Bedarf
	722 Patienten (50 – 74 Jahre), diastolischer Blutdruck ≥ 100 mmHg
RENAAL	Lorsartan (50 – 100 mg/d) vs. Placebo. Bei Bedarf andere zusätzliche Antihypertensiva außer
	ACE-Hemmer; 1513 Patienten (31 – 70 Jahre), Blutdruck im Mittel 152/82 mmHg
SHEP	Chlortalidon (12,5 – 25 mg/d) plus Atenolol (25 – 50 mg/d) oder bei Bedarf Reserpin
	(0,05 – 0,1 mg/d) vs. Placebo; 583 Patienten (≥ 60 Jahre), Blutdruck ≥160/< 90 mmHg
STOP-2	Atenolol (50 mg/d) oder Metoprolol (100 mg/d) oder Pindolol (5 mg/d) oder Hydrochloro-
	thiazid (25 mg/d) plus Amilorid (2,5 mg/d) vs. Felodipin (2,5 mg/d) oder Isradipin (2 – 5
	mg/d) vs. Enalapril (10 mg/d) oder Lisinopril (10 mg/d)
	719 Patienten (70 – 84 Jahre), mittlerer Blutdruck 195/96 mmHg
Syst-Eur	Nitrendipin (10 – 40 mg/d) vs. Placebo. Bei Bedarf zusätzlich Enalapril (5 – 20 mg/d)
	und/oder Hydrochlorothiazid (12,5 – 25 mg/d)
	492 Patienten (≥60 Jahre), Blutdruck 160 – 219/< 95 mmHg
UKPDS 38	Ziel-Blutdruck < 180/100 mmHg vs. < 150/80 mmHg
	1148 Patienten (25 – 65 Jahre), mittlerer Blutdruck 160/94 mmHg
UKPDS 39	Captopril (50 ⇒ 100 mg/d) vs. Atenolol (50 – 100 mg/d)
	1148 Patienten (25 – 65 Jahre), mittlerer Blutdruck 160/94 mmHg

⇒ = Dosissteigerung (Aufsättigung), – = verwendeter Dosisbereich, vs. = versus

Tabelle 7.3-4   Glossar der Studien

Akronym	Studie	Autor/Publikation	Diabetes-analyse
ABCD	Appropriate Blood Pressure Control in Diabetes	Estacio et al. 1998, Estacio et al. 2000, Estacio u. Schrier 1998, Schrier et al. 1996	Primär
ALLHAT	Antihypertensive and Lipid-Lowering Treatment to prevent Heart Attack Trial	ALLHAT Collaborative Research Group 2000, Cushman et al. 2002, Messerli 2000	Sekundär
CAPPP	Captopril Prevention Project	Hansson et al. 1999, Niskanen et al. 2001	Subgruppe
FACET	Fosinopril Amlodipine Cardio-vascular Event Trial	Pahor u. Tatti 1999, Tatti et al. 1998	Primär
HOT	Hypertension Optimal Treatment	Hansson et al. 1998	Subgruppe
IDNT	Irbesartan Diabetic Nephropathy Trial	Lewis et al. 2001	Primär
INSIGHT	Intervention as a Goal in Hypertension Treatment	Brown et al. 1998, Brown et al. 2000, Mancia et al. 2003	Subgruppe
IRMA 2	Irbesartan in Patients with Type 2 Diabetes and Microal-buminuria	Parving et al. 2001	Primär
LIFE	Lorsartan Intervention for Endpoint Reduction in Hypertension	Dahlof et al. 2002; Devereux et al. 2003, Kjeldsen et al. 2002, Lindholm et al. 2002	Sekundär
MICRO-HOPE	Heart Outcomes Prevention Evaluation	Heart Outcomes Prevention Evaluation Study Investigators 2000	Sekundär
NORDIL	Nordic Diltiazem	Hansson et al. 2000	Subgruppe
RENAAL	Reduction of Endpoints in NIDDM with Angiotensin II Antagonist Lorsartan	Bakris et al. 2003	Primär
SHEP	Systolic Hypertension in Elderly Program	Savage et al. 1998	Subgruppe
STOP-2	Swedish Trial in Old Patients with Hypertension-2	Lindholm et al. 2000	Subgruppe
Syst-Eur	Systolic Hypertension in Europe	Tuomilehto et al. 1999, Voyaki et al. 2001	Subgruppe
UKPDS 38	United Kingdom Prospective Diabetes Study 38	UK Prospective Diabetes Study Group 1998	Primär
UKPDS 39	United Kingdom Prospective Diabetes Study 39	UK Prospective Diabetes Study Group 1998	Primär

Primär = Diabetiker waren primäres Ziel der Studie, **Sekundär** = Diabetiker waren sekundäres Ziel der Studie, **Subgruppe** = Daten aus der nachträglichen Subgruppenanalyse

Hemmer (Captopril), dagegen sind ACE-Hemmer in STOP-2 wirksamer als Betablocker. In NORDIL sind Diuretika und Betablocker geringfügig wirksamer als der Calciumantagonist Diltiazem. In LIFE war Lorsartan dem Betablocker Atenolol nur mäßig überlegen, was aber dadurch bedingt sein kann, dass Atenolol in einigen Fällen in der Studie nicht indiziert war. Der notwendige Vergleich zwischen ACE-Hemmern und Angiotensin-II-Rezeptoren-Antagonisten fehlt bislang.

Fazit für die Praxis

Die arterielle Hypertonie ist bei Diabetikern mit einem hohen Risiko in Bezug auf makrovaskuläre Komplikationen wie Myokardinfarkt, Apoplex und periphere arterielle Verschlusskrankheit sowie mikrovaskuläre Komplikationen wie Retinopathie, Nephropathie und Neuropathie assoziiert. Hieraus ergibt sich unter Berücksichtung der großen Interventionsstudien die Implikation zur konsequenten Blutdrucksenkung mit einem Zielwert $\leq$130/85 mmHg. Sinnvolle Kombinationstherapien unter Berücksichtigung der individuellen Verträglichkeit, der Nebenwirkungen und einer geringen Einnahmefrequenz sind sicherlich geeignet, die Compliance bei Diabetespatienten mit Hypertonie zu verbessern, da nur selten mit einer Monotherapie der erforderliche Ziel-Blutdruck erreicht wird.

8 Diabetische Folgeerkrankungen

8.1 Pathobiochemie der Makroangiopathie, Mikroangiopathie und Neuropathie

E. Schleicher (Tübingen)

Keine strenge Korrelation der diabetischen Folgeerkrankungen untereinander

Die diabetischen Spätschäden manifestieren sich in sehr unterschiedlichen Organen. Klinisch relevant sind vor allem die sowohl bei Typ-1- als auch bei Typ-2-Diabetikern auftretenden Spätkomplikationen an Auge, Niere, Nerven sowie Herz und großen Gefäßen. Während die Schäden an den Augen, Nieren und teilweise auch den peripheren Nerven auf die Diabetes-typischen Veränderungen der Kapillaren (**mikrovaskulär**) zurückzuführen sind, stellen die Gefäßkomplikationen der mittleren und großen Arterien (**makrovaskulär**) keine Diabetes-typische Läsion dar. Entsprechend sind die Diabetes-assoziierten, histopathologischen Veränderungen der Retina und der Glomeruli, besonders im fortgeschrittenen Ausmaß, ebenfalls Diabetes-typisch. Dagegen lässt sich morphologisch kein Unterschied zwischen der Atherosklerose von Diabetikern und Nichtdiabetikern feststellen. Der wesentliche Unterschied zu den Nichtdiabetikern sind die zu einem **früheren** Zeitpunkt, **ausgedehnter** und auch mehr **distal** auftretenden Läsionen großer und auch kleinerer Arterien. Die Tatsache, dass die mikroangiopathischen Schäden in ihrer typischen Form nur bei Diabetikern auftreten, spricht dafür, dass die diabetische Stoffwechsellage Ursache dieser Komplikationen ist. Wenn dies die einzige Ursache wäre, müssten bei Langzeitdiabetikern mit schlechter Diabeteseinstellung Spätkomplikationen auftreten, die alle Diabetes-sensitiven Organe gleich befallen würden. Die tägliche Praxis zeigt aber, dass es einerseits Patienten gibt, bei denen trotz guter Stoffwechseleinstellung **frühzeitig** Komplikationen auftreten, und dass andererseits auch Patienten mit schlechter Stoffwechseleinstellung **kaum Komplikationen** entwickeln. Die Praxis zeigt auch, dass das Ausmaß der Organschäden untereinander **nur selten korreliert.** Diesen Zusammenhang hat Pirart (1977) in einer großen epidemiologischen Studie bei 4400 Typ-1-Diabetikern untersucht. Wie in Abb. 8.1-**1** (S. 256) dargestellt, korreliert das Auftreten der untersuchten diabetischen Spätschäden nur schlecht. So war z. B. bei einer bestehenden Nephropathie bei 86 % der Patienten eine Retinopathie vorhanden, umgekehrt war das aber nur bei 24 % der Patienten der Fall. Diese Studien zeigten auch, dass bei langer Diabetesdauer bei mehr als 80 % aller Diabetiker eine Retinopathie nachweisbar ist, während eine Nephropathie, wenn sie nach ca. 15 Jahren Diabetesdauer nicht auftrat, wahrscheinlich auch nicht mehr auftreten wird. Diese Tatsache

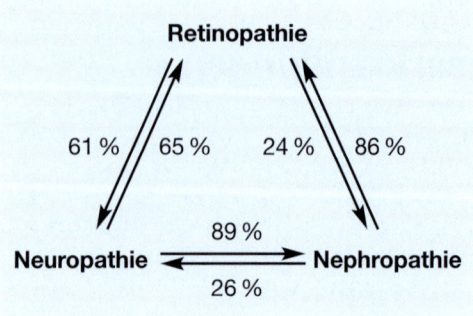

Abbildung 8.1-1   Konkordanz zwischen den diabetischen Spätkomplikationen in der Follow-up-Studie von Pirart (1977) (4400 Typ-1-Diabetiker). Für jeden Fall einer neu auftretenden Komplikation wird die Wahrscheinlichkeit für die schon bestehenden Komplikationen angegeben: z. B. unter allen neu entdeckten Retinopathiefällen hatten 61 % eine Neuropathie und 24 % eine Nephropathie.

und die Beobachtung, dass die diabetische **Nephropathie in manchen Familien gehäuft** vorkommt, lässt auf eine genetische Komponente schließen. Trotz großer Bemühungen, genetische Indikatoren für das Nephropathie-Risiko eines Diabetikers zu finden, konnten bisher keine Marker, wie z. B. ein mit dem Auftreten einer Nephropathie korrelierender ACE-Polymorphismus, eindeutig identifiziert werden. Man geht aber weiterhin davon aus, dass es **schützende oder propagierende** genetische Anlagen für die Entwicklung einer diabetischen Nephropathie gibt.

Mikroalbuminurie korreliert mit Koronarerkrankungen

Obwohl es bislang wenige große Studien gibt, die den Zusammenhang zwischen Mikro- und Makroangiopathie untersucht haben, zeigen Untersuchungen der Gruppe um Deckert (1989), dass eine Nephropathie, gemessen an der Albuminausscheidung im Urin, mit einer Zunahme koronarer Ereignisse um 25 % innerhalb der nächsten 5 Jahre, relativ zur nichtalbuminurischen Gruppe, korreliert ist. Diese Gruppe schließt aus den Beobachtungen, dass beim Diabetiker **eine beginnende Nephropathie einen Indikator für eine koronare Herzerkrankung** darstellt.

Kennzeichen diabetischer Angiopathien: Perizytenverlust, Basalmembranverdickung, Vermehrung der extrazellulären Matrix

Trotz der nur mäßigen Korrelation der mikroangiopathischen Komplikationen lassen sich morphologisch und funktionell einige gemeinsame Veränderungen definieren: sowohl an den **Retinakapillaren** als auch in den **Glomeruli** findet man im Verlauf des Diabetes keine ausgeprägte Zellproliferation, sondern einen **Zellverlust insbesondere der Perizyten.** Ein weiteres Kennzeichen der diabetischen Kapillaropathie ist die frühzeitige **Verdickung** der subendothelialen **Basalmembran.** Obwohl sich die Spätschäden an einigen Organen besonders manifestieren, zeigt der Befund, dass auch die Basalmembran der Muskelkapillaren verdickt ist und dass Diabetes auch in scheinbar nicht betroffenen Geweben entsprechende fibrotische Veränderungen hervorruft. Im Diabetesverlauf kann es zu teilweise massiver **Vermehrung der extrazellulären Matrix** (Sklerosierung/Fibrosierung) nicht nur in den Gefäßwänden, sondern auch in anderen Organen kommen, die zu Funktionsverlusten führt, z. B. Verminderung der Elastizität von Arterien, Lunge, Haut. Diese Befunde weisen auf eine allgemeine Störung des Kollagenstoffwechsels hin.

Erhöhte Gefäßpermeabilität trotz verdickter Basalmembran

Ein frühes funktionelles Kennzeichen der diabetischen Kapillaropathie ist die erhöhte **Gefäßpermeabilität,** die sich fluoreszenzangiographisch in den Retinakapillaren und mittels Bestimmung der Mikroalbuminurie in den Glomeruli frühzeitig nachweisen lässt. Sie wird wahrscheinlich durch die dysregulierte Basalmembransynthese verursacht: bei Diabetes werden die Komponenten der Basalmembran wie z. B. Kollagen IV, Laminin u. a. vermehrt, nur das **negativ geladene Heparansulfat Proteoglykan wird vermindert synthetisiert**. Darüber hinaus konnte die Arbeitsgruppe um Berden (Raats et al. 2000) eine Verminderung der Heparansulfatseitenketten bei diabetischer Nephropathie nachweisen. Das führt zu einer zwar verdickten, aber permeableren Basalmembran, die besonders für Albumin durchlässiger ist. In Abb. 8.1-**2** sind die Verhältnisse für die glomeruläre Basalmembran dargestellt. Nicht nur die Synthese der Basalmembrankomponenten, sondern auch die der Extrazellulärmatrix der Media von Arterien (vermehrte Synthese von Fibronectin, Osteopontin und interstitiellen Kollagenen) ist bei Diabetes dysreguliert.

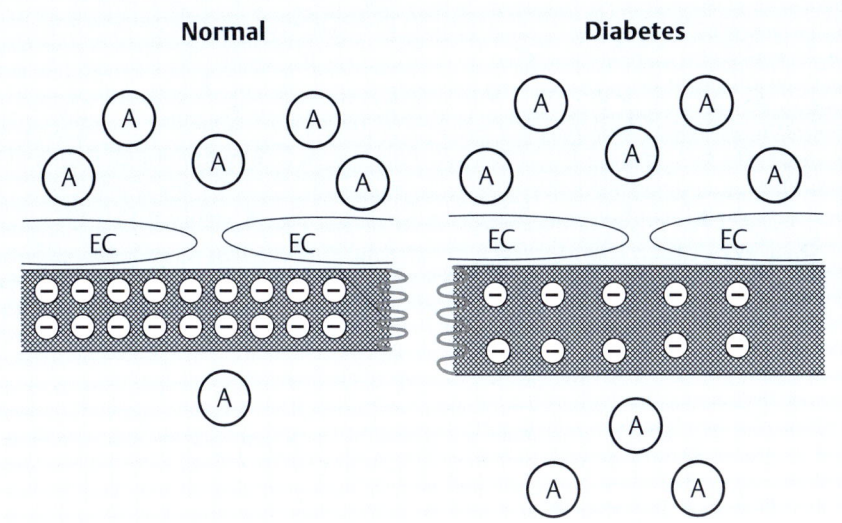

Abbildung 8.1-2   Einfluss des Diabetes auf die Zusammensetzung und Funktion der glomerulären Basalmembran (schraffiert dargestellt). Durch die vermehrte Synthese ist die Basalmembran bei Diabetes zwar verdickt, aber durch die verminderte Synthese des negativ geladenen Heparansulfats Proteoglykan wird die Basalmembran für Plasmaproteine, insbesondere für Albumin (A), permeabler. Die Plasmaflüssigkeit des Blutes wird zwischen den fenestrierten Endothelzellen (EC) durch die Basalmembran filtriert; die Podozyten sind hier nicht dargestellt.

Hyperglykämie offenbar ein wesentlicher ursächlicher Faktor

In zahlreichen großen klinischen Studien konnte gezeigt werden, dass eine strikte, am HbA_{1c}-Wert orientierte Stoffwechselkontrolle die Entwicklung der Gefäßschäden, insbesondere der diabetischen Retino- und Nephropathie, verlangsamt (DCCT-Studie

1993). Dieser Befund zeigt nicht nur, dass das Ausmaß der Hyperglykämie ein Risiko-marker für die Spätschäden ist, sondern dass der chronisch hohe Blutglucosespiegel Ursache für die Entwicklung der Spätschäden sein könnte. Entsprechend gibt es ver-schiedene Hypothesen, wie die Hyperglykämie die Entstehung der diabetischen Spät-schäden auslösen kann.

> **Fünf wichtige pathogenetische Mechanismen der diabetischen Spätkomplikationen:**
>
> - Bildung von Advanced Glycation End Products (AGE),
> - Oxidativer Stress,
> - Proteinkinase-C-Aktivierung,
> - Polyol-Weg,
> - Hormone, Zytokine und Wachstumsfaktoren. (Schleicher 2000)

> **Bildung von Advanced Glycation End Products (AGE) als hoch-reaktive Intermediärprodukte und Aktivierung des Transkriptions-faktors NFκB**

Primäre Aminogruppen von Proteinen, Nukleinsäuren oder Phospholipiden reagieren **ohne enzymatische** Beteiligung mit reduzierenden Zuckern wie z. B. der Glucose zur Schiff-Base, die sich spontan zu der entsprechenden, relativ stabilen Fructoseverbin-dung umlagert. Dabei ist die Menge der angelagerten Glucose der Glucosekonzen-tration, also der Hyperglykämie, proportional. Bisher ist vor allem die **Reaktion von Glucose mit Proteinen (Glykierung)** untersucht worden. Bevorzugte reaktive Ami-nogruppen an Proteinen sind die ϵ-Aminolysin-Seitengruppen und die N-terminale Aminogruppe (vgl. HbA$_{1c}$). Die so an Proteine gebundene Glucose ist allerdings rela-tiv instabil, insbesondere in Anwesenheit von Sauerstoff (Glucoxidation) entstehen z. T. intermediäre, hochreaktive, freie oder proteingebundene Reaktanten, die zu ei-ner Vielzahl von verschiedenen Produkten, so genannten **A**dvanced **G**lycation **E**nd Products (AGE), führen können. Diese **hochreaktiven intermediären AGE-Produkte** können zu unphysiologischen Proteinquervernetzungen von insbesondere **langlebi-gen Proteinen, z. B. Kollagenen,** führen, die somit schlechter proteolytisch abgebaut werden können. Um die im Diabetes vermehrte AGE-Bildung zu hemmen, wurden **In-hibitoren** (z. B. Aminoguanidin) synthetisiert, die im Tierversuch viel versprechende Effekte zeigten. Die klinischen Versuche mit Aminoguanidin wurden jedoch in Europa eingestellt. Zurzeit werden weniger toxische Derivate im Tierversuch getestet.

Ein Beispiel, wie die Glykierung von Proteinen Gefäßschäden hervorrufen könnte, wurde kürzlich veröffentlicht (Acosta et al. 2000). Diese Gruppe fand heraus, dass die Funktion des Zellmembran-assoziierten Proteins CD 59, das für den Schutz gegen den aktivierten, nach Komplementaktivierung entstehenden „Membrane Attack Com-plex" (MAC) verantwortlich ist, in Abhängigkeit vom Ausmaß der Glykierung eines es-senziellen Lysins verlorengeht. Diese Funktionseinschränkung könnte die vermehrte MAC-Ablagerung in diabetischen Gefäßwänden und deren pathologische Wirkung (MAC stimuliert die Proliferation von glatten Muskelzellen und die Matrixproduk-tion) erklären.

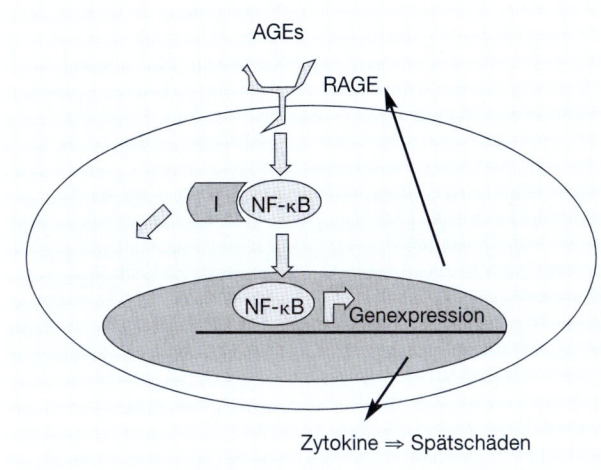

Abbildung 8.1-3 Zelluläre Effekte von Advanced Glycation End Products (AGE) (mod. nach: Bierhaus et al. 1998). AGE binden an zelluläre Rezeptoren für AGE (RAGE) und aktivieren durch Abspalten des Inhibitors (I) den Transkriptionsfaktor NFκB, der wiederum im Zellkern eine entsprechende Genaktivierung auslöst. Die Regulation vieler Zytokine, aber auch die Expression von RAGE selbst (Pfeil), stehen unter der Kontrolle von NFκB.

Wahrscheinlich noch wichtiger für die Entwicklung diabetischer Spätschäden ist die Wirkung der AGE-Produkte über den kürzlich entdeckten **Rezeptor für AGE (RAGE)**. Der von der Gruppe um Nawroth (Bierhaus et al. 1998) vorgeschlagene molekulare Mechanismus ist in Abb. 8.1-**3** dargestellt: Bindung von AGE an diesen Rezeptor, der u. a. auf Gefäßwandzellen exprimiert ist, führt zur **Abspaltung des Inhibitors (I)** vom **Transkriptionsfaktor NFκB,** der nun in den Zellkern transloziert werden kann und dort eine Reihe von Genen, die für die Entwicklung von Gefäßschäden diskutiert werden, aktiviert. Unter anderem wird die Expression der Zytokine **TNF und IL-1β** von endothelialen Oberflächenproteinen und auch von RAGE selbst stimuliert. Die so induzierte RAGE-Überexpression, die tatsächlich in den Gefäßwänden und in der Niere von Diabetikern nachweisbar ist, könnte zu einem **Circulus vitiosus** führen: Die beim Diabetiker erhöhten AGEs induzieren die RAGE-Expression in vaskulären Zellen, die nun wiederum sensitiver auf AGEs reagieren und so einen chronischen Stimulus verursachen. Interessanterweise entsprechen viele dieser durch RAGE vermittelten zellulären Effekte denen, die auch bei Einwirkung von oxidativem Stress auf Gefäßzellen gefunden werden.

Oxidativer Stress durch hochreaktive Sauerstoffradikale bei Diabetes erhöht

Auch unter physiologischen Bedingungen werden ständig Sauerstoffradikale gebildet, z. B. bei der oxidativen Phosphorylierung im Mitochondrium, bei der Harnsäurebildung oder der Infektabwehr durch Granulozyten. Um die zum Teil **hochreaktiven Sauerstoffradikale** zu entgiften, stehen dem Organismus eine Reihe von **endogenen antioxidativen** Abwehrmechanismen zur Verfügung (Tab. 8.1-1), sodass **normalerweise keine Schäden** entstehen. Dem erhöhten, z. B. durch Hyperglykämie oder AGE ausgelösten oxidativen Stress **bei Patienten mit Diabetes** steht nun ein **vermindertes endogenes** Abwehrsystem gegenüber. So findet man eine verstärkte Lipidperoxidation, eine erhöhte Vitamin-C- und -E-Oxidation und eine vermehrte Malondial-

Tabelle 8.1-1   Übersicht über die wichtigsten reaktiven Sauerstoffspezies und deren endo- und exogene Abwehrmechanismen

Reaktive Sauerstoffspezies	Antioxidative Mechanismen	
	Endogen	Exogen*
O_2^-	Superoxiddismutase	Vitamin E/C
H_2O_2	Katalase, Glutathionperoxidase	Vitamin E/C
ROOH (Lipidperoxide)	Phospholipid-Hyperperoxid-Glutathionperoxidase	Vitamin E/α Liponsäure

* Viele Nahrungsmittel enthalten neben den Vitaminen weitere Antioxidanzien, z. B. Carotin, Phenole, Tannine.

dehydbildung beim Diabetiker, während die endogenen Antioxidanzien wie z. B. der zelluläre Glutathiongehalt und der Vitamin-C-Spiegel vermindert sind. Für die **Inhibition** der reaktiven Sauerstoffradikale werden sowohl Vitamine als auch synthetische Antioxidanzien verwendet (Tab. 8.1-**1**).

Proteinkinase-C-Aktivierung durch Hyperglykämie – können PKC-Inhibitoren eine Progression der Retinopathie verhindern?

Die Proteinkinase C (PKC) ist ein Enzym, das die Phosphorylierung von anderen Proteinen katalysiert. Über diesen Weg moduliert die PKC die intrazelluläre Signalübertragung und greift so regulierend in grundlegende zelluläre Mechanismen wie Zellproliferation oder Zytokinproduktion ein. Viele Untersuchungen mit kultivierten Zellen, aber auch mit diabetischen Tieren und Diabetespatienten haben gezeigt, dass unter Hyperglykämie bzw. im Diabetes einige Isoformen der PKC, u. a. die β-Isoform, aktiviert sind (Pirags et al. 1996). Da es Hinweise für eine Beteiligung der PKC bei der Entwicklung diabetischer Gefäßschäden gibt, wurde von der Firma Lilly ein **PKC-β-Inhibitor** entwickelt, dessen Anwendung im Tierversuch die frühen Effekte des Diabetes in Retina und Niere verhinderte. Die zur Zeit anlaufenden klinischen Erprobungen werden zeigen, ob Diabetiker von diesem neuen Präparat profitieren.

Der Polyol-Weg und der klinisch enttäuschende Effekt der Aldosereduktase-Inhibitoren

Während hyperglykämischer Perioden wird Glucose, katalysiert durch die Aldosereduktase, **vermehrt in Sorbit umgewandelt,** das wiederum durch die Sorbitdehydrogenase **zu Fructose** umgesetzt wird (Abb. 8.1-**4**). Die Anhäufung dieser Stoffwechselprodukte, die die Zelle nicht verlassen können, führt einerseits zu einer **osmotischen Dysbalance,** die als Ursache für die Entstehung der diabetischen Neuropathie diskutiert wird, und andererseits durch die vermehrte Bildung von NADH zu einer **„Pseudohypoxie".** Dieser Stoffwechselweg kann durch **Hemmung der Aldosereduktase** blockiert werden. Allerdings führte der klinische Einsatz von Aldosereduktase-Inhibitoren **nicht** zu den erwarteten positiven Effekten bei der Behandlung der diabetischen Neuropathie und war zudem von erheblichen Nebenwirkungen begleitet.

Abbildung 8.1-4 Polyol-Weg. Glucose kann intrazellulär unter katalytischer Mitwirkung von Aldosereduktase (AR) in Sorbit umgewandelt werden, das wiederum durch die Sorbitdehydrogenase (SDH) in Fructose überführt wird.

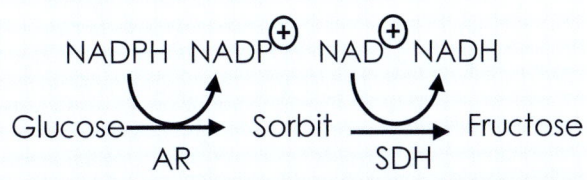

Die Rolle von Hormonen, Zytokinen und Wachstumsfaktoren

Durch die diabetische Stoffwechsellage werden viele systemisch bzw. lokal wirkende Hormone und Zytokine hochreguliert. Während man **früher Hormone wie das Insulin oder das Wachstumshormon** selbst für die Entstehung der Gefäßschäden verantwortlich machte, wird in **neueren** Berichten die Rolle der **Zytokine und Wachstumsfaktoren** in den Vordergrund gestellt (Pfeiffer et al. 1997). So konnte man die kausale Beteiligung des lokal induzierten **Vascular endothelial Growth Factor** bei der proliferativen Retinopathie nachweisen. Bei den pathologischen Prozessen, die zu den Organschäden führen, sind mehrere solcher Faktoren – z. B. der auf glatte Muskel- und Endothelzellen proliferierend wirkenden **Fibroblast Growth Factor** bzw. der **Platelet-derived Growth Factor** (Freyberger et al. 2000) – beteiligt. Ob der bei Diabetespatienten mit peripherer Neuropathie gefundene **verminderte Nerve-Growth-Factor**-Gehalt ursächlich für die Entstehung der Erkrankung ist, wird zur Zeit durch die Therapie mit diesem Faktor erprobt.

Ein anderer Faktor, der Transforming Growth Factor β **(TGF-β)**, der Zellen insbesondere zu vermehrter Synthese von Bindegewebe (extrazellulärer Matrix) stimuliert, wurde in den Nieren von Diabetikern vermehrt gefunden (Sharma u. Ziyadeh 1995). In tierexperimentellen Untersuchungen konnten die meisten histologischen und funktionellen Veränderungen, die die Entwicklung der diabetischen Nephropathie begleiten, durch **Therapie mit einem TGF-β-Antikörper** verhindert werden. In tierexperimentellen Studien konnte kürzlich gezeigt werden, dass die erhöhte TGF-β-Expression und folglich auch die vermehrte Kollagenüberproduktion durch Behandlung mit Glitazon reduziert werden kann (Isshiki et al. 2000). Diese und weitere Studien sprechen für eine kausale Beteiligung des TGF-β bei der Pathogenese der diabetischen Nephropathie und wahrscheinlich auch an der bei Diabetes vermehrten Kollagenüberproduktion. In weiteren Studien (Wolf 1998) konnte gezeigt werden, dass **Angiotensin II** neben seinen hämodynamischen Effekten **auch metabolische Effekte** hat, u. a. die Induktion von TGF-β in vaskulären Zellen (Abb. 8.1-**5**). Dieser Mechanismus könnte den häufig beobachteten Effekt, dass eine Therapie mit z. B. ACE-Inhibitoren über den Blutdruckeffekt hinaus organprotektive Wirkung hat, erklären. Eine solche Therapie würde auch die durch erhöhte Glucose ausgelöste Aktivierung des Renin-Angiotensin-Systems positiv beeinflussen (Abb. 8.1-**5**).

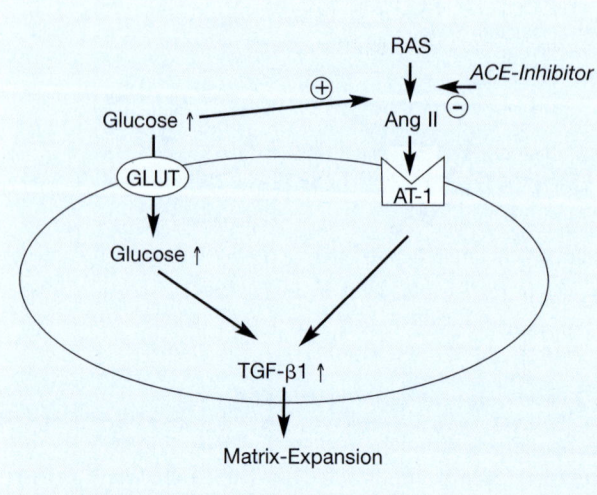

Abbildung 8.1-5 Wirkung von Hyperglykämie und Angiotensin II auf die TGF-β-vermittelte Matrixsynthese. Sowohl die über den Glucosetransporter (GLUT-1) vermehrt aufgenommene Glucose als auch das über den Angiotensinrezeptor (AT$_1$) wirkende Angiotensin (Ang) II stimulieren die Synthese des Zytokins TGF-β. TGF-β wiederum stimuliert die Synthese von Proteinen der extrazellulären Matrix. Die erhöhte Wirkung des Renin-Angiotensin-Systems (RAS) kann z. B. durch ACE-Inhibitoren blockiert werden.

Hinweise auf eine gemeinsame Pathogenese

Die vorliegenden Befunde lassen bislang, trotz vieler Gemeinsamkeiten, keine einheitliche Pathogenese der verschiedenen diabetischen Spätschäden erkennen. Einen Hinweis darauf, dass die durch die Hyperglykämie induzierten verschiedenen Pathomechanismen nicht unabhängig voneinander ablaufen, zeigen neue Ergebnisse der Gruppe von Brownlee mit Hammes u. a., die vermuten lassen, dass **zumindest einige** der dargestellten Pathogenesewege über eine **gemeinsame Schiene** verlaufen. An kultivierten Endothelzellen wurde von dieser Gruppe gezeigt, dass durch Blockierung der mitochondrialen Atmungskette sowohl der durch AGE-induzierte oxidative Stress (und damit die NFkappaB-Aktivierung) als auch die via Polyol-Weg oder die über PKC-aktivierten Stoffwechselwege hemmbar sind. In weiteren Arbeiten konnte gezeigt werden, dass die drei aktivierten Stoffwechselwege durch Applikation von Benfotiamin, einem Vitamin-B$_2$-Analogon, reduziert werden können (Hammes et al. 2003). Weitere neue Erkenntnisse sind aus den Ergebnissen der zur Zeit laufenden klinischen Studien mit Inhibitoren des jeweiligen Pathomechanismus zu erwarten.

Fazit für die Praxis

Epidemiologische Studien zeigen, dass die diabetischen Folgeerkrankungen Retinopathie, Nephropathie und Neuropathie nicht streng miteinander korrelieren. Gemeinsame Kennzeichen der diabetischen Mikroangiopathien sind der Perizytenverlust, die Vermehrung der extrazellulären Matrix und die erhöhte Gefäßpermeabilität. Neben genetischen Faktoren scheint die Hyperglykämie ein wesentlicher ursächlicher Faktor für die Entstehung der diabetischen Folgeerkrankungen zu sein.

8.2   Herz- und Gefäßkrankheiten

M. A. Nauck (Bad Lauterberg), A. Mügge (Bochum)

Komplikationen einer Atherosklerose sind bei Patienten mit Typ-1- und Typ-2-Diabetes eine sehr häufige Krankheits- und Todesursache.

Sie betreffen einen großen Anteil aller diabetischen Patienten im Laufe ihres Lebens. Nicht nur die Häufigkeit, sondern auch die Art der Komplikationen und das Überleben unterscheiden sich charakteristischerweise zwischen Stoffwechselgesunden und Patienten mit Diabetes mellitus. In einigen Punkten unterscheiden sich auch das diagnostische und therapeutische Vorgehen (Aronson et al. 1997, Haffner 2000).

Herzinfarkte bei Patienten mit Diabetes mellitus 3- bis 5-mal häufiger

Akute Myokardinfarkte treten bei Diabetespatienten ca. drei- bis fünffach häufiger auf als bei Stoffwechselgesunden (Aronson et al. 1997, Rytter et al. 1985, Soler et al. 1975). Bei Frauen nach der Menopause fehlt der Östrogenschutz, sodass diese Patientinnen besonders häufig betroffen sind. Eine deutliche Steigerung von Myokardinfarkten findet sich bereits bei eingeschränkter Glucosetoleranz („Impaired Glucose Tolerance", IGT), hier meistens in Verbindung mit anderen Risikofaktoren des Metabolischen Syndroms (Übergewicht, arterielle Hypertonie, Dyslipidämie). Das Risiko für Infarkte hängt u. a. aber auch von der Stoffwechselkontrolle (HbA_{1c}) (Kuusisto et al. 1994, Laakso 1996, Wei et al. 1998) und von Parametern des Cholesterinstoffwechsels (LDL-Cholesterin erhöht, HDL-Cholesterin senkt das Risiko [Lehto et al. 1997, Scandinavian Simvastatin Survival Study Group 1994]) ab. Patienten mit Diabetes mellitus haben nicht nur ein erhöhtes Risiko, einen Myokardinfarkt zu erleiden, sondern auch ein eineinhalbfach höheres Risiko, an einem Myokardinfarkt zu versterben (Aronson et al. 1997, Klamann et al. 2000, Sprafka et al. 1991). Ursache ist nicht selten eine nicht beherrschbare Linksherzinsuffizienz. Verantwortlich ist die im Vergleich zu Stoffwechselgesunden diffusere (Mehrgefäß-)Erkrankung, die die Kompensationsmöglichkeit für nicht direkt von der Myokardnekrose betroffene Herzwandareale einschränkt. Eine linksventrikuläre Funktionseinschränkung ohne fassbare Koronarstenosen ist möglich („diabetische Kardiomyopathie" [Aronson et al. 1997]). Sie betrifft in erster Linie die diastolische Füllung des linken Ventrikels.

Diabetes mellitus erhöht auch das Risiko für zerebrale Insulte.

Auch das Risiko für einen ischämischen Zerebralinsult ist beim Diabetespatienten erhöht, allerdings weniger ausgeprägt als für die koronare Herzerkrankung. Wichtigster begleitender Risikofaktor ist die arterielle Hypertonie.

Periphere arterielle Verschlusskrankheit: bei Diabetes mellitus meistens die Unterschenkeletage betroffen

Eine Atherosklerose der Beinarterien wird bei Diabetespatienten öfter diagnostiziert als bei Stoffwechselgesunden. Sie betrifft häufig Arterien des Unterschenkels, weniger Becken- oder Oberschenkelgefäße. Begleitend findet sich in der Regel eine Mediasklerose und -verkalkung (Röntgendiagnostik), die die Komprimierbarkeit (z. B. durch Blutdruckmanschetten) herabsetzt und so zu einer Fehleinschätzung der peripheren Durchblutung führen kann.

Symptome einer koronaren Herzerkrankung müssen bei Diabetespatienten mit geeigneten Nachweisverfahren für eine Koronarischämie unter Belastung abgeklärt werden.

Eine koronare Herzerkrankung muss vermutet werden, wenn eine *Angina-pectoris*-Symptomatik vorliegt, wenn es anamnestisch Hinweise für einen Myokardinfarkt gibt oder eine Linksherzinsuffizienz ohne erkennbare andere Ursache (z. B. Herzklappenfehler) diagnostiziert wird.

Das entscheidende Leitsymptom auch bei Patienten mit Diabetes mellitus ist die *Angina pectoris* (retrosternales Druck- bzw. Engegefühl mit Ausstrahlung des Schmerzes in die linke Schulter bzw. den linken Arm, selten auch in den Unterkiefer). Eine myokardiale Ischämie kann nachgewiesen werden durch Ruhe- und Belastungs-EKG, Myokard-Szintigraphie und Stress-Echokardiographie (Nachweis regionaler Wandbewegungsstörungen bei Tachykardie, z. B. induziert durch körperliche Belastung [„dynamisch"] oder pharmakologisch durch β-Mimetika). Hinweise für frühere Myokardinfarkte ergeben sich aus dem EKG (Q-Zacken, R-Verluste, ST-Strecken-Veränderungen) oder der Echokardiographie (regionale Wandbewegungsstörungen) bzw. Röntgenuntersuchungen (Hinweise für Herzwandaneurysma). Ein Ischämienachweis sollte zum Versuch führen, die gestörte myokardiale Durchblutung zu verbessern. Dies ist nur anhand einer Koronarangiographie abzuschätzen.

Die früher häufig geäußerte Vermutung, dass Patienten mit Diabetes mellitus (insbesondere bei Vorliegen einer ausgeprägten autonomen kardialen Neuropathie) weniger *Angina-pectoris*-Symptomatik bzw. thorakale Schmerzen bei einem Myokardinfarkt verspüren, also mehr „stumme" Ischämien und Infarkte erleiden, ist durch mehrere neuere Studien nicht zu belegen (siehe aber Davis et al. 2004). Eine neue Studie ergab auch Hinweise, dass Ischämieepisoden oft mit Hypoglykämieepisoden koinzidierten, sodass eine Hypoglykämie – vermutlich über eine adrenerge Gegenregulation – Ischämiereaktionen auslösen kann. Dies ist eine weitere Besonderheit gegenüber stoffwechselgesunden KHK-Patienten (Desouza et al. 2003).

Das Leitsymptom der Linksherzinsuffizienz ist die Dyspnoe.

Sie tritt je nach Stadium bei körperlicher Belastung oder unter Ruhebedingungen auf (NYHA-Stadien I–IV). Frühe Stadien können durch intrakardiale Druckmessungen

(z. B. Einschwemmkatheter) diagnostiziert werden, spätere Stadien durch Nachweis einer reduzierten Austreibungs-(Ejektions-)Fraktion (Echokardiographie, Ventrikulographie) oder den Nachweis von Folgen (Linksherzvergrößerung, pulmonale Stauung, Pleuraergüsse im Röntgenbild des Thorax) diagnostiziert werden.

> Nach Insulten bzw. transitorisch-ischämischen Attacken sollte mit Ultraschall-Methoden bzw. Angiographie eine zerebrovaskuläre Insuffizienz gesichert werden.

Zum Nachweis eines gestörten Blutflusses in den hirnversorgenden arteriellen Gefäßen ist in erster Linie die Ultraschalluntersuchung mit Farb-Doppler und Darstellung von Flussprofilen (Duplex-Untersuchung) geeignet, bei hochgradigem Verdacht und Interventionsnotwendigkeit die Angiographie. Folgen (Hirninfarkte, verminderte zerebrale Durchblutung) können mit Computertomogramm, Magnetresonanz-Tomogramm und szintigraphischen Verfahren (Hirn-SPECT) dokumentiert werden.

> Leitsymptom der peripheren arteriellen Verschlusskrankheit ist die *Claudicatio intermittens*, der wegweisende Befund ist das Fehlen von Fußpulsen.

In der Regel sind von Nekrosen Zehen, Vorfuß und Ferse betroffen. Bei gleichzeitig vorliegender Neuropathie treten Symptome erst bei fortgeschrittenen Stadien auf (siehe auch Kap. 8.6, S. 314 ff.). Der Nachweis peripherer Pulse (Tastbefund) schließt eine relevante pAVK nahezu aus. Die Messung von Doppler-Verschluss-Drucken erfolgt an peripheren Arterien (cave: Mönckeberg-[Media-]Sklerose), bei Interventionsnotwendigkeit wird eine Angiographie durchgeführt. CT- oder MR-Untersuchungen mit dreidimensionaler Rekonstruktion des Gefäßbaumes können die Angiographie noch nicht ablösen. Bei der Angiographie ist besonders die genaue Darstellung der Gefäßperipherie (d. h. im Fußbereich) entscheidend, weil es Gefäß-Bypass-Operationen mit distalem Anschluss im Bereich z. B. der A. dorsalis pedis gibt, die naturgemäß nur dann in Erwägung gezogen werden kann, wenn dieses Gefäß mit geeignetem Kaliber dargestellt werden kann.

> Die antidiabetische Therapie bei Herz- und Gefäßkrankheiten umfasst nichtmedikamentöse Maßnahmen und muss Besonderheiten der medikamentösen Therapie berücksichtigen.

Die Therapie des Diabetes mellitus umfasst in ernährungsmedizinischer Hinsicht immer eine Abstimmung der Ernährung an die Sekretionskapazität des endokrinen Pankreas (Typ-2-Diabetes) oder an die exogene Insulingabe (Typ-1-Diabetes).

Die zweite wichtige Größe ist die körperliche Aktivität, die gezielt therapeutisch eingesetzt werden kann, immer aber berücksichtigt werden muss.

> Aufgrund des ohnehin hohen Gefäßrisikos richten sich Ernährungsempfehlungen in erster Linie auf eine Minderung der hiermit verbundenen Risiken.

Die zu empfehlende Ernährung unterscheidet sich nicht von der grundsätzlich zu befürwortenden „gesunden" Ernährung. Wichtigster Gesichtspunkt ist die Gewichtskontrolle durch Abschätzen einer geeigneten Kalorienzufuhr (ca. 30 – 32 kcal/kg angestrebten Körpergewichts, in der Initialphase bei gewünschter Gewichtsabnahme weniger, bis etwa herab zu 800 – 1200 kcal/d ausgewogene Mischkost) und evtl. Beschränkung der Fettzufuhr.

Die Einschränkungen bei der Fett- und Eiweißzufuhr bringen es mit sich, dass Diabetespatienten sich eher kohlenhydratreich ernähren sollten. Zu bevorzugen sind langsam resorbierbare Kohlenhydrate in Vollkornbrot, anderen Getreideprodukten (Haferflocken, Müsli usw.), da auf diese Weise zu rasche Plasmaglucoseanstiege nach Mahlzeiten verhindert werden können.

> Eine ärztlich auf das kardiale Leistungsvermögen abgestimmte Förderung der körperlichen Aktivität ist auch für den gefäßkranken Patienten mit Diabetes sinnvoll.

Sie erfordert aber eine genaue diagnostische Erfassung des Gefäßsystems unter funktionellen Gesichtspunkten (Ischämie unter Belastung?). Das Gefäßtraining bei bestimmten Stadien der peripheren arteriellen Verschlusskrankheit soll die Kollateralbildung unterstützen. Eine körperliche Belastung bei manifesten koronaren Durchblutungsstörungen hingegen ist mit den Risiken der Auslösung einer Koronarischämie oder gefährlicher Rhythmusstörungen verbunden. Ein Training kann nur unter ärztlicher Anleitung und Kontrolle und nach Ausschluss belastungsinduzierter Ischämien bzw. nach deren erfolgreicher Therapie, in der Regel durch revaskulierende Maßnahmen (Angioplastie bzw. Bypass-Operation), angeraten werden (Koronarsport-Gruppen). Vor Sport müssen auch andere Diabetes-typische Einschränkungen erfasst und in ihrer Bedeutung abgeklärt werden, z. B. Fehlbelastungen von Gelenken (Füße) bei Neuropathie, Einschränkungen des Sehvermögens, Risiko einer Netzhautblutung bzw. *Ablatio retinae* bei fortgeschrittener Retinopathie.

Antidiabetische Therapie bei herz- oder gefäßkranken Patienten

Eine medikamentöse Behandlung mit oralen Antidiabetika bzw. Insulin ist auch bei herz- oder gefäßkranken Patienten mit Diabetes mellitus dann sinnvoll und notwendig, wenn die Therapieziele mit nichtmedikamentösen Methoden allein nicht erreicht werden.

> Kardiale Nebenwirkungen von Sulfonylharnstoffen werden diskutiert, weil es auch an Herz und Gefäßen Sulfonylharnstoff-Rezeptoren gibt. Klinisch bedeutsame Risiken oder gar Schäden hierdurch sind aber nicht belegt.

Sulfonylharnstoffe (z. B. Glibenclamid, Glimepirid) verstärken die Insulinsekretion, indem sie an einen Sulfonylharnstoff-Rezeptor (SUR-1) der B-Zellen der Langerhans-Inseln binden und einen assoziierten K^+-Kanal schließen (Aguilar-Bryan et al. 1995). Sulfonylharnstoff-Rezeptoren gibt es aber auch in Herz und Gefäßen (Gribble et al. 1998). Deshalb könnte die in der UGDP-Studie beschriebene erhöhte Mortalität von Patienten mit Typ-2-Diabetes unter Therapie mit Tolbutamid (UGDP-Studie, 60er und 70er Jahre; [Knatterud et al. 1975, Meinert et al. 1970]) damit interpretiert werden. Klinisch bedeutsame kardiovaskuläre Effekte von Sulfonylharnstoffen sind aber nach wie vor umstritten. Experimentell kann durch Glibenclamid das Phänomen der „ischämischen Präkonditionierung" aufgehoben werden (Tomai et al. 1994, Toombs et al. 1993). Hierunter versteht man, dass nach einer myokardialen Ischämie (z. B. nach Ballonokklusion) ein zweites ischämisches Ereignis einen geringeren oder gar nicht nachweisbaren Schaden hinterlässt, es sei denn unter dem Einfluss von Sulfonylharnstoffen. Die Ischämie würde zu einer Reduktion des ATP/ADP-Verhältnisses führen, was die K^+-Kanäle öffnen würde, während Sulfonylharnstoffe dies verhindern. Ob diesem Effekt aber klinische Probleme entsprechen, ist nicht klar. Nach einem Myokardinfarkt scheint die Letalität bei Patienten mit Typ-2-Diabetes unter Therapie mit Sulfonylharnstoffen gegenüber anders behandelten Patienten nicht erhöht zu sein (Klamann et al. 2000). Es gibt allerdings Hinweise, dass bei akuter Angioplastie wegen eines Infarktes die Letalität unter Sulfonylharnstofftherapie erhöht sein kann (Garratt et al. 1998). Unter einer Dauertherapie mit Insulin bzw. Sulfonylharnstoffen („intensives Therapieschema" der UKPD-Studie) war die Häufigkeit von Infarkten bzw. die Mortalität nicht erhöht (UK Prospective Diabetes Study [UKPDS] Group 1998 a). Deshalb können Sulfonylharnstoffe in der Regel auch bei Patienten mit koronarer Herzkrankheit eingesetzt werden. Ausnahmen sind geplante Angioplastiemaßnahmen mit vorübergehender vollständiger Koronarokklusion (Garratt et al. 1998), insbesondere bei Patienten mit akutem Myokardinfarkt, und analog eventuell Operationen mit der Herz-Lungen-Maschine. In diesen Fällen sollte von einer Sulfonylharnstofftherapie vorsichtshalber zumindest vorübergehend abgeraten werden.

> Von Gliniden (neuere K_{ATP}-Kanal-schließende Medikamente mit insulin-sekretionssteigernder Wirkung) sind keine kardialen Nebenwirkungen bekannt.

Neue Insulinsekretagoga wie Repaglinid und Nateglinid wirken auch über einen Schluss des K^+-Kanals der B-Zellen der Langerhans-Inseln, allerdings binden sie an andere Strukturen und sind deshalb nicht in jeder Hinsicht mit Sulfonylharnstoffen zu vergleichen. Detaillierte Untersuchungen zu möglichen kardialen Wirkungen von „Gliniden" stehen aus, auch wenn sie in vitro den Kalium-Kanal im Herzen schließen können.

> Schwerwiegende kardiale Erkrankungen sind eine Kontraindikation für die Verordnung von Metformin.

Metformin ist das einzige heute in Deutschland verfügbare Medikament der Stoffgruppe der Biguanide. Hohe Konzentrationen von Metformin hemmen die Mitochondrienfunktion (Atmungskette) und führen zu anaerobem Stoffwechsel mit glykolytischem Abbau von Glucose zu Laktat (Milchsäure). Eine (metabolische) Laktatazidose ist deshalb eine typische Komplikation einer Behandlung mit Metformin, die in etwa einem Fall pro 100 000 Behandlungsjahren („Patientenjahren") tödlich endet. Eine Laktatazidose muss befürchtet werden bei Kumulation des Wirkstoffes (z. B. bei Niereninsuffizienz, weil Metformin hauptsächlich renal eliminiert wird) oder bei allen Erkrankungen, die mit einer Gewebsischämie (z. B. atherosklerotische Erkrankungen) oder einer Hypoxie (Herz- und Lungenerkrankungen) einhergehen. Die Behandlung mit Metformin ist deshalb bei manifesten Durchblutungsstörungen im Sinne einer KHK oder einer pAVK kontraindiziert, ganz besonders aber bei Linksherzinsuffizienz mit reduziertem Herzzeitvolumen, d. h. verminderter Gewebsperfusion. Trotz des unzweifelhaft erhöhten Gefäßrisikos bei Patienten mit Diabetes mellitus profitieren aber Patienten mit frühen Stadien eines Typ-2-Diabetes von einer Metformintherapie. Im Rahmen der UKPDS haben Metformin-behandelte Patienten sogar signifikant länger überlebt als andere, die mit weniger intensiven Behandlungskonzepten (in erster Linie Diätbehandlung) therapiert wurden (UK Prospective Diabetes Study [UKPDS] Group 1998 b). Dies war ein nennenswerter Vorteil auch den anderweitig „intensiver" behandelten Patienten gegenüber, die Sulfonylharnstoffe oder Insulin erhielten (UK Prospective Diabetes Study [UKPDS] Group 1998a, UK Prospective Diabetes Study [UKPDS] Group 1998b).

> Acarbose und andere α-Glucosidasehemmstoffe (Miglitol, Voglibose) wirken allein im Darmlumen und werden kaum resorbiert. Einflüsse auf kardiale Funktionen sind daher nicht zu erwarten.

Da unter α-Glucosidasehemmstoffen als unerwünschte Wirkungen Meteorismus auftreten kann, muss theoretisch zu einer gewissen Vorsicht bei sog. Roemheld-Syndrom (*Angina pectoris* bei geblähtem Magen-Darm-Trakt) geraten werden. Dies betrifft aber sicher nur wenige Patienten (Heimesaat et al. 1998). Im Rahmen einer Studie zur Diabetesprävention bei Menschen mit eingeschränkter Glucosetoleranz (STOP-NIDDM) verminderte eine Behandlung mit Acarbose die Häufigkeit von Myokardinfarkten und anderen kardiovaskulären Ereignissen (Chiasson et al. 2003). Allerdings waren kardiovaskuläre Endpunkte nicht Hauptzielkriterien dieser Studie.

> Thiazolidindione (Insulin-Sensitizer) führen in seltenen Fällen zu Ödemen und sollten bei Patienten mit Herzerkrankungen mit Vorsicht eingesetzt werden.

Troglitazon (nicht mehr auf dem Markt), Rosiglitazon und Pioglitazon steigern die Insulinwirkung. Eine typische unerwünschte Wirkung aller Thiazolidindione ist eine Flüssigkeitsretention mit Verminderung des Hämatokrits, bei prädisponierten Patienten mit einer begleitenden Verschlechterung einer Herzinsuffizienz. Hier ist die Anwendung kontraindiziert. Zu bedenken ist bei Patienten mit KHK, dass unter Thiazolidindionen mit einer Gewichtszunahme zu rechnen ist, weil diese Medikamente über eine Steigerung der Insulinwirkung die Speicherung von Triglyceriden fördern und die Lipolyse (d. h. das Angebot an freien Fettsäuren aus dem Fettgewebe) hemmen. Langzeiteffekte, die sich hieraus für das Lipoproteinprofil bzw. das kardiale Risiko insgesamt ergeben, lassen sich derzeit noch nicht ausreichend abschätzen.

> Die atherogene Wirkung einer Insulintherapie ist nicht nachgewiesen und darf nicht als Argument gegen eine Insulinbehandlung oder gegen eine notwendige Steigerung der Insulindosis verwendet werden.

Ein unter Nüchternbedingungen oder nach Stimulation mit oraler Glucose gemessener hoher Insulinwert ist nach epidemiologischen Untersuchungen mit einem erhöhten Risiko assoziiert, Herz- und Gefäßkrankheiten zu erleiden oder an ihnen zu versterben. Diese Befunde sind zum Teil so interpretiert worden, dass bei Patienten mit Typ-2-Diabetes eine Behandlung mit nicht-insulinotropen Medikamenten (Metformin, α-Glucosidasehemmstoffen, evtl. Thiazolidindionen) einer Therapie mit insulinotropen Medikamenten (Sulfonylharnstoffen, anderen Insulin-Sekretagoga) vorzuziehen sei. Darüber hinaus wird gelegentlich ein unmittelbares atherosklerotisches Risiko einer Insulinbehandlung diskutiert. Dies insbesondere, weil bei einer Insulinzufuhr über subkutane Depots das Insulin unmittelbar dem großen Kreislauf zugeführt wird und nicht – wie bei physiologischer Sekretion in das portale System – einer „First-Pass"-Elimination durch die Leber unterliegt. So richtig solche pathophysiologischen Überlegungen sein mögen, sollten sie aber auf gar keinen Fall dazu führen, eine notwendige Insulinbehandlung zu verzögern oder unterdosiert durchzuführen. Insgesamt betrachtet ist das Risiko einer unkontrollierten Hyperglykämie deutlich höher einzuschätzen (Kuusisto et al. 1994, Laakso 1996) als dieses theoretische Risiko einer Insulinbehandlung. Jeder Patient benötigt die Insulindosis (bei normaler Insulinsensitivität und fehlender Restsekretion ca. 35 – 45 IE/d), die seiner individuellen Insulinresistenz-Situation entspricht. Maßstab ist die Kontrolle der Plasmaglucose.

> Bei gleichzeitig vorliegender oder drohender koronarer Herzerkrankung gelten für Diabetespatienten besonders strenge Therapieziele.

Der Zusammenhang zwischen Qualität der Stoffwechseleinstellung (gemessen am HbA_{1c}) und mikrovaskulären Komplikationen eines Diabetes mellitus ist ebensowenig umstritten wie die Tatsache, dass eine erfolgreiche Therapie, die das HbA_{1c} dem Normalbereich annähert, auch wesentlich zur Verhinderung von mikrovaskulären Folgeschäden beiträgt. Im Hinblick auf makrovaskuläre Komplikationen gibt es ähnliche Hinweise, wobei der Zusammenhang etwas weniger eng erscheint als bei mikrovaskulären Folgeschäden (Kuusisto et al. 1994, Laakso 1996, UK Prospective Diabetes Study [UKPDS] Group 1998 a). Ein Diabetes mellitus ist aber immer, auch über den Einfluss gleichzeitig bestehender Risikofaktoren (z. B. Übergewicht, Hypertonus, Hypercholesterinämie, Rauchen) hinaus mit einer Erhöhung des kardiovaskulären Risikos verbunden. Ein hoher HbA_{1c}-Wert sagt eine schlechtere kardiovaskuläre Prognose voraus. Die Häufigkeit tödlicher und nichttödlicher Myokardinfarkte ließ sich durch „intensivere" Plasmaglucose-senkende Therapie (mit Insulin bzw. Sulfonylharnstoffen) in der UKPDS um 16% senken (UK Prospective Diabetes Study [UKPDS]

Group 1998 a), allerdings war der p-Wert 0,052, also knapp oberhalb der Signifikanz-grenze. Interessant ist aber die Beobachtung, dass ein Schutz vor kardiovaskulären Ereignissen nur bei nahezu normalen HbA_{1c}-Werten zu bestehen schien, sodass zur Verhinderung einer akzelerierten Atherosklerose eine bessere Stoffwechselkontrolle notwendig erscheint als zur Prophylaxe von anderen Diabetes-Folgeerkrankungen (Stratton et al. 2000). Deshalb ist bei Diabetespatienten mit Herz- und Gefäßkrank-heiten eine möglichst normnahe Stoffwechseleinstellung anzustreben, wenn die in-dividuelle Therapiezielvereinbarung nicht andere Vorgaben macht.

> Sowohl akute als auch chronische kardiovaskuläre Komplikationen erfordern bei Diabetespatienten eine besondere Therapie.

Die Therapie der akuten Koronarsyndrome (Myokardinfarkt, instabile *Angina pecto-ris*) besteht auch bei Diabetespatienten in Allgemeinmaßnahmen, Medikamenten zur Antikoagulation und dem Versuch zur raschen Wiederherstellung des Blutflusses im Infarktgefäß.

Generell kann bei anhaltender Angina pectoris im Ruhezustand nicht sofort ent-schieden werden, ob es sich um eine reversible Koronarischämie handelt oder ob es zur Herzmuskelnekrose kommt. Auch bei Diabetespatienten sind die ersten Maßnah-men in diesem Falle Bettruhe, Nahrungskarenz, bei Bedarf Sauerstoffsupplementie-rung, eine reizarme, beruhigende Umgebung und die Schaffung eines venösen Zugan-ges. Diagnostische Maßnahmen wie Blutentnahme (zur Messung von CK, CK_{MB} und Troponin T oder I), EKG, Röntgenaufnahmen des Thorax usw. folgen.

> Eine Antikoagulation (ASS, Heparin) muss immer auch schon bei Verdacht auf akutes Koronarsyndrom begonnen werden.

Es sollte immer sofort nach Orientierung über das klinische Problem des Patienten mit Acetylsalicylsäure (ASS; Thrombozytenaggregationshemmung) und mit Heparin behandelt werden. Bei Vorbehandlung mit ASS kann die Therapie fortgesetzt werden, bei unvorbehandelten Patienten sollte mit einer intravenösen Dosis (z. B. 1 g Aspisol) begonnen werden. Zu ASS gibt es heute Alternativen (Ticlopidin, Clopidogrel) bzw. Er-gänzungen, welche die Prognose zu verbessern versprechen. Beachten sollte man eine vorbestehende gerinnungshemmende Therapie z. B. mit Phenprocoumon (Mar-cumar). Hier ist, u. a. wegen der besseren Steuerbarkeit, eine rasche Umstellung auf Heparin anzustreben (Dosierung). Auch zu Heparin gibt es Alternativen, die eine Ver-besserung des Therapieeffektes anstreben (z. B. Hirudin), oder die im Falle einer He-parin-induzierten Thrombopenie in der Vorgeschichte eingesetzt werden können (Danaparoid, Orgaran; Lepirudin, Refludan; Desirudin, Revasc).

Bei akutem Myokardinfarkt ist gerade bei Diabetespatienten die Wiederherstel-lung des Blutflusses im betroffenen Koronargefäß durch systemische Thrombolyse (Fibrinolyse) oder durch mechanische Rekanalisation im Rahmen einer akut durchge-führten Koronarangiographie anzustreben: Das Überleben der Patienten und die spä-tere linksventrikuläre Funktion können dadurch verbessert werden.

Eine thrombolytische Behandlung hat bei Diabetespatienten keine erhöhte Nebenwirkungs- oder Komplikationsrate, aber einen mindestens so großen Effekt wie bei Stoffwechselgesunden. Sie sollte bei gegebener Indikation nicht aufgrund der Diagnose Diabetes bzw. Retinopathie vorenthalten werden.

Empfohlen werden Streptokinase oder rekombinanter Gewebsplasminogen-Aktivator (r-TPA oder „Recombinant Tissue Plasminogen Activator"). Aufgabe ist die Auflösung eines okkludierenden Thrombus auf einer rupturierten atherosklerotischen Plaque, um den Blutfluss wiederherzustellen und – bei rechtzeitiger Anwendung – das Ausmaß der resultierenden Myokardnekrose zu verringern, im Idealfall eine Nekrose sogar ganz zu verhindern (The ISAM study group 1986, Woodfield et al. 1996). Diesen Vorteilen steht ein geringes, aber definitives Blutungsrisiko gegenüber, wobei zerebrale Blutungen (ca. 1 – 3 %) die klinisch bedeutsamsten Folgen nach sich ziehen. Blutungsbedingte Todesfälle kommen vor und müssen bei der Abschätzung von Nutzen und Risiko berücksichtigt werden. Naturgemäß profitieren Patienten kurz nach Beginn einer Ischämie (d. h. <6 h nach Symptombeginn, längstens bis zu 12 h) am meisten. Zeichen einer gelungenen Reperfusion des Infarkt-Gefäßes sind rasche Schmerzfreiheit, Rückgang der Infarkt anzeigenden EKG-Veränderungen und ventrikuläre „Reperfusions"-Arrhythmien, die typischerweise vorübergehender Natur sind und nur selten klinische Probleme bereiten.

Bei Patienten mit Diabetes mellitus ist der relative Profit von einer Thrombolysebehandlung eher größer, weil das A-priori-Risiko eines letalen Verlaufs höher ist. Das Spektrum zu erwartender unerwünschter Wirkungen ist nicht anders als bei stoffwechselgesunden Patienten. Die häufig geäußerte Vermutung, dass insbesondere auch bei Vorliegen einer proliferativen Retinopathie oder nach bereits erfolgter Lasertherapie mit einem besonderen retinalen Blutungsrisiko mit der Folge von Glaskörperblutungen und Beeinträchtigungen des Sehvermögens zu rechnen ist, ist allenfalls durch Einzelfallbeschreibungen belegt. Die Folge dieser Irrmeinung ist, dass bei Patienten mit Diabetes mellitus und akutem Myokardinfarkt seltener Gebrauch von einer fibrinolytischen Therapie gemacht wird als bei Patienten ohne Diabetes (Klamann et al. 2000, Löwel et al. 1995). Diese Befürchtung sollte somit kein Grund sein, Diabetespatienten eine an sich sehr wirksame, u. U. lebensrettende thrombolytische Therapie vorzuenthalten oder ihren Einsatz durch zeitraubende augenärztliche Untersuchungen zu verzögern.

Diabetespatienten mit akutem Myokardinfarkt nehmen auch bei gleichzeitigem Vorliegen einer Polyneuropathie nicht wesentlich seltener oder weniger ausgeprägt die Schmerzen einer Angina pectoris wahr als stoffwechselgesunde Patienten. Diese gern wiederholte Hypothese ist durch zahlreiche Untersuchungen mittlerweile widerlegt worden: ein „stummer" Myokardinfarkt kommt bei Diabetespatienten nur geringfügig häufiger vor.

Eine Alternative zur systemischen Thrombolyse ist die rasche Koronarangiographie mit Feststellung des Infarktgefäßes und akuter Intervention zur Wiederherstellung des Blutflusses (Akut-Angioplastie).

Vorteile sind die hohe Wahrscheinlichkeit, schnell eine koronare Perfusion im kritischen Gefäß wiederherzustellen, die Möglichkeit zur besseren Kontrolle über den Behandlungserfolg und ein niedrigeres Risiko für lebensbedrohliche Blutungskomplikationen (Keeley et al. 2003). Es ist sehr wahrscheinlich, dass die Vorteile einer Akut-Angioplastie auch für Patienten mit Diabetes mellitus zum Tragen kommen. Dafür spricht, dass grundsätzlich bei höherem A-priori-Risiko der potenzielle Profit steigen sollte. Allerdings sind die relativ schlechteren Ergebnisse nach Angioplastie (außerhalb einer Durchführung bei akuter Myokardischämie [The bypass angioplasty revascularization investigation (BARI) 1997, The bypass angioplasty revascularization investigation (BARI) investigators 1996]) bei Patienten mit Diabetes mellitus zu berücksichtigen. Allerdings müssen diese Ergebnisse (zugunsten der Bypass-Chirurgie und gegen die Angioplastie) neu bewertet werden, nachdem mit Sirolimus-eluierenden Stents auch bei Patienten mit Diabetes deutlich verringerte Restenoseraten erzielt werden können (Moses et al. 2003, Schofer et al. 2003).

Insgesamt betrachtet ist die Akut-Angioplastie eine attraktive Behandlungsmethode, deren flächendeckende Anwendung in naher Zukunft aber nicht in Aussicht steht. Je nach örtlicher Verfügbarkeit steht diese Methode in Konkurrenz mit der systemischen Thrombolyse.

> Auch Patienten mit instabiler Angina pectoris profitieren von der Gabe eines Hemmstoffes des Thrombozyten-Glykoproteins IIb/IIIa.

Die Therapie führt zur Auflösung von Plättchen-Thromben und ist geeignet, Komplikationen während einer Wartezeit auf Interventionen (Angioplastie/Bypass-Chirurgie) zu verhindern. Diese vergleichsweise teure Therapie hat bei Diabetespatienten ähnlich gute Ergebnisse wie bei Stoffwechselgesunden. Eine kürzlich erschienene Metaanalyse (Roffi et al. 2001) legt nahe, dass Patienten mit Diabetes besonders von einer Therapie mit Glykoprotein-IIb/IIIa-Hemmern profitieren (und stoffwechselgesunde Patienten fast gar nicht). Allerdings wird dies von einer zweiten Untersuchung, die auf den gleichen Daten beruht, nicht bestätigt (Boersma et al. 2002).

> Kardioselektive β-Blocker sind bei Diabetespatienten mindestens so effektiv wie bei Stoffwechselgesunden und verschleiern nicht eine Hypoglykämie.
> Aus falscher Vorsicht wird eine Therapie mit β-Blockern aber bei Diabetes immer noch zu selten durchgeführt.

Patienten mit akutem Myokardinfarkt profitieren von einer möglichst raschen Behandlung mit einem β-Blocker (zunächst intravenös, z. B. 2,5 mg Atenolol [bis 0,15 mg/kg KG] oder 5 – 15 mg Metoprolol i.v. als Bolus, gefolgt von einer kontinuierlichen intravenösen Infusion und einer späteren oralen Gabe), wenn nicht Kontraindikationen vorliegen, die eine Anwendung verbieten (bradykarde Rhythmusstörungen, Blutdruckabfall bis hin zum kardiogenen Schock, Notwendigkeit einer Therapie mit Katecholaminen). Der Wirkmechanismus der β-Blocker umfasst eine Anpassung der Belastbarkeit an das bei koronarer Herzerkrankung limitierte O_2-Angebot durch negativ chronotrope und inotrope Effekte und anti-arrhythmogene Effekte, die u. a. vor einem plötzlichen Herztod (z. B. durch Kammertachykardien bzw. -flimmern) schützen. Inwieweit zusätzliche positive Wirkungen bei linksventrikulären Funktionsstörungen zum Gesamteffekt beitragen, wie es aktuelle Studien nahelegen, ist Gegenstand weiterer Untersuchungen.

Diabetespatienten profitieren hinsichtlich ihres Überlebens nach einem akuten Myokardinfarkt mindestens genauso wie Stoffwechselgesunde von einer Therapie mit β-Blockern. Der relative Gewinn ist bei Diabetikern eher größer. Die früher geäußerte Vermutung, daß eine Therapie mit β-Blockern mit der Hypoglykämie-Gegenregulation interferiert und so das Auftreten schwerwiegender Hypoglykämien fördert bzw. eine Erholung nach einer hypoglykämischen Episode verzögert, ist für $β_1$-(kardio-)selektive adrenerge Antagonisten (z. B. Atenolol, Metoprolol) nicht belegt. Sorgfältige Studien mit kardioselektiven β-Blockern haben ergeben, dass eine Hypoglykämie-Symptomatik nicht abgeschwächt und die Erholungsphase nach einer Insulin-induzierten Hypoglykämie nicht verändert werden. Dies lässt sich erklären, weil unter β-Blockade die Hypoglykämie-bedingte Adrenalinsekretion eher steigt.

Betablocker können zu einer Verschlechterung des Lipidprofils (Anstieg von Triglyceriden und LDL-Cholesterin, Abfall des HDL-Cholesterins) führen, wahrscheinlich über eine Verschlechterung der Insulinsensitivität. Bei Indikationsstellung nach einem akuten Myokardinfarkt werden mögliche negative Folgen aber mit Sicherheit durch positive Effekte aufgehoben, weil das Überleben und das Auftreten weiterer kardiovaskulärer Ereignisse günstig beeinflusst werden.

> Bei linksventrikulärer Funktionsstörung nach Myokardinfarkt sind
> ACE-Hemmer immer indiziert.

Neben den Indikationen arterielle Hypertonie und Linksherzinsuffizienz ist auch ein akuter Myokardinfarkt mit konsekutiver linksventrikulärer Funktionsstörung ein Grund, ACE-Hemmer einzusetzen. Patienten mit einer linksventrikulären Ejektionsfraktion <40% profitieren hiervon im Sinne eines verbesserten Überlebens. Mit der Therapie sollte rasch begonnen werden, ggf. zunächst intravenös (z. B. 2,5 mg Enalapril i. v.). Häufig wird man niedrig dosiert mit einem kurz wirksamen ACE-Hemmer beginnen (z. B. 6,25 mg Captopril 2- bis 3-mal täglich), die Dosis aber nach Verträglichkeit (Blutdruck, Puls, Nierenfunktion, K^+-Konzentrationen) so bald wie möglich steigern. Für die Langzeittherapie eignen sich eher Präparate, die nur einmal täglich verabreicht werden müssen (Enalapril, Fosinopril, Ramipril usw.). Eine höhere Dosierung ist vermutlich wirksamer und deshalb bei gegebener Verträglichkeit anzustreben. Ob Angiotensin-II-Rezeptorenblocker (Losartan, Candesartan, Irbesartan, Valsartan usw.) in dieser Indikation bessere Ergebnisse bewirken, muss untersucht werden; bislang gibt es hierfür keine Hinweise, sodass Kostengründe für den primären Einsatz von ACE-Hemmern sprechen. Bei ACE-Hemmer-typischen unerwünschten Wirkungen (z. B. trockener Husten) können Angiotensin-II-Antagonisten aber alternativ eingesetzt werden.

Eine „metabolische Therapie" mit Insulin-Glucose-Kalium-Infusionen verbessert das Überleben nach akutem Myokardinfarkt bei Diabetespatienten etwa genauso ausgeprägt wie andere, etablierte Medikamente. Sie wird noch zu wenig eingesetzt.

Bereits seit den 1960er Jahren gibt es Versuche, das Überleben nach akutem Myokardinfarkt und die kardiale Pumpfunktion durch eine bessere Steuerung der Substratversorgung des ischämischen Myokards zu optimieren. Die zugrunde liegende Hypothese geht davon aus, dass nach einem akuten Myokardinfarkt über eine Stimulation des Sympathikus die Konzentrationen freier Fettsäuren (Lipolyse im Fettgewebe) steigen. Hierdurch verschiebt sich das Substratangebot zuungunsten der Glucose, und die Insulinsekretion (und damit die Glucoseverwertung u. a. im Herzmuskel) wird teilweise unterdrückt. Fettsäuren, die unter nicht-ischämischen Bedingungen (aerober Stoffwechsel) ein bevorzugtes Energie-Substrat für den Herzmuskel wären, können aber anaerob nicht oxidiert werden. Deshalb häufen sich Stoffwechsel-Intermediate mit z. T. toxischer Wirkung im Herzmuskel an. Dies führt im Tierexperiment zum Zusammenbruch der Membranfunktion (Ionentransport) und zu malignen Rhythmusstörungen. Der Therapieansatz, der sich aus diesem pathophysiologischen Konzept ableitet, besteht aus einer Steigerung der Insulinkonzentration (z. B. durch Insulininfusion) und einem Glucoseangebot, das die Verfügbarkeit von Glucose als Substrat verbessert und Hypoglykämien verhindert. In einigen Untersuchungen wurde gleichzeitig prophylaktisch K^+ verabreicht, weil eine Insulin-Glucose-Infusion zum Absinken der K^+-Konzentrationen führen könnte und dies gerade bei akutem Myokardinfarkt mit Gefahren (Rhythmusstörungen) verknüpft wäre. Eine solche **Glucose-Insulin-Kalium-Infusion** (z. B. als fixe Mischung, 80 IE Insulin in 500 ml Glucose 5 % mit oder ohne 40 mval K^+ pro 500 ml; Startdosis mit einem Perfusor z. B. 30 ml/h $\triangleq$ 4,8 IE/h) wird häufig **GIK**-Lösung genannt (Díaz et al. 1998, Fath-Ordoubadi u. Beatt 1997, Malmberg 1997, Malmberg et al. 1999, Malmberg et al. 1995).

Mit den Langzeitergebnissen der **DIGAMI-Studie**, die ein verbessertes Überleben von Patienten mit Diabetes mellitus (überwiegend Typ 2) und akutem Myokardinfarkt beschreiben, wenn sie sofort für 48 h mit GIK und später bevorzugt mit einer intensivierten Insulintherapie behandelt wurden (Malmberg et al. 1995, Malmberg 1997, Malmberg et al. 1999), hat der Einsatz dieser Behandlungsform neue Argumente und Befürworter gewonnen. Leider konnte die DIGAMI-Studie nicht zweifelsfrei klären, ob das verbesserte Überleben in erster Linie auf die initiale „metabolische Therapie" während der ersten 48 h oder doch auf die intensivierte Insulintherapie im Anschluss zurückzuführen war. Für die erstere Annahme spricht die Tatsache, dass es auch für stoffwechselgesunde Patienten mit koronarer Herzerkrankung und akutem Myokardinfarkt Daten gibt, die eine ähnliche Verbesserung des Überlebens durch GIK-Infusion nahelegen wie bei Patienten mit Diabetes mellitus (Díaz et al. 1998, Fath-Ordoubadi u. Beatt 1997). Sie lag in der gleichen Größenordnung wie die Überlebensverbesserung, die durch Thrombolyse erzielt werden kann (Risikominderung 25 – 30 %). Dabei passt es zum pathopysiologischen Konzept, dass die positiven Auswirkungen besonders zur Geltung kommen, wenn gleichzeitig der Blutfluss im Infarktgefäß wiederhergestellt werden kann.

Trotz der günstigen Ergebnisse aus der DIGAMI-Studie und anderen Untersuchungen wird das Behandlungsprinzip GIK in der klinischen Praxis längst noch nicht flächendeckend angewandt. Dies gilt für Herzinfarkt-Patienten mit und ohne Diabetes. Gründe sind die Gefahr, Hypoglykämien auszulösen (15 % der Patienten in der DIGAMI-Studie), und der hohe Aufwand (Plasmaglucose-Kontrollen, Anpassung der Infusionsraten an individuelle Bedürfnisse). Angesichts der beschriebenen Überlebensvorteile bei Anwendung der GIK-Infusion ist aber ein großes therapeutisches Potenzial erkennbar, das man nicht ignorieren sollte. Zweifellos müssen weitere Studien die großen Erwartungen noch bestätigen. Möglicherweise lässt sich das gleiche Therapiekonzept auch mit anderen, sichereren Mitteln verwirklichen. Wir testen gegenwärtig die Möglichkeit, anstelle von exogenem Insulin Glucagon-like-Peptide 1 (GLP-1) zu infundieren, d. h. ein Darmhormon, das die endogene Insulinsekretion steigert, aber so Glucose-abhängig, dass Hypoglykämien nicht zu erwarten sind.

> Lipidsenker, in der Regel Statine, gehören zur Standardtherapie nach akutem Myokardinfarkt. Dies gilt insbesondere für Patienten mit Diabetes mellitus. Besonders niedrige („künstliche“) Therapieziele müssen angestrebt werden, um das Potenzial dieser Behandlung voll auszuschöpfen.

Eine Hypercholesterinämie, insbesondere bei einer Vermehrung des LDL-Cholesterins, ist ein schwerwiegender Risikofaktor für eine koronare Herzerkrankung und alle damit verbundenen klinischen Ereignisse. Ganz besonders Patienten mit einem akuten Myokardinfarkt in der Anamnese sind als Hochrisiko-Patienten einzuschätzen. Hier kann bei einer **Senkung des LDL-Cholesterins** auf <130 mg/dl $\triangleq$ 5 mmol/l (**bei manifester KHK empfohlen: <100 mg/dl** entsprechend **1,1 mmol/l**) eine signifikante Steigerung des Überlebens nach 5 Jahren erwartet werden, die bei Patienten mit Diabetes mellitus sogar noch eindrucksvoller ausfällt. Dies hat die Scandinavian Simvastatin Survival Study (4-S-Studie) eindeutig gezeigt (Pyörälä et al. 1997, Scandinavian Simvastatin Survival Study Group 1994). Statine mit in großen Studien nachgewiesener Wirksamkeit und Sicherheit sind Simvastatin (Zocor) in einer Dosierung von 20 – 40 mg/d und Pravastatin (Pravasin) in einer Dosierung von 10 – 40 mg/d. Es erscheint wahrscheinlich, dass andere Statine (Lovastatin, Atorvastatin) in äquivalenten Dosierungen ähnliche Wirkungen nicht nur auf das LDL-Cholesterin entfalten, sondern auch das kardiovaskuläre Risiko in ähnlicher Weise senken. Es ist wahrscheinlich, dass nicht ausschließlich die Senkung des LDL-Cholesterins, sondern weitere Wirkungen zu den günstigen Effekten der Statine beitragen, u. a. eine Verbesserung der Endothel-abhängigen Vasodilatation.

Bei unzureichendem Effekt oder im Vordergrund stehender Dyslipidämie mit in erster Linie erhöhten Triglyceridwerten müssen (zusätzlich) andere Lipidsenker eingesetzt werden (siehe Kap. 7.1, S. 235 ff.).

> Die klassischen Medikamente zur Kontrolle einer Angina-pectoris-Symptomatik bei chronischer Koronarinsuffizienz sind Nitrate bzw. Molsidomin, β-Blocker und Calciumantagonisten.

Werden die Angina-Episoden von hohen arteriellen Blutdruckwerten provoziert, eignen sich alle blutdrucksenkenden Medikamente. Nitrate sind rein symptomatisch wirksam. Eine mindestens 12-stündige „Nitratpause" über Nacht (d. h. den belastungsärmsten Teil des Tages) ist notwendig, um einen Wirkungsverlust (Tachyphylaxie) zu vermeiden. Dies ist durch morgendlich einmal verabreichte Retard-Präparate gewährleistet. Eine Nitratpause muss für Molsidomin nicht eingehalten werden. *Betablocker* sind sowohl symptomatisch wirksam, haben aber darüber hinaus einen komplikationsverhindernden und damit letztlich lebensverlängernden Effekt. Dies gilt bei Diabetespatienten mindestens im gleichen Maße wie bei Stoffwechselgesunden (s. o.). *Calciumantagonisten,* in der Regel Diltiazem oder Verapamil oder Vertreter des Dihydropyridin-Typs (Nifedipin, Amlodipin, Nisoldipin, Felodipin usw.), können ebenfalls als antianginöse Medikation eingesetzt werden. Häufig ist eine Kombinationsbehandlung notwendig, meistens mit einer Zweier-Kombination.

Eine medikamentöse Behandlung der Symptome einer koronaren Herzerkrankung sollte immer Anlass sein, über den Sinn einer weitergehenden Diagnostik (insbesondere die Indikation zur Koronarangiographie) und revaskularisierenden Therapie nachzudenken (siehe Schema Abb. 8.2-**1**).

> Grundsätzlich können die Folgen einer koronaren Minderdurchblutung nur in geringem Umfang medikamentös aufgefangen werden. Nur die Wiederherstellung eines ausreichenden Blutflusses kann die Struktur und Funktion des Herzens auch unter körperlicher Belastung erhalten.

Symptome einer koronaren Durchblutungsstörung (Angina pectoris, Zeichen der Linksherzinsuffizienz) sind deshalb eine Indikation zu revaskularisierenden Maßnahmen. Hinsichtlich des Überlebens profitieren symptomatische Patienten insbesondere von einer Wiederherstellung der Perfusion des R. interventricularis anterior. Einen besonderen Vorteil haben auch Patienten mit einer a priori schlechten Prognose, wenn eine Linksherzinsuffizienz (meistens bei Mehrgefäß-KHK) vorliegt.

> **Ist bei Patienten mit Diabetes mellitus eine Angioplastie oder Bypass-Operation zu bevorzugen?**

Der typische Koronarbefund bei Patienten mit Diabetes mellitus ist eine **(diffuse) Mehrgefäß-Erkrankung** mit **eher distal** gelegenen, nicht besonders hochgradigen Stenosen. Infarkt-bedingende Läsionen sind nicht unbedingt hochgradige Stenosen, sondern labile, Lipid-reiche Plaques, die rupturieren und so zu einer Thrombusauflagerung mit Gefäßokklusion führen. Angesichts dieser morphologischen Besonderheiten ist es nicht erstaunlich, dass Bypass-Operationen (die ohnehin bei Mehrgefäß-Erkrankungen der Angioplastie überlegen sind) bei Patienten mit Diabetes mellitus die besseren Langzeitergebnisse gebracht haben. Das gilt insbesondere, weil die **Reokklusionsrate nach PTCA** bei Patienten mit Diabetes mellitus außergewöhnlich **hoch** ist. Deshalb wird häufig, wenn beide Verfahren grundsätzlich in Frage kommen, zu einer Bypass-Operation tendiert (The bypass angioplasty revascularization investigation [BARI] 1997, The bypass angioplasty revascularization

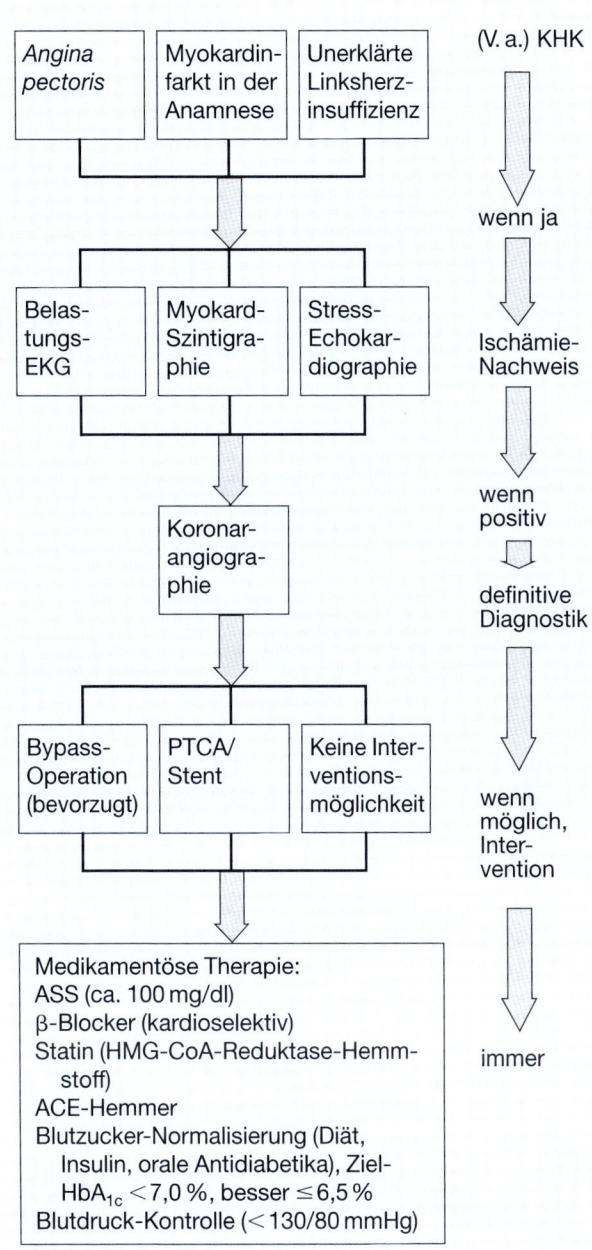

Abbildung 8.2-1 Diagnostisches Vorgehen bei Verdacht auf Bestehen einer koronaren Herzerkrankung bei Patienten mit Diabetes mellitus. Details siehe Text.

investigation [BARI] investigators 1996). Selbst das Überleben eines Myokardinfarktes nach erfolgter Bypass-Operation wird bei Diabetespatienten verbessert, wahrscheinlich weil eine Kompensation der Pumpleistung durch besser durchblutete Nicht-Infarkt-Areale gelingt (Detre et al. 2000, Haffner 2000). Eine so klare Präferenz für eine kardiochirurgische Therapie ist in der klinischen Praxis nicht immer zu erkennen. Gegenüber den vorliegenden Studien werden heutzutage in der Regel „Stents" zur Erhaltung des Dilatationserfolges verwendet. Hiervon versprechen sich viele Kardiologen bessere Ergebnisse auch bei Diabetes. Dies ist kürzlich für **Sirolimus-eluierende Stents** eindrucksvoll untermauert worden (Moses et al. 2003, Schofer et al. 2003).

> Bei zerebrovaskulärer Insuffizienz im Akutstadium:
> Blutzucker < 160 mg/dl (8,9 mmol/l); Thrombozytenaggregationshemmer sind immer indiziert.

Eine hohe Plasmaglucose-Konzentration im Akutstadium eines zerebralen Insultes spricht für eine schlechtere Prognose einschließlich eines größeren, bleibenden neurologischen Defizits. Deshalb gehört zur Akutbehandlung eine rasche und gute Stoffwechselkontrolle (Plasmaglucose < 160 mg/dl bzw. < 8,9 mmol/l). Hierzu ist in der Regel eine Insulintherapie notwendig. Die Blutdruckwerte sollten hingegen nicht zu ausgeprägt gesenkt werden ($\geq$ 160 mmHg), um eine ausreichende Restperfusion nicht zu gefährden. **Faustregel: „Blutzucker unter 160, Blutdruck über 160".**

Bei symptomatischer zerebrovaskulärer Insuffizienz (d. h. nach Insulten, transitorisch-ischämischen Attacken, PRINDs) ist eine Sekundärprophylaxe mit ASS (100 – 325 mg/d) erfolgreich. Bei Unverträglichkeit kann alternativ Clopidogrel (Plavix, Iscover) eingesetzt werden. Letztere Therapie ist möglicherweise etwas wirksamer, aber auch deutlich teurer. Besondere Erfahrungen bei Patienten mit Diabetes mellitus liegen nicht vor.

> Bei symptomatischen Carotis-interna-Stenosen (rezidivierende TIAs) kommen je nach Befund eine Angioplastie (ggf. mit Stent) oder eine Endarteriektomie (ggf. mit Patch-Erweiterung) infrage.

Die Indikation wird eher eng gestellt. Große Studien, die einen Vergleich der genannten Methoden, insbesondere bei Diabetespatienten zuließen, gibt es bislang nicht.

> Die Therapie der peripheren arteriellen Verschlusskrankheit schließt je nach Stadium Gehtraining, Thrombozytenaggregationshemmer, radiologische Interventionen oder Bypass-chirurgische Maßnahmen ein.

Im Stadium der belastungsinduzierten Claudicatio intermittens mit einer schmerzlosen Gehstrecke von über 200 m (Stadium II a nach Fontaine) hilft das wiederholte Annähern an die Schmerzgrenze, über eine Anregung zur Kollateralbildung langfristig die Symptome zu verbessern.

In allen Stadien der PAVK ist eine Therapie mit ASS (100 mg/d) oder alternativen Thrombozytenaggregationshemmern angezeigt. Spätere Stadien (mit Ruheschmerzen bzw. Nekrosen) können von einer intraarteriellen Gabe von vasodilatierenden Prostaglandinen (Prostavasin) profitieren. Bei der Behandlung des ischämisch-gangränösen diabetischen Fußes sind die Besonderheiten zu beachten, die sich u. U. aus einer gleichzeitig vorliegenden Neuropathie ergeben (z. B. geringe Schmerzausprägung, begleitende Infektionen).

In vielen Fällen kann eine revaskularisierende Maßnahme Beschwerden *(Claudicatio intermittens)* lindern, die Abheilung von Fuß-Ulzerationen fördern und Amputationen verhindern. In jedem Fall ist eine **Angiographie** (Standard: intraarterielle Kontrastmittelgabe, digitale Subtraktionsangiographie-Technik) mit Darstellung aller arteriellen Gefäße bis in den Fußbereich hinein notwendig. Dies ist wichtig, um auch Bypass-Konzepte mit sehr peripher gelegenem distalem Anschluss in die Überlegungen einbeziehen zu können. Solche Techniken werden zunehmend häufiger mit Erfolg angewendet und kommen für bis zu einem Drittel der Operationskandidaten in Frage.

Je proximaler und isolierter eine Stenose liegt, desto eher kommen radiologische Interventionen über einen luminalen Zugang in Betracht. Bei Patienten mit Diabetes ist aber eine diffusere, **eher distal ausgeprägte Stenosierung** typisch. Deshalb ist eher die Indikation zu einem Gefäß-Bypass zu stellen. Es gibt für die verschiedenen Etagen aortofemorale, ileofemorale, femoropopliteale und femoropedale Bypass-Typen. Letztere bieten sich häufig bei Patienten mit Diabetes mellitus an, weil nicht selten in erster Linie die Unterschenkelregion betroffen ist und überbrückt werden muss.

Fazit für die Praxis

Herz- und Gefäßerkrankungen sind bei Patienten mit Diabetes mellitus so häufig, dass ihre Präsenz oft wahrscheinlicher ist als ihr Fehlen. Sie bestimmen die Prognose, insbesondere das Auftreten von wesentlichen lebensbedrohlichen Komplikationen und damit auch die Lebenserwartung. Nur eine sensitive Erfassung (Screening, Diagnostik) und eine konsequente invasive und medikamentöse Prävention und Therapie können diese Folgen eines Diabetes mellitus verhindern und/oder mildern. Auch unter Kosten-Nutzen-Aspekten ist eine aktive Haltung gerechtfertigt. Verwirklichen lässt sich dies nur interdisziplinär zwischen Allgemeinmedizinern, Diabetologen sowie Kardiologen und Angiologen in Klinik und Praxis.

8.3   Diabetische Retinopathie

H.-P. Hammes (Mannheim)

> **Die diabetische Retinopathie ist die häufigste Ursache von Erblindungen bei Erwachsenen zwischen 20 und 74 Jahren.**

Die diabetische Retinopathie ist die häufigste mikrovaskuläre Komplikation des Diabetes mellitus. **Nach 20-jähriger** Diabetesdauer haben **80–95 % aller Patienten mit Typ-1-**Diabetes und **60–80 % aller Patienten mit Typ-2-**Diabetes Netzhautschäden durch den Diabetes davongetragen (ETDRS 1991b, Klein et al. 1989, Klein et al. 1984a). Auch bei Kindern kann sich eine Retinopathie ausbilden, selten aber vor Ablauf des 5. Erkrankungsjahres. Die Analyse der Daten der DCCT räumt mit dem gängigen klinischen Vorurteil auf, wonach die diabetische Retinopathie ein „Spät"syndrom sei. Von den Patienten, die für die Studie voruntersucht wurden (1613 Patienten), hatten 716 Patienten (= 44,4 %) eine Retinopathie in der 7-Felder-Stereo-Fundusphotographie und weitere 158 Patienten eine Retinopathie in der Fluoreszenzangiographie. Weitere 341 Patienten entwickelten vor Ablauf der 5-jährigen Diabetesdauer eine Retinopathie. Insgesamt entwickeln also **67 % aller Patienten mit Typ-1-Diabetes eine diabetische Retinopathie vor Ablauf von 5 Jahren Diabetesdauer** (Malone et al. 2001). Auch die Ergebnisse der UKPDS mit **36 % von Patienten, die bei Diagnosestellung eine diabetische Retinopathie** hatten, sprechen für eine frühzeitige Manifestation von Gefäßschäden bei Diabetes mellitus.

Die fortgeschrittenen Stadien der diabetischen Retinopathie sind die häufigste Erblindungsursache des Erwachsenen im Alter zwischen 20 und 74 Jahren. Große Studien haben belegt, dass intensivierte Blutzucker- und Blutdruckeinstellung, Kontrolle von Lipiden und die konsequente Therapie der visusbedrohenden Stadien durch Laserphotokoagulation das Risiko eines Fortschreitens bzw. die diabetesbedingte Erblindung erheblich mindern können. Daraus leitet sich die Hauptmotivation für eine sorgfältige Strategie von Kontrolle und Therapie der diabetischen Retinopathie ab.

Da die diabetische Retinopathie **in den Frühstadien unbemerkt** verläuft, kommt der Früherkennung durch koordinierte Zusammenarbeit zwischen Allgemeinarzt, Internist/Diabetologen und Augenarzt sowie Frühbehandlung auf den verschiedenen Ebenen eine wichtige Rolle zu. Die verfügbaren Informationen und Hilfsmittel sind im nachfolgenden Kapitel dargestellt. Die diabetische Retinopathie ist auch **Frühindikator für eine generalisierte Gefäßschädigung.** Damit ist die Funduskopie in Mydriasis wie die Albuminurie und die elektrophysiologischen Messparameter Teil der Diagnostik, die regelmäßig durchzuführen ist und auf die bei entsprechenden Befunden therapeutisch reagiert werden muss.

Folgende Aspekte werden dargestellt:
- Pathomorphologie und Grundzüge der Pathobiochemie,
- das klinische Bild der diabetischen Retinopathie,
- die Diagnostik der diabetischen Retinopathie,
- die stadiengerechte Therapie der diabetischen Retinopathie.

Die Pathomorphologie der diabetischen Retinopathie

Die nichtproliferative diabetische Retinopathie ist gekennzeichnet durch die Kombination aus **gesteigerter Gefäßpermeabilität** und **progressivem Gefäßverschluss.**

Die zeitliche Abfolge der Kapillarschäden wurde im diabetischen Tiermodell untersucht. Das erste morphologisch fassbare Zeichen der Retinaschädigung ist der Verlust von Perizyten. In der Folge treten nebeneinander Kapillarareale mit zusätzlichem Endothelzellverlust und Areale mit Proliferation von Endothelzellen auf. Die komplett azellulären Kapillaren werden nicht mehr perfundiert, in ihrer unmittelbaren Umgebung bilden sich Aussackungen der Kapillaren als frühe abortive Versuche einer intraretinalen Gefäßneubildung. Die Verdickung der Basalmembran ist zwar ein typisches Zeichen diabetischer Netzhautgefäße, tritt aber erst nach Perizytenverlust und Bildung von azellulären Kapillaren auf.

Histologische Kapillarveränderungen der initialen Retinopathie:
- Perizytenverlust,
- Endothelproliferation,
- azelluläre Kapillaren,
- Mikroaneurysmen,
- Basalmembranverdickung.

Mit zunehmender Diabetesdauer nimmt das Ausmaß nichtperfundierter Retinakapillaren zu. Durch die progressive Retina-Ischämie wird die Bildung neuer Blutgefäße angeregt. Das Ausmaß nichtperfundierter Areale korreliert oft mit der Zahl neugebildeter Gefäße. Diese Neovaskularisationen neigen zur präretinalen Ausbreitung, führen leicht zu Blutungen und werden von einsprossenden Bindegewebszellen begleitet, die durch starke Matrixsynthese Membranen bilden, die durch Traktion die Netzhaut ablösen können. Die Kombination aus Glaskörperblutung und traktiver Netzhautablösung bedingt das stark erhöhte Erblindungsrisiko bei proliferativer diabetischer Retinopathie.

Pathobiochemie der diabetischen Retinopathie

Ätiologie/Pathogenese

Die Hauptdeterminante der diabetischen Retinopathie ist die chronische Hyperglykämie. Die Komplexität der Störungskaskade erlaubt es derzeit nicht, einzelne biochemische oder zellbiologische Ereignisse als alleinige Ursache der Mikroangiopathie zu definieren. Die durch Hyperglykämie induzierten Störungen sind mannigfaltig, laufen sequenziell oder parallel ab, sind transient oder permanent und führen aufgrund organspezifischer Eigenheiten zu unterschiedlichen Bildern bei sehr variabler Dynamik. In neuerer Zeit wurde eine Hypothese zur Pathogenese der diabetischen Mikroangiopathie entwickelt, die die bislang als isoliert betrachteten Störungen bestimmter biochemischer Wege integriert und präzise Vorstellungen zu den Mechanismen formuliert, die dieser Störung zugrunde liegen. Ausgehend von der Beobachtung, dass die Glucoseaufnahme in insulinabhängigen Geweben differenziell reguliert wird, hat man in vitro gemessen, dass durch einen gesteigerten Fluss durch die Glykolyse und den TCA-Zyklus (Krebs-Henseleit) reaktive Sauerstoffradikale in den Mitochondrien gebildet werden, die über DNA-Strangbrüche zur Aktivierung des Enzyms Poly-ADP-Ribose-Polymerase (PARP) führen. Dieses Enzym modifiziert und hemmt die Glyceraldehyd-3-phosphat-dehydrogenase, weshalb es zum Aufstau und Abfluss von Intermediaten in die vier biochemisch definierten Wege kommt (Polyol-Weg, Hexosamin-Weg, vermehrte AGE-Bildung und PKC-Aktivierung). Die experimentellen Zusammenhänge sind in Abb. 8.3-1 zusammengefasst.

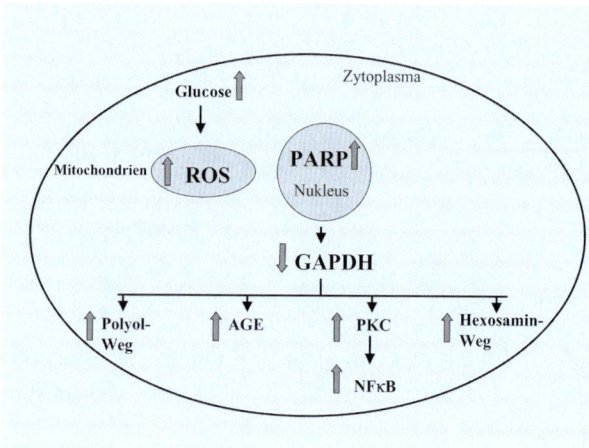

Abbildung 8.3-1   Hyperglykämie-induzierte Überproduktion von mitochondrialen reaktiven Sauerstoffradikalen aktiviert alle wichtigen Wege der diabetischen Zellschädigung (nach: Du et al. 2003). AGE = Advanced Glycation End Products, GAPDH = Glyceraldehyd-phosphat-dehydrogenase, PARP = Poly-ADP-Ribose-Polymerase, PKC = Proteinkinase C, NFκB = Nuclear Factor kappa B (Transkriptionsfaktor), ROS = Reactive Oxygen Species (reaktive Sauerstoffradikale).

Biochemische Störungen

Prinzipiell wird zwischen akut-reversiblen und chronisch-permanenten biochemischen Veränderungen unterschieden. Eine eingehendere Darstellung der Pathobiochemie findet sich in Kap. 8.1, S. 255 ff.

Nichtproliferative und proliferative diabetische Retinopathie und Makulopathie

Prinzipiell wird ein **nichtproliferatives** von einem **proliferativen** Stadium (Tab. 8.3-1 u. 8.3-2) der diabetischen Retinopathie abgegrenzt. Das nichtproliferative Stadium geht dem proliferativen Stadium stets voraus, aber nicht jeder Patient mit einer nichtproliferativen diabetischen Retinopathie wird ein proliferatives Stadium erreichen.

Außerdem wird aus therapeutischen Gründen auch eine **diabetische Makulopathie** abgegrenzt, die eine Beteiligung der Makula in Form einer stark gesteigerten Gefäßdurchlässigkeit mit dem Resultat einer Ödembildung darstellt.

Die möglichst frühzeitige Erkennung einer diabetischen Retinopathie hat im Rahmen der Mikroangiopathie-Diagnostik einen besonderen Stellenwert. Wie die Urinuntersuchung auf Albuminausscheidung und die elektrophysiologischen Tests gehört die Fundusdiagnostik in Mydriasis zur Früherkennung der diabetischen Mikroangiopathie.

Tabelle 8.3-1   Stadieneinteilung der diabetischen Retinopathie

| | Stadium (Leitbefund in der Funduskopie) | | |
	Mild	Mäßig	Schwer
Nichtproliferatives Stadium	Mikroaneurysmen	Mikroaneurysmen, Punktblutungen und Perlschnurvenen	Mikroaneurysmen und Blutungen in *4 Quadranten* oder perlschnurartige Venen in *2 Quadranten* oder intraretinale mikrovaskuläre Abnormalität (IRMA) in *1 Quadranten*
Proliferatives Stadium	Gefäßneubildung an der Papille (Papillenproliferation) Papillenferne Proliferation Präretinale Blutung Traktionsbedingte Netzhautablösung		

Tabelle 8.3-2   Stadieneinteilung der diabetischen Makulopathie

Fokales Makulaödem	Umschriebenes Netzhautödem, kombiniert mit intraretinalen Blutungen und harten Exsudaten
Diffuses Makulaödem	Netzhautödem und harte Exsudate am gesamten hinteren Augenpol
Ischämisches Makulaödem	Ausgedehnter Perfusionsausfall im Bereich der Makula (nur fluoreszenzangiographisch feststellbar!!)

„Mikroaneurysmen sind keine harmlosen Befunde" (E. Kohner), weil
- Mikroaneurysmen in der Umgebung von untergegangenen Kapillaren entstehen,
- die Zahl der Mikroaneurysmen ein Indikator für die Progredienz der diabetischen Retinopathie ist,
- die Zahl der Mikroaneurysmen ein Indikator für das Fortschreiten zur proliferativen Retinopathie ist,
- die proliferative diabetische Retinopathie ein Indikator für erhöhte kardiovaskuläre Mortalität ist,
- Mikroaneurysmen ein Indikator für erhöhte Mortalität bei Diabetikern sind.

Wegen anfänglicher Symptomlosigkeit regelmäßige Fundus-untersuchungen erforderlich

Die frühen Stadien der diabetischen Retinopathie verlaufen symptomlos! Das Kardinalsymptom ist der Visusverlust, der jedoch erst in fortgeschrittenen Stadien der Retinopathie auftritt. Eine klare Beziehung zwischen Stadium der Retinopathie und Visusminderung kann wegen der Variabilität der Makulabeteiligung nicht erwartet werden. Daher können selbst fortgeschrittene Retinaveränderungen asymptomatisch bleiben.

Qualitätsgesicherte Kontrolluntersuchungen und die Behandlung der diabetischen Retino- und Makulopathie senken das Risiko von Erblindungen und führen langfristig zu Kosteneinsparungen. Die Mindestanforderung an eine Augenuntersuchung auf beginnende diabetische Retinopathie beinhaltet:
- Untersuchung der Sehschärfe (Refraktion);
- Untersuchung der vorderen Augenabschnitte (Rubeosis iridis, Augendruck);
- binokulare-biomikroskopische Funduskopie bei dilatierter Pupille.

Eine exakte Beurteilung des Makulaödems kann nur durch binokulare (stereoskopische) biomikroskopische Ophthalmoskopie erfolgen. Auf eine solche Untersuchung muss auch im Rahmen des Screenings für eine diabetische Retinopathie bestanden werden.

Zur Dokumentation und Qualitätssicherung wird empfohlen, den Befund auf einem standardisierten Untersuchungsbogen festzuhalten (z. B. Dokumentationsbogen der Arbeitsgemeinschaft Diabetes und Auge der Deutschen Diabetes-Gesellschaft und der Initiativgruppe Früherkennung Diabetischer Augenerkrankungen).

Der gelegentlich auftretende subjektive Eindruck einer Sehverschlechterung bei Einleitung einer Insulintherapie ist zumeist auf Veränderungen der Refraktion und nicht auf eine Retinopathie zurückzuführen.

Wegen der fehlenden Frühsymptome und der großen Bedeutung der Retinopathie als „Pars pro toto" des Gefäßstatus bei Diabetikern werden folgende Kontrollintervalle empfohlen:

Funduskontrollen bei Diabetes mellitus Typ 1

a) Kinder
- 1-mal jährlich ab dem 5. Erkrankungsjahr oder bei einem Lebensalter > 11 Jahre (Anmerkung: bei schlecht eingestellten Patienten mit Typ-1-Diabetes sind nichtbehandlungsbedürftige Veränderungen schon vor dem 5. Erkrankungsjahr möglich),
- wenn Retinopathie schon festgestellt, nach Empfehlung des Augenarztes;

b) Erwachsene
- 1-mal jährlich,
- wenn Retinopathie festgestellt, nach Empfehlung des Augenarztes;

c) Schwangerschaft

- wenn möglich vor der geplanten Konzeption,
- ansonsten sofort bei Erstdiagnose,
- anschließend alle 3 Monate präpartal,
- bei bestehender Retinopathie alle 1–2 Monate,
- falls während der Schwangerschaft Manifestation und/oder Progression von diabetischer Retinopathie bzw. Makulopathie, kurzfristige Absprache mit dem Augenarzt.

Funduskontrollen bei Diabetes mellitus Typ 2

- bei Diagnosestellung sofort,
- anschließend 1-mal jährlich,
- bei Retinopathie/Makulopathie nach Empfehlung des Augenarztes.

Normale Blutzuckereinstellung als Basis von Prävention und Therapie der Retinopathie

Die wirksamste Prävention der diabetischen Retinopathie ist die normnahe Blutzuckereinstellung. Bei Patienten mit **Diabetes mellitus Typ 1** wird das Risiko einer Retinopathie durch normnahe Blutzuckereinstellung (HbA_{1c}-Senkung von 9,1 auf 7,1 %) um 76 % gesenkt. Liegt bereits eine milde bis mäßige **nichtproliferative** Retinopathie vor, kann die normnahe Blutzuckereinstellung (HbA_{1c}-Senkung von 9,1 auf 7,1 %) das Risiko des Fortschreitens langfristig um maximal 54 % reduzieren (DCCT 1993). Der Effekt wird nach 4–5 Jahren klinisch sichtbar. Somit führt eine langfristige HbA_{1c}-Reduktion zu einer Senkung des Risikos, eine diabetische Retinopathie zu entwickeln bzw. eine bestehende zu verschlechtern.

Bei Patienten mit **Diabetes mellitus Typ 2** führt eine intensivierte Blutzuckereinstellung (HbA_{1c}-Senkung von 7,9 % auf 7,1 %) zu einer signifikanten Senkung der Notwendigkeit einer Laserkoagulation.

Als Parameter der Blutzuckerregulation wird das **HbA_{1c}** bestimmt. Zur Vermeidung der Retinopathie und Makulopathie werden die folgenden Therapieziele empfohlen:

HbA$_{1c}$-Zielwerte für Patienten mit Diabetes mellitus Typ 1 und Typ 2

| | | Stoffwechseleinstellung | |
	Normal	Unzureichend	Ziel
HbA_{1c} (%)	$\leq 6,0$	$\geq 8,0$	$\leq 7,0$

Bei Patienten mit unzureichend eingestelltem HbA_{1c} und nachgewiesener Retinopathie muss vor jeder Therapieintensivierung eine Netzhautuntersuchung in Mydriasis erfolgen, weil eine zu rasche Therapieintensivierung zu einem vorübergehenden Fortschreiten der Retinopathie führen kann. Eine Stoffwechseloptimierung ist nach gegebenenfalls notwendiger ophthalmologischer Therapie dringend anzustreben.

Blutdrucknormalisierung wichtig! Ziel bezüglich Retinopathie < 140/80 mmHg

Bei Patienten mit **Diabetes mellitus Typ 1** ist Bluthochdruck mit der Entwicklung und Progression der diabetischen Retinopathie und Makulopathie und mit dem Risiko der proliferativen Retinopathie verknüpft.

Der Nachweis eines lokalen ACE-Systems in der Retina, die günstige Wirkung von ACE-Hemmern auf die diabetische Nephropathie und die Bedeutung des intravaskulären Drucks für die frühen funktionellen Veränderungen im Initialstadium der diabetischen Retinopathie haben die Frage nach einem günstigen Effekt der ACE-Hemmer auf die diabetische Retinopathie aufkommen lassen. In einer multizentrischen europäischen Studie bei Patienten mit Typ-1-Diabetes ohne arterielle Hypertonie bzw. Nephropathie wurde gezeigt, dass sich die Gabe eines ACE-Hemmers günstig auf die Progression einer bestehenden Retinopathie und auf das Fortschreiten zur proliferativen diabetischen Retinopathie auswirkt.

Bei Patienten mit **Diabetes mellitus Typ 2** führt eine intensive Blutdruckeinstellung (von 154/87 auf 144/82 mmHg) zu einer 35%igen Senkung der Notwendigkeit einer Laserkoagulation (UKPDS 1998 c, d).

Zur Verhinderung der Progression einer diabetischen Retinopathie wird die Senkung des Blutdrucks **unter** 140/80 mmHg empfohlen.

Lipide normalisieren, ggf. Rauchen einstellen

Patienten mit Diabetes mellitus Typ 1 oder Typ 2 und Dyslipidämie haben ein erhöhtes Risiko, harte Exsudate, eine diabetische Makulopathie und einen Visusverlust zu entwickeln. Daneben ist das Risiko für eine proliferative diabetische Retinopathie erhöht. Daher ist die **Behandlung erhöhter Lipide** bei Patienten mit Diabetes mellitus nach den geltenden Richtlinien empfehlenswert.

Generell sollen Patienten mit Diabetes mellitus aufgrund des hohen kumulativen kardiovaskulären Risikos nicht rauchen. Entgegen gängigen Auffassungen war Rauchen bei Typ-2-Diabetikern in der UKPDS kein Risikofaktor für die Inzidenz oder Progression der diabetischen Retinopathie (UKPDS 50, Stratton et al. 2001).

Weitere Maßnahmen?

Der Effekt von 650 mg **Acetylsalicylsäure**/d wurde bei Patienten überprüft, die alle Stadien einer nichtproliferativen diabetischen Retinopathie bzw. keine Hochrisiko-Form einer proliferativen diabetischen Retinopathie hatten (ETDRS 1991a). Acetylsalicylsäure hatte keinen Einfluss auf den Verlauf der Retinopathie, zeigte keinen Einfluss auf den Übergang zur proliferativen Retinopathie, reduzierte nicht das Risiko des Visusverlustes und steigerte nicht das Risiko von Glaskörperblutungen. Demnach kann durch Acetylsalicylsäure die Retinopathie weder verhindert noch behandelt werden. Aber es gibt auch keine okulären Kontraindikationen bei Patienten mit diabetischer Retinopathie, wenn Acetylsalicylsäure (zumeist in deutlich niedrigerer Dosis) zur Behandlung kardiovaskulärer oder anderer Erkrankungen indiziert ist.

Aus den o. g. Überlegungen und zahlreichen klinischen Studien folgt, dass Patienten mit Entwicklung einer diabetischen Retinopathie eine **Risikogruppe** hinsichtlich

kardiovaskulärer Mortalität darstellen. Daher sollten diese Patienten eine Therapie mit **Niedrig-Dosis-Aspirin** erhalten. Weitere Versuche, die diabetische Retinopathie pharmakologisch zu beeinflussen, waren nicht erfolgreich. Substanzen wie **Calcium-dobesilat** (Dexium), **Ticlopidin,** Naftidrofuryl u. a. konnten bislang **nicht** als eindeutig effektiv in der Verhinderung des Beginns/Fortschreitens der Retinopathie, gleich welchen Stadiums, eingestuft werden.

Kürzlich wurden erste Daten zur Beeinflussung der diabetischen Retinopathie und Makulopathie durch Hemmung der Proteinkinase C vorgestellt. In dieser Studie bei insgesamt 686 Patienten fand sich kein Effekt der Gabe von Ruboxistaurin, einem **β2-selektiven Proteinkinase-C-Hemmer**, auf die primären Endprodukte der Studie (Fortschreiten der Retinopathie bzw. Notwendigkeit einer Laserbehandlung). Allerdings wurde in einer Subgruppenanalyse ein günstiger Effekt auf den Visusverlust gesehen, wobei besonders schlecht eingestellte Patienten am meisten profitierten. Weitere Studien zu dieser Substanz sind geplant. Eine groß angelegte Studie zum Einsatz des lang wirkenden **Somatostatin-Analogons Octreotid** bei diabetischer Retinopathie ist noch nicht abgeschlossen. Zur Behandlung der diabetischen Makulopathie wird derzeit auch die **intravitreale Gabe von Corticoiden** untersucht. Eine groß angelegte multizentrische Studie ist dazu in Durchführung. **Hemmstoffe der Angiogenese,** wie sie zumeist aus der Tumortherapie kommen, sind potenziell aussichtsreich zur Verhinderung der proliferativen diabetischen Retinopathie. Ein in Erprobung befindliches Prinzip ist die intravitreale Blockade des Wachstumsfaktors VEGF durch einen modifizierten, VEGF-bindenden Antikörper. Zurzeit liegen aber noch keine definitiven Daten in der breiten Anwendung vor. Eine abschließende Beurteilung ist noch nicht möglich.

Unumstritten: Laserkoagulation zur Behandlung fortgeschrittener Stadien der diabetischen Retinopathie

Die milden und mäßigen Stadien der diabetischen Retinopathie (z. B. Mikroaneurysmen und Punktblutungen) sind keine Indikation für eine Laserkoagulation. Bei **schwerer nichtproliferativer** Retinopathie wird eine panretinale Laserkoagulation empfohlen, die aber im Vergleich zum proliferativen Stadium eine um die Hälfte reduzierte Zahl von Laserherden umfaßt (äquivalent zu 1000 Herden mit 500 μ Durchmesser). Bei **proliferativer** Retinopathie soll eine panretinale Koagulation (äquivalent zu 2000 Herden mit 500 μ Durchmesser), verteilt über einen Zeitraum von ca. 4 – 6 Wochen, erfolgen.

Indikationen zur Lasertherapie bei nichtproliferativer diabetischer Retinopathie

a) mild: keine Laserkoagulation;
b) mäßig: keine Laserkoagulation;
c) schwer: Laserkoagulation zu erwägen, insbesondere bei Risikopatienten mit
  • mangelnder Compliance,
  • Typ-1-Diabetes,
  • beginnender Katarakt mit erschwertem Funduseinblick,
  • Risiko: Allgemeinerkrankungen, speziell mit arterieller Hypertonie,
  • Schwangerschaft.

Indikationen zur Lasertherapie bei proliferativer diabetischer Retinopathie

a) Neovaskularisation an der Papille,
b) periphere Neovaskularisation >½ Papillendurchmesser,
c) präretinale Blutung,
d) Rubeosis iridis.

Indikationen zur Lasertherapie bei diabetischer Makulopathie

a) Fokale Makulopathie: gezielte Laserkoagulation.
b) Diffuse Makulopathie: gitterförmige Laserkoagulation optional.

Ischämische Makulopathie: **keine** Laserkoagulation sinnvoll.

Eine wesentliche Aufgabe kommt dem Aufklärungsgespräch mit dem Patienten zu. In diesem Gespräch sind folgende Aspekte bedeutsam:
1. Durch eine Laserkoagulation kann sowohl bei proliferativer diabetischer Retinopathie als auch bei fokaler diabetischer Makulopathie das Risiko eines schweren Visusverlustes um ca. 50 % gesenkt werden.
2. In der Regel wird die Laserbehandlung in Tropfanästhesie durchgeführt. Bei stärkeren Schmerzen kann eine retrobulbäre Lokalanästhesie vorgenommen werden.
3. Die hauptsächlichen Nebenwirkungen der panretinalen Lasertherapie umfassen die Einschränkung des Gesichtsfeldes sowie Störungen des Sehens in Dämmerung und Dunkelheit. Außerdem kann ein Ödem der Makula auftreten bzw. sich verschlechtern, wobei die Häufigkeit von der Schwere des Augenbefundes abhängt. Diese Nebenwirkungen lassen sich in der Regel nicht vermeiden, wobei zu bedenken ist, dass nur durch eine panretinale Laserkoagulation die drohende Erblindung verhindert werden kann.

Vitrektomie: die „Ultima Ratio" bei proliferativer Retinopathie

Bei schweren Spätkomplikationen der proliferativen diabetischen Retinopathie wie z. B. Glaskörperblutung oder Netzhautablösung ist eine Vitrektomie indiziert. Dabei werden
a) Glaskörperblutungen und fibrovaskuläre Proliferationen entfernt,
b) die eventuell abgehobene Netzhaut wieder angelegt,
c) mit dem „Endo-Laser" eine panretinale Laserkoagulation durchgeführt.

Indikationen zur Vitrektomie bei proliferativer diabetischer Retinopathie

1. Schwere nicht resorbierende Glaskörperblutung (keine Aufhellung innerhalb von 3 Monaten bei Patienten mit Diabetes mellitus Typ 1, innerhalb von 3 – 6 Monaten bei Patienten mit Diabetes mellitus Typ 2). In Einzelfällen bereits früher.
2. Traktionsbedingte oder kombiniert traktiv/rhegmatogene Netzhautablösung mit relativ frischer Beteiligung der Makula.

Ausblick auf neue Entwicklungen

Trotz intensiver Bemühungen gelingt nicht bei allen Patienten mit Diabetes mellitus eine dauerhafte normnahe Einstellung. Einige Patienten entwickeln trotz langfristig guter Einstellung relativ früh eine fortgeschrittene Retinopathie, während andere trotz jahrzehntelangem und nicht immer suffizient eingestelltem Diabetes nur eine milde Retinopathie erleiden. Genetische Faktoren können eine Rolle spielen, sind aber bislang noch nicht einmal ansatzweise identifiziert. Neue pharmakologische Ansätze befassen sich mit der Verminderung des intrazellulären oxidativen Stresses im Bereich der Blutgefäße generell und speziell in der Retina, ohne dass bislang eindeutige Hinweise auf eine günstige Wirkung der klassischen Antioxidanzien vorliegen würden. Eine Ausnahme ist dabei Dexlipotam, das Trometaminsalz der R-(+)-α-Liponsäure. Als weiterer Ansatz hat sich die intrazelluläre Aktivierung der Transketolase angeboten. Dieses Prinzip nutzt die Eigenschaft der Transketolase, bei erhöhtem Substratangebot den Substratfluss von den deletären biochemischen Wegen weg zu einem relativ benignen Weg, dem Pentose-Phosphat-Zyklus, umzuleiten. Dies gelingt experimentell durch Gabe des lipidlöslichen Vitamin-B_1-Analogs Benfotiamin (Hammes et al. 2003, Babaei-Jadidi et al. 2003). Klinische Studien zur Beeinflussung vaskulärer Endpunkte mit Benfotiamin gibt es aber nicht.

Weitere, in Progress bzw. Planung befindliche klinische Studien zur Behandlung/Verhinderung der diabetischen Retinopathie umfassen die Gabe von:

- Statinen,
- AT_1-Blockern,
- lang wirksamen Somatostatin-Analoga.

Die Häufigkeit der diabetischen Retinopathie, die prognostische Bedeutung für die Gesamtmorbidität und -mortalität von Patienten mit Diabetes mellitus lässt hoffen, dass das vorhandene diagnostische und therapeutische Repertoire bald umfassend genutzt wird.

Fazit für die Praxis

Die diabetische Retinopathie ist die häufigste mikrovaskuläre Komplikation des Diabetes mellitus. Man unterscheidet zwischen einer nichtproliferativen und einer proliferativen Form der Retinopathie und einer Makulopathie. Bei der fehlenden Frühsymptomatik sind nur regelmäßige Kontrollen geeignet, Patienten mit rascher Progredienz bzw. mit therapiebedürftigen Befunden zu identifizieren. Domäne der diabetologischen Behandlung sind Blutzucker- und Blutdruckeinstellung, auch evtl. erhöhte Lipide sollten behandelt werden. Bei fortgeschrittenen Stadien ist die Laserkoagulation die Behandlung der Wahl.

8.4   Diabetische Nephropathie

W. Zidek (Berlin)

Diabetische Nephropathie – die unbemerkte Epidemie

Die diabetische Nephropathie stellt eine der wichtigsten Spätkomplikationen des Diabetes mellitus dar. Etwa **30 – 40 % der Diabetiker entwickeln eine Nephropathie.** Die weltweit hierzu erhobenen Zahlen zeigen aber eine hohe Schwankungsbreite (Ritz u. Orth 1999). Die diabetische Mikroangiopathie in Form der **Retinopathie tritt wesentlich häufiger auf:** Bei genügend langer Krankheitsdauer findet sie sich bei nahezu allen Diabetikern. Diese Unterschiede in der Inzidenz der renalen und der retinalen Mikroangiopathie lassen sich derzeit nicht befriedigend erklären. Es gibt Hinweise, dass zusätzlich zu der metabolischen und hämodynamischen Situation auch eine genetische Prädisposition für die Entstehung der Nephropathie bedeutsam ist (Krolewski et al. 1995).

Quantitativ macht die diabetische Nephropathie mittlerweile einen gravierenden Anteil unter denjenigen Erkrankungen aus, die zur dialysepflichtigen Niereninsuffizienz führen: Aktuell ist die diabetische Nephropathie bei etwa **einem Drittel der Dialysepatienten** Anlass zur Nierenersatztherapie. Die Zahl hat sich in den letzten Jahrzehnten etwa verfünffacht und zeigt weiter **steigende Tendenz**. Eine bundesdeutsche Erhebung ermittelte vor etwa einem Jahrzehnt schon einen Anteil der Diabetiker von 42 % unter den neu dialysepflichtig gewordenen Patienten (Lippert et al. 1995). Gründe für diese Entwicklung sind sicherlich nicht nur das längere Überleben durch die verbesserte Stoffwechseleinstellung, sondern auch die größeren Erfolge in der Behandlung der diabetischen Makroangiopathie, u. a. auch der koronaren Herzerkrankung. Die skizzierte Entwicklung zeigt, dass in der Betreuung des Diabetikers die Prophylaxe bzw. Behandlung der diabetischen Nephropathie immer wichtiger werden.

Die diabetische Nephropathie ist aber nicht nur zahlenmäßig von Bedeutung: In der Versorgung terminal niereninsuffizienter Patienten nehmen die niereninsuffizienten Diabetiker insofern eine besondere Rolle ein, als sie gegenüber den Patienten mit anderen Grunderkrankungen eine deutlich gesteigerte Morbidität und Mortalität aufweisen. Patienten mit Diabetes haben eine etwa 50 % höhere Mortalität an der Dialyse als nichtdiabetische Niereninsuffiziente (US Renal Data System 1994). Dies ist nicht zuletzt darauf zurückzuführen, dass der Diabetes eine Systemerkrankung mit schweren Auswirkungen auf die kardiovaskuläre Situation und die Infektabwehr darstellt.

Am Beginn der Pathogenese steht die glomeruläre Hyperfiltration.

Zum optimalen Einsatz der prophylaktischen bzw. therapeutischen Maßnahmen ist es wesentlich, bestimmte grundlegende Tatsachen in der Pathogenese der diabetischen Nephropathie zu verstehen:

Das **morphologische** Korrelat der diabetischen Nephropathie ist die diabetische Glomerulosklerose. Dieser Prozess beginnt mit **einer Verdickung der glomerulären**

Basalmembran. Im weiteren Verlauf tritt eine **Hyalinose der afferenten und efferenten Arteriolen** hinzu. Das hyaline Material besteht aus Plasmaproteinen, die sich in der Gefäßwand ablagern, möglicherweise infolge der Aktivierung entzündlicher Signaltransduktionsprozesse. Schließlich nehmen die **mesangiale extrazelluläre Matrix** und die Masse der glomerulären **Mesangialzellen** zu. In der Gesamtheit der Veränderungen zeigt die diabetische Glomerulosklerose ein pathognomonisches Bild, das sich von dem anderer Nierenerkrankungen unterscheidet. Insbesondere die noduläre Glomerulosklerose (**Kimmelstiel-Wilson**) ist typisch für die diabetische Nephropathie, aber nicht in jedem Falle vorhanden.

In der **Pathogenese** der diabetischen Nephropathie steht am Beginn die **glomeruläre Hyperfiltration**. Hierfür sind sowohl hämodynamische Faktoren verantwortlich, die den intraglomerulären Druck erhöhen, als auch metabolische Faktoren. Durch die erhöhte extrazelluläre Glucosekonzentration wird unter anderem die **Proteinkinase C βII** sowie die Bildung der „**Advanced Glycation End Products**" (**AGEs**) stimuliert. AGEs entstehen u. a. durch Glucosylierung und Oxidation von Peptiden bzw. Proteinen, die wiederum hierdurch Quervernetzungen zwischen einzelnen Peptidketten ausbilden. Dies verändert Struktur und Funktion der extrazellulären Matrix, unter anderem auch die funktionellen Eigenschaften der glomerulären Basalmembran. Die glomeruläre Hyperfiltration entgeht als Initialschritt der Nephropathieentwicklung nicht selten der klinischen Diagnose. Das Stadium der Hyperfiltration ist dennoch von Bedeutung, denn in diesem Stadium sind die Veränderungen generell reversibel durch Verbesserung der Blutzuckereinstellung. Abb. 8.4-**1** zeigt ein Schema der Pathogenese der diabetischen Nephropathie.

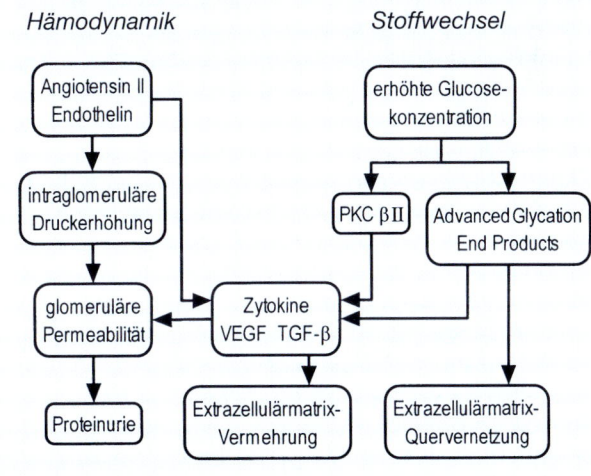

Abbildung 8.4-1   Schema der Pathogenese der diabetischen Nephropathie.
VEGF = Vascular Endothelial Growth Factor,
PKC βII = Proteinkinase C βII,
TGF-β = Transforming Growth Factor β.

Klinik/Diagnostik

Die diabetische Nephropathie entwickelt sich mit einer langen Latenz, nachdem der Diabetes mellitus diagnostiziert wurde. Im Durchschnitt vergehen **10 – 15 Jahre** von der Diagnosestellung des Diabetes bis zur Manifestation der diabetischen Nephropa-

Tabelle 8.4-1   Stadien der diabetischen Nephropathie beim Typ-1-Diabetes*

Stadium	Jahre nach Diagnose-stellung	Glomeruläre Filtration	Albumin-ausscheidung	Blutdruck
1. Renale Hyper-trophie/ Hyperfunktion	0	um 20 – 50% erhöht	ggf. reversibel erhöht	normal
2. Normo-albuminurie	0 – 5	um 20 – 50% erhöht	normal (<20 µg/min bzw. <30 mg/d)	normal, mit ansteigender Tendenz
3. Beginnende diabetische Nephropathie	6 – 15	leicht erhöht mit abnehmender Tendenz	20 – 200 µg/min (30 – 300 mg/d)	beginnende Hypertonie
4. Manifeste diabetische Nephropathie	15 – 25	Abnahme um ca. 10 ml/min/Jahr	>200 µg/min (>300 mg/d)	Hypertonie
5. Terminale Nieren-insuffizienz	>25	<10 ml/min	mit geringerer Zahl funktions-tüchtiger Nephrone abneh-mend	Hypertonie

* Der Verlauf beim Typ-2-Diabetes ist ähnlich, allerdings tritt die Hypertonie bereits in früheren Stadien auf.

thie. Ferner läuft die diabetische Nephropathie in **klinischen Stadien** ab, die durch bestimmte Befunde charakterisiert sind.

Tab. 8.4-**1** zeigt die Stadien der diabetischen Nephropathie und die zugehörigen klinischen Befunde. Der Gesamtablauf von der **Mikroalbuminurie als frühestem Schädigungsmarker** bis zur fortgeschrittenen Niereninsuffizienz läuft allerdings nicht in allen Fällen ab, nachdem einmal die Entwicklung angestoßen wurde. Man geht vielmehr davon aus, dass nur etwa ein Drittel der Diabetiker mit einer Mikroalbuminurie im Verlauf der nächsten 10 – 15 Jahre eine manifeste diabetische Nephropathie erleben (Forsblom et al. 1992). Aus diesem Grunde ist die Mikroalbuminurie ein wichtiger Marker für die Entwicklung einer diabetischen Nephropathie, bedeutet aber nicht schon per se, dass auch eine manifeste Nephropathie eintreten wird. Derzeit wird empfohlen, in jährlichen Abständen beim Diabetiker den Urin auf eine Mikroalbuminurie zu untersuchen.

Der klinische Verlauf der diabetischen Nephropathie unterscheidet sich in bestimmten Punkten zwischen Typ-1- und Typ-2-Diabetes. Typ-1-Diabetiker zeigen einen **Blutdruckanstieg** in der Regel 2 – 5 Jahre **nach** Erscheinen der Mikroalbuminurie. Hingegen sind 50 % der Typ-2-Diabetiker bereits **vor** Auftreten der Mikroalbuminurie hyperton.

Eine beginnende diabetische Nephropathie kann beim Typ-1-Diabetiker als sehr wahrscheinlich angenommen werden, wenn der Diabetes länger als 5 Jahre bekannt ist und 2-mal im Abstand von 2 – 4 Wochen eine Mikroalbuminurie nachgewiesen wurde. **Beim Typ-2-Diabetes** ist der Nachweis einer **Mikroalbuminurie weniger spezifisch** für eine diabetische Nephropathie, weil Begleiterkrankungen wie Hypertonie oder Arteriosklerose häufiger vorkommen und ebenfalls eine Eiweißausscheidung hervorrufen können. Ein Anstieg des Serumcreatinins oder eine Proteinurie >300 mg/d machen aber auch beim Typ-2-Diabetiker eine diabetische Nephropathie wahrscheinlich. Zur Beurteilung einer Mikroalbuminurie ist also wichtig, dass sie auch durch andere Ursachen ausgelöst werden kann. Die Mikroalbuminurie ist **nicht für frühe diabetische Nierenveränderungen spezifisch**. Schließlich hat sich gezeigt, dass die Bestimmung der Mikroalbuminurie (Abb. 8.4-**2**) im zweiten morgendlichen Spontanurin äquivalent zur Messung im 24-h-Urin ist, wenn die Albuminkonzentration auf die Creatininkonzentration in der Harnprobe bezogen wird. Bei dieser Vorgehensweise wird der Bereich der Mikroalbuminurie bei Männern und Frauen unterschiedlich definiert. Für dieses Verfahren spricht gegenüber den anderen Quantifizierungsmethoden die einfachere Durchführung in der Praxis, ohne dass eine definierte Sammelperiode mit ihren Fehlerquellen notwendig wird. Als Suchtest ist jedoch meist die semiquantitative Erfassung mit Schnellbestimmungsverfahren (z. B. Rapitex-Albumin, Mikrobumin, Micral II) ausreichend. Fällt der Suchtest positiv aus, sollte eine quantitative Bestimmung folgen.

Die Mikroalbuminurie muss kein konstanter Befund sein, sondern unterliegt durchaus einer **Spontanvariabilität.** Sie wird durch vorübergehende Veränderungen wie körperliche Belastung, Harnwegsinfekte, sonstige Infektionen oder Fieber, aber auch durch Begleiterkrankungen wie eine essenzielle Hypertonie verstärkt oder hervorgerufen. Hinzu kommen Faktoren, die eine Mikroalbuminurie vortäuschen oder quantitativ verfälschen können (Tab. 8.4-**2**). Deswegen soll eine Mikroalbuminurie (und damit ggf. eine beginnende diabetische Nierenschädigung) nur angenommen werden, wenn die Mikroalbuminurie **mehrfach nachgewiesen** wurde.

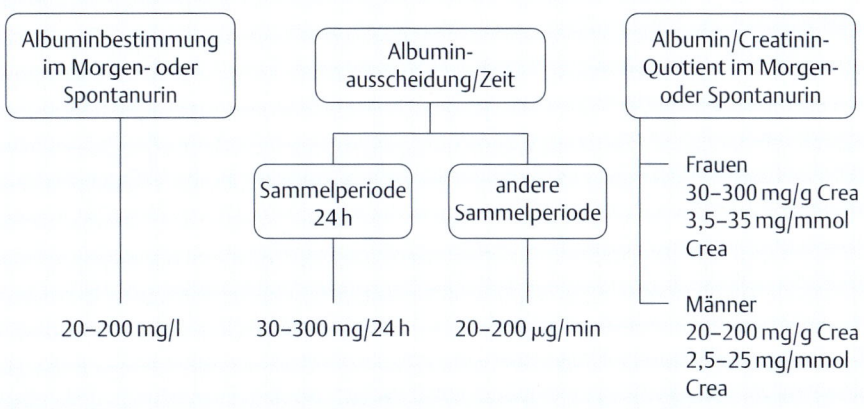

Abbildung 8.4-2   Verschiedene Methoden der Mikroalbuminurie-Quantifizierung. Die angegebenen Bereiche definieren die Mikroalbuminurie mit der jeweiligen Methode.

Tabelle 8.4-2   Beeinflussung der Albuminausscheidung artifizieller Art oder durch tatsächliche Änderung der Exkretionsrate

Zunahme der Albuminurie	Abnahme der Albuminurie
Hämaturie	ACE-Hemmer
Herzinsuffizienz	Unterernährung
Körperliche Belastung	Nichtsteroidale Antirheumatika
Fieber	
Schlecht eingestellter Blutzucker	
Schlecht eingestellter Hypertonus	
Harnwegsinfektion	
Kontamination mit Vaginalsekret	
Erhöhte Eiweißzufuhr	

Nicht jede Eiweißausscheidung beim Diabetiker bedeutet automatisch eine diabetische Nephropathie.

Bei Typ-2-Diabetikern ohne Retinopathie ist die Wahrscheinlichkeit für eine nicht-diabetische Nierenerkrankung 50 % (Ruggenenti u. Remuzzi 1997). Andere Nierenerkrankungen sollten angenommen werden, wenn außer der Proteinurie andere Auffälligkeiten im Sediment vorhanden sind (Hämaturie, Leukozyturie, Zellzylinder). Weitere Verdachtsmomente sind ein sehr kurzes Intervall nach Diagnosestellung des Diabetes und das Fehlen einer Retinopathie oder Neuropathie.

Indikationen für eine Nierenbiopsie bei Diabetes mellitus und renalen Symptomen wie Funktionseinschränkung oder Proteinurie sind:
1. Fehlen einer Retinopathie,
2. Nephropathiesymtome früher als 5 Jahre nach Diabetesdiagnose,
3. Hämaturie oder Erythrozytenzylinder im Sediment,
4. sonographisch kleine Nieren,
5. Hinweise auf andere Systemerkrankungen.

Speziell beim Typ-2-Diabetiker ist die Abklärung einer Proteinurie sinnvoll.

Beim Typ-1-Diabetiker mit einer Retinopathie kann man vermuten, dass die Proteinurie auf einer diabetischen Nephropathie beruht. Wenn keine Retinopathie besteht, ist es sinnvoll, die Proteinurie weiter abzuklären. **Beim Typ-2-Diabetiker** ist die Korrelation zwischen einer retinalen und einer renalen Mikroangiopathie wesentlich geringer als beim Typ-1-Diabetes. Man kann also aus einer diabetischen Retinopathie nicht mit ausreichender Sicherheit auf eine diabetische Nephropathie schließen. Beim Typ-2-Diabetiker kann es daher sinnvoll sein, eine **Proteinurie weiter abzuklären**, unabhängig davon, ob eine diabetische Retinopathie vorliegt. Differenzialdiagnostisch ist speziell beim Typ-2-Diabetes an eine **ischämische Nephropathie** aufgrund der Makroangiopathie zu denken. Wenn eine autonome Neuropathie besteht, sind infolge einer neurogenen Blasenentleerungsstörung auch aufsteigende **Infektio-**

nen nicht selten. Ob auch beim Diabetiker **die membranöse Glomerulonephritis** häufiger vorkommt, ist Gegenstand der Diskussion.

> **Die Proteinurie ist sowohl beim Diabetiker als auch bei anderen Nieren-erkrankungen nicht nur hinsichtlich der Nephropathieentwicklung ein wichtiger Marker, sondern auch hinsichtlich der kardiovaskulären Mortalität und Morbidität.**

Bei Vorhandensein einer Mikroalbuminurie verdoppelt sich etwa das Risiko der kardiovaskulären Morbidität und Mortalität beim Typ-2-Diabetiker (Kidney Disease Outcome Quality Initiative 2002, [Anonymous] 2003): Eine Metaanalyse aus dem Jahr 1997 kommt zu einer Odds Ratio von 2,4 hinsichtlich der Gesamtmortalität bei Typ-2-Diabetikern, die eine Mikroalbuminurie aufweisen, gegenüber solchen mit normaler Albuminausscheidung.

> **Blutzucker und Blutdruck müssen sofort scharf eingestellt werden.**

Je früher in den Verlauf einer diabetischen Nierenschädigung eingegriffen wird, desto eher kann die Entwicklung bis zur dialysepflichtigen Niereninsuffizienz aufgehalten werden. In der Phase der beginnenden diabetischen Nephropathie gibt es mehrere Möglichkeiten, die weitere Nierenschädigung aufzuhalten oder zu verlangsamen: Einerseits muss der Blutdruck streng auf **normotone** Werte eingestellt werden, andererseits kann auch eine strenge Blutzuckereinstellung den Verlauf der Nierenschädigung günstig beeinflussen. Ein **HbA_{1c}-Wert unter 7,0 %** ist anzustreben. In der DCCT-Studie wurde gezeigt, dass HbA_{1c}-Werte unter 7 %, präprandiale Glucosewerte von 80 – 120 mg/dl und abendliche Glucosewerte von 100 – 140 mg/dl die Albuminurie um 30 % senken (The Diabetes Control and Complications Trial [DCCT] Research Group 1995). Ebenso zeigt die Kumamoto-Studie den Effekt der Stoffwechseleinstellung auf die Albuminurie (Shichiri et al. 2000).

Die viel zitierte UKPD-Studie (UK Prospective Diabetes Study 1998) verglich die Ergebnisse einer strengen Blutdruckeinstellung (mittlerer erreichter Druck 144/82 mmHg) mit einer weniger strengen Einstellung (mittlerer erreichter Druck 154/87 mmHg) bei hypertonen Typ-2-Diabetikern. In der Gruppe mit der strengeren Blutdruckeinstellung war das Risiko für einen diabetesbezogenen Endpunkt um 24 % reduziert. Verglichen mit dem Effekt einer strengen Blutzuckereinstellung war der Effekt der strengen Blutdruckeinstellung doppelt so groß. Bezogen auf alle durch den Diabetes potenziell verschlechterten Erkrankungen wurde das Mortalitätsrisiko durch die strenge Blutdruckeinstellung sogar um 32 % gesenkt.

Neben der strengen Einstellung des Blutdruckes und Blutzuckers kann auch eine **Eiweißrestriktion auf 0,5 – 0,8 g/kg KG/d** helfen, das Voranschreiten der diabetischen Nephropathie zu verlangsamen. Die Restriktion der Eiweißzufuhr auf das angegebene Maß wird keine Mangelernährung hervorrufen, sondern stellt eher eine Rückführung der Eiweißzufuhr auf normale Verhältnisse dar, da die derzeit übliche Eiweißzufuhr den physiologischen Bedarf überschreitet. Die MDRD-Studie zeigte allerdings keinen Effekt einer Proteinrestriktion auf die Nierenfunktion (Klahr et al. 1994). Daher sollte eine Proteinrestriktion erst erfolgen, wenn eine Abnahme der Nierenfunktion beobachtet wird.

Schließlich sollte der **Kochsalzkonsum reduziert** und das **Rauchen aufgegeben** werden. Das Einstellen des Rauchens senkt das Risiko der Progression einer Nephropathie um 30 % (Ritz et al. 2000).

Welcher Zielblutdruck sollte bei der diabetischen Nephropathie angestrebt werden? Die Leitlinien empfehlen < 130/80 mmHg.

Die optimalen Blutdruckwerte, um eine renale Funktionsverschlechterung zu verhindern, sind nicht genau bekannt. Immerhin lassen die bisherigen Untersuchungen für die diabetische Nephropathie kein sog. J-Kurven-Phänomen erkennen, d. h., es lässt sich bislang kein Blutdruck-Optimum definieren, bei dessen Unterschreitung sich die Prognose wieder verschlechtert. Dieser Zusammenhang wurde unter anderem auch in der HOT-Studie bestätigt, bei der in drei Patientengruppen drei unterschiedliche diastolische Zielblutdruckwerte angestrebt wurden, nämlich ≤90, ≤85 und ≤80 mmHg. Bei den diabetischen Hypertonikern mit der strengsten Blutdruckeinstellung mit dem Zielwert ≤80 mmHg diastolisch waren schwer wiegende kardiovaskuläre Ereignisse während einer mittleren Beobachtungszeit von 3,8 Jahren am geringsten (Hansson et al. 1998). Auch hinsichtlich des systolischen Blutdrucks zeigen Daten der UKPD-Studie, dass die wenigsten kardiovaskulären Komplikationen bei einem systolischen Druck unter 120 mmHg auftreten, wobei offen ist, ob sich bei einer noch intensiveren Drucksenkung die Prognose noch weiter verbessern lässt (Adler et al. 2000). Die Leitlinien der National Kidney Foundation (JNC VI) empfehlen **bei einer Proteinurie >1 g/d sogar eine Blutdrucksenkung unter 125/75 mmHg**.

Betrachtet man die Leitlinienliteratur der letzten Jahre (Tab. 8.4-**3**), so fallen Unterschiede zwischen den Leitlinien und Empfehlungen auf, sowohl, was die Tendenz über den Verlauf der Jahre angeht, als auch zwischen Leitlinien, die zur gleichen Zeit veröffentlicht wurden. Die Blutdruckzielwerte, die in der Vergangenheit aufgestellt wurden, fußten häufig auf Studien mit kleinen Fallzahlen oder auf extrapolierten Werten. 1997 wurde in JNC VI für Diabetiker ein Zielblutdruckwert unter 130/85 mmHg aufgestellt. Seither weist die Studienlage niedrigere Werte aus. Sowohl die kanadische als auch die amerikanische Diabetes Association haben Werte **unter 130/80 mmHg** empfohlen. Hinsichtlich der Progression sind Blutdruckwerte über 125/75 mmHg und eine Proteinausscheidung über 1 g/d bedeutsam. Ebenso sind in den Leitlinien die Angiotensin-Rezeptorblocker aufgrund der neuen Studien hinzugekommen.

Betrachtet man die im Einzelnen unterschiedlichen Empfehlungen in Tab. 8.4-**3**, so fallen insbesondere die durchaus voneinander abweichenden Zielblutdruckwerte auf. Bei der Definition von Zielblutdruckwerten im Rahmen von Leitlinien ist allerdings die Schwierigkeit zu berücksichtigen, dass bislang keine kontrollierten Vergleiche zwischen denjenigen Effekten vorliegen, die bei Einstellung auf die jeweiligen Zielwerte resultieren. Wenn man aber die vorliegenden Studien vergleicht, so ergibt sich auf jeden Fall ein Trend zugunsten niedrigerer Zielblutdruckwerte. Dabei ist allerdings zu bedenken, dass auch die derzeit definierten Zielblutdruckwerte gewissermaßen eine Momentaufnahme darstellen, die durch neue Befunde möglicherweise zu revidieren ist.

Tabelle 8.4-3 Empfehlungen zu Therapie und Monitoring bei diabetischer Nephropathie durch verschiedene Fachgesellschaften (Die Deutsche Diabetes-Gesellschaft hat wissenschaftliche und Praxisleitlinien herausgegeben)

	Deutsche Hochdruckliga	Deutsche Diabetes-Gesellschaft	Nationale Versorgungs-Leitlinie	European Society of Hypertension	National Kidney Foundation	Joint National Committee VII
Blutdruckzielwerte bei diabetischer Nephropathie (mmHg)	<130/80; bei Proteinurie >1 g/d oder Niereninsuffizienz: <125/75	um 130/80 (WL) <130/80, bei manifester Nephropathie besser noch <120 syst. (PL)	<130/80	<130/80, bei Proteinurie >1 g/d oder Niereninsuffizienz <125/75	bei Proteinurie >1 g/d oder diabetische Nephropathie <125/75	<130/80
Kontrollen von Albuminausscheidung/ Nierenfunktion	jährlich	2- bis 4-mal/Jahr (WL) jährlich (PL)	jährlich	keine Aussage	keine Aussage	keine Aussage
RAS-Blockade bei Normotension und Mikroalbuminurie/ Proteinurie	ja	ja	ja	ja	ja	keine Aussage
ACE-Hemmer/ ARB Mittel der Wahl?	ja	nicht gesichert (WL) ja (PL)	ja	ja	ja	Progressionshemmung gesichert

RAS = Renin-Angiotensin-System, ARB = Angiotensin$_1$-Rezeptorblocker, WL = wissenschaftliche Leitlinien, PL = Praxisleitlinien

ACE-Hemmer und AT$_1$-Blocker sind die bevorzugten Antihypertensiva bei diabetischer Nephropathie.

Wenngleich die Blutdrucksenkung als solche sicher entscheidend ist, um die weitere Nierenschädigung aufzuhalten, spielt offenbar auch das verwendete Antihypertensivum eine Rolle. **ACE-Inhibitoren** beeinflussen den Verlauf der diabetischen Nephropathie offenbar günstiger als andere Antihypertensiva (Lewis et al. 1993). Der spezifische nephroprotektive Effekt, der über die Wirkungen der systemischen Blutdrucksenkung hinausgeht, beruht wahrscheinlich auf der intraglomerulären Drucksenkung und den verminderten Angiotensin-II-Effekten auf die mesangialen Zellen und Matrix. Daten der HOPE-Studie sprechen dafür, dass auch beim Typ-2-Diabetes ACE-Hemmer einen vergleichbaren Effekt auf die Nephropathieentwicklung haben (Heart Outcomes Prevention Evaluation Study Investigators 2000).

Erste Studien sprechen dafür, dass die **AT$_1$-Blocker** ähnlich günstig wirken wie die ACE-Hemmer. Diese Untersuchungen wurden an Typ-2-Diabetikern durchgeführt. Sowohl Losartan als auch Irbesartan verlangsamen die Progression einer diabetischen Nephropathie ähnlich wie die ACE-Hemmer (Parving et al. 2001, Lewis et al. 2001, Brenner et al. 2001). AT$_1$-Blocker sollte man anstelle von ACE-Hemmern vor allem dann verwenden, wenn Letztere aufgrund von ACE-Hemmer-spezifischen Nebenwirkungen wie Husten nicht toleriert werden.

Es wird gegenwärtig kontrovers diskutiert, ob man die Anwendung der ACE-Hemmer und AT$_1$-Blocker auf die den oben erwähnten Studien zugrunde liegenden Patientengruppen beschränken sollte: In den zitierten Studien zu AT$_1$-Blockern wurden nur Typ-2-Diabetiker untersucht, sodass hinsichtlich des Typ-1-Diabetes keine Evidenz vorliegt. Umgekehrt liegen für die ACE-Hemmer vor allem für den Typ-1-Diabetes gute Daten vor, wenngleich auch Rückschlüsse auf die Situation bei Typ-2-Diabetes aus der Subgruppe der Diabetiker in der HOPE-Studie gezogen werden können. **Vergleichende Studien** zwischen AT$_1$-Blockern und ACE-Hemmern hinsichtlich einer **langfristigen** Progressionshemmung liegen bislang **nicht** vor. Hingegen wurden die **akuten** Effekte von Enalapril und Losartan bei Typ-1-Diabetikern untersucht. In einer Crossover-Studie wurden jeweils für zwei Monate Losartan und Enalapril mit verschiedenen Dosierungen eingesetzt. Beide Medikamente hatten **ähnliche Effekte** auf den Blutdruck, Albuminausscheidung und die glomeruläre Filtration (Andersen et al. 2000). Aufgrund der bislang noch lückenhaften Datenlage, was den Vergleich beider Substanzgruppen angeht, erscheint es derzeit gerechtfertigt, die Effekte beider Substanzgruppen bei Typ-1- und Typ-2-Diabetes analog einzuschätzen.

Schwierig zu beurteilen ist der Effekt der **Calciumantagonisten**. Nifedipin kann die Proteinurie verstärken und ist daher für die diabetische Nephropathie nicht zu empfehlen. Andere Calciumantagonisten, nämlich lang wirksame Substanzen vom Dihydropyridin-Typ sowie Calciumantagonisten vom Diltiazem- oder Verapamil-Typ können die Proteinurie günstig beeinflussen und bieten sich daher auch bei diabetischer Nephropathie an.

Falls keine weiteren differenzialtherapeutischen Gesichtspunkte hinzukommen, kann der Hochdruck bei diabetischer Nephropathie daher zunächst mit einem ACE-Inhibitor bzw. AT$_1$-Blocker eingestellt werden, und, falls notwendig, zusätzlich mit einem Calciumantagonisten (mit der o. g. Einschränkung). Schließlich eignet sich **in Kombination mit einem ACE-Inhibitor auch ein Diuretikum** (Björck et al. 1992).

Bei der Auswahl des Diuretikums ist zu berücksichtigen, dass bei einer glomerulären Filtrationsrate unter 30 ml/min einem Schleifendiuretikum der Vorzug vor einem Thiazid zu geben ist. Alternativ können **auch Betablocker** beim Diabetiker in der Regel eingesetzt werden. Daten aus der UKPD-Studie zeigen, dass Betablocker ähnlich wie ACE-Hemmer in der Lage sind, makro- und mikrovaskuläre Komplikationen zu senken (UK Prospective Diabetes Study 1998c). Die potenziellen Wirkungen der Betablocker auf die Stoffwechsellage sind zwar zu beachten, stellen aber in der Regel keine Kontraindikation dar. Möglicherweise wird der Vorteil der ACE-Hemmer gegenüber anderen Medikamenten umso geringer, je tiefer der Blutdruck gesenkt wird. Bei massiver Blutdrucksenkung scheinen auch andere Antihypertensiva ähnlich günstig zu wirken wie ACE-Hemmer.

> **ACE-Hemmer sind auch beim normotonen Diabetiker mit Mikroalbuminurie wirksam.**

Eine Studie über 7 Jahre (Ravid et al. 1996, Ravid et al. 1998) untersuchte die Effekte von Enalapril bei 94 Patienten mit Typ-2-Diabetes, Mikroalbuminurie und normalem Blutdruck. In den letzten 2 Jahren konnten sich die Patienten für Enalapril oder keine weitere Behandlung entscheiden. Für die ersten 5 Jahre wurden die Patienten entweder für Enalapril oder Placebo randomisiert.

In der Enalapril-Gruppe sank das Nephropathierisiko um 42 %. In der Placebo-Gruppe hingegen und bei den Patienten, die in den letzten 2 Jahren kein Enalapril erhielten, nahm die Eiweißausscheidung kontinuierlich zu. Aus dieser Studie ist abzuleiten, dass ACE-Hemmer auch bei normalem Blutdruck für Typ-2-Diabetiker renoprotektiv wirken.

Eine weitere, für die Therapie normotensiver Diabetiker mit kardiovaskulärem Risiko wichtige Studie war die HOPE-Studie, in der etwa 3500 Diabetiker, vorwiegend Typ-2-Diabetiker, eingeschlossen wurden. Wenngleich nichteingestellte Hypertonie, Proteinurie und diabetische Nephropathie Ausschlusskriterien waren, hatten alle Patienten ein hohes kardiovaskuläres Risiko. Die Patienten erhielten Ramipril versus Placebo für 4,5 Jahre. Danach war in der Ramipril-Gruppe das Risiko für den primären kombinierten Endpunkt (Herzinfarkt, Schlaganfall und kardiovaskulärer Todesfall) um 25 % gesenkt. Auch für mikrovaskuläre Komplikationen (Nephropathie, Dialysepflichtigkeit, Lasertherapie wegen Retinopathie) war das Risiko um 16 % vermindert. Auch die Inzidenz einer manifesten Nephropathie wurde gesenkt, unabhängig davon, ob zu Beginn der Studie eine Mikroalbuminausscheidung vorlag. In diesem Zusammenhang ist wichtig, dass langfristig keine veränderte Blutzuckereinstellung unter Ramipril zu beobachten war und die Effekte sich auch nicht auf eine Blutdrucksenkung in diesem normotensiven Kollektiv zurückführen ließen.

> **Der Nutzen einer Kombination von AT_1-Blockern und ACE-Hemmern für die Progression einer diabetischen Nephropathie ist noch nicht abschließend zu beurteilen.**

Neue Befunde gibt es ferner über die **Kombination von ACE-Hemmern und AT_1-Blockern** bei diabetischer Nephropathie. Eine Kombination beider Substanzen führte an einer kleinen Fallzahl während einer mehrwöchigen Behandlungsphase zu einer Verbesserung der Nierenfunktion gegenüber alleiniger ACE-Hemmer-Therapie (Agarwal 2001). Langfristige Effekte sind allerdings noch nicht bekannt. Der Stellenwert einer Kombination beider Substanzen für die diabetische Nephropathie ist derzeit noch nicht abzuschätzen. Für nichtdiabetische Nierenerkrankungen liegen allerdings einzelne Studien vor, die einen zusätzlichen Nutzen der Kombination ergaben (Nakao et al. 2003).

> **Bei Diabetikern mit fortgeschrittener Niereninsuffizienz muss die Dialyse frühzeitig eingeleitet werden.**

Bei fortgeschrittener Niereninsuffizienz sollte die Dialysebehandlung bei diabetischer Nephropathie bereits **frühzeitig** eingeleitet werden, da der Diabetiker mit vermehrten Komplikationen sowohl von Seiten **arteriosklerotischer** Gefäßerkrankungen als auch durch **Infektionen** zu rechnen hat. Das bedeutet, dass in der Regel die Dialysebehandlung bei einer **glomerulären Filtrationsrate von 15 – 20 ml/min** eingeleitet werden sollte. Aufgrund der vorhandenen Daten kann weder der **Hämodialyse** noch der **Peritonealdialyse** (CAPD/CCPD) eindeutig der Vorzug gegeben werden. Die Entscheidung sollte daher in Anbetracht der individuellen Situation des Patienten getroffen werden. Die Peritonealdialyse bietet u. a. dann Vorteile, wenn aufgrund schwieriger Gefäßverhältnisse kein geeigneter Gefäßzugang für die Hämodialyse geschaffen werden kann oder wenn die Hämodialyse zu starken Blutdruckschwankungen und u. U. konsekutiv heftigen pektanginösen Beschwerden führt.

> **Die kombinierte Nieren-Pankreas-Transplantation bietet bei ausgewählten Patienten Vorteile.**

Auch die **Nierentransplantation** ist beim Patienten mit diabetischer Nephropathie ein etabliertes Therapieverfahren. Die **kombinierte Nieren-Pankreas-Transplantation** bietet gegenüber der alleinigen Nierentransplantation weitere Vorteile, speziell bei Diabetikern, deren Stoffwechsel zuvor durch die Insulinbehandlung nicht befriedigend einzustellen war. Ferner kann durch die bessere Stoffwechseleinstellung auch die Gefahr vermindert werden, dass sich in der Transplantatniere erneut eine diabetische Nephropathie entwickelt. Beim dialysepflichtigen Diabetiker ist die simultane Nieren-Pankreas-Transplantation daher eine Behandlungsoption, wenn gleichzeitig eine schwer einstellbare Stoffwechselsituation vorliegt oder weitere diabetische Komplikationen wie diabetische Retino- oder Neuropathie eine durchgreifende Verbesserung der Stoffwechsellage dringend erforderlich machen.

Wenngleich Diabetiker nach Nierentransplantation eine gegenüber anderen niereninsuffizienten Patienten gesteigerte Mortalität aufweisen, so hat dennoch die Nierentransplantation für den Patienten mit diabetischer Nephropathie ebenso wie für andere niereninsuffiziente Patienten wichtige Vorteile. Kontraindikationen gegen eine Transplantation sind schwere stenosierende Gefäßveränderungen der Beckenarterien.

Fazit für die Praxis

Die diabetische Nephropathie ist eine der wichtigsten diabetischen Spätkomplikationen. Sie verursacht inzwischen einen hohen Anteil der Fälle von dialysepflichtiger Niereninsuffizienz. Die glomeruläre Hyperfiltration ist ein wichtiger Initialschritt der Pathogenese. Die **Mikroalbuminurie ist der früheste** Schädigungsmarker. Entscheidende prophylaktische Maßnahmen sind die **strenge Blutdruck- und Blutzuckereinstellung**. Der Zielblutdruck liegt niedriger als beim unkomplizierten essenziellen Hypertoniker. **ACE-Hemmer verlangsamen** das Fortschreiten der Nephropathie besonders effektiv. Die **Dialyse** muss beim niereninsuffizienten Diabetiker **frühzeitig** begonnen werden.

8.5.   Diabetische Neuropathien

D. Luft (Tübingen)

Diabetesbedingte Nervenschädigungen werden angenommen, wenn Beschwerden und/oder objektive Krankheitszeichen einer Dysfunktion peripherer Nerven vorliegen, andere Ursachen ausgeschlossen sind und nur noch der Diabetes mellitus als Ursache infrage kommt. Ausführliche Darstellung bei Tomlinson (2002) und Gries (2003).

Bislang existiert **keine allgemein akzeptierte nosologische Systematik** der diabetesbedingten Nervenschädigungen. Einteilungskriterien sind klinisches Bild, Verlauf, Lokalisation, betroffene Nervenfaserpopulation, vermutete Auslösemechanismen bzw. symmetrischer/asymmetrischer Befall. Zu den symmetrischen Polyneuropathien zählen die sensomotorischen Polyneuropathien, die Neuropathien des autonomen Nervensystems und die symmetrische proximale Neuropathie der unteren Extremitäten. Unter den asymmetrischen – fokalen oder multifokalen – Neuropathien werden kraniale Neuropathien, Mononeuropathien des Stammes und der Extremitäten sowie asymmetrische proximale Neuropathien der unteren Extremitäten zusammengefasst. Daneben werden vielfältige Mischformen beobachtet. Abhängig vom Ausmaß der pathologischen Befunde können subklinische von klinischen Formen abgegrenzt werden.

Am häufigsten und bedeutsamsten ist die symmetrische, sensomotorische periphere Polyneuropathie.

Sie ist – ähnlich wie andere mikro- und makroangiopathische Komplikationen – auch ein Prädiktor für eine gesteigerte Mortalität und betrifft mehr als 80 % aller Patienten mit Neuropathie, verläuft häufig chronisch, selten akut schmerzhaft, aber auch schmerzlos, sehr selten als diabetische Amyotrophie. Die wesentlichen Langzeitkomplikationen sind die **neuropathische Fußläsion** (siehe Kap. 8.6, S. 314 ff.), die diabetische Osteoarthropathie („Charcot-Fuß", siehe Kap. 8.7, S. 326 ff.) und die nichttraumatische Amputation.

Die Prävalenz beträgt etwa 30%. Die jährliche Inzidenz hängt von der Krankheitsdauer ab und wird auf etwa 2% geschätzt. Bereits bei Kindern und Jugendlichen sind Funktionseinschränkungen apparativ nachweisbar. Es bestehen enge Assoziationen zur Hyperglykämie, zur Diabetesdauer, zur arteriellen Hypertonie, makroangiopathischen Komplikationen, autonomen Störungen (kardiovaskuläre autonome Neuropathie, Mediasklerose) und Fettstoffwechselstörungen. Die Bedeutung von Alkohol- und Nikotinkonsum für ihre Entwicklung ist nicht eindeutig geklärt.

Die Hyperglykämie beeinflusst Stoffwechselprozesse in Nerven und Gefäßen.

Dies sind
1. der Polyol/myo-Inositol/Phosphoinositid-Stoffwechsel,
2. die Aktivität der Na^+-/K^+-ATPase,
3. die Bildung von „Advanced Glycation End Products",
4. die Produktion von NO,
5. der oxidative Stress,
6. die Aktivität der $\Delta 6$-Desaturase,
7. der Diacylglycerol-/Proteinkinase-C-Stoffwechsel und
8. die Aktivierung von NFκB.

Diese Prozesse, zwischen denen vielfältige Interaktionen bestehen, sollen zur Mikroangiopathie neuraler Gefäße und zur neuralen Hypoxie mit zunächst funktionellen, später morphologischen Schäden beitragen. Inwieweit immunologische Prozesse (Antikörper gegen Bestandteile von sympathischen Ganglien, N. vagus, Nebennierengewebe), entzündliche Reaktionen (perineurale, lymphozytäre Infiltrate), ein Mangel an C-Peptid oder Störungen der Neurotrophik eine Rolle spielen, ist nicht sicher geklärt. Zu Einzelheiten siehe Kap. 8.1, S. 255 ff. Offen ist, in welchem Ausmaß diese aus Beobachtungen an Tiermodellen abgeleiteten pathogenetischen Vorstellungen auf den Menschen übertragbar sind.

Die subklinische Neuropathie ist nur durch Schwellenwertmessungen für Vibrations-, Wärme- und Kälteempfindung bzw. durch elektroneurographische Methoden zu erkennen.

Erst später finden sich an den Zehen beginnende Taubheit, Parästhesien, evtl. Brennen, häufig Störungen der Temperatur- und Schmerzempfindung, selten auch heftige Schmerzen oder massive Störungen der Tiefensensibilität („diabetische Ataxie"). Motorische Störungen bevorzugen die Zehenheber, was die Statik des Fußes beeinträchtigt.

Der erste Schritt zur Diagnose (Haslbeck et al. 2000) einer symptomatischen diabetischen Neuropathie ist die sorgfältige **Anamnese** (Erfassen von Positiv- und Negativsymptomen, Dauer, Progression, nächtliche Zunahme, Qualität der Empfindungsstörungen, Umstände des Auftretens, frühere Fußulzera, Symptome autonomer Störungen, Ausschluss anderer Ursachen).

Daran schließt sich die **Inspektion der Füße** an, bei der auf die Hautbeschaffenheit (warm, gerötet), die Schweißsekretion (trocken), Kallus-, Rhagaden- und Blasenbildung (an belasteten Stellen, besonders über den Metatarsalköpfchen), bakterielle Infektionen oder Mykosen, Atrophie der kleinen Fußmuskeln, zusammengebrochenes Fußgewölbe, Ulzera – ggf. infiziert – und Deformierungen geachtet wird.

Die einfache, schnelle, ausreichend sensitive, wenn auch nicht spezifische, **praxisnahe klinisch-neurologische Untersuchung** (Perkins et al. 2001) dieser diabetesbedingten Nervenschädigung umfasst:

1. Berührungsempfinden (Wattetupfer oder 10 g Semmes-Weinstein-Monofilament),
2. Schmerzempfinden (Zahnstocher o. Ä.),
3. Vibrationsempfinden (C-128-Stimmgabel nach Rydel-Seiffer),
4. Muskeleigenreflexe an den unteren Extremitäten.

Zusätzlich kommen die orientierenden Untersuchungen des Temperaturempfindens (kalte Stimmgabel, Reagenzgläser mit warmem bzw. kaltem Wasser, Tiptherm etc.) und die Prüfung auf tiefen Schmerz (Druck auf Zehennagel) infrage. Als Normalwerte für die semiquantitative Bestimmung der **Vibrationsempfindungsschwelle mit der Stimmgabel** gelten am Großzehengrundgelenk bei Patienten <30 Jahren $\leq 6/8$, bei Patienten >30 Jahre $\leq 5/8$. Für Diagnostik und Verlaufskontrolle ist es sinnvoll, Scores zu verwenden, die eine Quantifizierung sowohl der Beschwerden (Art, Lokalisation, Einflüsse durch Tageszeit oder körperliche Belastung) als auch der Ergebnisse der klinischen Untersuchung (Muskeleigenreflexe, Vibrations-, Schmerz- und Temperaturempfinden) ermöglichen (Young-Score, siehe Haslbeck et al. 2000). Durch diese einfache klinische Untersuchung können Risikopatienten für ein diabetisches Fuß-Syndrom identifiziert werden, sodass eine gezielte Prophylaxe möglich wird (siehe Kap. 8.6, S. 314 ff.).

Durch Tasten der peripheren Pulse, orientierende Beurteilung der Hauttemperatur und ggf. Messung des Blutdrucks an den Füßen muss immer eine relevante **periphere arterielle Verschlusskrankheit** ausgeschlossen werden.

Differenzialdiagnostisch muss bei symmetrischen, vorwiegend sensiblen Polyneuropathien außer an die PAVK auch an Alkoholmissbrauch, Medikamente, Niereninsuffizienz, HIV, Vitamin-B_{12}-Mangel, Hypothyreose, Neoplasmen, Syphilis, Toxine, Venenerkrankungen, „Rheuma", eine Pseudoclaudicatio intermittens und „Restless Legs" gedacht werden, bei asymmetrischen, vorwiegend motorischen Polyneuropathien an eine Periarteriitis nodosa, Porphyrie, Wurzelsyndrome und Kompressionssyndrome.

Atypische Umstände machen eine neurologische Konsiliaruntersuchung notwendig: plötzlicher Beginn, rasche Progredienz, asymmetrischer Befall, vorwiegend motorische Störungen, Beginn an der oberen Extremität, familiäre Häufung, keine wesentliche Retino- und/oder Nephropathie, keine Makroangiopathie, langfristig gute Stoffwechseleinstellung, Verschlechterung bei Stoffwechselverbesserung. All dies macht eine diabetische Ursache eher unwahrscheinlich, sodass weitere – auch neurophysiologische – Untersuchungen erforderlich sind (Luft 2000).

Ohne Neuropathie sind **jährliche Kontrolluntersuchungen** ausreichend. Bei klinisch manifester Neuropathie sollen ärztliche Untersuchungen in Abständen von **6 Monaten** erfolgen, im Einzelfall sind häufigere Untersuchungen notwendig.

Die chronische distale sensomotorische Polyneuropathie verläuft langsam schleichend progredient, wenngleich Symptome sich gelegentlich bessern können. Zwischen Beschwerden und objektiven Befunden oder neurophysiologischen Messungen besteht kein enger Zusammenhang.

> **Therapieziele sind: Vermeiden des Neuauftretens, Verzögern der Progression, Verhindern von Fußulzera/Amputationen und Linderung der Schmerzen**

Stoffwechseloptimierung ist die einzige bislang akzeptierte Kausaltherapie. **Intensivierte konventionelle Insulintherapie** senkt bei **Typ-1-Diabetikern** das Risiko für das Neuauftreten einer Neuropathie (in der DCCT-Studie um etwa 40 % bei einer Senkung des HbA_{1c} um 10 % des Ausgangswertes) und führt mindestens zu einem Stillstand bei schon nachweisbarer neurophysiologischer Einschränkung. Die absolute Risikoreduktion betrug zwischen 6,7 % und 9,1 %, d. h., 11 – 15 Patienten müssen so behandelt werden, damit einer davon profitiert („Number of Patients needed to treat"). Da kein Schwellenwert für die HbA_{1c}-Konzentration nachweisbar war, ist jede Verbesserung, unabhängig vom Ausgangswert, von Nutzen. Bei **langer Diabetesdauer und bereits klinisch manifester diabetischer Neuropathie** werden durch Stoffwechselverbesserung bei Typ-1-Diabetikern **nicht immer** bedeutsame Verbesserungen erzielt, was darauf hindeutet, dass die Behandlung möglichst früh beginnen muss. Für **Typ-2-Diabetiker** konnte bislang kein klinisch relevanter positiver Einfluss einer intensivierten Behandlung gesichert werden (UKPDS u. Gaede 2003). Die **Behandlung aller Risikofaktoren** (Hypertonus, Fettstoffwechselstörungen, Alkohol, Rauchen), die einen epidemiologischen Zusammenhang mit der Neuropathie zeigen, erscheint sinnvoll. Größte Bedeutung hat die **Prävention** des diabetischen Fuß-Syndroms (siehe Kap. 8.6, S. 314 ff.). Bei insensitiven Füßen sollen Lauftraining, Jogging etc., die zu besonders ausgeprägten Druckbelastungen der Füße führen, vermieden werden.

Eine zusätzliche medikamentöse Behandlung (außer im Rahmen der Stoffwechseloptimierung und Elimination von assoziierten Risikofaktoren) zur Prävention einer Neuropathie wurde bislang noch nicht untersucht. Um eine Regression zu erreichen, sind – entsprechend den hypothetischen Pathomechanismen – eine Vielzahl verschiedener Stoffgruppen eingesetzt worden: Aldose-Reduktase-Inhibitoren (z. B. Tolrestat, Fidarestat u. a.), Antioxidanzien (z. B. α-Liponsäure, α-Tocopherol), essenzielle Fettsäuren (z. B. γ-Linolensäure), Vasodilatanzien (z. B. PGE_1, ACE-Hemmer), Nervenwachstumsfaktoren (z. B. NGF, BDNF), myo-Inositol (aus Bierhefe), Hemmer der Proteinglykierung (z. B. Aminoguanidin) oder Vitamine (z. B. B_1, B_6 oder B_{12}) bzw. Vitaminanaloga (z. B. Benfotiamin). Die Ergebnisse dieser Versuche haben noch nicht zu allgemein akzeptierten Behandlungsempfehlungen geführt. Dies sollte aber nicht dazu veranlassen, die symptomatische Therapie bei die Lebensqualität beeinträchtigenden Beschwerden zu vernachlässigen.

Physikalische Therapie (z. B. Einreibungen, Kälte, Wärme, Massage, Akupunktur, Hydrotherapie, transkutane Elektroneurostimulation, elektrische Rückenmarkstimulation usw.) ist meist ohne Wirknachweis nach den Kriterien der "Evidence-based medicine". Gute Stoffwechseleinstellung soll Schmerzen vermindern, kann aber auch – in seltenen Fällen – akute Schmerzsyndrome auslösen. Tab. 8.5-**1** listet Medikamente und die für die individuelle Auswahl wichtigen Kriterien auf. Gegenanzeigen und Anwendungsbeschränkungen zeigt Tab. 8.5-**2**.

Ist durch die umfassende Prophylaxe ein Ulkus nicht verhindert worden, sollte möglichst frühzeitig eine spezialisierte Fußambulanz zu Rate gezogen werden. Ebenso sollten Patienten nach Amputationen oder mit einer Charcot-Osteoarthro-

Tabelle 8.5-1 In der symptomatischen Behandlung verwendete Medikamentengruppen. „Evidenz" soll die Zahl und Überzeugungskraft der vorhandenen Studien charakterisieren, die klinische Wirkung ist vermutlich etwa gleich*

Substanzen	Evidenz	Wirkung	Neben-wirkungen	Behandlungs-kosten
α-Liponsäure	++	+	(+)	+++
Capsaicin	++	+	++	+
Carbamazepin	++	+	++	+
Gabapentin	++	+	+	++
Mexiletin	+	(+)	+	+
SSRI	+	+	+	++
Tramadol	+	+	+	+
Trizyklika	++	+	+++	+

* Zu beachten ist, dass sich die Angaben bei α-Liponsäure auf die i.v. Gabe, bei Capsaicin auf die topische Anwendung, bei den übrigen Medikamenten auf die orale Gabe beziehen.
SSRI = Selektive Serotonin-Wiederaufnahme-Hemmer

Tabelle 8.5-2 Gegenanzeigen/Anwendungsbeschränkungen (markiert mit +) der in der Behandlung der schmerzhaften diabetischen Neuropathie verwendeten Substanzen

Substanz	Herz	Leber	Niere	Glatter Muskel
α-Liponsäure				
Capsaicin				
Carbamazepin	+	+	+	+
Gabapentin			+	
Mexiletin	+	+	+	
SSRI				
Tramadol				
Trizyklika	+	+	+	+

SSRI = Selektive Serotonin-Wiederaufnahme-Hemmer

neuropathie sofort an spezialisierte Behandlungsstellen überwiesen werden (siehe Kap. 8.7, S. 326 ff.).

Ein Drittel aller diabetischen Neuropathien betrifft das autonome Nervensystem.

Funktionseinschränkungen sind an allen Organen messbar. Symptome sind deutlich seltener (meist < 5 %), wobei zu berücksichtigen ist, dass die häufigsten Beschwerden – Schwindel beim Stehen, Verstopfung und erektile Dysfunktion – keineswegs spezifisch auf eine autonome Funktionsstörung hinweisen. Es werden strukturelle von funktionellen, klinische von subklinischen und sympathische von parasympathischen Störungen getrennt. Vom Befall eines Organs kann nicht mit Sicherheit auf den Befall anderer Organe geschlossen werden (Haslbeck et al. 2000).

Epidemiologische Daten liegen in größerer Zahl nur für die autonome kardiovaskuläre Neuropathie vor. Die Prävalenz **pathologischer Testergebnisse** beträgt, abhängig von der verwandten Definition, etwa 30 %. Es bestehen Assoziationen zu Diabetesdauer, Stoffwechseleinstellung, makro- und mikroangiopathischen Komplikationen sowie zur peripheren sensomotorischen Polyneuropathie. Die Koinzidenz zwischen autonomer und peripherer sensorischer Neuropathie beträgt etwa 50 %. Für die **Pathogenese** werden die gleichen Mechanismen wie für die periphere sensomotorische Neuropathie angenommen.

> **Das Herz-Kreislauf-System, der Magen-Darm-Trakt, der Urogenitaltrakt und viele andere Systeme können betroffen werden** (Tab. 8.5-3).

Herz-Kreislauf-System

Klinische besonders wichtige Störungen des **kardiovaskulären Systems** sind orthostatische Kreislaufdysregulation, perioperative Instabilität und vermehrtes Auftreten stummer Myokardischämien und -infarkte (siehe S. 263 ff.). Zur **Basisdiagnostik in der Praxis** werden die Reaktionen von Herzfrequenz und Blutdruck während standardisierter Belastungen benutzt. Die Funktionsfähigkeit des N. vagus wird an der **Herzfrequenzantwort** – gemessen im EKG, ggf. mit entsprechender Computerunterstützung – bei langsamer In- und Exspiration (6 Atemzüge/min), beim Valsalva-Pressversuch (gegen einen Widerstand von 40 mmHg für 15 s) und beim schnellen Aufstehen aus der Horizontalen abgeschätzt. Die Blutdruckantwort nach schnellem Aufstehen (Schellong-Stehversuch) ist ein Maß für die Funktionsfähigkeit des Sympathikus. Bei zwei oder mehr pathologischen Ergebnissen (altersabhängige Normalbereiche!) in der Basisdiagnostik wird eine kardiale autonome Neuropathie diagnostiziert. Die erweiterte Diagnostik mit computergesteuerten Geräten umfasst dieBerechnung des Variationskoeffizienten der Herzfrequenzvariabilität und deren Spektralanalyse. Keinen Platz in der Routinediagnostik haben Langzeitanalysen des 24-h-EKG, die Bestimmung der Barorezeptorsensitivität, Berechnungen der korrigierten QT-Dauer im Ruhe-EKG und das ^{123}I-MIBG-Myokard-Szintigramm. Bei der Interpretation der Ergebnisse ist zu beachten, dass auch ohne Diabetes mellitus Herzkrankheiten (koronare Herzkrankheit, Myokardinfarkt, Herzinsuffizienz, Kardiomyopathie), arterielle Hypertonie, chronischer Alkoholismus, chronische Lebererkrankungen, Niereninsuffizienz und Medikamenteneinnahme die Herzfrequenzvariabilität negativ beeinflussen. Bei Multimorbidität oder Alter über 65 Jahre sind die Ergebnisse nicht eindeutig zu interpretieren und deshalb ohne Wert (Ziegler et al. 1992 u. 1999b). Umstritten ist ein allgemeines Screening, da bislang keine spezifische Therapie zur Verfügung steht. Präoperativ könnte die Kenntnis einer autonomen Störung vorteilhaft sein, da sie wegen gehäufter Narkosezwischenfälle zur Vorsicht zwingt.

Störungen des autonomen Nervensystems verschlechtern die Lebensqualität, führen zu einer Vielzahl verschiedenartiger Symptome und Beschwerden und sind ein Risikoindikator (Risikofaktor?) für eine schlechte Prognose quoad vitam. Die **Mortalität** ist – verglichen mit nichtbetroffenen Diabetikern – in den auf die Diagnosestellung folgenden 5 Jahren auf das **5- bis 6fache gesteigert**. Der natürliche Verlauf ist – gemessen an den Ergebnissen kardiovaskulärer Reflextests – langsam schleichend progredient.

Magen-Darm-Trakt

Schädigungen des autonomen Nervensystems im **Gastrointestinaltrakt** betreffen alle Anteile und stören die neurale Kontrolle von Motilität, Sekretion, Resorption und sensorischer Perzeption. Sie sind **nicht diabetesspezifisch** und erfordern deshalb eine **differenzialdiagnostische Abklärung**. Die Patienten leiden meist seit langem an einem Diabetes und zusätzlich an anderen peripheren Nervenschäden (sensomotorisch, kardial, erektile Dysfunktion). Hypoglykämien nach Insulininjektion und Mahlzeit können auf eine Magenentleerungsstörung hinweisen. Inwieweit Ösophagusmotilitätsstörungen klinisch relevante Krankheitsbilder hervorrufen, ist offen. Gastroösophagealer Reflux kommt gehäuft vor.

Als Symptome der **diabetischen Gastropathie** gelten dyspeptische Beschwerden (Übelkeit, Erbrechen, frühzeitiges Sättigungsgefühl, postprandiales Völlegefühl und epigastrische Schmerzen). Beschwerden und Motilitätsänderungen korrelieren allerdings nur sehr lose miteinander. Nach **endoskopischem Ausschluss organischer Erkrankungen** ist die Standarduntersuchung die **Magenentleerungsszintigraphie** mit zwei Isotopen für flüssige und feste Nahrung. Möglicherweise vereinfachen in Zukunft ^{13}C-Atemteste (^{13}C-Acetat für Flüssigkeiten und ^{13}C-Oktanat für feste Speisen) die Diagnostik. Orientierend kann sonographisch die Entleerung von Flüssigkeiten aus dem Magen überprüft werden. Weitere Untersuchungsmethoden (Manometrie, Duplexsonographie, Magnetresonanztomographie, Elektrogastrographie) sind wissenschaftlichen Fragestellungen vorbehalten. Bei der Interpretation der Ergebnisse ist zu bedenken, dass Hyperglykämie, Medikamente, Hormone, auch hohe Insulinspiegel die Motilität hemmen, Hypoglykämie die Motilität fördert.

Charakteristisch für den Befall des **Dünndarms** ist die **diabetische Diarrhö** mit voluminösen, wässrigen, manchmal nächtlichen Durchfällen. Die Diagnose kann nur als Ausschlussdiagnose gestellt werden. Wahrscheinlich ist eine neuropathiebedingte Hypomotilität an der Pathogenese beteiligt. Zusätzlich spielt wahrscheinlich eine Keimaszension aus dem Dick- in den Dünndarm bei fehlender Propulsion eine Rolle.

Für die **Obstipation** werden Störungen des so genannten gastrokolischen Reflexes und der Propulsion im Dickdarm verantwortlich gemacht. Ursache der **Stuhl-Inkontinenz** ist ein erniedrigter Ruhetonus des internen Analsphinkters, eine verminderte Willkür-Kontraktion der externen Analschließmuskulatur und eine gestörte rektale Sensibilität.Die Diagnose wird mit der Rektummanometrie und der Bestimmung rektaler Empfindungsschwellen gestellt. In jedem Fall müssen zuerst morphologische Ursachen ausgeschlossen werden.

Tabelle 8.5-3　Neuropathien des autonomen Nervensystems bei Diabetikern

Organsystem	Diagnostische Möglichkeiten	Symptomatische Behandlung
Kardiales System Ruhetachykardie, eingeschränkte Herzfrequenzvariabilität, Belastungintoleranz, linksventrikuläre Dysfunktion, perioperative Instabilität, Narkosezwischenfälle, Denervierungshypersensitivität, orthostatische Hypotonie, postprandiale Hypotonie, eingeschränkte oder fehlende Wahrnehmung von Myokardischämien, verminderte zirkadiane Rhythmik von Herzfrequenz und Blutdruck	*Kurzzeitprüfungen:* Herzfrequenzvariation bei Taktatmung, beim Übergang von Liegen zum Stehen, beim Valsalva-Manöver *Langzeitprüfung:* Herzfrequenzvariation im 24-h-EKG. Spektralanalyse der Herzfrequenzvariation Baroreflex-Sensitivität, QTc, ^{123}I-MIBG-Myokardszintigraphie, Blutdruckregulation beim Schellong-Stehversuch, schmerzlose Ischämie beim Belastungs-EKG	• intensive Überwachung perioperativ und bei Katecholamingaben • bei orthostatischer Hypotonie physikalische Maßnahmen, vermehrte Kochsalzzufuhr, Flüssigkeit, Stützstrümpfe, 9-α-Fludrocortison, Midodrin, Dihydroergotamin
Gastrointestinaltrakt Ösophagusmotilität, gastroösophagealer Reflux, Gastropathie, Cholezystopathie, Diarrhö, Obstipation, Inkontinenz	Endoskopie zum Ausschluss mechanischer Obstruktionen, Medikamentenanamnese. Ösophagus-Szintigraphie bzw. -Manometrie, Magenentleerungs-Szintigraphie, ^{13}C-Acetat-/^{13}C-Oktanat-Atemtests, Magenmanometrie, Sonographie. Ausschlussdiagnostik bei Diarrhö und Obstipation, H$_2$-Atemteste, Passagezeitbestimmung, anorektale Manometrie und Sensibilitätsprüfung	• Refluxbeschwerden: Omeprazol Magenentleerungsstörungen: Stoffwechseleinstellung, Metoclopramid, Domperidon, Erythromycin (Gastrojejunostomie) • Diarrhö: Codein, Loperamid, Antibiotika, Colestyramin, Clonidin, Oktreotid • Obstipation: Lactulose • Inkontinenz: Biofeedback, Operation
Harntrakt Zystopathie, Restharnbildung, rezidivierende Harnwegsinfekte	Anamnese, Urinuntersuchung, Morgenurinvolumen; sonographische Bestimmung des maximalen Blasenvolumens und des Restharns; Uroflowmetrie, urodynamische Untersuchungen, Miktionszystourethrographie	regelmäßige Miktion, Einmalkatheter, Dauerkatheter, Parasympathomimetika, Anti-Cholinergika, α-1c-Blocker

Fortsetzung **Tabelle 8.5-3** Neuropathien des autonomen Nervensystems bei Diabetikern

Organsystem	Diagnostische Möglichkeiten	Symptomatische Behandlung
Genitaltrakt erektile Dysfunktion (vgl. Kap. 8.8), Ejakulationsstörungen Sexualstörungen der Frau	Anamnese, Labor, Medikamentenanamnese, Pharmakon-Testung (Prostaglandin, Sildenafil), (Kavernosometrie/-graphie)	Phosphodiesterase-Typ-5-Hemmer, SKAT, MUSE, Vakuumerektionshilfen, Implantate (Gefäß-rekonstruktion)
Sudomotorik Dyshidrose, Anhidrose gustatorische Schweißausbrüche	Inspektion, Schweißteste, quantitativer Sudomotor-Axonreflex	regelmäßige Fußpflege, fettende Salben; gustato-rischer Schweiß: Glycopyrrolat-Creme, Clonidin
Vasomotorik Rubeosis pedis, überwärmte Haut, Ödeme der unteren Extremitäten, Mönckeberg-Mediasklerose, orthostatische Fehlregulation	Inspektion, Thermographie, pO$_2$ der Fuß-rückenvenen Schellong-Stehversuch	bei Ödemen Ephedrin, Diuretika
Trophik Hyperkeratose, diabetisches Fuß-Syndrom, Fußulkus, Charcot-Osteoarthropathie (vgl. Kap. 8.6 u. 8.7)	Inspektion, Röntgen, Leukozyten-Szintigraphie, MRT	Fußpflege, Druckentlastung, Wundbehandlung, Orthesen
Neuroendokrines System Hypoglykämie-Wahrnehmungsstörung, verminderte oder fehlende Katecholamin-sekretion bei Hypoglykämie, Orthostase oder körperlicher Belastung	hochfrequente Blutzuckerselbstmessung, Herz-Kreislauf-Reflexe (evtl. Insulinhypogly-kämietest mit Schwellenbestimmung für Symptome und Hormonsekretion)	konsequentes Vermeiden von Hypoglykämien, evtl. gering höheres HbA$_{1c}$ anstreben, Hypogly-kämie-Wahrnehmungstraining
Pupillomotorik Miosis, eingeschränkte Dunkeladaptation	Infrarot-Pupillometrie	Hinweis auf Störung der Dunkeladaptation für Autofahrer
Respiratorisches System Zentrale Fehlregulation (Sensitivität gegen CO$_2$ oder O$_2$ eingeschränkt); Schlafapnö? Atemstillstände?	Untersuchung der Atemregulation Apnö-Screening?	

Urogenitaltrakt

Bei Abnahme der Blasensensibilität setzt der Harndrang später ein, die Intervalle zwischen den Miktionen werden länger, das Harnblasenvolumen nimmt zu, die morgendlichen Urinmengen sind größer, die Miktionsdauer länger, der maximale Harnfluss ist reduziert. Anfangsstadien werden meist nicht erkannt. Als Folge dieser **diabetischen Zystopathie** (neurogene Harnblasenentleerungsstörung) nehmen Harnwegsinfekte zu. Die Diagnose wird durch Anamnese (Miktionsstörungen, Frequenz, Blasensensibilität, Harnwegsinfekte, Harnstrahl, Inkontinenz), Urinsediment-Untersuchung und sonographische Bestimmung des Blasenvolumens und des Restharns nach Miktion gestellt. Für besondere Indikationen stehen Uroflowmetrie, urodynamische Untersuchungen und Miktionszystourethrographie zur Verfügung.

Sexuelle Funktionsstörungen (**erektile Dysfunktion** [Lue 2000]) sind **bei etwa 60 % der männlichen Diabetiker** nachweisbar (siehe Kap. 8.8, S. 330 ff.). In welchem Ausmaß auch die **weibliche Sexualität** betroffen ist, ist nicht ausreichend untersucht: sexuelles Verlangen und Erregbarkeit sowie Lubrikation sollen betroffen sein (Enzlin et al. 1998 u. 2002).

Thermoregulation, Vasoregulation und Trophik

Sensomotorische und autonome Funktionsstörungen sind an der Entwicklung des **diabetischen Fuß-Syndroms** beteiligt (siehe Kap. 8.6, S. 314 ff.). Typisches Zeichen einer gestörten Sudomotorik ist die Anhidrose der Füße, oft verbunden mit einer Hyperkeratose. **Gustatorische Schweißausbrüche** werden als Kompensationsmechanismus bei Anhidrose der unteren Körperhälfte interpretiert. **Unterschenkelödeme** sind Folge einer gestörten Vasoregulation. Inspektion und Schweißsekretionsteste führen zur Diagnose. Die Bestimmung der sympathischen Hautantwort und der quantitative Sudomotor-Axonreflextest sind besonderen Indikationen vorbehalten.

Neuroendokrines System

Störungen des autonomen Nervensystems beeinflussen die Sekretion vieler Hormone, z. B. auch die Katecholaminsekretion in Belastungssituationen. Deshalb hielt man das Syndrom der **gestörten Hypoglykämiewahrnehmung** früher für einen Teil der klassischen kardiovaskulären autonomen Neuropathie. Dies trifft aber **nur für einen Teil** der Patienten zu: für die Entwicklung der „Hypoglycemia Unawareness" mit Verlust autonomer Symptome bei einer Hypoglykämie spielen andere Faktoren wie Diabetesdauer, Stoffwechseleinstellung und wiederholte vorausgehende hypoglykämische Episoden die entscheidende Rolle. Dabei sind die Schwellen für die Sekretion gegenregulatorischer Hormone wie die Sekretion selbst gestört und die Empfindlichkeit gegenüber Katecholaminen verändert. Durch längerfristige Vermeidung von Hypoglykämien kann das Syndrom günstig beeinflusst oder völlig beseitigt werden.

Störungen der **Pupillomotorik** können frühzeitig nachgewiesen werden. Folge der vorwiegend sympathischen Schädigung ist eine Miosis und eine verminderte Dilatation im Dunkeln.

Zentrale **Störungen der Atemregulation** werden ebenfalls als autonome Schädigung interpretiert und für die gesteigerte Motilität bei kardiovaskulärer autonomer Neuropathie mitverantwortlich gemacht. Ihre Bedeutung ist zurzeit nicht abzuschätzen.

Symptomatische Therapiemaßnahmen bei autonomen Funktions-störungen

Verbesserung der Stoffwechseleinstellung durch subkutane Insulininfusion führte manchmal zu einer Verbesserung kardialer autonomer Reflexe. Auch bei späteren Untersuchungen mit kombinierter Pankreas-Nieren-Transplantation wurden manchmal Verbesserungen beobachtet (siehe Kap. 2.8, S. 104 ff.). Die großen Studien der letzten Jahre (DCCT, UKPDS) zeigen, dass das autonome Nervensystem auf eine Stoffwechselverbesserung schlechter anspricht als das somatische Nervensystem. Allerdings konnte in einer kleineren, über 8 Jahre durchgeführten Studie bei Typ-2-Diabetikern durch eine multifaktorielle Intervention eine Prävention von autonomen – nicht aber von sensomotorischen – Nervenschädigungen erzielt werden (Gaede et al. 2003). Ob Aldose-Reduktase-Hemmer, Antioxidanzien (α-Liponsäure) oder ACE-Hemmer in Zukunft als zusätzlich medikamentöse Optionen bereitstehen, bleibt abzuwarten.

Zur Behandlung der **orthostatischen Hypotonie** werden zunächst einfache physikalische Maßnahmen empfohlen: Schlafen mit erhöhtem Oberkörper, gesteigerte körperliche Aktivität, Kompressionsstrümpfe. Zur medikamentösen Blutdrucksteigerung während Orthostase werden vermehrte Kochsalzzufuhr, Fludrocortison oder Midodrin empfohlen. Problematisch kann die dabei auftretende Hypertonie im Liegen sein. **Perioperativ** ist eine engmaschige Überwachung der Patienten angezeigt.

Die **Magenmotilitätsstörung** sollte zunächst mit häufigen, kleinen, fett- und ballaststoffarmen, evtl. semiliquiden Mahlzeiten behandelt werden. Die klinische Bedeutung einer normnahen Blutzuckereinstellung für die Behandlung einer Gastroparese ist bislang nicht ausreichend geklärt. Motilitätshemmende Medikamente sollten ersetzt werden. Als Gastroprokinetika stehen Metoclopramid, Domperidon und Erythromycin zur Verfügung, wobei bei längerer Anwendung meist ein Wirkungsverlust eintritt. Für die Behandlung einer **diabetischen Diarrhö** werden Antibiotika, Loperamid, Colestyramin und – probatorisch – Clonidin oder Octreotid eingesetzt. Die **Obstipation** kann mit Lactulose oder anderen Laxanzien beseitigt werden.

Gegen **neurogene Blasenentleerungsstörungen** können – abhängig vom Mechanismus – Anticholinergika, Parasympathomimetika oder α_{1A}-Rezeptorblocker eingesetzt werden. Die **erektile Dysfunktion** kann mit Phosphodiesterase-Isoenzym-5-Inhibitoren (z. B. Sildenafil, Tadalafil, Vardenafil), Apomorphin, Schwellkörper-Autoinjektionstherapie (SKAT), intraurethraler Applikation von Prostaglandinen, Vakuumerektionshilfen und Schwellkörperimplantation behandelt werden (siehe Kap. 8.8, S. 330 ff.).

Gustatorisches Schwitzen kann mit einer Glycopyrrolat-Creme unterdrückt werden. Für die Behandlung von **Beinödemen als Folge einer Vasomotorenstörung** werden Ephedrin oder Diuretika empfohlen.

Seltenere Nervenschäden bei Diabetikern

Gehäuft werden **Engpasssyndrome** (bevorzugt des N. medianus [Karpaltunnelsyndrom], auch des N. peroneus und des N. ulnaris), asymmetrische Neuropathien, aber auch andere Formen beobachtet. **Asymmetrische (fokale und multifokale) Neuropathien** treten bei älteren Patienten ohne Zusammenhang mit der Diabetesdauer

Tabelle 8.5-4 Diagnostik und Therapie der Polyneuropathien gemäß Leitlinien der DDG und NVLL

	Sensomotorische Polyneuropathie		Neuropathien des autonomen Nervensystems	
Untersuchungshäufigkeit für Screening-Untersuchungen	DDG:	jährlich	DDG:	keine Angabe
	NVLL:	jährlich	NVLL:	keine Angabe
Empfohlene Routinediagnostik für Screening-Untersuchungen	DDG:	minimal notwendige: Achillessehnenreflex, Vibrations-, Schmerz- und Temperaturempfindung	DDG:	minimal: Herzfrequenzvariation bei Taktatmung, Blutdruckreaktion bei Orthostase
	NVLL:	nicht spezifiziert	NVLL:	sehr spezifische, auf das jeweilige Fach bezogene Untersuchungsmethoden
Therapievorschläge für alle Formen und Stadien	DDG:	Optimierung der Diabeteseinstellung, andere, pathogenetisch begründbare Therapieansätze sind derzeit nicht gesichert	DDG:	Verbesserung bzw. Optimierung der Diabeteseinstellung ist die derzeit einigermaßen gesicherte kausale Therapie
	NVLL:	Optimierung der Diabeteseinstellung, Blutdrucknormalisierung, Patientenschulung, Änderung der Lebensgewohnheiten (z.B. Alkoholverzicht)	NVLL:	keine Angaben
Schmerztherapie bzw. symptomatische Therapie	DDG:	(Auflistung in alphabetischer Reihenfolge) α-Liponsäure Antikonvulsiva (Carbamazepin, Gabapentin) selektive Serotonin-Wiederaufnahme-Hemmer (Citalopram, Paroxetin) Tramadol trizyklische Antidepressiva (z.B. Amitriptylin, Clomipramin, Desipramin, Imipramin) physikalische Therapie	DDG:	tabellarische Darstellung der möglichen symptomatischen Therapie, bezogen auf die gestörte Funktion
	NVLL:	Prophylaxe des diabetischen Fuß-Syndroms trizyklische Antidepressiva (TCAs): Mittel der 1. Wahl; Gabapentin ebenfalls effektiv und mit weniger Nebenwirkungen als TCAs und andere Antikonvulsiva	NVLL:	keine Angaben

DDG = Praxisleitlinie der Deutschen Diabetes-Gesellschaft. „Diagnose und Therapie der sensomotorischen diabetischen Neuropathie" bzw. Praxisleitlinie der DDG „Diagnose und Therapie der autonomen diabetischen Neuropathie", NVLL = Nationale Versorgungs-Leitlinie Diabetes mellitus Typ 2, Version vom 1. 4. 2003 oder Stoffwechseleinstellung auf und betreffen **bevorzugt das motorische System**. Sie beginnen meist akut, häufig mit heftigen Schmerzen, und haben motorische Schwäche zur Folge. Von den Hirnnerven ist der **N. oculomotorius** (Stirnkopfschmerzen, Doppelbilder, Ptosis, keine Störung der inneren Augenmuskulatur) am häufigsten betroffen. Ein Befall des **N. abducens** und des **N. facialis** ist seltener. Auch Mononeuropathien des Stammes und der Extremitäten sowie asymmetrische proximale Neuropathien der unteren Extremitäten werden beobachtet. Im Bereich des Stammes treten **Paresen der Bauchwandmuskulatur, sensible Störungen der Thoraxwand** und gelegentlich auch thorakale Schmerzen auf, die von Myokardinfarkten abgegrenzt werden müssen. Nicht für alle Formen ist epidemiologisch eindeutig belegt, dass sie bei Diabetikern häufiger als in der nichtdiabetischen Bevölkerung auftreten.

Weitere Formen sind die sehr seltene „**Insulin-Neuritis**" (akut auftretende, schmerzhafte, selbstlimitierende Parästhesien der Beine bei Beginn einer Insulinbehandlung), die „**Small-Fiber**"-**Neuropathie**" (eine bevorzugte Schädigung dünner Nervenfasern, die zu Schmerzen, Störungen des Temperaturempfindens und autonomer Funktionen führt) und vorübergehende akute Neuropathien bei Manifestation eines Diabetes.

Fazit für die Praxis

Nervenschädigungen sind häufig, typisch, aber unspezifisch. Sie müssen deshalb gegen Schäden anderer Ursache abgegrenzt werden. Die Frühdiagnose ist dringend notwendig, weil
- eine kausale Behandlung wahrscheinlich im Frühstadium erfolgversprechender ist,
- die symptomatische Behandlung (von Schmerzen oder Organfunktionsstörungen) gezielt möglich ist,
- die prognostische Bedeutung für die Entstehung eines diabetischen Fuß-Syndroms nicht unterschätzt werden darf und deshalb die Prophylaxe früh einsetzen muss,
- Nervenschäden prognostische Bedeutung quoad vitam haben und
- diese eine Erklärung darstellen für eine Vielzahl von Beschwerden und klinischen Befunden in den verschiedensten Körperregionen und Organen.

8.6   Diabetisches Fuß-Syndrom

A. Risse (Dortmund)

Bei jedem Diabetiker mit Fuß-Komplikationen rechnen und Füße regelmäßig untersuchen

Das diabetische Fuß-Syndrom (DFS) ist eine der häufigsten Folgekomplikationen des Diabetes mellitus. Die Inzidenz der diabetesbezogenen Amputationen wird auf 6–8/1000 diabetische Personen/Jahr geschätzt (Int. Konsensus 1999, S. 27). In der Langzeitbetreuung muss somit bei jedem Patienten mit Diabetes mit dem Auftreten von Veränderungen am Fuß gerechnet werden. Die dramatische Bedeutung des DFS für die Patienten zeigen die nachfolgenden Zahlen (Standl et al. 1999c):

1. Prognose von Amputierten/Pflegefall
- 4,9 % nach Zehenamputation,
- 4,8 % nach Vorfußamputation,
- 35,8 % nach Unterschenkelamputation,
- 35,5 % nach Oberschenkelamputation.

2. Perioperative Mortalität
- 2,9 % bei Zehenamputation,
- 22,1 % bei Unterschenkel- bzw. Oberschenkelamputation.

3. Amputationsrisiko für das 2. Bein
- 11,9 % (12 Monate) bis 52,6 % (48 Monate).

In der Prophylaxe spielt die regelmäßige Fuß-Inspektion durch den Hausarzt eine wesentliche Rolle. Patienten mit bestehendem DFS sind als besonders gefährdet anzusehen, da sie fast regelhaft weitere Folgeerkrankungen wie koronare Herzerkrankung, Nephropathie, zerebrale Verschlusskrankheit etc. aufweisen.

Ätiopathogenese: Der „neuropathische Fuß" ist am häufigsten.

Durch Glycierung kommt es zu Veränderungen der großen und kleinen Gefäße (Makro- und Mikroangiopathie) und zu Veränderungen des Bindegewebes und eingeschränkter Gelenkbeweglichkeit („Limited Joint Mobility", Frykberg 1991, siehe Kap. 2.3, S. 79 f., u. Kap. 8.9, S. 339 ff.). Die häufigste und wichtigste Störung besteht jedoch in **Veränderungen aller Nervensysteme** (autonome, motorische und symmetrische, sensible Polyneuropathie) mit konsekutiver Änderung des Fußskelettes und Auftreten unphysiologischer Druckmaxima unter dem Fuß. Alle drei Faktoren können zur Entwicklung einer akuten Läsion führen. **Auslöser ist aber immer ein zusätzliches Trauma** (zu enges Schuhwerk, falsche Nagelpflege, Verletzungen anderer Art u. v. a. m.), gefolgt von einer Entzündung, die das Gewebe zerstört. Bei gleichzeitig erhöhten Blutzuckerwerten ist der Patient immunsupprimiert (eingeschränkte Leukozytenfunktion durch Hyperglykämie [Hostetter 1990]), und die Entzündung breitet sich schneller aus. Besteht eine sensible Neuropathie, nimmt der Patient den läsionsbedingten Schmerz nicht wahr, es kommt zu belangvollen Verzögerungen des Therapiebeginns und ggf. zur Notwendigkeit von Amputationen.

Die Sonderform des DFS, die diabetische neuropathische Osteoarthropathie („Charcot-Fuß", [Int. Konsensus 2000]) findet gesonderte Darstellung (siehe Kap. 8.7, S. 326ff.).

In der Ätiopathogenese spielt die sensible Neuropathie **die** wesentliche Rolle, weil sie offenbar das üblicherweise zwischen Arzt und Patient funktionierende Alarmsystem (Schmerz) außer Kraft setzt und beide Beteiligten nicht schnell und entschlossen genug reagieren (Risse 1999).

Große und kleine Gefäße sind mitbeteiligt.

Makroangiopathie

In Abhängigkeit von der Blutzuckerhöhe über die Zeit entwickelt sich eine periphere arterielle Verschlusskrankheit an den Beinen (PAVK), die in typischen Fällen bei Diabetes mellitus an den Unterschenkeln am ausgeprägtesten ist. Das Leitsymptom stellt die Claudicatio intermittens dar. **Aber:** Patienten mit zusätzlich bestehender sensibler Neuropathie können den Schmerz nicht wahrnehmen und laufen ohne Beschwerden über die Grenze der kritischen Ischämie hinaus. Ungeachtet der führenden Störung (z.B. Neuropathie) **muss** jede Durchblutungsstörung umgehend behandelt werden, da hier schnelle Verläufe mit Gangrän und Sepsis häufig sind (Watkins 2003).

Mikroangiopathie

Die glycierungsbedingten Veränderungen der kleinen und kleinsten Gefäße des Fußes werden in ihrer Bedeutung überschätzt. Die diabetische Mikroangiopathie ist **nicht** okklusiv, d.h., **es bestehen keine Gefäßverschlüsse** (Chantelau 1993). Entscheidend für die Durchblutung der Endstrombahn ist der Gefäßinhalt: Blutzucker, Fibrinogen, Erythrozyten- und Thrombozytenrigidität, Leukozytenzahl etc. „Salamitaktik" bei Minimalresektionen ist nicht Folge der verminderten Perfusion durch Mikroangiopathie, sondern Ausdruck dafür, dass die o.g. Blutbestandteile in der Endstrombahn nicht normalisiert werden konnten.

Neuropathien ganz im Vordergrund

Alle neuronalen Funktionssysteme sind durch Glycierung betroffen und spielen in der Entwicklung des DFS eine Rolle.

Autonome Neuropathie

Durch Verlust der autonomen Nervenfunktion am Fuß erlischt die Schweißsekretion: der Fuß wird trocken, riecht nicht mehr und ist damit angenehm zu untersuchen. Durch Eröffnung aller arteriovenösen Shunts ist der Fuß hyperperfundiert und damit warm und rosig. Hinzu kommt, dass die physiologische Vasokonstriktion bei Lageänderung vom Liegen/Sitzen zum Stehen erlischt und damit eine weitere Hyperperfusion zur Folge hat (Auto-Sympathikolyse): es entstehen angioneuropathische Ödeme.

Sensible Neuropathie

Symmetrisch beginnend an der Großzehenpulpa, erlischt, langsam aufsteigend, die Sensibilität des Fußes: die Patienten können entstehende Verletzungen nicht mehr wahrnehmen. Von diesem **Sensibilitätsverlust geht die größte Gefahr** für den Fuß aus, weil die Patienten auf Verletzungen (z. B. zu enges Schuhwerk, zu heißes Fußbad etc.) nicht mehr richtig reagieren können und Überlastungen bzw. Verletzungen ungehindert wirksam werden.

In anderen Fällen treten spontane Missempfindungen auf (Kribbelparästhesien, das Empfinden, einen zu engen Strumpf anzuhaben, **Brennen unter den Fußsohlen, Ameisenlaufen** etc.), die charakteristischerweise **in Ruhe** (Differenzialdiagnose zu PAVK: Schmerz bei Belastung) auftreten und dem Patienten den Schlaf rauben. Schwierig zu diagnostizieren ist die **Mischform** aus Sensibilitätsverlust und spontanen Missempfindungen (**„Painful-painless Leg"** nach Boulton): hier entsteht der Eindruck, der Patient bemerke eher zu viel. Gleichzeitig fehlt aber die Warnfunktion des Schmerzes bei bedrohlichen Läsionen.

Die durch sensible Neuropathie bedingte, exzessive mechanische Belastung des Fußes ist auch die Ursache der Kallusbildung (Hyperkeratosen), die wiederum zu weiterer Druckbelastung des Fußskelettes führt.

Motorische Neuropathie

Durch mangelnde Innervation kommt es zu Atrophie der kleinen Fußmuskeln mit konsekutiver Krallenzehenbildung und Verlagerung des Druckmaximums unter dem Fuß unter die Mittelfußköpfchen (Prädilektionsstelle des **„Malum perforans"**). Fußdeformitäten mit konsekutiv pathologischen Druckerhöhungen sind ein weiterer wesentlicher Faktor in der Entstehung des DFS.

Trauma aufgrund schlecht passenden Schuhwerks und schlecht ausgebildeter Fuß-„Pfleger"

Auf dem Boden der Makroangiopathie und/oder Neuropathie ist ein Trauma der notwendige und hinreichende Grund für die Entwicklung einer akuten Läsion am Fuß: häufigste Auslöser sind **zu enges Schuhwerk** und **nicht sachgerechte** Nagelpflege mit Verletzung des Nagelbettes. Andere Ursachen sind akzidentelle Verletzungen wie zu heißes Fußbad, Barfußlaufen in zu heißem Sand, Heizkissen u. v. a. m. (Apelquist et al. 1990).

Infektion

Nach dem Trauma kommt es zu Keimbesiedlung und zu schneller Keimausbreitung mit Zerstörung des Gewebes, zum Teil auch des Knochens. Infektionsbedingter Schmerz wird bei bestehender Neuropathie ebenfalls nicht wahrgenommen. Hierdurch erklären sich die z. B. erheblichen zeitlichen Verzögerungen bis zur Einleitung einer sachgerechten Therapie und die hierdurch ausgedehnten Defekte, die die Patienten bei der Vorstellung präsentieren (Frykberg 1991, S. 157 f.) (Abb. 8.6-**1**).

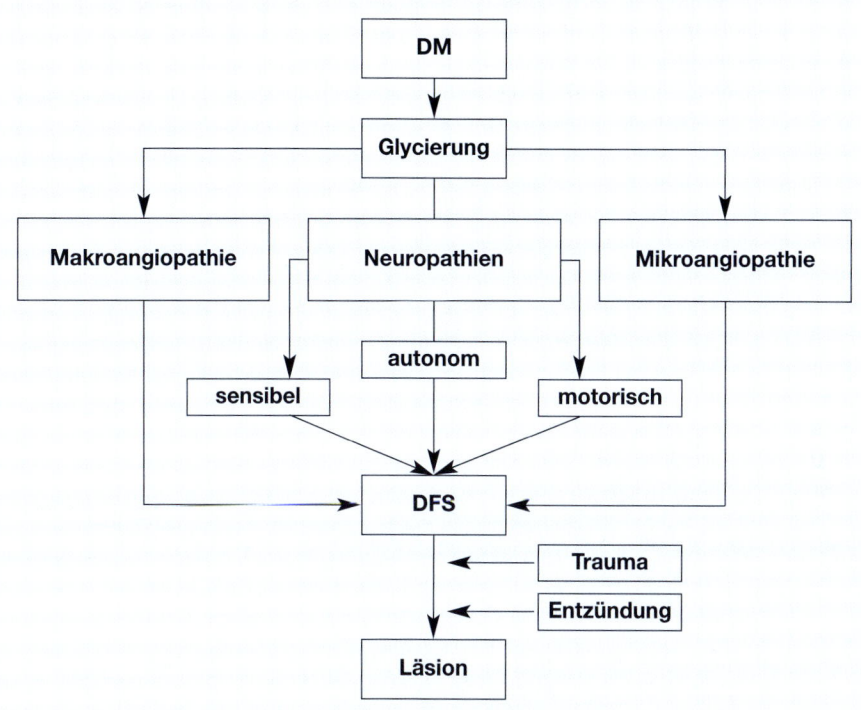

Abbildung 8.6-1 Ätiopathogenese des diabetischen Fuß-Syndroms.

Fußuntersuchung planen, systematisch vorgehen

Eine Ursache dafür, dass in Deutschland Füße von Patienten mit Diabetes mellitus zu selten untersucht werden, liegt möglicherweise darin, dass die Untersuchung als zu zeitaufwendig gilt. Eine entsprechende Logistik in der Praxis kann helfen, den Zeitaufwand zu verringern:
- Untersuchung ankündigen,
- Untersuchung im Sommer durchführen (Sandalen verkürzen die Freilegezeit des Fußes),
- Patienten zusammen einbestellen.

Die Untersuchung sollte drei Leitfragen beantworten:
1. Besteht eine Durchblutungsstörung?
2. Besteht eine Polyneuropathie?
3. Hat der Patient eine Verletzung am Fuß? Wenn ja, wo?

Besteht eine Durchblutungsstörung?

Der Ausschluß einer PAVK gelingt durch das Tasten der Fußpulse: A. dorsalis pedis und A. tibialis posterior. Sind diese Pulse palpabel und ist der Fuß warm, ist eine belangvolle Durchblutungsstörung bis auf seltene Ausnahmen unwahrscheinlich. Bei nicht tastbaren Fußpulsen sollte eine Ultraschall-Doppler-Untersuchung mit Hämotachygrammen folgen.

Cave: Durch bestehende Mediasklerose werden die Doppler-Drucke am Fuß zu hoch gemessen. Vor jeder Intervention am Fuß, bei jedem Verdacht und bei allen Wunden, die nicht zeitgerecht abheilen, muss eine Angiographie durchgeführt werden. (**Cave:** häufig bestehende Nephropathie, vorher Nierenfunktion untersuchen; im Falle einer Nephropathie ausreichende Hydrierung sicherstellen.)

Besteht eine Polyneuropathie?

Bei Vorliegen einer autonomen Neuropathie ist der Fuß trocken (fehlende Schweißsekretion), zeigt meistens Hyperkeratosen mit Rissbildungen, ist rosig und warm (sämtliche arteriovenösen Shunts offen). Durch die motorische Neuropathie zeigt sich eine **typische Krallenzehenbildung** (Atrophie der kleinen Fußmuskeln). Zur Diagnostik der Neuropathie siehe Kap. 8.5, S. 301 ff.

Klassifikation für Therapieplanung wichtig

Bei Bestehen einer Läsion müssen weitere Klassifikationen folgen:
- Lokalisation der Läsion;
- Ausdehnung der Läsion, Beteiligung/Entzündung (Gardner 2001) von Gewebe, ggf. Knochen (Osteitis, Osteomyelitis?);
- Stadium der Wundheilung.

Ausdehnung der Läsion

Die Ausdehnung einer Läsion kann unter praktischen Gesichtspunkten mit der sehr einfachen Klassifikation nach Wagner (1981) beschrieben werden:

Stadium	Läsion
0	Risikofuß, keine offene Läsion
I	oberflächliche Läsion
II	Läsion bis zu Gelenkkapsel, Sehnen oder Knochen
III	Läsion mit Abszedierung, Osteomyelitis, Infektion
IV	begrenzte Vorfuß- oder Fersennekrose
V	Nekrose des gesamten Fußes

Da die Wagner-Klassifikation lediglich Aussagen über die Ausdehnung einer Läsion kommuniziert, sollte in jedem Fall zusätzlich angegeben werden, ob eine belangvolle Durchblutungsstörung vorhanden oder die Läsion rein neuropathisch (häufigste Form) bedingt ist.

Eine aufwendigere, aber unter ätiopathogenetischen Gesichtspunkten aussagekräftigere Klassifikation wurde von Armstrong und Mitarbeitern (1998) vorgestellt (Tab. 8.6-**1**).

Vor jeder Behandlung sollte das **Fußskelett nativradiologisch** untersucht werden, um eine Knochenbeteiligung zu belegen oder auszuschließen, weil dies für die

Tabelle 8.6-1   Klassifikation nach Armstrong et al. (1998)

Stadium	Grad			
	0	I	II	III
A	Risikofuß, Z. n. Läsion, komplette Epitheldeckung	oberflächliche Wunde	Läsion bis zu Gelenkkapsel oder Sehnen	Läsion bis zum Knochen oder in die Gelenkkapsel
B	+ Infektion	+ Infektion	+ Infektion	+ Infektion
C	+ Durchblutungsstörung	+ Durchblutungsstörung	+ Durchblutungsstörung	+ Durchblutungsstörung
D	+ Infektion + Durchblutungsstörung	+ Infektion + Durchblutungsstörung	+ Infektion + Durchblutungsstörung	+ Infektion + Durchblutungsstörung

weitere Therapieplanung große Bedeutung hat. Die Differenzialdiagnose der Osteitis, Osteomyelitis gegenüber der diabetischen Osteopenie ist gelegentlich schwierig bis unmöglich, da auch CT, NMR und Leukozytenszintigramm in ihrer Aussagekraft begrenzt sind. In diesen Fällen ist der engmaschige Verlauf abzuwarten (zum differenzierten Einsatz der bildgebenden Verfahren siehe Pfeifer et al. 1999).

Stadium der Wundheilung

Es gibt drei Stadien der Wundheilung:
1. Stadium der Infektion, Nekrose,
2. Stadium der Granulation,
3. Stadium der Epithelisierung und Wundkontraktion.

Die Einteilung in diese Wundheilungsstadien ist wichtig, weil sich jeweils unterschiedliche Therapiestrategien hieraus ergeben (Tab. 8.6-**2**).

„Therapeutische Trias": sofortige Druckentlastung, Antibiotikatherapie, lokale, strukturierte Wundversorgung

Entsprechend der Komplexpathogenese und der multiplen Komplikationen im Umfeld des DFS erfordert die Behandlung grundsätzlich ein patientenorientiertes, multidisziplinäres Vorgehen (Int. Konsensus 1999).
   Die **Therapiestrategie bei DFS** umfasst folgende Parameter:
1. Druckentlastung,
2. Antibiotikatherapie,
3. strukturierte lokale Wundversorgung (Reike 1999b),

Tabelle 8.6-2   Diagnostik des DFS

Allgemein: Fuß anschauen – Läsion? Größe? Lokalisation? Infektion?

Angiopathie	Neuropathie
1. Patienten befragen: Schmerzen beim Gehen	**Autonom:**
2. Fuß anfassen: kalt, feucht	1. Fuß anschauen: trocken,
3. Fußpulse tasten: nicht tastbar	2. Fuß anfassen: warm, trocken
4. Doppler (HTG)	3. Fuß anschauen/anfassen:
5. Angiographie	Hyperkeratosen
(Cave: Niereninsuffizienz → Hydrierung !!)	**Sensibel:**
	1. Patienten befragen:
	Schmerzen in Ruhe
	2. Semmes-Weinstein-Filament
	3. Stimmgabel
	4. Tiptherm
	Motorisch:
	Fuß anschauen: Krallenzehen-bildung

Zusammenfassung/Beschreibung

1) Lokalisation der Läsion
2) Wagner-Stadium
3) Wundheilungsstadium
4) Ätiopathogenese (neuropathisch, angiopathisch, Mischform)

4. Revaskularisation (ausreichende Perfusion muss bei **allen** Maßnahmen gewährleistet sein),
5. Blutzuckernormalisierung,
6. ggf. minimale chirurgische oder technisch-orthopädische Intervention.

Ad 1. Druckentlastung

Um eine ausreichende Granulation, d. h. das Wachstum der Zellen sicherzustellen, **muss** der Fuß unter allen Umständen komplett ruhig gestellt sein. Dies kann bei mobilen Patienten z. B. durch Gehhilfen erfolgen, bei älteren Patienten mit Rollstühlen. Weitere Hilfsmittel sind Orthesen, Voll-Kontaktgips oder „Scothcast Boots" (Int. Konsensus 1999, S. 60, Watkins 2003). Die Anfertigung dieser Hilfsmittel erfordert allerdings einen erfahrenen Orthopädietechniker (Armstrong et al. 2001). Kann eine radikale Druckentlastung unter ambulanten Bedingungen nicht erreicht werden, sollte eine stationäre Einweisung erfolgen. Im Krankenhaus sollte das Brett am Fußende des Bettes entfernt werden. Besondere Probleme der Druckentlastung entstehen bei Fersenläsionen: hier empfehlen sich Fersenringe (cave: Druckläsionen am distalen Unterschenkel durch das Ringende). Jede noch so kleine Druckbelastung, z. B. kurzer Gang zur Toilette, zerstört das feine Wachstum der letzten Tage!

Ad 2. Antibiotikatherapie

Die stringente antibiotische Therapie ist unabdingbar, um eine weitere Keimaussaat zu verhindern (Gewebezerstörung, ggf. Sepsis), die Granulation der Läsion sicherzustellen und einen optimalen Operationssitus für eine evtl. notwendige Minimalresektion vorzubereiten. Zur Adaptation einer gezielten Antibiotikatherapie muss **Gewebe aus der Läsion** entnommen und kompetent mikrobiologisch aufbereitet werden (zur Technik siehe Reike 1999a).

Oberflächenabstriche reichen nicht aus, weil sie nicht in der Lage sind, die pathogenetisch relevanten Keime zu belegen. Für die initiale, ungezielte Antibiotikatherapie bis zum Eintreffen der mikrobiologischen Ergebnisse sollte ein Antibiotikum gewählt werden, das berücksichtigt, dass:
- in einer nichtvorbehandelten Wunde grampositive Keime (Staphylokokken, Streptokokken, Enterokokken) und
- in einer antibiotisch vorbehandelten Wunde zusätzlich gramnegative Keime (Proteus, Enterobakter, Pseudomonas) auftreten (Reike 1999a, S. 96).

Nachfolgend werden Beispiele für Substanzen genannt, die bei den verschiedenen Wagner-Stadien eingesetzt werden sollen:

Niedrige Wagner-Stadien (ambulant)
- z. B. Clindamycin (gute Knochengängigkeit)
- z. B. Bactrim
- z. B. Ampicillin + Sulbactam

Höhere Wagner-Stadien (stationär)
- z. B. Ampicillin + Sulbactam
- z. B. Piperacillin + Tazobactam

Bei Pseudomonas (Geruchsbefund)
- z. B. Cephalosporine (3. Generation)
- z. B. Piperacillin + Tazobactam
- z. B. Gyrasehemmer

Methicillin-resistenter Staphylococcus aureus (MRSA)
- z. B. Vancomycin, Teicoplanin

Zu beachten ist grundsätzlich, dass zunächst per Gewebeprobe der Erreger bestimmt und dann entsprechend das Antibiotikum eingesetzt wird. Die Therapie wird bis zum kompletten Wundverschluss fortgeführt.

Ein zunehmendes Problem stellen Bakterienstämme dar, die gegen fast alle Antibiotika resistent sind. Die derzeit größte Gruppe (vor Vancomycin-resistenten Enterokokken) stellen die Methicillin-resistenten Staphylococcus-aureus-Stämme (MRSA) dar (Dang 2003). Sensibel sind diese Stämme nur noch gegen Vancomycin, Teicoplanin und Linezoid. Erste Resistenzen sind jedoch auch hier bereits beschrieben worden. Die aktuellen Prophylaxe-, Desinfektions- und Behandlungsrichtlinien können jeweils auf der Internetseite des Robert-Koch-Instituts (www.rki.de) abgefragt werden.

Ad 3. Strukturierte lokale Wundversorgung

Die strukturierte lokale Wundversorgung wird stadienadaptiert durchgeführt. Ziel aller Maßnahmen ist es, die autochthone Wundheilung zu fördern. Grundsätzlich kann eine Wunde **nur im feuchten Milieu** heilen, d. h., bis zum Stadium der Epithelisierung muss eine feuchte Wundbehandlung sichergestellt sein. Zum Versuch der trockenen Wundversorgung: „Niemand käme auf die Idee, im Labor eine Zellkultur auf Löschpapier anzulegen" (Dr. H. Reike). Die für die übliche Wundheilung geltenden Überlegungen und Erwartungen sind bei den chronischen Wunden im Rahmen des DFS zu modifizieren. Akute Wunden heilen im Sinne eines geordneten Prozesses bis zur völligen Restitution (Idealfall: chirurgische Schnittverletzung mit glatten Rändern) und werden durch eine Vielzahl von Einflussfaktoren (z. B.: Zytokine, Wachstumsfaktoren, Granulozyten, Fibroblasten, Matrixproteine u. v. a. m.) koordiniert. Chronische Wunden weisen die gewohnten Gesetzmäßigkeiten nicht auf, das Heilungsergebnis ist immer eine Narbe mit geminderter Belastbarkeit. Sämtliche Strategien der modernen Wundbehandlung („Wound Bed Preparation", Falanga 2002) zielen auf die Konditionierung der Läsion zur Wiederherstellung eines geordneten Wundmilieus (Harding 2002). So waren in den letzten Jahren Versuche mit Wachstumsfaktoren (z. B. PDGF: Platelet-derived Growth Factor [z. B. Regranex]) oder Moderatoren der Matrix-Metallo-Proteasen (z. B. Promogran [Cullen 2002]) heuristisch viel versprechend und pathophysiologisch gut abgesichert. Die klinische Bewertung der Effizienz steht derzeit noch aus. Einen guten Überblick über die zurzeit in Diskussion stehenden modernen Wundkonditionierungsverfahren gibt der NICE Technology Appraisal Guidance No. 24 (NICE 2001, www.nice.org.uk).

V.A.C. (Vaccuum-assisted Closure): Viel versprechend und in einer zunehmenden Anzahl von Studien in ihrer Wirksamkeit belegt ist die Therapie mit Vakuumsaugschwämmen (V.A.C.). Polyurethan- bzw. Polyvinyl-Alkhol-Schwämme werden in eine Wunde eingebracht und mittels steriler Klebefolie auf der Haut luftdicht versiegelt. Die Ableitung des Wundsekretes geschieht über Schlauchsysteme, die mit einer Vakuumpumpe verbunden sind. Die Pumpe erzeugt je nach Indikation einen kontinuierlichen oder intermittierenden Sog. Hierdurch werden verschiedene die Wundkonditionierung verbessernde Effekte erzielt:

1. permanente Sekretabsaugung aus dem Wundgrund mit Reduktion des interstitiellen Ödems,
2. konsekutiv Erhöhung der fokalen und perifokalen Perfusion,
3. schnellere Keimzahlreduktion in infizierten Wunden,
4. Beschleunigung der Granulation (Zöch 2003).

V.A.C.-Therapie kann bereits im Nekrosestadium zur schnelleren Wundreinigung eingesetzt werden. Im Stadium 2 fördert sie die Granulationsgeschwindigkeit und ist somit geeignet, die stationären Liegezeiten zu verkürzen. Spezielle Pumpsysteme zum ambulanten Einsatz sind ebenfalls erhältlich (Zöch 2003).

Stadium 1: Nekrosestadium

Sämtliche nekrotischen Gewebeanteile müssen entfernt werden, ebenso die häufig vorkommenden, randständigen Hyperkeratosen. Die enzymatische Reinigung von Fibrin gelingt mit Streptokinase (z. B. Varidase). In der Regel sollte die **Nekrosen- und**

Hyperkeratosenentfernung mechanisch, also mit scharfem Löffel oder mit Skalpell, durchgeführt werden. Bei ausgedehnten oder tiefen Wundflächen muss ein **chirurgisches Débridement** erfolgen. Das Nekrosestadium ist das einzige, in dem lokal bakterizide Substanzen aufgebracht werden dürfen, da diese die Granulation von Zellen verhindern (z. B. JODOFORM-Gaze [cave: Jodallergie!], Octenisept in polymerer Wundauflage, z. B. TenderWet [cave: Kissen nicht zuschneiden!]). Stark verschmutzte, eitrige Wunden können **schnell und elegant mithilfe von Maden (7 – 10 Maden/cm²) gesäubert werden** (Sherman 2002). Alle **farbigen Tinkturen** (Gentianaviolett, Mercurochrom etc.) verhindern die Beurteilung der Wunde, insbesondere die Erkennung perifokaler Gewebeinfiltration, und sind daher **kontraindiziert.**

Zusammenfassend:
- *mechanische Wundreinigung:*
  scharfer Löffel, Skalpell;
- *chemische Wundreinigung:*
  Streptokinase/Streptodornase;
- *biologische Wundreinigung:*
  Maden;
- *Bakterizidie:*
  Jodoformgaze, Octenisept.

Stadium 2: Granulationsstadium

Ziel: Herstellung eines granulationsfördernden Milieus. Voraussetzung ist die **Vermeidung aller bakteriziden Substanzen.** Die feuchte Wundbehandlung wird mit Ringerlösung durchgeführt. Das technische Problem besteht darin, die Wunde 24 h feucht zu halten und gleichzeitig die perifokale Waschhautbildung zu vermeiden. Als sicherste Methode bietet sich die Applikation der Ringerlösung durch Katheter und die Regulierung des Zuflusses über Perfusor an (**Ringerlösung in Perfusorspritze:** Startgeschwindigkeit: 0,2 – 0,5 ml/h je nach Größe der Wunde). Als Alternative, besonders bei spontan sezernierenden Wunden, können **Polyurethanfolien** benutzt werden (z. B. Tegaderm). Wichtig ist, dass die Wunde in diesem Stadium komplett (d. h. 24 h!) vor Druck geschützt ist. Ebenso wichtig ist es, die seitlich einschießenden Hyperkeratosen, wenn nötig täglich, zu entfernen (keine Schleifmaschinen verwenden: Keimdispersion!). Ist die Granulation unter diesen Bedingungen nicht ausreichend, können Substanzen zur Granulationsförderung aufgebracht werden. Für diese Interventionen gibt es keine Evidenz i. S. der „Evidence-based Medicine". Die Verfahren sind heuristisch und akzidentell-empirisch (Niedner 1990). Versucht werden können z. B. Hydrokolloidverbände (z. B. Comfeel) bei ausreichender Eigensekretion der Wunde, **Alginate** (z. B. Sorbalgon), **Wachstumsfaktoren** (z. B. Regranex) **oder Hyaluronsäure** (Hyalogran, Hyalofill). Ohne ausreichende, auch nur akzidentell-empirische Abstützung findet sich das immer wieder in Diskussionen auftauchende Verfahren der **hyperbaren Sauerstofftherapie** (Kessler 2003).

Am Ende der Granulationsphase wird an den Rändern Epithelgewebe sichtbar. Jetzt ist die feuchte Wundbehandlung zu beenden, weil sonst die Gefahr der Hypergranulation besteht.

Zusammenfassend:
- Ringerlösung (24 h),
- Polyurethanfolien (z. B. Tegaderm),
- Hydrokolloidverbände (z. B. Comfeel),
- Alginate (z. B. Sorbalgon),
- Wachstumsfaktoren (z. B. Regranex).

Stadium 3: Epithelisierungsstadium

Das Epithelgewebe wird als zartes, bläulich-weiß schimmerndes Häutchen am Rand der Wunde sichtbar. Nach Beendigung der feuchten Wundbehandlung wird die Wunde nunmehr mit **Fettgaze** bedeckt und vor Druck und anderen Irritationen geschützt. Unter sachgerechter Behandlung beginnt die Wunde sich langsam zu kontrahieren bis zum endgültigen Wundverschluss. Große Hautdefekte sollten plastisch gedeckt werden, um den Wundheilungsverlauf zu beschleunigen. Auch nach plastischer Deckung gilt, dass die Gefahr des Epithelverlustes umso größer ist, je feuchter die Wunde behandelt wird.

Zusammenfassend:
- Fettgaze,
- Verletzungsschutz.

Ad 4. Revaskularisation
Vor jeder weiteren Therapie muss die Durchblutung am Fuß sichergestellt sein, d. h., nach dem Beleg einer PAVK **muss** zunächst der Versuch einer Revaskularisation unternommen werden, entweder durch PTA oder durch gefäßchirurgische Intervention, u. U. als cruro-pedaler Bypass (Fährenkemper 1999). Jeder Patient mit einer nachgewiesenen Durchblutungsstörung sollte stationär behandelt werden.

Ad 5. Blutzuckernormalisierung
Je höher die Blutzuckerwerte, desto größer das Ausmaß der Immunsuppression (Hostetter 1990). Daher müssen möglichst normnahe Blutzuckerwerte angestrebt werden (Int. Konsensus 1999, S. 72). Weil bei akuter Läsion die Insulinresistenz ausgeprägt ist, sind diese normalen Blutzuckerwerte üblicherweise nicht mit oralen Antidiabetika zu erreichen. Eine funktionelle Insulintherapie ist erforderlich, zumindest für die Zeit der Wundheilung bis zum Wundverschluss.

Ad 6. Minimalchirurgie
Der größte Nachholbedarf in technischer Kompetenz ist derzeit von der chirurgischen Fachdisziplin zu fordern. Die minimale Chirurgie des diabetischen Fuß-Syndroms erfordert große Erfahrung des beteiligten Chirurgen (Wolf 2000), die Kenntnis der o. g. Ätiopathogenese und ähnlich hohe Ansprüche an die technische Kompetenz wie die Handchirurgie. Grundsätzlich sollte eine chirurgische Intervention erst erfolgen, wenn durch die internistische Vorbehandlung (Stoffwechselnormalisierung, Antibiotikatherapie, lokale Wundversorgung etc.) ein optimaler Operationssitus hergestellt werden konnte, in dem der Chirurg die Grenze der Amputationsnotwendigkeit in situ klar erkennen kann.

Auch postoperativ ist die Beherrschung der diabetologischen Umfeldparameter (Stoffwechsel, Druckentlastung, Antibiotikatherapie etc.) wesentlich, sodass die postoperative Weiterbehandlung idealerweise auf einer internistischen (besser: diabetologischen) Fachabteilung erfolgen sollte. Hämatome können manchmal durch Zuhilfenahme von Blutegeln beseitigt und die Spannung im Nahtbereich hierdurch gemindert werden. Im Anschluss an eine durchgeführte Operation sind die Druckverhältnisse auf das restliche Fußskelett erhöht und atypisch, sodass hier der diabetologische Schuhmacher, ggf. der Orthopädietechniker, besondere Qualifikationen aufweisen muss.

Synopse: Therapiestrategie bei DFS
1. Revaskularisation (PTA, OP),
2. Druckentlastung (Gehhilfe, Rollstuhl etc.),
3. Antibiotikatherapie (zunächst breit, später gezielt),
4. Blutzuckernormalisierung (Insulintherapie),
5. strukturierte lokale Wundversorgung,
6. ggf. minimale chirurgische Intervention oder technisch-orthopädische Intervention,
7. adäquate diabetologische Schuhversorgung.

Weitere Behandlungsschritte

Auch nach Abschluss der Wundheilung (komplette Epithelisierung der Läsion) bleibt der Fuß **lebenslang vulnerabel** und bedarf im Weiteren **engmaschiger Überwachung.** Da die Veränderungen durch Neuropathie und Angiopathie beidseitig auftreten, müssen immer beide Füße untersucht werden.

Das geeignete Schuhwerk muss von einem **„diabetologischen" Schuhmacher** hergestellt sein, da sämtliche Anfertigungsstrategien in der Ausbildung des „orthopädischen" Schuhmachers für das diabetische Fuß-Syndrom gefährlich sind (z. B. „Anstützung" muss durch „Druck-Umverteilung" ersetzt werden). Auch die diabetologischen Maßschuhe, ggf. semiorthopädische Schuhe mit spezifischen diabetologischen Einlagen, müssen in **kurzen Abständen (z. B. quartalsweise) überprüft** und die druckentlastenden Einlagen erneuert werden, da die **Weichschaumeinlagen nach kurzer Zeit ihre Rückstellkraft verlieren** (Int. Konsensus 1999, S. 65). Schuhe, in denen eine Läsion entstanden ist, sollten **nicht mehr benutzt** werden. Patienten mit DFS sollen **im Verlaufe des Tages ihre Schuhe mehrfach wechseln,** da in jedem Schuh die auftretenden Druckmaxima an unterschiedlichen Stellen auftreten. Dieser Rat sollte zur Prävention *allen* Diabetikern gegeben werden.

Prophylaxe

Die Primärprophylaxe des DFS besteht in der zumindest halbjährlichen Fußinspektion bei Diabetespatienten durch den betreuenden Hausarzt. Eine bestehende Neuropathie (trockener Fuß) oder Fußdeformitäten erzwingen die Erhöhung der Untersuchungsfrequenz und die Bereitstellung adäquaten, d. h. druckentlastenden Schuhwerks. Nach eingetretener und abgeheilter Läsion stellen sich höhere Ansprüche an die diabetologische Schuhversorgung und die Supervision. Hier sollte in kurzen Abständen die diabetologische Schwerpunktpraxis eingeschaltet werden.

Fazit für die Praxis

- Die regelmäßige Fußinspektion bei **jedem** Patienten mit Diabetes ist eine entscheidende Betreuungsmaßnahme des Allgemeinarztes.
- Der trockene Fuß (fehlende Schweißsekretion) ist bereits als Hochrisikofuß für die Entwicklung einer Fußläsion anzusehen (Wagner-Stadium 0).
- Eine fachgerechte Schuhversorgung durch einen diabetologischen (**nicht** orthopädischen) Schuhmacher ist wesentlich.
- Jede Fußläsion bei Diabetes erfordert die Behandlung in einer diabetologischen Schwerpunktpraxis mit
  - BZ-Normalisierung,
  - Druckentlastung,
  - Antibiotikatherapie und
  - strukturierter, lokaler Wundversorgung.
- Patienten mit DFS auf dem Boden einer Angiopathie müssen primär in eine geeignete diabetologische Abteilung eingewiesen werden.

8.7   Diabetische neuropathische Osteoarthropathie – sog. Charcot-Fuß

S. Zimny (Duisburg)

Der „Charcot-Fuß" wird im Frühstadium oft verkannt.

Die diabetische neuropathische Osteoarthropathie (DNOAP), Synonyme: Neuroosteoarthropathie, Charcot-Arthropathie, im klinischen Alltag meist „Charcot-Fuß" genannt, stellt als **nichtinfektiöse Zerstörung** von Knochen und Gelenken im Zusammenhang mit der Neuropathie eine **Sonderform des diabetischen Fuß-Syndroms** dar. Zu häufig wird diese Spätkomplikation des Diabetes mellitus zumindest in den Anfangsphasen verkannt und führt unsachgemäß behandelt zu einer progredienten Zerstörung des Fußskeletts und Invalidität der betroffenen Patienten (Armstrong et al. 1997, Kessler et al. 1999).

Im Jahre 1831 wurde durch Mitchell der Zusammenhang zwischen Tabes dorsalis und distaler Arthropathie beobachtet, wobei durch Charcot 1868 die erste komplette Beschreibung der Tabes dorsalis und distalen Arthropathie erfolgte. Jordan erwähnte erstmals 1936 die ausschließlich den Fuß betreffende Charcot-Arthropathie bei Patienten mit Diabetes mellitus (Armstrong et al. 1997, Jeffcoate et al. 2000).

Die Angaben zur Häufigkeit der DNOAP bei Patienten mit Diabetes mellitus reichen von 0,1–16 %. Diese erhebliche Schwankungsbreite erklärt sich durch variierende Definitionen und unterschiedliche Intensität der Untersuchung. Sowohl Patienten mit einem Diabetes mellitus Typ 1 als auch Typ 2 können eine DNOAP entwickeln, zumeist nach einer Krankheitsdauer von mehr als 10 Jahren. In seltenen Fällen führt der

Charcot-Fuß aber erst zur Diagnose des Diabetes mellitus (Kessler et al. 1999). Die Diagnose eines Charcot-Fußes erfolgt im Mittel erst 4,5 Monate nach Präsentation der Symptome, wobei die Hälfte der Charcot-Füße nicht richtig diagnostiziert wird. Eine geschlechtsspezifische Häufung ist nicht vorhanden. In bis zu 30% der Krankheitsfälle wird ein bilaterales Auftreten der Osteoarthropathie beschrieben (Armstrong et al. 1997). An unserer eigenen Klinik in Bochum betreuten wir in einem Zeitraum von 24 Monaten 135 stationäre Patienten mit einem diabetischen Fuß-Syndrom, davon 26 mit einer DNOAP, wobei bei 10 Patienten ein beidseitiger Charcot-Fuß vorlag.

Lokale Hyperperfusion und/oder Fehlbelastung mit Mikrotraumata zu Beginn

Für die Entstehung der DNOAP an den Füßen von Diabetikern mit Neuropathie gibt es zwei unterschiedliche Hypothesen, die bislang nicht definitiv verifiziert sind. Die **neurovaskuläre Hypothese** nimmt eine **lokale Hyperperfusion** des erkrankten Fußes infolge einer autonomen Neuropathie an (Zimny et al. 2001). Durch die pathologische Gefäßinnervation führt der verstärkte Blutstrom durch den Knochen entsprechend einem Auswaschphänomen zu einer Entmineralisierung und verminderten Belastbarkeit des Knochens. Die **neurotraumatische Hypothese** beinhaltet eine durch die vorliegende sensomotorische Neuropathie kontinuierliche Fehlbelastung des Fußes mit repetitiven **Mikro- und Makrotraumata**. Hierdurch wird eine chronische Destruktion von Weichteil- und Knochenstrukturen hervorgerufen, welche zum Vollbild der neuropathischen Osteoarthropathie führt. Infolge der muskulären Dysbalancen der Fuß- und Unterschenkelmuskulatur, hervorgerufen durch die motorische Neuropathie, verstärkt sich die Fehlbelastung des Fußes (Jeffcoate et al. 2000).

Schwellung, Rötung und Überwärmung zu Beginn führen oft zu Fehldiagnosen wie Tendovaginitis, Arthritis oder Infektion.

Der Verlauf der DNOAP ist akut oder chronisch bzw. chronisch mit akuten Schüben. Je nach betroffener Fußregion lässt sich die DNOAP nach Sanders in fünf Verteilungsmuster einteilen (Tab. 8.7-**1**). Am häufigsten sind die Gelenke zwischen Fußwurzel- und Mittelfußknochen betroffen (60%). Danach folgen die Gelenke zwischen Zehen und Mittelfußknochen (20%) und die Sprunggelenke (10%) (Sanders et al. 1993). Nach Eichenholtz wird der Verlauf der DNOAP in drei Stadien unterteilt (Tab. 8.7-**2**). Im **Stadium I** manifestiert sich die DNOAP mit **Überwärmung, Rötung und Schwellung** des betroffenen Fußes. Die Schmerzsymptomatik variiert interindividuell stark und wird vom Ausmaß der begleitenden sensiblen Neuropathie bestimmt. Die **Haut** ist in diesem akuten Stadium **intakt**, ein adäquates Trauma wird von den Patienten meistens nicht beschrieben. Während in der konventionellen Röntgendiagnostik und Computertomographie in diesem Stadium keine pathologischen Befunde zu erkennen sind, zeigt die Magnetresonanztomographie bereits ein intraossäres Ödem auf. Durch Messung der Hauttemperatur des betroffenen Fußes mit einer Differenz $>1\,°C$ zum gesunden Fuß lässt sich der Verdacht eines akuten Charcot-Fußes erhärten. Im **Stadium II** findet ein osteoklastischer Abbau der Knochensubstanz statt, der in der Röntgenaufnahme als Transparenzvermehrung bis hin zur Osteolyse einzelner oder mehrerer Knochen sichtbar wird. Je nach Entmineralisierungsgrad und mechanischer Belastung

Tabelle 8.7-1   Klassifikation der diabetischen neuropathischen Osteoarthropathie
(nach: Sanders 1993)

I	Phalangen, Interphalangealgelenke, Metatarsophalangealgelenke, Mittelfußköpfchen
II	Tarsometatarsalgelenke
III	Fußwurzel
IV	Sprungelenk
V	Calcaneus

Tabelle 8.7-2   Stadien der diabetischen neuropathischen Osteoarthropathie
(nach: Eichenholtz 1966)

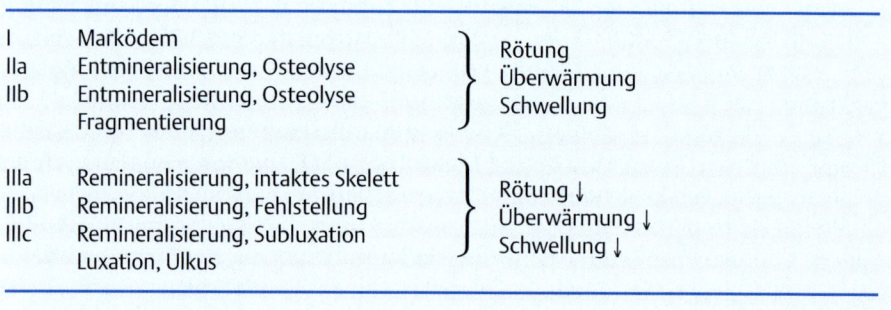

I	Marködem	Rötung
IIa	Entmineralisierung, Osteolyse	Überwärmung
IIb	Entmineralisierung, Osteolyse Fragmentierung	Schwellung
IIIa	Remineralisierung, intaktes Skelett	Rötung ↓
IIIb	Remineralisierung, Fehlstellung	Überwärmung ↓
IIIc	Remineralisierung, Subluxation Luxation, Ulkus	Schwellung ↓

der betroffenen Skelettabschnitte kommt es zu einer progredienten Knochenfragmentierung und Gelenkdestruktion mit Subluxations- und Luxationsfehlstellungen. Weichteilödem, Hautrötung und Überwärmung sind im **Stadium III** rückläufig (Eichenholtz, 1966). Alternativ kann der Verlauf der DNOAP nach Levin in insgesamt vier Stadien eingeteilt werden, die sich im Vergleich zu den Eichenholtz-Stadien durch rein klinische Parameter charakterisieren. Das Stadium I beschreibt den akuten Charcot-Fuß mit Schwellung, Rötung und Überwärmung. Das II. Stadium ist durch Knochen- und Gelenkveränderungen charakterisiert, wobei im Stadium III die typischen Fußdeformitäten auftreten. Im Stadium IV kommen dann komplikativ zusätzliche Fußulzerationen vor (Levin 1996). Eingetretene Knochendestruktionen sind irreversibel, und ausgeprägte Fehlstellungen verändern die Makroanatomie und Statik des Fußskeletts (Cavanagh et al. 1994). Bereits in diesem Stadium besteht die Möglichkeit, mittels der dynamischen Pedobarographie die plantaren Druckverteilungsmuster zu registrieren, damit rezidivierende Plantarulzera als Folge der pathologischen Druckverteilung durch eine adäquate Maßschuhversorgung verhindert werden können (Zimny et al. 2000). Die DNOAP wird trotz des typischen klinischen Bildes häufig verkannt, weshalb die Therapiemaßnahmen oft verspätet eingeleitet werden. Die Verdachtsdiagnose einer DNOAP sollte immer dann gestellt werden, wenn bei einem Patienten mit Neuropathie eine Schwellung und/oder Rötung sowie eine Überwärmung des Fußes mit oder ohne Schmerzen vorliegen (Tab. 8.7-**3**).

Tabelle 8.7-3   Klinische Hinweise auf einen akuten Charcot-Fuß

- Bestehen einer diabetischen Polyneuropathie
- Schwellung
- Rötung
- Überwärmung
- Schmerz (nur bei ⅔ der Fälle, da Neuropathie!)
- Hauttemperaturdifferenz
- Fußdeformität (erst nach einigen Monaten)
- anfangs nur Magnetresonanztomographie positiv, später auch radiologische Zeichen

Bei akutem Charcot-Fuß sofort Druckentlastung (Rollstuhl, Gehgips)

Bei klinischen Zeichen eines akuten Charcot-Fußes wird eine **komplette Druckentlastung** angestrebt. Diese kann durch Verwendung eines Rollstuhls und/oder Anfertigung eines Unterschenkelgipses (Total Contact Cast), gefertigt aus Filz und Gips innen sowie Fiberglas außen, erfolgen (Armstrong et al. 1997). Alternativ sind industriell gefertigte Aircasts (z. B. Diabetic Walker) einzusetzen (Armstrong et al. 2001). Die einmalige Gabe von **Bisphosphonaten** (z. B. Pamidronat intravenös) scheint durch die Osteoklastenhemmung eine günstige Wirkung auf den Krankheitsverlauf des akuten Stadiums der DNOAP zu haben (Jude et al. 2001). Nach langfristiger Ruhigstellung (4 – 5 Monate) können übergangsweise Gipsschienen oder Zweischalenorthesen verwendet werden. Entscheidungshilfe für den Übergang zur nächsten Therapiestufe ist die Temperaturmessung des betroffenen Fußes, wobei dieser im Vergleich zur gesunden Seite keinen höheren Temperaturunterschied als 1 °C aufweisen sollte. Nach Konsolidierung des Fußes wird entweder **direkt ein Maßschuh** gefertigt oder es erfolgt eine **Übergangsbehandlung mit einer dynamischen Unterschenkelorthese**. Falls eine Verletzung oder ein plantares Ulkus vorliegt, wird zunächst die stadiengerechte Wundbehandlung, wenn nötig eine antimikrobielle Therapie durchgeführt (Armstrong et al. 1997).

Im chronischen Stadium Maßschuhe mit hohem Schaft, ggf. operative Korrektur

Die Behandlung der chronischen Verlaufsform der DNOAP beinhaltet die Minderung der Fehlbelastung und dadurch bedingte Druckspitzen durch Umverteilung des Druckes auf die gesamte Fußsohle und den Unterschenkel. Hierzu werden **Maßschuhe mit hohem Schaft** und handgefertigte Weichbettungen genutzt. Als weitere Maßnahme ist die **operative Korrektur** von Knochenteilen, die durch äußere Maßnahmen nicht adäquat druckentlastet werden können, einzusetzen. Instabile Gelenke mit der Gefahr einer Luxation oder druckbedingten Ulzeration sollten mittels Fixateur externe oder entsprechender Arthrodese operativ stabilisiert werden.

Zu berücksichtigen ist in diesen Fällen jedoch, dass durch operative Eingriffe an einem Fuß mit einer DNOAP erneute Knochendestruktionen ausgelöst werden können (Armstrong et al. 1997, Kessler et al. 1999, Fishco 2001, Cooper 2002).

Zusammenfassend ist zu sagen, dass Patienten mit einem Charcot-Fuß als nicht sehr häufig auftretender Folgeerkrankung des Diabetes mellitus von Spezialisten (z. B. Diabetologen mit einer Diabetes-Fußambulanz) behandelt und betreut werden sollten, zumal die spezielle Diagnostik und die Therapie besondere Kenntnisse und Erfahrungen mit dem Krankheitsbild des diabetischen Fuß-Syndroms voraussetzen.

Fazit für die Praxis

Die diabetische neuropathische Osteoarthropathie, pathogenetisch durch die neurovaskuläre und die neurotraumatische Hypothese erklärt, ist eine nicht sehr häufige Spätkomplikation des Diabetes mellitus und wird aus diesem Grunde meist nicht rechtzeitig erkannt. Im akuten Stadium ist eine komplette Druckentlastung des Fußes, im chronischen Stadium eine entsprechende Maßschuhversorgung oder ggf. eine operative Korrektur zur Vermeidung von Fußulzerationen mit der Gefahr der Infektion und Osteomyelitis anzustreben.

8.8   Erektile Dysfunktion und Diabetes mellitus

A. Heidenreich (Köln)

Die „Impotenz" – vielfach immer noch ein Tabu-Thema für Patient und Arzt

Die erektile Dysfunktion (eD), im allgemeinen Sprachgebrauch die „Impotenz", ist definiert als die Unfähigkeit, eine Erektion für einen zufrieden stellenden Geschlechtsverkehr aufzubauen und aufrechtzuerhalten. Die Prävalenz der eD bei Patienten mit Diabetes mellitus Typ 1 oder Typ 2 variiert **zwischen 20 % und 59 %,** dabei zeigt sich eine deutliche Abhängigkeit zum Alter des Patienten, zur Dauer des Diabetes und zur metabolischen Einstellung (Klein et al. 1996). Diese Zahlen verdeutlichen, dass die eD eine ernst zu nehmende, die Lebensqualität mindernde Komplikation des Diabetes darstellt, die bereits frühzeitig in die Aufklärung, Diagnostik und Therapie einbezogen werden sollte. Im Vergleich zu anderen Folgeerkrankungen des Diabetes fällt auf, dass die Impotenz die mit Abstand **am wenigsten erforschte, diagnostizierte und therapierte Komplikation des Diabetes** mellitus ist. Eine fundierte Aufklärung und Diagnostik der diabetogen bedingten eD scheint jedoch vonnöten zu sein, da die Prävalenz der sexuellen Dysfunktion unter männlichen Typ-1-Diabetikern mit 22 % angegeben wird (Enzlin et al. 2003). Die sexuelle Dysfunktion ist dabei abhängig von Alter, Body-Mass-Index, Dauer des Diabetes und bestehenden diabetogenen Komplikationen.

Physiologie der Erektion

Die Erektion ist ein neurovaskuläres Ereignis, an dem somatische und vegetative Nervenfasern, hormonelle Einflüsse und psychogene Parameter beteiligt sind (Andersson et al. 1995, Lue et al. 2000). Die vegetative Innervation resultiert aus den efferenten sympathischen Nervenfasern aus Th11 – L3 (psychogenes Erektionszentrum) und den parasympathischen Nervenfasern aus S2 – S4 (reflexogenes Erektionszentrum). Die Erektion wird in erster Linie durch die Inhibierung der sympathischen Fasern mit konsekutiver Tonusverminderung der glatten kavernösen Muskelzellen, die Relaxation noradrenerg-norcholinerger Neurotransmitter und Modulatoren durch den Parasympathikus und das Zusammenwirken der verschiedenen Neurotransmitter mit Mediatoren wie dem Stickoxid und Endothelin initiiert. Die nerval vermittelte Relaxation der glatten Schwellkörpermuskulatur bewirkt eine Dilatation der aus der A. penis profunda entspringenden, in die sinusoidalen Hohlräume des Corpus cavernosum einmündenden Arteriolen mit Einstrom arteriellen Blutes, der zu einer Erhöhung der intrakavernösen Drücke ca. 20 – 30 mmHg unterhalb des systemischen Blutdruckes führt. Die intrakavernöse Druckerhöhung bewirkt eine Kompression der subtunikal gelegenen Venenplexus mit venöser Restriktion und Ausbildung der penilen Tumeszenz. Auf zellulärer Ebene basiert der Mechanismus der Gefäßrelaxation auf einer Freisetzung von Acetylcholin, das die NO-Synthetase aktiviert, die über eine Reihe von Reaktionsabläufen Stickoxid freisetzt. Über eine nachfolgende Aktivierung der Guanylatcyclase wird die Generierung von cGMP aus GMP initiiert, das wiederum zu einer Senkung des intrazellulären Calciumspiegels mit Relaxation der glatten Muskulatur führt. Der Abbau des cGMP erfolgt über die Phosphodiesterasen, insbesondere die Phosphodiesterase Typ V.

Zusammenfassend lässt sich festhalten, dass sich eine vollständige Erektion nur durch ein koordiniertes und intaktes **Zusammenspiel von vegetativer Innervation, arterieller Relaxation, venöser Kompression und hormoneller sowie psychogener Modulation** entwickeln kann. Jegliche Störungen des Systems an nur einem der genannten Punkte führt zu einer mehr oder weniger ausgeprägten Erektionsstörung, die es zu diagnostizieren und zu therapieren gilt.

Pathophysiologie der erektilen Dysfunktion

Die Pathogenese der eD bei Patienten mit Diabetes mellitus ist noch immer nicht exakt geklärt, da sich jede der diabetogen bedingten Sekundärkomplikationen wie autonome Neuropathie, Mikro- und Makroangiopathie, somatogene Neuropathie und Hypogonadismus negativ auf die physiologische Erektion auswirken kann, sodass ein **multifaktorielles** Geschehen zu postulieren ist (Lue et al. 2000). Basierend auf den Resultaten der farbkodierten Doppler-Sonographie stellt die **arterielle Insuffizienz** mit einer Frequenz von 64 % die häufigste Ätiologie der diabetogenen eD dar; eine **Kombination von arterieller Insuffizienz und venöser Leakage** (vermehrter Abstrom venösen Blutes während der Tumeszenzentwicklung) findet sich bei bis zu 48 % der Patienten, eine **Kombination von vaskulärer und neurogener** eD lässt sich bei bis zu 65 % der Patienten darstellen.

Die diabetogene Makroangiopathie mit Stenosierung im Abstromgebiet der A. pudenda interna, die diabetogene Mikroangiopathie mit Gefäßsklerosierungen und

-rarefizierungen im Bereich des Corpus cavernosum, die autonome Neuropathie mit selektiver Degeneration der noradrenergen Nerven bewirken eine Schwellkörperinsuffizienz durch Atrophie der glatten Schwellkörpermuskulatur mit vermehrtem venösem Abstrom und erektiler Dysfunktion. Die Entwicklung einer manifesten eD ist des Weiteren beschleunigt und abhängig von der Dauer des Diabetes, der Blutzuckereinstellung, assoziierten Risikofaktoren wie koronarer Herzkrankheit, arterieller Hypertension und Nikotinabusus oder Begleitmedikationen aufgrund kardiovaskulärer Erkrankungen.

Stufendiagnostik der erektilen Dysfunktion

Auch wenn die zugrunde liegende Ursache der eD in der überwiegenden Mehrzahl der Fälle in der Krankheit selbst begründet ist, empfiehlt sich eine sorgfältige Stufendiagnostik der Potenzstörung, um eine individuell begründete Therapieentscheidung treffen zu können. Bezüglich des diagnostischen Vorgehens werden die Basisdiagnostik von der gering invasiven andrologischen Diagnostik und der invasiven andrologischen Diagnostik unterschieden (Abb. 8.8-**1**).

Die **Basisdiagnostik** kann von dem **behandelnden Hausarzt** durchgeführt werden und umfasst die Konzentration auf für das Erektionsgeschehen relevante Ereignisse: Operationen und Traumata im Bereich des kleinen Beckens und der Wirbelsäule, systemische Erkrankungen, internistische Risikofaktoren wie Nikotinabusus, Hypercholesterinämie und arterielle Hypertonie. Des Weiteren sind situatives (Urlaub, Freizeit) und partner- bzw. praktikabhängiges Erektionsverhalten abzufragen. Ebenso sollten die Qualität der Erektion sowie das Auftreten morgendlicher und nächtlicher Erektionen (sympathisches Erektionszentrum) abgefragt werden, da hieraus bereits Schlüsse für das Vorliegen einer autonomen Neuropathie gezogen werden können. Zusätzlich ist die Erfassung psychischer und paarbezogener Faktoren von großer Bedeutung, da der Diabetes per se zu einer bereits außerordentlichen psychischen Belastung führt, die sich negativ auf das Erektionsverhalten auswirken und durch eine entsprechende Psycho- oder Paartherapie sinnvoll und erfolgreich beeinflusst werden kann.

An Laborparametern empfiehlt sich die Bestimmung des HbA_{1c}, der Blutfette, der Retentionswerte sowie der Transaminasen; die Bestimmung des Testosterons sollte nur bei auffälliger endokrinologischer Anamnese oder auffälligem körperlichem Untersuchungsbefund erfolgen, da sich ein behandlungsbedürftiger Hypogonadismus in maximal 5 % der Fälle ergibt.

Die **gering invasive andrologische Diagnostik** beim **Urologen** umfasst die Pharmakoduplex- oder farbkodierte Pharmakoduplexsonographie, bei der vasoaktive Substanzen wie Prostaglandin E_1 zur Beurteilung der funktionellen Kapazität intrakavernös injiziert werden. In aller Regel werden in einer entspannten Atmosphäre (erhöhter Sympathikotonus mit falsch positiven Aussagen) 5 – 10 µg PGE_1 intrakavernös injiziert, nachdem zuvor die Doppler-Spektren der Penisarterien im flaziden Zustand abgeleitet wurden. Nach Injektion werden Amplitudenhöhe, Amplitudensteigerung, Pulskurvenkonfiguration und diastolischer Flusswert beidseits abgeleitet und mit entsprechenden Normwerten korreliert. Die Pharmako-Doppler- oder -duplexsonographie gibt Aufschluss über arterielle und venöse Durchblutungsstörungen. Parallel dazu kann die pharmakoinduzierte Erektionsstärke (Tab. 8.8-**1**) beurteilt werden

STUFE 3

> **Invasive andrologische Diagnostik (Urologe)**
> Pharmakokavernosographie und -metrie
> penile Pharmakoangiographie

STUFE 2

> **Gering invasive andrologische Diagnostik (Urologe)**
> Pharmakoduplexsonographie
> farbkodierte Pharmakoduplexsonographie
> Schwellkörperinjektionstherapie

STUFE 1

> **Basisdiagnostik (Hausarzt)**
>
> **Anamnese:** Operationen, Traumata im kleinen Becken
> systemische Erkrankungen
> neurologische Erkrankungen
> internistische Risikofaktoren (Nicotin,
> Hypercholesterinämie, art. Hypertonie, KHK)
> situatives Erektionsverhalten (Urlaub, Freizeit)
> partnerabhängiges Erektionsverhalten
> praktikabhängiges Erektionsverhalten
> Qualität der Erektion (E0–E5)
> morgendliche oder nächtliche Erektionen
> (Hinweis auf autonome Neuropathie)
> psychische und paarbezogene Faktoren
> **Labor:** HbA_{1c}, Cholesterin, Triglyceride, Retentions-
> werte, Transaminasen
> Testosteron nur bei Auffälligkeiten

Abbildung 8.8-1   Stufendiagnostik der erektilen Dysfunktion.

Tabelle 8.8-1   Beurteilung der pharmakoinduzierten Erektionsstärke

Erektionsstärke	Definition
E0	keine Tumeszenz
E1	geringgradige Tumeszenz
E2	mittelgradige Tumeszenz
E3	volle Tumeszenz
E4	volle Tumeszenz und mittelgradige Rigidität
E5	volle Tumeszenz und volle Rigidität

und gibt in Zusammenhang mit der applizierten Dosis von PGE$_1$ einen Hinweis auf das Vorliegen einer autonom-neurogenen (E5 bei 5 – 10 µg) bzw. einer globalen Schwellkörperinsuffizienz (E0 – E1 bei 40 µg).

Die **invasive andrologische Diagnostik** umfasst die Pharmakokavernosographie und -metrie sowie die penile Angiographie, denen beim Patienten mit diabetogener eD ein limitierter klinischer Stellenwert zuzuordnen ist. Die penile Angiographie ist sinnvoll, wenn arterielle Revaskularisationen als Therapiealternative geplant sind, die Pharmakokavernosographie und -metrie ist nur sinnvoll, wenn als chirurgische Maßnahme die Ligatur so genannter ektoper Penisvenen geplant ist. Die penile Revaskularisation ist beim Diabetiker aufgrund der schlechten Langzeitresultate kontraindiziert, der penilen Venenchirurgie kommt aufgrund der insgesamt schlechten Ergebnisse in der Therapie der eD gar kein Stellenwert mehr zu.

Therapie der erektilen Dysfunktion

Neben der Sexualtherapie müssen die somatischen Therapieoptionen der oralen Medikation, der penilen oder intrakavernösen Pharmakotherapie, der apparativen Verfahren sowie der operativen Verfahren unterschieden werden (Lue 2000).

Orale medikamentöse Therapie

Sildenafil
Selektive Phosphodiesterase-V-Inhibitoren wie Sildenafil **(Viagra)** haben sich mittlerweile als die Therapie der Wahl für die meisten Patienten mit eD etabliert, sofern keine Kontraindikationen aufgrund begleitender kardiovaskulärer Erkrankungen bestehen (Goldstein et al. 1998). Die Therapie der diabetogen bedingten eD mit Substanzen wie Sildenafil ist auch aus pathophysiologischen Gesichtspunkten sinnvoll, da sich bei den Diabetikern eine signifikante Reduktion stickoxidhaltiger Nerven im Corpus cavernosum mit einer verminderten Expression von nNOS in den intrakavernösen Nervenstrukturen nachweisen lässt.

Dabei lässt sich je nach Genese der eD mit Sildenafil ein Therapieerfolg in 35 – 89 % der Patienten verzeichnen; bezüglich der **diabetogenen eD weisen ca. zwei Drittel** der Patienten eine **verbesserte Erektionsqualität** auf und ca. die **Hälfte** aller Patienten kann mit einem **erfolgreichen Beischlafversuch** rechnen (Rendell et al. 1999). Diese positiven Erfahrungswerte konnten in einer weiteren prospektiv randomosierten placebokontrollierten Studie bestätigt werden (Stuckey et al. 2003); unter Therapie konnte eine Erektion signifikant häufiger aufgebaut (35,7 % vs. 19,9 %) und aufrechterhalten (68,4 % vs. 26,5 %) werden als nach Placebogabe. Insgesamt betrachtet, sind die Therapieerfolge zwar etwas geringer als bei eD anderer Genese, ein Therapieversuch mit Sildenafil sollte beim Diabetiker jedoch am Anfang der Therapiebemühungen stehen, sofern keine Kontraindikationen vorliegen (Tab. 8.8-2).

Die behandlungsassoziierten Nebenwirkungen betreffen in erster Linie **Kopfschmerzen** (16 %), **Flushing** (10 %), **Dyspepsie** (7 %), **Rhinitis** (4 %) und **vorübergehende Sehstörungen** (4 %), die auf eine Inhibition der Phosphodiesterase Typ VI der Retina zurückzuführen sind. Dennoch sollten alle Patienten mit potentiellen Erkrankungen der Retina – so gerade Diabetiker – **vor Sildenafilgabe der ophthalmologischen Untersuchung** zugeführt werden. **Kardiovaskuläre** Nebenwirkungen waren

Tabelle 8.8-2   Empfehlungen zur Anwendung von Sildenafil bei Männern mit kardio-vaskulärer Grunderkrankung*

---

1. **Absolute Kontraindikation** bei dauerhafter Einnahme **von nitrathaltigen Medikamenten**.

2. Bei Vorliegen einer stabilen Angina pectoris ohne dauerhafte Nitratmedikation sollte die Option Sildenafil ausführlich diskutiert werden. Bei instabiler Angina mit der Notwendigkeit einer nitrathaltigen Medikation besteht absolute Kontraindikation bezüglich der Einnahme von Sildenafil.

3. Alle Patienten, die organische Nitrate inkl. des Amylnitrat einnehmen, sollten bezüglich der additiven hypotensiven Wirkung von Sildenafil aufgeklärt werden.

4. Alle Patienten müssen über die Gefahren der Sildenafileinnahme bis zu 24 h vor der Einnahme nitrathaltiger Präparate aufgeklärt werden.

5. **Vor** der Verschreibung von Sildenafil sollte ein **Belastungs-EKG** erfolgen, um die Gefahr einer belastungsinduzierten Angina pectoris bei Geschlechtsverkehr abschätzen zu können.

6. Ein **initiales Blutdruckmonitoring** nach Verschreibung von Sildenafil empfiehlt sich bei Patienten mit grenzwertig niedrigen systolischen Blutdruckwerten, einer Myokardinsuffizienz oder einer durch Multikombinationen therapierten arteriellen Hypertonie.

---

* Empfehlungen entsprechend der American Heart Association (Cheitlin et al. 1999)

bei Beachtung der Kontraindikationen **selten** und traten bei weniger als 1 % der behandelten Patienten auf. Die Inzidenzraten von Myokardinfarkten sind bei Beachtung der Kontraindikation in der Sildenafilgruppe nicht höher als in der Placebogruppe (Morales et al. 1998). Bei der Verordnung von Sildenafil sollten die Empfehlungen der American Heart Association beachtet werden, um die Nebenwirkungsgefahr zu minimieren (Tab. 8.8-**2**).

Die allgemein übliche Startdosis liegt bei 50 mg und sollte ca. 60 min vor geplanter sexueller Aktivität auf nüchternem Magen eingenommen werden. Sollte die Initialdosis bei fehlender Nebenwirkung nicht zu dem gewünschten Erfolg führen, kann die Dosis auf 100 mg gesteigert werden. Bei weiterhin fehlender sexueller Effektivität sollte eine weitere Dosissteigerung nicht vorgenommen und auf eine andere Therapieoption gewechselt werden.

Vardenafil, Tadalafil

Die beiden neueren PDE-V-Inhibitoren Vardenafil (**Levitra**) und Tadalafil (**Cialis**) zeichnen sich gegenüber Sildenafil (Viagra) durch einen **schnelleren** Wirkungseintritt, eine **längere** Halbwertszeit sowie einer höhere therapeutische Effektivität bezüglich Tumeszenz- und Rigiditätsentwicklung (Klotz et al. 2001, Stark et al. 2001) aus. Aufgrund der höheren Rezeptorspezifität weisen beide Substanzen ein deutlich **reduziertes Nebenwirkungsspektrum** auf. Tadalafil bietet zudem den Vorteil einer langen Wirkungsdauer von bis zu 36 h, sodass Medikamenteneinnahme und Wunsch nach sexueller Aktivität zeitlich nicht unbedingt aufeinander abgestimmt sein müssen.

In der ersten klinischen Studie mit Vardenafil, die 580 Männer mit Potenzstörungen unterschiedlicher Genese rekrutierte, konnte ein Therapieerfolg unabhängig von der applizierten Dosis (5 mg, 10 mg, 20 mg) bei 71 – 75 % erzielt werden (Porst et al. 2001). Eine Studie zur therapeutischen Effektivität bei eD nach Diabetes mellitus wurde bis dato nicht initiiert. Kopfschmerzen (7 – 15 %), Flushing (10 – 11 %) und Rhinitis sowie Dyspepsie (7 %) stehen als Nebenwirkungen im Vordergrund.

Die **Effektivität von Vardenafil und Tadalafil ist dem Sildenafil vergleichbar**, wie in prospektiven randomisierten Studien dargestellt werden konnte. Unter 10 – 20 mg Vardenafil war sowohl die Qualität der Erektion (72 % vs. 13 %) als auch die Häufigkeit erfolgreichen Geschlechtsverkehrs signifikant höher als unter Placebo (Goldstein et al. 2003). Ähnliche Daten werden für Tadalafil beschrieben (Saenz de Tejada et al. 2002). Für beide Substanzen war die Effektivität unabhängig von der Dauer des Diabetes und der Höhe der HbA_{1c}-Serumspiegel.

Yohimbin

Yohimbin ist ein zentral wirksamer α_2-adrenerger Rezeptorantagonist mit positiver Wirkung auf Libido und Potenz. In einer Metaanalyse von 7 prospektiv randomisierten Studien zeigte sich ein positiver therapeutischer Effekt gegenüber Placebo in erster Linie bei Patienten mit nichtorganischer eD (Ernst et al. 1998).

Apomorphin

Apomorphin ist ein zentraler Dopaminrezeptor-Agonist, der bei sublingualer Applikation von 4 – 6 mg das Erektionsvermögen bei psychogener eD bei über 70 % der Patienten positiv beeinflusst. Erfahrungen bei Patienten mit organogener Impotenz liegen noch nicht vor, sodass die therapeutische Effektivität derzeit nicht beurteilt werden kann.

Vakuumerektionshilfe: nur 50 % Akzeptanz

Die Vakuumpumpensysteme erzeugen über einen über den Penis gestreiften Zylinder einen Unterdruck von 250 mmHg, der durch einen vermehrten Bluteinstrom in die Schwellkörper zu einer Längen- und Durchmesserzunahme mit konsekutiver Rigidität führt; ein spezieller über die Penisbasis gestreifter Gummiring verhindert den Blutabstrom (Spollett et al. 1999, Manning et al. 1998). Obwohl die Vakuumerektionshilfe **bei ca. 90 %** der Patienten eine für den Koitus **ausreichende Erektion** bewirkt, liegt die **Akzeptanz** dieser Therapievariante wegen der aufwendigen und umständlichen Handhabung des Gerätes **nur bei ca. 50 %.** Besonders störend wirken sich insbesondere bei jungen Patienten oder bei Personen ohne feste Partnerschaft peniles Kältegefühl, livide Hautverfärbung, nachlassende Erektion bei Geschlechtsverkehr und tröpfelnde Ejakulation aus. Die Vorteile dieser Therapiealternative sind in den niedrigen Kosten, der fehlenden Kontraindikation, der fehlenden Invasivität und den praktisch fehlenden Nebenwirkungen zu sehen, sodass die **Vakuumerektionshilfen den Diabetikern zumindest vorgestellt** werden sollten.

Lokale penile Therapie

Schwellkörper-Autoinjektionstherapie (SKAT)

SKAT kann prinzipiell mit den Substanzen **Papaverin** als nichtselektivem Phosphodiesterase-Inhibitor, dem α-Blocker **Phentolamin**, einer Kombination aus beiden Therapeutika und dem **Prostaglandin E$_1$** (Caverject) durchgeführt werden (Manecke et al. 1999).

Die Therapie mit Papaverin oder der Kombination Papaverin/Phentolamin weist durchschnittliche Ansprechraten von 60 – 90 % auf, die jedoch bei vaskulär bedingter Impotenz deutlich niedriger liegen, sodass die Medikation für die meisten Patienten mit diabetogener eD weniger geeignet erscheint. Wesentliches Problem der Papaverin-basierten SKAT ist die Ausbildung prolongierter Erektionen bei 6 % der Patienten und die Ausbildung von Schwellkörperfibrosen mit Penisdeviation in 11 %.

Die SKAT mit **Prostaglandin E$_1$** kann heute aufgrund der geringen Nebenwirkungen und der hohen Effektivität als die Standardtherapie der intrakavernösen Pharmakotherapie angesehen werden. Die **Ansprechraten** auch der Patienten mit einer vaskulären Impotenz liegen bei **90 %**, prolongierte Erektionen werden bei 3 % und Schwellkörperfibrosen bei ca. 10 % der Patienten beobachtet. Nachteil der intrakavernösen PGE$_1$-Injektionen sind die intrapenilen Schmerzen zum Zeitpunkt der Injektion.

Auch beim Diabetiker ist die SKAT nicht mit einer erhöhten lokalen entzündlichen Komplikationsrate vergesellschaftet und kann als sichere **primäre Langzeittherapie** empfohlen werden. In einer neueren Studie (Perimenis et al. 2001) verblieben 90 % der Diabetiker im Gegensatz zu nur 30 % der Nichtdiabetiker bei der SKAT als einziger Therapiemaßnahme über einen Zeitraum von 7 Jahren. Allerdings ist aufgrund von diabetogen und altersbedingter ultrastruktureller intrakavernöser Veränderungen mit einer Dosiserhöhung zu rechnen, sodass andrologische Konsultationen im Rahmen der internistischen Kontrolluntersuchungen sinnvoll erscheinen.

Intraurethrale Prostaglandinapplikation

Die intraurethrale Applikation von Prostaglandin E$_1$ wurde unter der Vorstellung reduzierter lokaler Nebenwirkungen (Schmerz, Fibrose) initiiert, nachdem die Existenz venöser Shuntverbindungen zwischen Corpus spongiosum und Glans penis sowie Corpus cavernosum bekannt war. In einer ersten prospektiv randomisierten Studie wurden über 1500 Patienten mit eD unterschiedlicher Genese mit einer Dosis von 125 – 1000 μg Alprostadil therapiert (Padma-Nathan et al. 1997). Die **Erfolgsrate** lag mit **89 %** sehr gut, die lokalen Nebenwirkungen bestanden im Wesentlichen in penilen Schmerzen (32 %) sowie einer Mikrohämaturie; Priapismen oder Schwellkörperfibrosen bzw. Harnröhrenstrikturen wurden nicht berichtet. Einschränkend muss jedoch angemerkt werden, dass die erzielten Erektionen von kurzer Dauer waren und einen Grad 4 nicht überstiegen, sodass die **Akzeptanz** dieser Therapiealternative **nicht sehr hoch** ist. Die Erstapplikation sollte mit der niedrigsten verfügbaren Dosis von 125 μg (MUSE) beginnen und je nach Effektivität auf bis zu 1000 μg gesteigert werden.

Verordnungsproblematik

In der Vergangenheit wurde die Kostenübernahme oben genannter Medikamente von den gesetzlichen Krankenkassen oftmals mit der Begründung der nicht nachweisbaren medizinischen Notwendigkeit sowie der fehlenden Berücksichtigung des Wirtschaftlichkeitsgebotes abgelehnt. Die gesetzlichen Krankenkassen vertraten die

Auffassung, dass eine Kostenübernahme der medikamentösen Therapie nur dann möglich sei, wenn die Definition des Krankheitsbegriffes erfüllt sei, der eine den Versicherungsfall auslösende Krankheit bedingt, die einen behandlungsbedürftigen regelwidrigen Körper- und Geisteszustand voraussetzt. Die Potenzstörung im Allgemeinen stelle keinen derartigen Zustand dar und bedürfe somit auch nicht der Kostenübernahme, eine Auffassung, die durch ein Gerichtsurteil (Az 128C12261/00, Amtsgericht Dortmund) Bestätigung findet, in dem die allgemeine sexuelle Betätigung als individuelle Privatangelegenheit definiert wird.

Bei plausiblem Nachweis der Potenzstörung als Folge einer zugrunde liegenden Erkrankung oder einer vorausgegangenen Therapie erscheint im Sinne einer Einzelfallentscheidung die Kostenübernahme durchaus möglich. In mehreren Gerichtsurteilen (AZ S9KR94/99 und S9KR97/99, Sozialgericht Lüneburg, sowie 128C12261/00, Amtsgericht Dortmund) wurde bestätigt, dass nach § 27 SGBV Anspruch auf Krankenbehandlung besteht, wenn der Zusammenhang zwischen Primärerkrankung und Potenzstörung nachgewiesen werden kann oder wenn die Behandlung der eD mit dem Ziel der Kindeszeugung initiiert wird.

Operativ rekonstruktive Therapieverfahren: heute praktisch obsolet

Die **penile Revaskularisation** als mikrochirurgische Bypass-Technik zur Verbesserung der arterillen penilen Durchblutung hat bei der diabetogenen eD aufgrund der geringen Langzeiterfolge von 30–40 % keinen klinischen Stellenwert (Manning et al. 1998). Selbst bei einer Stenosierung der A. pudenda interna in den Segmenten I und II wird die Indikation zur Revaskularisation nicht gestellt, da die diabetische Mikroangiopathie im Bereich der Corpora cavernosa einen langfristigen Erfolg verhindert.

Die penile Venenchirurgie beruhte auf der Vorstellung eines venösen Lecks im Bereich der Corpora cavernosa, das zu einem vermehrten und schnellen Abstrom des intrakavernösen Blutes führt und dadurch eine suffiziente Erektion unmöglich macht. Durch die Fortschritte im Verständnis der Pathophysiologie der eD ist mittlerweile klar, dass die zu beobachtenden vermehrten venösen Abströme durch eine Schwellkörperinsuffizienz auf dem Boden einer Atrophie der glatten Muskulatur bei arterieller Minderdurchblutung, Mikroangiopathie und Neuropathie bedingt sind. Den Kurzzeiterfolgen von bis zu 70 % stehen bei der **penilen Venenchirurgie** Langzeiterfolge von nur 16–40 % gegenüber, sodass die Venenchirurgie in der Behandlung der Impotenz beim Diabetiker keine Rolle spielt (Manning et al. 1998).

Schwellkörperimplantate

Die Indikation zur Implantation eines Schwellkörperimplantates zur Therapie der eD wird grundsätzlich dann gestellt, wenn die zur Verfügung stehenden nichtoperativen Verfahren keinen Erfolg mehr zeigen oder der Patient die konservative Behandlung aus den unterschiedlichsten Beweggründen ablehnt. Die Option der Penisprothesenimplantation muss mit dem Patienten **ausführlich besprochen** werden, da es sich um eine **irreversible Therapie** handelt und andere therapeutische Bemühungen nach peniler Implantationschirurgie nur in den seltensten Fällen von Erfolg gekrönt sind. Die Implantation sollte an einem ausgewiesenen Zentrum erfolgen, um potenzielle assoziierte Komplikationen minimal zu halten (Carson 1999).

Obwohl man grundsätzlich noch immer zwischen den **semirigiden** und **hydrauli-**

schen Penisprothesen unterscheidet, spielen erstgenannte im klinischen Alltag nur noch eine untergeordnete Rolle. Breite Verwendung finden dreiteilige hydraulische Modelle wie zum Beispiel die AMS CX/CXM und die AMS 700 Ultrex, die einen hohen Patientenkomfort versprechen. Die Implantation erfolgt über einen penoskrotalen Zugang, über den die Schwellkörperzylinder, das paravesikal zu plazierende Reservoir und die skrotal gelegene Pumpe platziert werden können.

Die mit dem operativen Eingriff am häufigsten verbundene Komplikation stellt die **Infektion des Implantates in 3–5 %** der Fälle dar, die entweder zu einer frühen Explantation des Systems führt oder durch intensive Sanierungssschritte lokal beherrscht werden kann. Penile Schmerzen, Penisdeviationen oder ventrale Glansabkippung sind meist Folge einer nicht gut angepassten Länge des Implantates.

Die **Haltbarkeit** der Schwellkörperimplantate liegen **zwischen 85 % und 95 %**, die **Patientenzufriedenheit** bei dem Patienten und der Partnerin sind mit über **90 %** sehr hoch, sodass diese Therapievariante gerade bei therapeutisch ausgereizten Patienten Berücksichtigung finden sollte.

Fazit für die Praxis

Bei bis zu 60 % der Patienten mit Diabetes mellitus ist mit der Ausbildung einer erektilen Dysfunktion zu rechnen, die von der Dauer des Diabetes, der Blutzuckereinstellung und dem Alter des Patienten abhängen. Nach einer andrologischen Basisdiagnostik und einer spezifischen minimal invasiven Diagnostik stehen den Patienten mit Sildenafil, Vardenafil und Tadalafil oder auch Apomorphin sowie den Vakuumerektionshilfen, der intrakavernösen Schwellkörperinjektion, der intraurethralen Prostaglandinapplikation oder der Schwellkörperprothesenimplantation verschiedene therapeutische Optionen zur Verfügung, die bezüglich Indikation, Anwendungstechnik und Erfolgsrate intensiv besprochen werden müssen. Zunächst sollte bei fehlender Kontraindikation mit einer oralen Medikation begonnen werden, bevor die invasiven Therapiemethoden zum Einsatz kommen.

8.9   Hautmanifestationen bei Diabetes mellitus

S. Zimny (Duisburg), K. P. Hoffmann (Bochum)

Ungefähr 30 % der Patienten mit Diabetes mellitus können verschiedene Hautveränderungen einschließlich **bakterieller Infektionen der Haut** und Mykosen entwickeln (Parong u. Lambert 2000). Die beim Diabetes mellitus auftretenden **Mykosen** werden am häufigsten durch Candida-Spezies verursacht. Zusätzlich können sowohl Insulininjektionen als auch orale Antidiabetika unerwünschte Hautreaktionen hervorrufen. Bakterielle Hautinfektionen wie staphylogene **Pyodermien (z. B. Furunkulose)** sind häufig ein Erstsymptom, in seltenen Fällen führen aber auch die unten genannten Hautmanifestationen zur Erstdiagnose des Diabetes mellitus (Perez u. Kohn 1994). Als weitere, jedoch nicht häufige mit einem Diabetes mellitus assoziierte Hautmanifestationen sind vorwiegend die **Vitiligo** (9 %), **Psoriasis** (9 %) und das **Ekzem** (8 %) zu erwähnen, wobei diese vorwiegend bei einem Autoimmundiabetes auftreten (Romano et al. 1998). Einzelne nichtinfektiöse Hauterkrankungen bei Diabetikern sind Stoffwechselentgleisungen (z. B. Hyperlipoproteinämie mit **Xanthomen**) zuzuordnen, in vielen Fällen (z. B. **Necrobiosis lipoidica** und **Akanthosis nigricans**) ist die Ätiologie jedoch nicht bekannt, wobei diese Hautmanifestationen auch bei stoffwechselgesunden Patienten beobachtet werden.

Cheiropathia diabetica und Wachshaut

Eine **Reduktion der Hautelastizität** wird häufig bei Diabetikern mit einer schlechten Stoffwechseleinstellung beobachtet und ist in vielen Fällen mit einer **eingeschränkten Gelenkbeweglichkeit** assoziiert (Limited Joint Mobility, siehe Kap. 2.3, S. 79 f.). Die Prävalenz der eingeschränkten Gelenkbeweglichkeit beträgt ca. 30% (Typ-1- und Typ-2-Diabetiker) – in Abhängigkeit vom Alter der Patienten und der Diabetesdauer (Renard et al. 1994). Zusammen bewirken beide Manifestationen die Ausbildung einer **Cheiropathia diabetica** (Symptom der „betenden Hände"), wobei metabolische Vorgänge, wie die Vernetzung von Kollagen und Glycierung von Proteinen (AGE, siehe Kap. 8.1, S. 258 f.) eine Rolle spielen. Des Weiteren sind als diabetesbedingte Hautverdickungen das seltene **Sklerödem**, das den Nacken, den oberen Rücken und die Arme befällt, die **sklerosierende Tendosynovitis**, die Fingerknöchelpolster (**Garrod-Knötchen**) sowie das **Karpaltunnelsyndrom** anzuführen. Von der Cheiropathie ist jedoch die Dupuytren-Kontraktur, die auch bei Diabetikern häufig vorkommt, zu differenzieren (Brik et al. 1991).

Necrobiosis lipoidica diabeticorum

Die Necrobiosis ist eine relativ häufige Komplikation des Diabetes mellitus, welche sich vor allem bei weiblichen Patienten manifestiert. Die Ätiologie der Necrobiosis lipoidica diabeticorum ist nicht geklärt. Histologisch sind diese Läsionen durch eine Kollagendegeneration sowie durch eine granulomatöse Entzündung des Subkutangewebes und der dort verlaufenden Blutgefäße charakterisiert. Zusätzlich sind die Basalmembranen der Kapillaren verdickt, wobei häufig durch eine zunehmende Veränderung Kapillarobliterationen beobachtet werden. Die Necrobiosis ist häufig prätibial lokalisiert und tritt in 75 % der Fälle bilateral auf. Die Läsion nimmt ihren Ausgang von einer rotbraunen Papel, die sich im Verlauf auf mehrere Zentimeter im Durchmesser vergrößert und eine irreguläre Begrenzung aufweist. 35 % der Läsionen ulzerieren und können dann schmerzhaft werden. In der Abheilung entwickeln diese Läsionen eine atrophische Plaque mit einer dünnen weißlich glänzenden vulnerablen Haut, wobei nicht selten Rezidivulzerationen bei den Patienten auftreten (Jelinek 1993, Brik et al. 1991). Zur Therapie der ulzerierten Necrobiosis sind Okklusivverbände mit Hydrokolloiden, die Anwendung von Hyaluronsäure und/oder eine Therapie mit VacuSeal hilfreich (Brik et al. 1991).

Diabetische Dermopathie

Im Gegensatz zur Necrobiosis lipoidica tritt die diabetische Dermopathie zweimal häufiger bei männlichen Diabetikern auf und ist oft mit diabetischen Spätkomplikationen wie der Retinopathie, Nephropathie oder Neuropathie assoziiert, was darauf hinweist, dass die Mikroangiopathie oder die biochemischen Prozesse, die auch zu Retino-, Nephro-, Neuropathie führen, in der Pathogenese von Bedeutung sein könnten. Die Dermopathie manifestiert sich vorwiegend im Bereich der unteren Extremitäten, kann aber auch auf den Armen, am Körperstamm und im Bereich der Kopfhaut auftreten. Zu Beginn treten dunkelrote Maculae oder Papulae mit einem Durchmesser von 5–12 mm auf. Gruppen von 4–5 Läsionen bleiben über Wochen bestehen und heilen dann langsam mit Ausbildung einer hyperpigmentierten Narbe ab. Die diabetische Dermopathie verläuft asymptomatisch und bedarf keiner Therapie (Jelinek 1993).

Granuloma anulare

Das disseminierte Granuloma anulare ist eine häufige Hautmanifestation, die histologisch Ähnlichkeiten mit der Necrobiosis lipoidica diabeticorum aufweist. Es zeichnet sich durch überwiegend papulöse Hautläsionen mit der Tendenz zur anulären Gruppierung aus. Die Hautveränderungen können sich über das gesamte Integument ausbreiten. Der Erkrankungsbeginn liegt meist jenseits des fünften Lebensjahrzehnts, und der Verlauf ist in der Regel protrahiert. Therapeutisch kommt die Gabe von Dapson oder Hydroxychloroquin infrage, aber auch phototherapeutische Maßnahmen (z. B. PUVA) sind effektiv (Brik et al. 1991).

Hautreaktionen durch die Insulintherapie

Allergische Reaktionen (Sofortreaktion oder Typ-I-Reaktion) werden aufgrund des Einsatzes hochreiner menschlicher und auch tierischer Insuline kaum noch beobachtet.

Die fokale **Lipoatrophie** als Verminderung des subkutanen Fettgewebes im Bereich der Injektionsstellen ist auf zellvermittelte Immunreaktionen (vom Spättyp, Typ-IV-Reaktion), auf „unreine" Insulinpräparationen bzw. auf früher häufiger verwendete Depotstoffe wie z. B. Surfen zurückzuführen. Durch Verwendung hochreiner Insuline wird diese Haut- und Fettgewebsreaktion nur noch selten beobachtet. Im Gegensatz dazu steht die fokale **Lipohypertrophie**, welche durch eine hohe lokale Insulinkonzentration im Bereich der Injektionsstellen, bedingt durch eine Hemmung der Lipolyse, hervorgerufen wird (Jelinek 1993, Levandoski et al. 1982). In einer neueren Untersuchung wurde die Lipohypertrophie bei 28,7 % der Typ-1-Diabetiker und bei 3,6 % der insulinspritzenden Typ-2-Diabetiker beobachtet, wobei BMI, Lebensalter, Injektionen in den Bauch und Wechsel der Injektionsstellen als unabhängige Risikofaktoren der insulininduzierten Lipohypertrophie gelten (Hauner et al. 1996).

Als Komplikationen der chronischen subkutanen Insulininfusionstherapie werden **Lokalinfektionen**, u. a. mit Abszessen, sowie subkutane Knötchen im Bereich der Kathedernadel und selten Hämatome beobachtet (Levandoski et al. 1982).

Acanthosis nigricans

Die Acanthosis nigricans imponiert als verruköse hyperplastische, hyperpigmentierte Hautläsion nicht nur bei Patienten mit Diabetes mellitus. Häufig ist diese Hautläsion mit der Adipositas, dem Syndrom der polyzystischen Ovarien und anderen seltenen Erkrankungen, welche mit einer Insulinresistenz vermutlich durch Insulinrezeptorantikörper vermittelt werden, assoziiert. Der Verlauf der Akanthosis ist asymptomatisch und bedarf deshalb keiner Therapie (Kahn et al. 1976). Falls nötig, kann das kosmetisch störende Aussehen der Acanthosis nigricans durch Anwendung milder schälender Präparate, wie z. B. Salicylsäure in einer reizlosen Cremegrundlage, verbessert werden.

Diabetische Mastopathie

Die diabetische Mastopathie ist mit einer Inzidenz von weniger als 1 % eine seltene benigne Erkrankung der Brust, die abhängig von der Diabetesdauer mit bis zu 13 Jahren bei Diabetikerinnen vorliegen kann. Klinisch und sonographisch zeichnet sie sich durch malignitätsverdächtige Kriterien aus, ohne dass jedoch eine erhöhte Malignomgefährdung besteht. Die Diagnose wird aus den entsprechenden Angaben zur Anamnese und den klinischen, radiologischen sowie histopathologischen Befunden gestellt. Nach Sicherung der Diagnose, die immer durch eine per Stanzbiopsie gewonnene Histologie unterstützt wird, sollte ein konservativ-abwartendes Vorgehen gewählt werden. Die weitere Überwachung der Diabetikerin sollte in jährlichen Intervallen klinisch und sonographisch erfolgen (Ely et al. 2000, Pluchinotta et al. 1995).

Fazit für die Praxis

Ungefähr 30 % der Patienten mit Diabetes mellitus weisen Hautmanifestationen des Diabetes auf. Einige Hautmanifestationen, wie die unspezifische diabetische Dermopathie und die Acanthosis nigricans, bedingen zwar kosmetische Probleme, verlaufen aber asymptomatisch und bedürfen somit nicht unbedingt einer spezifischen Therapie. Diabetesbedingte Hautverdickungen (Cheiropathia diabetica) sind auf Vernetzung von Kollagen und Glycierung von Proteinen zurückzuführen und können bei Symptomen, z. B. durch das Karpaltunnelsyndrom, einer spezifischen operativen Therapie zugeführt werden. Die Necrobiosis lipoidica diabeticorum ist ein relativ häufiges Hautzeichen, vorwiegend Patientinnen mit Diabetes mellitus betreffend, welches meist symmetrisch prätibial lokalisiert ist, in 35 % der Fälle ulzeriert und mit einer spezifischen Lokaltherapie, wie Okklusivverbände mit Hydrokolloiden oder Fettgazeverbände, behandelt wird.

9 Besondere Situationen bei Diabetes

9.1 Coma diabeticum

M. Pfohl (Duisburg), Bernadette Reinsch (Bochum)

Das diabetische Koma ist immer noch mit einer beträchtlichen Letalität behaftet.

Das Coma diabeticum, die hyperglykämische Entgleisung, war bis zur Einführung der Insulintherapie im Jahre 1922/23 die unabwendbare Todesursache für nahezu alle Patienten mit Typ-1- und auch viele mit Typ-2-Diabetes. Durch eine frühere Diabetesdiagnostik, die Insulintherapie, die Harnzucker- und jetzt die Blutzuckerselbstkontrolle kann das Coma diabeticum heute weitgehend vermieden werden, wobei aber in den Entwicklungsländern immer noch viele Patienten – teilweise undiagnostiziert, teilweise aufgrund fehlender Insulinverfügbarkeit – am Coma diabeticum versterben. Im Rahmen von Erstmanifestationen oder bei anderen akuten Erkrankungen tritt das Coma diabeticum jedoch auch in den industrialisierten Ländern nach wie vor auf und darf dann aufgrund seines lebensbedrohlichen Charakters keinesfalls unterschätzt werden. Seine Letalität beträgt auch bei uns noch bis zu 10 % (Lebovitz 1995), trotz aller Fortschritte der Therapie insbesondere an spezialisierten Zentren, deren publizierte Statistiken naturgemäß viel niedrigere Letalitätszahlen ausweisen (Wagner et al. 1999). Diese sind auch abhängig vom Patientengut, vor allem vom Alter und der Ko-Morbidität der Patienten.

Bei Übelkeit oder Erbrechen Insulin keinesfalls absetzen

Als Komplikationen einer Hyperglykämie können bei Patienten mit Diabetes mellitus ein **ketoazidotisches** oder ein **hyperosmolares, nichtketotisches** Koma auftreten. Allerdings gibt es auch **Mischformen.** Die Ketoazidose betrifft in der Regel Patienten mit Typ-1-Diabetes, das hyperosmolare Koma tritt eher bei Typ-2-Diabetes auf. Typische Merkmale von Ketoazidose und hyperosmolarem diabetischem Koma sind in Tab. 9.1-**1** wiedergegeben. Auslösende Faktoren für beide Diabeteskomplikationen sind neben den heute seltener gewordenen Erstmanifestationskomata meistens **Infektionen** oder/und eine **fehlende oder inadäquate Insulintherapie.** Ursachen hierfür sind vor allem eine zu starke Reduktion oder gar das Absetzen einer Insulintherapie, wie es häufig geschieht, wenn Patienten bei Übelkeit oder Erbrechen – oft schon die ersten Komasymptome – nicht essen können und dann meinen, kein Insulin zu benötigen. Insulin wird aber auch bei Allgemeinerkrankungen oder operativen Eingriffen manchmal abgesetzt, vermeintlich um Hypoglykämien zu vermeiden. Auch

Tabelle 9.1-1   Klinische Symptomatik des diabetischen Komas

• Durstgefühl	• Abdominalschmerzen
• Polyurie, Nykturie	• Kussmaul-Atmung
• Schwächegefühl	• Benommenheit, Verwirrung
• Sehstörungen	• Krampfanfälle
• Muskelkrämpfe	• Koma
• Übelkeit, Erbrechen	

die **unterlassene Steigerung** einer Insulintherapie bei schweren Allgemeinerkrankungen oder der Versuch, bei beginnender Ketoazidose den Blutzucker durch **körperliche Aktivität** zu senken, können zum Coma diabeticum führen. Ein besonderes Risiko stellt die **Unterbrechung der Insulinzufuhr** bei Patienten mit kontinuierlicher subkutaner **Insulinpumpentherapie** (CSII) dar, da sich bei diesen Patienten infolge des fehlenden subkutanen Insulindepots innerhalb weniger Stunden ein Coma diabeticum entwickeln kann.

> **Sofortige Flüssigkeitszufuhr bei der diabetischen Ketoazidose oberstes Gebot**

Die diabetische Ketoazidose ist Folge einer Kombination aus Insulinmangel und vermehrter Ausschüttung kontrainsulinärer Hormone. Die dabei **gesteigerte Gluconeogenese und Glykogenolyse** bei **reduzierter peripherer Glucoseutilisation** führen zur unterschiedlich ausgeprägten Hyperglykämie, die **gesteigerte Lipolyse** mit überschießender Ketogenese zur **metabolischen Azidose** (Abb. 9.1-**1**). Folge dieser pathophysiologischen Veränderungen sind Dehydratation und ausgeprägte Elektrolytentgleisungen. Klinisch äußert sich die Ketoazidose zunächst mit Appetitlosigkeit, Übelkeit und Erbrechen in Kombination mit Polyurie, gelegentlich bestehen heftige abdominelle Schmerzen im Sinne einer **Pseudoperitonitis diabetica.** Folge der Ketoazidose ist auch die langsame, sehr tiefe **Kussmaul-Atmung** mit dem typisch obstähnlichen Acetonfoetor. Bei ausbleibender Intervention treten Komplikationen wie Volumenmangelschock, akutes Nierenversagen, Myokardinfarkt oder auch Phlebothrombosen auf. Zerebral kommt es zu unterschiedlich ausgeprägten Bewusstseinsstörungen bis hin zum **Koma.** In ca. 20 % der Fälle bestehen aber trotz schwerer Ketoazidose keine wesentlichen Störungen des Sensoriums.

Die Therapie der Ketoazidose umfasst primär **den Ausgleich des Wasser-Elektrolythaushaltes** und die intravenöse Insulinzufuhr (Tab. 9.1-**2**). Am allerwichtigsten ist die **sofortige Flüssigkeitszufuhr.** Das Flüssigkeitsdefizit der Patienten beträgt mehrere Liter, sodass initial rasch 1 – 2 l isotoner Kochsalzlösung infundiert werden. In Abhängigkeit vom Ausmaß der Azidose und der Serumkaliumkonzentration wird angesichts des in der Regel hohen Gesamtkaliumdefizits **früh mit einer Kaliumsubstitution** begonnen. Der Gesamtflüssigkeitsbedarf in den ersten 24 h liegt bei Erwachsenen bei 4 – 6 l, gelegentlich auch höher. Die Insulintherapie wird mit einer **kontinuierlichen Insulininfusion** von zunächst 5 IE/h begonnen, im Falle eines ungenügenden Blutzuckerabfalls nach 2 h wird sie auf 10 IE/h erhöht. Subkutane Insu-

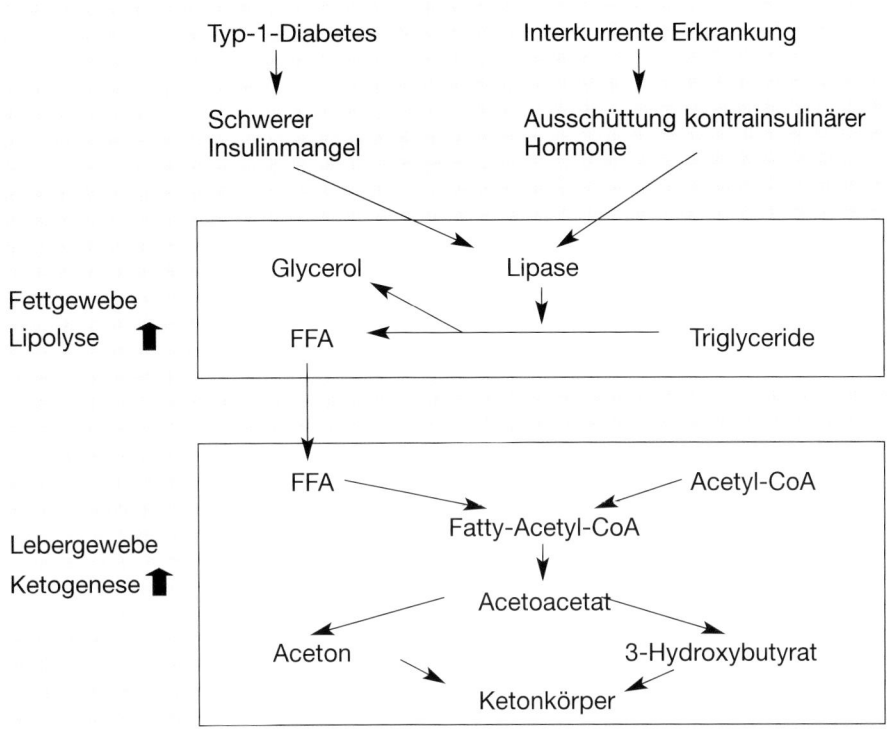

Abbildung 9.1-1   Pathophysiologie der diabetischen Ketoazidose (FFA = Free fatty Acids).

lingaben sollten wegen der schwer abschätzbaren Resorption in der Ketoazidose mit gestörter Hautdurchblutung vermieden werden. Allenfalls könnte Insulin als Alternative zur intravenösen Infusion als intramuskuläre Injektion gegeben werden. Bei Blutzuckerwerten unter 250 mg/dl wird die Insulindosis auf 1 – 4 IE/h angepasst, die Volumensubstitution sollte dann unter Zugabe von 5 – 10 % Glucose erfolgen. Die früher üblichen und auch heute noch gelegentlich gegebenen hohen Insulindosierungen von 50 oder 100 IE subkutan haben keine stärkere Wirkung auf den Fett- und Kohlenhydratstoffwechsel, senken aber das Serumkalium weiter und sind somit schädlich. Ein Azidose-Ausgleich durch initial 50 – 100 mval **Bikarbonat** erfolgt üblicherweise erst bei einem pH-Wert von 7,0 oder darunter, außer bei zusätzlichen kardiorespiratorischen Problemen, die einen früheren Ausgleich erforderlich machen können. Der pH-Wert wird bis 7,1, maximal bis 7,2 angehoben, dann ist eine Bicarbonatgabe nicht mehr angezeigt, da durch die Metabolisierung der zirkulierenden Ketonkörper zu Bicarbonat mit einer weiteren Alkalisierung im Verlauf gerechnet werden kann. Bei der Steuerung der Insulintherapie ist zu beachten, dass der Plasmaglucosespiegel schneller fällt als der Plasmaketonspiegel. Daher ist es wichtig, die intravenöse **Insulintherapie auch bei normalem Blutzuckerspiegel weiterzuführen, bis die Ketose aufgehoben ist,** und Hypoglykämien durch adäquate Glucosezufuhr zu verhindern. Eine ausbleibende Normalisierung des Säure-Basen-Haushalts unter Therapie deutet auf eine Insulinresistenz hin, die Insulinmenge sollte dann deutlich erhöht werden. Auf

Tabelle 9.1-2   Behandlung des ketoazidotischen oder hyperosmolaren Coma diabeticum

Flüssigkeit und Elektrolyte

Flüssigkeit
- 1000 ml/h über 3 h, dann nach Bedarf adjustiert, in der Regel 4 – 6 l in den ersten 24 h
- initial physiologische Kochsalzlösung
- bei Serum-Natrium > 150 mmoll/l ggf. ⅔-Elektrolytlösung
- bei Blutglucose < 200 mg/dl (11,2 mmol/l) Glucose 5 % mit 0,9 % NaCl

Kalium
- bei Serumkalium > 5,5 mmol/l keine Kaliumzufuhr
- bei Serumkalium 3,5 – 5,5 mmol/l Zugabe von 20 mval KCl je Liter Infusion
- bei Serumkalium < 3,5 mmol/l Zugabe von 40 mval KCl je Liter Infusion; Insulinzufuhr pausieren, bis Serumkalium ≥3,5 mval/l

Azidosekorrektur
- 50 – 100 mval Natriumbicarbonat bei Blut-pH < 7,0

Insulinzufuhr
- kontinuierliche Insulininfusion von 5 IE/h bis Blutglucose < 200 mg/dl (11,2 mmol/l)
- wenn nach 2 h keine deutliche Blutglucose-Senkung, Insulinzufuhr auf 10 IE/h steigern
- bei Blutglucose < 200 mg/dl (11,2 mmol/l) Anpassung der Insulininfusion auf 1 – 4 IE/h mit Ziel-Blutglucose 100 – 200 mg/dl (5,6 – 11,2 mmol/l) unter Glucosezufuhr
- bei Übergang auf subkutane Insulinzufuhr auf ausreichende Überlappung achten

die Notwendigkeit der **Intensivtherapie mit Überwachung** der Vitalparameter, Bilanzierung und engmaschiger Kontrollen der Serumelektrolyte sowie der Blutglucose und des Säure-Basen-Status wurde bereits hingewiesen. Die meisten Patienten erholen sich bei adäquater Therapie gut, wobei aber auch heute noch mit kardiovaskulären oder pulmonalen Komplikationen, speziell bei Kindern auch Hirnödemen, zu rechnen ist. Jüngst wurde erneut gezeigt (Glaser et al. 2001), dass die Entwicklung eines Hirnödems bei Kindern mit diabetischer Ketoazidose mit einer Bicarbonattherapie assoziiert ist – die allerdings auch den Schweregrad der Ketoazidose widerspiegelt. Eine Bikarbonatgabe bei Kindern erscheint nur bei besonders strenger Indikation gerechtfertigt (vgl. Kap. 2.3, S. 76). Beim Übergang von intravenöser zu subkutaner Insulintherapie ist auf eine ausreichende Überlappungszeit zu achten, um eine erneute Insulinmangel-Situation aufgrund der kurzen Halbwertszeit des intravenös applizierten Insulins zu vermeiden.

Extrem hohe Blutzuckerwerte ohne Ketose beim hyperosmolaren Coma diabeticum für Patienten mit Typ-2-Diabetes typisch

Das hyperosmolare, nichtketotische Coma diabeticum ist durch eine ausgeprägte Hyperglykämie und Dehydratation ohne signifikante Ketose und Azidose gekennzeichnet. Es ist gewöhnlich eine Komplikation des Typ-2-Diabetes und tritt hier gelegentlich auch als „Manifestationskoma" auf. Der relative Insulinmangel führt zu einer verminderten peripheren Glucoseverwertung bei gleichzeitig vermehrter hepatischer

Glucosefreisetzung. Eine **noch vorhandene Insulinrestsekretion** bzw. eine geringere Ausschüttung von kontrainsulinären Hormonen verhindert die Ketose durch Hemmung der Lipolyse im Fettgewebe. Typische auslösende Faktoren sind **Infektionen,** eine **Diuretikatherapie,** vor allem bei Patienten mit nicht vorbekanntem Diabetes auch die **Zufuhr von glucosehaltiger Flüssigkeit.** Die Blutglucosewerte liegen typischerweise über 600 mg/dl, teilweise bis über 1000 mg/dl. Als Folge der ausgeprägten Glukosurie entstehen eine progrediente Dehydratation mit Elektrolytstörungen, Bewusstseinsstörungen bis hin zum Koma, Volumenmangelschock und akutes Nierenversagen. Das Risiko von den Krankheitsverlauf komplizierenden Infektionen ist hoch.

Die Therapie des hyperosmolaren Coma diabeticum umfasst die rasche Rehydratation mit physiologischer Kochsalzlösung und Kaliumsubstitution sowie die intravenöse Insulinzufuhr. Das durchschnittliche **Flüssigkeitsdefizit liegt bei 8 bis 12 l,** in den ersten 1 – 2 h werden 2 – 3 l **isotone Kochsalzlösung** infundiert, anschließend können in Abhängigkeit von der Serumosmolarität und den Serumelektrolyten auch hypotone Infusionslösungen verwendet werden. Ab Blutglucosewerten von 200 mg/dl sollten glucosehaltige Infusionslösungen eingesetzt werden. Die **Kaliumsubstitution** ist beim hyperosmolaren Coma diabeticum ebenso erforderlich wie beim ketoazidotischen Coma diabeticum, das Gesamtkaliumdefizit kann sogar höher sein. Die **Insulintherapie** wird wie bei der Ketoazidose durchgeführt (Tab. 9.1-**2**).

Lactatazidose bei Diabetes: sehr selten Biguanid-induziert, häufiger als Folge anderer schwerer Erkrankungen

Biguanide verursachen im Unterschied zu den Sulfonylharnstoffen bei Monotherapie keine Hypoglykämien, können aber in seltenen Fällen, insbesondere bei Niereninsuffizienz, schweren Allgemeinerkrankungen oder Leberinsuffizienz, zur Lactatazidose führen. Die Symptome der Lactatazidose sind Übelkeit, Erbrechen, Inappetenz, akutes Abdomen, kompensatorische Hyperventilation, Schocksymptomatik, Unruhe, Verwirrtheit, Müdigkeit bis hin zum Koma. Da die Lactatazidose auch **als Komplikation einer schweren Erkrankung** pathophysiologisch unabhängig von einer vorbestehenden Biguanidtherapie entstehen kann, ist es von entscheidender Bedeutung, die verursachenden Faktoren zu identifizieren und – wenn möglich – zu beheben. Die Lactatazidose selbst lässt sich aus der Kombination von **metabolischer Azidose** und deutlich **erhöhtem Serumlactat** diagnostizieren, das klinische Bild entspricht dem der Ketoazidose. Das Krankheitsbild weist eine **sehr hohe Letalität** (über 50%) auf, die Behandlung ist schwierig, und die einzelnen Maßnahmen sind in ihrer Wirksamkeit umstritten. Grundsätzlich ist neben dem sofortigen Absetzen der Biguanidtherapie und der Behandlung der auslösenden Erkrankung das Aufrechterhalten einer guten Gewebeperfusion durch **Flüssigkeitszufuhr** und **Vermeiden von vasokonstriktorisch aktiven Substanzen** wichtig. Spezifisch sollte die metabolische Azidose allenfalls bis zu einem pH-Wert im Blut von 7,2 durch **Natriumbicarbonat** ausgeglichen werden. Da hierfür teilweise große Natriumbicarbonat-Mengen benötigt werden, besteht ein gewisses Risiko der Natrium- und Flüssigkeitsüberladung. Die Indikation zu einer **Hämodialyse** ist deshalb bei schweren Verläufen frühzeitig zu stellen, spätestens ab einem Blut-pH-Wert unter 7,0 oder einem Lactatspiegel über 90 mmol/l. Bei der in den meisten Fällen bestehenden Hypothermie sollte das Aufwärmen der Patienten von zentral aus erfolgen.

9.2   Hypoglykämie

M. Pfohl (Duisburg), Marianne Ehren (Bochum)

Hypoglykämie – ein wichtiges Problem vor allem bei Typ-1-Diabetes

Obwohl Hypoglykämien bei allen Diabetespatienten, die mit insulinotropen Substanzen oder Insulin selbst behandelt werden, vorkommen können, sind sie doch vor allem ein Problem in der Behandlung des Typ-1-Diabetes. Das Risiko schwerer Hypoglykämien ist bei Patienten mit intensivierter Insulintherapie etwa dreimal so hoch wie bei konventioneller Insulintherapie (DCCT 1991, 1997), sodass rezidivierende Hypoglykämien ein ernsthaftes Problem bei Bemühungen, eine nahe normoglykämische Stoffwechseleinstellung zu erreichen, darstellen können.

Glucose ist essenziell für die normale Gehirnfunktion.

Im Gegensatz zu den meisten Körperzellen beziehen Nervenzellen ihre Energie nahezu ausschließlich aus Glucose. Lactat kann von Nervenzellen nur in sehr geringem Ausmaß verstoffwechselt werden. Unter physiologischen Bedingungen werden die Schwankungen der extrazellulären Glucosekonzentration durch das Zusammenspiel von Insulin und kontrainsulinären Hormonen, insbesondere Glucagon, relativ gering gehalten. Bei fallendem oder fehlendem Glucoseangebot wird eine Hypoglykämie physiologischerweise vor allem dadurch verhindert, dass durch eine Ausschüttung von Glucagon der weitere Glucoseabfall verhindert wird: das Glucagon steigert sowohl die hepatische Gluconeogenese als auch die Glykogenolyse und erhöht dadurch wieder die Blut- und Gewebeglucosekonzentration. Adrenalin hat über β-adrenerge Rezeptoren ähnliche hepatische Effekte, zusätzlich wird durch Adrenalin die Freisetzung von Vorläufern der Gluconeogenese gesteigert und der Glucoseverbrauch in der Peripherie reduziert. Über eine α_2-Rezeptor-Stimulation verringert Adrenalin auch die Insulinsekretion. Bei schwereren Hypoglykämien kann durch Cortisol- und Wachstumshormonausschüttung die hepatische Glucoseproduktion weiter gesteigert und der periphere Glucoseverbrauch weiter verringert werden (Cryer 1993 u. 1997).

Abgestufte Antwort auf Hypoglykämie

Bei stoffwechselgesunden Probanden konnte in vielen Untersuchungen gezeigt werden, dass in Abhängigkeit von der jeweiligen Plasmaglucose-Konzentration eine abgestufte hormonelle Antwort eintritt. Bei Plasmaglucose-Konzentrationen unter 80 mg/dl (4,4 mmol/l) fallen die Insulinspiegel im Plasma auf sehr niedrige Konzentrationen, bei einem Abfall der Plasmaglucose-Konzentration auf unter 65 – 70 mg/dl (3,6 – 3,9 mmol/l) steigen die Plasmaspiegel von Glucagon und Adrenalin deutlich an. In der Regel ist ein Anstieg der Cortisol- und Wachstumshormonausschüttung erst bei Plasmaglucose-Konzentrationen unter 60 mg/dl (3,3 mmol/l) zu verzeichnen, wobei alle genannten hormonellen **Gegenregulationsvorgänge bereits vor dem Beginn von klinisch bemerkbaren Hypoglykämie-Symptomen** auftreten. Die **autonomen**

Tabelle 9.2-1   Typische Symptome einer akuten Hypoglykämie (nach: Reinsch et al. 2000)

Autonom	Neuroglykopenisch	Unspezifisch
Schwitzen	Verwirrung	Übelkeit
Herzklopfen	Benommenheit	Schwindel
Tachykardie	Sprachstörungen	Kopfschmerzen
Tremor	Sehstörungen	
Hunger	Koordinationsstörungen, Paresen	
	Atypisches Verhalten	
	Psychotische oder delirante Zustände	
	Krampfanfälle	
	Koma	

Hypoglykämie-Symptome (Tab. 9.2-**1**), wie Schwitzen, Palpitationen, Tremor, Hunger und Ängstlichkeit, treten in der Regel bei Plasmaglucose-Konzentrationen unter 60 mg/dl (3,3 mmol/l) auf, **neuroglykopenische** Symptome finden sich bei stoffwechselgesunden Probanden in der Regel erst bei Plasmaglucose-Konzentrationen unter 50 – 55 mg/dl (2,8 – 3,1 mmol/l) (Boyle et al. 1988). Mit weiter fallenden Plasmaglucose-Konzentrationen unter 45 – 50 mg/dl (2,5 – 2,8 mmol/l) kommt es zu schweren neurologischen Symptomen wie Lethargie, teilweise aber auch Aggression, bei Plasmaglucose-Konzentrationen unter 30 mg/dl (1,7 mmol/l) treten das hypoglykämische Koma oder Krampfanfälle auf.

Hormonelle Gegenregulation vor allem bei Typ-1-Diabetes häufig gestört

Die bei stoffwechselgesunden Probanden sehr uniform ablaufende hormonelle Gegenregulation bei Hypoglykämien ist bei vielen Diabetespatienten, vor allem mit Typ-1-Diabetes, deutlich gestört. Ein wichtiger Faktor hierbei ist, dass auch bei fallenden Plasmaglucose-Konzentrationen die Insulinfreisetzung – sei es aus einem subkutanen Insulindepot oder bei Therapie mit insulinotropen Substanzen aus den β-Zellen – weiterschreitet bzw. nicht adäquat supprimiert werden kann, sodass sowohl der Glucoseverbrauch als auch die insulinbedingte Einschränkung der hepatischen Glucoseproduktion bestehenbleiben. Auch die Ausschüttung der kontrainsulinären Hormone kann deutlich reduziert sein, insbesondere die Glucagonantwort ist bei Patienten mit Typ-1-Diabetes bereits in den ersten Jahren deutlich vermindert (Gerich et al. 1991). Dies beruht wahrscheinlich auf den durch die exogene Insulingabe höheren Insulinspiegeln. Die Glucagonantwort auf andere Stimuli als die Hypoglykämie, beispielsweise die Gabe von Aminosäuren, bleibt nämlich erhalten. In späteren Krankheitsstadien kann auch die Adrenalinantwort deutlich eingeschränkt sein, was durch die dann fehlenden adrenergen Hypoglykämie-Symptome eine besondere Neigung zu schweren Hypoglykämien induziert. Das Risiko schwerer Hypoglykämien kann bei Patienten, bei denen sowohl die Glucagon- als auch die Adrenalinantwort auf Hypoglykämien deutlich eingeschränkt ist, bis um den Faktor 25 erhöht sein (White et al. 1983). Diese Patienten dürften auch einen Großteil der von **Hypoglykämie-Wahr-**

nehmungsstörungen betroffenen Patienten ausmachen, obwohl hier auch andere Faktoren eine wichtige Rolle spielen. Interessanterweise kann **bereits eine einzige schwere Hypoglykämie die hormonelle Gegenregulation bei weiteren folgenden Hypoglykämien deutlich verringern,** sodass auch die Wahrnehmung weiterer Hypoglykämien eingeschränkt sein kann (Dagogo-Jack et al. 1993, Cryer 1993, Lingenfelser et al. 1993). Andererseits lässt sich aber durch eine sorgfältige Plasmaglucoseeinstellung mit Vermeidung weiterer Hypoglykämien die neuroendokrine Antwort auf eine Hypoglykämie bereits innerhalb weniger Tage verbessern (Fanelli et al. 1993 u. 1997, Lingenfelser et al. 1995). Auch bei Patienten mit Wahrnehmungsstörungen von Hypoglykämien lässt sich durch das **langfristige Vermeiden von Hypoglykämien die Wahrnehmung wieder deutlich steigern,** obwohl sich die hormonelle Gegenregulation nicht unbedingt normalisiert (Dagogo-Jack et al. 1994, Fanelli et al. 1997).

Identifizierung von Typ-1-Diabetespatienten mit hohem Hypoglykämie-Risiko

Aus dem Diabetes Control and Complications Trial (DCCT 1991 u. 1997) lässt sich ableiten, dass der **stärkste Risikofaktor** für symptomatische Hypoglykämien bei Typ-1-Diabetespatienten eine **bereits erlittene Hypoglykämie** ist. Dabei waren in dieser Studie Patienten mit intensivierter konventioneller Therapie einem 2- bis 3-mal so hohem Risiko ausgesetzt wie die konventionell behandelten Patienten. Ein sehr hohes Risiko besteht auch bei Patienten, die bei vorher unzureichender Stoffwechsellage **rasch eine nahezu normoglykämische** Diabeteseinstellung zu erreichen versuchen. Zwischen einer intensivierten konventionellen Therapie und einer Insulinpumpenbehandlung bestehen keine wesentlichen Unterschiede, und interessanterweise scheint auch das Vorhandensein einer **autonomen Neuropathie keine wesentliche Rolle** zu spielen (Ryder et al. 1990). Bei vereinzelten Patienten erhöht auch die Behandlung mit einem ACE-Inhibitor, der die Insulinsensitivität und die Glucoseaufnahme im Gewebe verbessert, das Hypoglykämie-Risiko, und auch die Behandlung mit Betablockern kann vor allem bei älteren Patienten offenbar das Hypoglykämie-Risiko deutlich erhöhen (Hirsch et al. 1991).

Somogyi-Effekt und Dawn-Phänomen

Bei vielen Patienten, vor allem mit Typ-1-Diabetes, bestehen zu hohe morgendliche Plasmaglucose-Konzentrationen, auf die dann oft mit einer Erhöhung der abendlichen Basalinsulin-Gabe reagiert wird. In vielen Fällen beruhen diese hohen morgendlichen Plasmaglucose-Konzentrationen auf einem „Frühmorgen- oder Dämmerungsphänomen" (**Dawn-Phänomen**). Gelegentlich kann aber auch eine zu hohe abendliche Basalinsulin-Dosis zu unerkannten nächtlichen Hypoglykämien mit konsekutiver hormoneller Gegenregulation und hohen morgendlichen Blutzuckerspiegeln führen. Dieser erstmals 1959 beschriebene **Somogyi-Effekt** ist jedoch seltener als oft angenommen wird. Bei Patienten mit hohen morgendlichen Plasmaglucose-Konzentrationen sind deswegen zur Differenzialdiagnose nächtliche Blutzuckermessungen notwendig, damit nicht noch durch weitere Erhöhungen der abendlichen Basalinsulin-Dosis die Situation weiter verschlimmert wird.

Hypoglykämie-Schulung: die Patienten lernen, die Frühsymptome zu erkennen.

Das Auftreten von schweren Hypoglykämien lässt sich nur dadurch verhindern, dass sich die Patienten die frühen Zeichen und Symptome einer Hypoglykämie bewusst machen. Vor allem bei intensivierter konventioneller Insulintherapie müssen engmaschige Blutzuckerkontrollen durchgeführt werden. Erkennung, Vermeidung und Behandlung von Hypoglykämien sind deshalb essenzieller Bestandteil einer Patientenschulung, wobei das Thema aber aufgrund der unterschiedlichen Hypoglykämie-Häufigkeit bei Typ-1- und Typ-2-Diabetespatienten gewichtet werden muss. Für Patienten mit Hypoglykämie-Wahrnehmungsstörungen werden gesonderte Programme angeboten, in denen das **Erkennen der individuell bevorzugt auftretenden Hypoglykämie-Symptome gezielt trainiert** wird (Cox et al. 1991 u. 1994). Auch die oft große Angst vor Hypoglykämien – die ja angesichts der unangenehmen und auch gefährlichen Begleiterscheinungen einer Hypoglykämie sehr verständlich ist – kann ein Ausmaß annehmen, das eine normnahe Stoffwechseleinstellung unmöglich macht. In leichteren Fällen bieten sich hier die Diskussion und der Erfahrungsaustausch in Patientengruppen an, in schwereren Fällen ist eine Mitbetreuung durch einen diabetologisch ausgerichteten Psychologen oder Psychotherapeuten erforderlich.

Die Hypoglykämie bei Typ-2-Diabetes: seltener, aber häufig unerkannt

Die Häufigkeit von Hypoglykämien ist bei Typ-2-Diabetespatienten deutlich niedriger als bei Typ-1-Diabetespatienten, zumal Hypoglykämien nur unter der Behandlung mit insulinotropen Substanzen oder Insulin auftreten. **Hypoglykämien bei Typ-2-Diabetespatienten verlaufen häufig weniger schwer,** weil in der Regel die hormonelle Gegenregulation weitgehend intakt ist und häufig auch bereits bei etwas höheren Plasmaglucosewerten einsetzt (Levy et al. 1998). Insbesondere die Problematik von nächtlichen Hypoglykämien ist bei Typ-2-Diabetespatienten wesentlich seltener. Dennoch ist in Zukunft wohl auch mit einer deutlichen **Zunahme der Hypoglykämien** bei Typ-2-Diabetespatienten zu rechnen, da seit einigen Jahren, vor allem bei den jüngeren Typ-2-Diabetespatienten, ebenfalls eine normnahe Blutglucoseeinstellung angestrebt wird. Hypoglykämien treten hierbei vor allem im Zusammenhang mit körperlichen Belastungen oder beim Weglassen bzw. der Reduktion der Kohlenhydratzufuhr auf (Holstein et al. 2003). Insbesondere in der ersten Phase einer Diabetesneueinstellung (beispielsweise auch nach einer Krankenhausentlassung) besteht bei Typ-2-Diabetespatienten ein deutlich erhöhtes Hypoglykämie-Risiko. Häufig werden die **Hypoglykämien von den Patienten fehlinterpretiert,** typischerweise geben viele Patienten „Übelkeit nach der Tabletteneinnahme" oder Schwindelattacken, beispielsweise beim Einkaufen, an. Auch bei Typ-2-Diabetespatienten können Hypoglykämie-Symptome durch eine Begleitmedikation mit ACE-Inhibitoren hervorgerufen oder durch Betablocker in ihrer Symptomatik maskiert sein. Hier ist zunächst das Erkennen der Hypoglykämie-Episoden und das sichere Erlernen von entsprechenden Gegenmaßnahmen, wie beispielsweise zusätzliche Kohlenhydratzufuhr vor körperlicher Betätigung, von essenzieller Bedeutung.

Alkoholische Getränke können Hypoglykämien auslösen oder prolongieren.

Generell wirken sich alkoholische Getränke bei Diabetespatienten zunächst ebenso aus wie bei Gesunden: sie beeinträchtigen das zentrale Nervensystem und die hepatische Glucoseproduktion. Dies kann bei beginnenden oder anhaltenden Hypoglykämien problematisch sein, da die Frühsymptome der Hypoglykämie durch die Alkoholwirkung überlagert und damit häufig nicht vom Patienten registriert werden. Durch die nach Aufnahme großer Alkoholmengen gehemmte Gluconeogenese ist aber auch die hormonelle Gegenregulation weniger wirksam. Dies kann insbesondere in Kombination mit einer Sulfonylharnstofftherapie schwerste Hypoglykämien verursachen. Beim Genuss kleinerer Alkoholmengen spielt dieses Phänomen aber keine allzu große Rolle, wobei die typischen „Diabetiker"-Biere und -Weine aufgrund ihres geringeren Kohlenhydratgehalts bei höherem Alkoholanteil ein größeres Hypoglykämierisiko bedingen. Der in alkoholischen Getränken enthaltene Kohlenhydratanteil soll zur Vermeidung von Hypoglykämien bei der Insulindosierung nicht berücksichtigt werden.

Hypoglykämien müssen rasch erkannt und behandelt werden.

Generell sollte jeder mit insulinotropen Substanzen oder mit Insulin behandelte Diabetespatient einen kleinen **Vorrat von rasch wirksamen Kohlenhydraten** (Traubenzucker, Glucose-Gel, gesüßter Fruchtsaft) mit sich führen, sodass bei frühen Hypoglykämie-Symptomen eine Selbsthilfe problemlos möglich ist. In der Regel reichen 30 – 50 g rasch resorbierbarer Kohlenhydrate aus, um den Blutzucker in einen normnahen Bereich anzuheben, ohne dabei Hyperglykämien zu induzieren. Die aktuelle **Blutzuckermessung** sollte dabei **erst nach der Kohlenhydratzufuhr** durchgeführt werden. Die Patienten müssen darüber aufgeklärt sein, dass eine Hypoglykämie-Behandlung mit fetthaltigen Nahrungsmitteln wie Schokolade wegen der langsamen Resorption nicht adäquat ist (siehe Kap. 1.9, S. 48 ff.). Für den Fall von schweren Hypoglykämien ist es sinnvoll, Bezugspersonen des Patienten in der Behandlung von schweren Hypoglykämien zu unterrichten. Patienten mit hohem Hypoglykämie-Risiko sollten hierfür mit Glucagon-Kits versorgt sein, sodass bei einer Hypoglykämie mit der Notwendigkeit von **Fremdhilfe** eine darin geschulte Bezugsperson 0,5 – 1,0 mg **Glucagon subkutan oder intramuskulär** injizieren kann. In der Regel führt diese

Tabelle 9.2-2   Häufige Ursachen von Hypoglykämien bei Diabetespatienten (Typ 1 und 2)

- Auslassen oder Verspätung einer Mahlzeit bei konventioneller Insulintherapie oder insulinotropen Antidiabetika
- Zu „scharfe" Diabeteseinstellung
- Exzessiver oder ungewohnter Sport
- Hypoglykämie-Wahrnehmungsstörung
- Begleiterkrankungen wie Niereninsuffizienz, Alkoholmissbrauch

Maßnahme innerhalb von 10–15 min zum Wiedererlangen des Bewusstseins, lediglich bei lange anhaltenden Hypoglykämien mit erschöpften Glykogenreserven ist die Wirksamkeit eingeschränkt. Schneller und effektiver ist die **intravenöse Gabe von 20–40 ml einer 40%igen Glucoselösung** durch medizinisches Fachpersonal. Bei gehäuften oder nach schweren Hypoglykämien ist wegen des hohen Rezidivrisikos eine stationäre Diabetes-Neueinstellung bzw. -Überwachung notwendig. Patienten mit **Sulfonylharnstoff-induzierten Hypoglykämien** bedürfen wegen des Risikos von späten Folgehypoglykämien in jedem Falle einer **stationären** Überwachung.

> **Hypoglykämien können auch bei Nichtdiabetikern auftreten.**

Hypoglykämien können auch bei Nichtdiabetikern infolge eines **Insulinoms** oder einer – extrem seltenen – **Nesidioblastose** bei Kindern, einer Produktion insulinähnlicher Substanzen oder erhöhten Glucoseverbrauchs durch extrapankreatische Tumoren, oder auch durch eine verringerte Gluconeogenese, beispielsweise bei Wachstumshormonmangel oder bei Lebererkrankungen sowie Alkoholabusus und Mangelernährung, auftreten. In der Differenzialdiagnostik dieser Hypoglykämien kann u. a. auch die Messung von Proinsulin im Serum hilfreich sein, beim Insulinom ist der Proinsulinanteil an der Gesamtinsulinfraktion oft deutlich erhöht. Der Standardtest in der Insulinomdiagnostik ist jedoch der 72-h-Hungerversuch. Bei einer **Hypoglycaemia factitia** durch verschwiegene Insulininjektionen lässt sich im Blut zwar ein erhöhter Insulinspiegel, jedoch kein gleichzeitig erhöhtes C-Peptid messen. Nicht selten werden auch sog. **reaktive Hypoglykämien,** insbesondere nach Zufuhr größerer Mengen rasch resorbierbarer Kohlenhydrate, beobachtet, denen man durch diätetische Maßnahmen begegnen kann.

9.3   Perioperative Betreuung bei Diabetes mellitus

M. Pfohl (Duisburg)

Bei Patienten mit Diabetes mellitus bestehen peri- und postoperativ einige Besonderheiten. So wird bei diesen Patienten die übliche Routine der Diabetesbehandlung unterbrochen, und der **Postaggressionsstoffwechsel** sowie die für die Operation erforderliche Anästhesie können zu akuten Entgleisungen der Diabeteseinstellung führen. Zusätzlich sind Patienten mit Diabetes mellitus aufgrund der häufig vorliegenden Begleit- und Folgeerkrankungen auch von anderen **peri- und postoperativen Komplikationen** bedroht, generell ist auch von einem etwas **erhöhten Infektionsrisiko** auszugehen. Bei vielen für das höhere Lebensalter typischen operativen Eingriffen ist aufgrund der hohen Diabetesprävalenz in dieser Altersgruppe mit einem großen Anteil von Diabetespatienten unter den operierten Patienten zu rechnen. Bei einigen operativen Eingriffen wie Nierentransplantationen oder in der aortokoronaren

Bypass-Chirurgie ist sogar von einem sehr hohen Prozentsatz von Diabetespatienten auszugehen, da es sich hierbei häufig um die Behandlung von Diabetes-Folgeerkrankungen handelt. Generell sollte deshalb auch in den operativ tätigen Fächern ein **Problembewusstsein für Diabetespatienten** bestehen, wobei eine **enge Zusammenarbeit zwischen Anästhesisten, Chirurgen und Diabetologen** notwendig und die Erarbeitung entsprechender Therapieschemata für Diabetespatienten wünschenswert ist.

> ### Der Postaggressionsstoffwechsel begünstigt Akutkomplikationen und Infektionen.

Zumindest bei größeren chirurgischen Eingriffen entsteht auch beim Stoffwechselgesunden im Rahmen des Aggressionsstoffwechsels eine katabole Situation mit einem Anstieg der kontrainsulinären Hormone und einer unterschiedlich ausgeprägten **Insulinresistenz**. Während der Stoffwechselgesunde diese Situation bis zu einem gewissen Grad durch vermehrte Insulinausschüttung kompensieren kann, führt der (Post-)Aggressionsstoffwechsel bei Patienten mit Diabetes mellitus in der Regel zu einer Erhöhung der peri- und postoperativen Plasmaglucosewerte. Angesichts dieser Situation bedürfen Patienten mit Diabetes mellitus häufig einer **erhöhten Insulinzufuhr und Flüssigkeitssubstitution**, um Akutkomplikationen wie eine Ketoazidose oder hyperglykämisch-hyperosmolare Komata zu verhindern. Andererseits ist auf eine **ausreichende Glucosezufuhr** zu achten, da sonst bei der erhöhten Insulinsubstitution mit der Gefahr von Hypoglykämien zu rechnen ist. Die Plasmaglucosewerte sollten dabei – eine entsprechende Überwachungsmöglichkeit vorausgesetzt – idealerweise normoglykämisch (80–110 mg/dl) eingestellt werden. In einer großen Studie ließ sich durch eine solch straffe perioperative Diabeteseinstellung die Mortalität von chirurgischen Intensivpatienten von 8,0 % auf 4,6 % senken (Van den Berghe et al. 2001).

> ### Diabeteseinstellung und Folgeerkrankungen sind entscheidend für das Operationsrisiko.

Bei Diabetespatienten mit guter Stoffwechseleinstellung und **ohne Folgeerkrankungen** besteht – Beachtung der o. g. Vorsichtsmaßnahmen vorausgesetzt – per se kein erhöhtes perioperatives Morbiditäts- und Mortalitätsrisiko. Bei guter Stoffwechseleinstellung sind sogar Wundheilungsstörungen und die postoperative Infektionsgefahr durchaus mit derjenigen von stoffwechselgesunden Patienten vergleichbar. Anders verhält es sich bei Patienten mit bestehender **koronarer Herzkrankheit**, bei denen peri- und postoperativ ein erhöhtes Myokardinfarktrisiko besteht, sodass eine präoperative Einschätzung des perioperativen Risikos erfolgen sollte und ggf. auch präoperativ eine kardiologische Diagnostik oder Intervention vorgenommen werden sollte. Patienten mit **autonomer Neuropathie** bedürfen ebenfalls besonderer Beachtung, da diese Patienten sehr empfindlich auf perioperative **Blutdruckabfälle** oder auch **Blutverlust** reagieren können und deshalb besonders engmaschig überwacht werden müssen. Aus anästhesiologischer Sicht ist auch das Vorhandensein einer diabetischen **Gastroparese** von besonderer Bedeutung, da bei diesen Patienten auch bei einer länger dauernden Nahrungskarenz noch mit großen Nahrungsresten im Magen gerechnet werden muss und damit das **Aspirationsrisiko** deutlich erhöht ist.

Bei elektiven Eingriffen bereits vorher die Diabeteseinstellung optimieren

Bei **elektiven Eingriffen** ist bereits in der Vorphase der Operation auf eine sehr gute Stoffwechseleinstellung zu achten, gegebenenfalls muss bei schlechter Diabeteseinstellung auch eine Verschiebung des Operationstermins in Kauf genommen werden. Generell sollten Diabetespatienten nach Möglichkeit morgens und nicht unmittelbar vor dem Wochenende operiert werden. **Biguanide** sind mindestens 48 h vor geplanten Operationen **abzusetzen**, auch Sulfonylharnstoffe sollten zumindest bei unzureichender Diabeteseinstellung bereits präoperativ abgesetzt und durch eine suffiziente Insulintherapie ersetzt werden. Bis zum Operationstag raten wir generell zu einer **Beibehaltung der üblichen Ernährung** und einer **Insulintherapie**. Am Morgen des Operationstages sollten Patienten mit intensiviert-konventioneller Insulintherapie ihre übliche basale Insulindosis und Patienten mit konventioneller Therapie 50 % ihrer üblichen Kombinationsinsulindosis in Form eines Basalinsulins injizieren. Das häufig beobachtete Weglassen jeglicher Insulintherapie am Operationstag ist angesichts der obigen Ausführungen über den Aggressionsstoffwechsel obsolet und potenziell gefährlich.

Bei kleineren Operationen rasche Rückkehr zur üblichen Behandlungsroutine

Bei **kleineren Operationen**, also bei in Lokalanästhesie durchgeführten Eingriffen mit nur kurzer postoperativer Nüchternheit oder bei diagnostischen Eingriffen, sind bei einem bisher diätetisch eingestellten Diabetes mellitus Blutglucosekontrollen ausreichend, gegebenenfalls kann durch kleinere Insulingaben korrigierend eingegriffen werden. Bei bisher mit Sulfonylharnstoffen eingestellten Typ-2-Diabetespatienten wird die Sulfonylharnstoffbehandlung vor der ersten postoperativen Mahlzeit wieder aufgenommen, auch hier sind engmaschige Blutzuckerkontrollen und gegebenenfalls eine korrigierende Insulinsubstitution nötig. Bei bereits mit Insulin therapierten Patienten, die, wie oben angegeben, vor der Operation Basalinsulin erhalten haben, sollte peri- und postoperativ 5%ige Glucose intravenös verabreicht werden. Die Infusionsgeschwindigkeit ist hierbei an den aktuellen Blutglucosewerten auszurichten. Die normale Insulintherapie kann bei diesen Patienten vor der ersten postoperativen Mahlzeit wieder aufgenommen werden. Bei Blutglucosewerten über 200 mg/dl (11,1 mmol/l) sollte jeweils korrigierend mit Normalinsulingaben eingegriffen werden.

Bei schweren operativen Eingriffen Glucose-Insulin-Kalium-Infusionen oder Insulinperfusor

Bei **schweren operativen Eingriffen**, also bei allen Eingriffen mit Eröffnung einer Körperhöhle und bei länger dauernden Operationen, insbesondere bei der Notwendigkeit einer anschließenden parenteralen Ernährung, ist bei rein diätetisch behandelten Patienten wie bei den kleineren Eingriffen zu verfahren, wobei engmaschige Blutglucosekontrollen durchgeführt werden und die Indikation zu einer Insulinsubstitution großzügig zu stellen ist. Patienten, die vorher mit insulinotropen Substanzen oder Metformin behandelt wurden, werden am besten **präoperativ auf eine**

Tabelle 9.3-1   Schema für die Glucose-Insulin-Kalium-Infusion

Glucose-Insulin-Kalium-Infusion
- 500 ml Glucose 10 %
- +10 mmol KCl
- +16 E Normalinsulin (bei BMI > 30 kg/[m]^2 20 E)
- mit 84 ml/h intravenös verabreichen

Kontrollen
- anfangs Blutglucose-Kontrolle stündlich, später alle 2 – 4 h
- engmaschige Kontrollen von Serum-Natrium und -Kalium

Dosisanpassung
- bei Blutglucose-Anstieg um > 50 mg/dl (2,8 mmol/l) oder bei Blutglucose-Konzentration > 200 mg/dl (11,2 mmol/l) Insulinmenge um 4 IE Insulin pro 500 ml Infusionslösung steigern
- bei Blutglucose-Abfall auf < 100 mg/dl (5,6 mmol/l) Insulinmenge um 4 IE Insulin pro 500 ml Infusionslösung reduzieren
- Fortsetzung bis 1 h nach erster regulärer Mahlzeit

Cave: Bei Absetzen der Infusion **kein** Insulindepot vorhanden, daher sehr rascher Blutglucose-Anstieg möglich!

Insulintherapie umgestellt und peri- und postoperativ intravenös mit Insulin substituiert. Patienten, die bereits vorher mit Insulin behandelt wurden, sind peri- und postoperativ für die Dauer der parenteralen Ernährung ebenfalls auf eine intravenöse Zufuhr von Insulin einzustellen. In dieser Situation müssen regelmäßige Kaliumkontrollen und ggf. eine Kaliumsubstitution erfolgen. Nach unseren Erfahrungen erscheint in dieser Situation die Gabe einer **Glucose-Insulin-Kalium-Infusion** (Tab. 9.3-**1**) zweckmäßig, da bei getrennter Zufuhr der Glucoselösung und der Insulinlösung bereits kurzfristige Unterbrechungen der Glucosezufuhr, vor allem bei hohen Insulindosierungen, zur Induktion von schweren Hypoglykämien ausreichend sein können. Auch bei Typ-1-diabetischen Kindern lässt sich durch die Glucose-Insulin-Kalium-Infusion eine wesentlich stabilere perioperative Stoffwechselführung erreichen (Kaufman et al. 1996). Die früher übliche Zufuhr von **Glucoseersatzstoffen wie z. B. Sorbit ist obsolet.** Bei der Wiederaufnahme der oralen Ernährung sollte das Insulin wieder subkutan injiziert werden, wobei auf eine ausreichende Überlappung mit der intravenösen Insulinzufuhr, vor allem bei Typ-1-Diabetespatienten, zu achten ist.

> **Auch bei Notfalleingriffen müssen Blutzuckerentgleisungen vermieden werden.**

Bei **dringlicher Operationsindikation** sollten zumindest die aktuelle Plasmaglucose, die Serumelektrolyte, Nierenretentionswerte, eine Blutgasanalyse und nach Möglichkeit ein Urinstatus vorliegen, da die zu dem operativen Eingriff führende Akutsituation natürlich auch zu einer akuten Entgleisung des Diabetes mellitus selbst führen kann. Besonders bei abdomineller Symptomatik muss auch an die Möglichkeit einer

Pseudoperitonitis diabetica und an falsch negative Resultate in der Vordiagnostik – beispielsweise durch defekte Blutzuckerteststreifen – gedacht werden. Falls zeitlich möglich, sollten stärkere Abweichungen, wie beispielsweise eine diabetische Ketoazidose oder Elektrolytentgleisungen, präoperativ noch korrigiert werden. Auch hier ist die Indikation zur intravenösen Insulintherapie mittels Insulinperfusor oder

Tabelle 9.3-2   Schema für die peri- und postoperative Behandlung von Diabetespatienten

1. Leichte und mittelschwere Operationen (inkl. diagnostischer Eingriffe)

Diätetisch eingestellter Diabetes	• am OP-Tag nüchtern lassen • Blutglucosekontrollen • bei längerer OP-Dauer 5%ige Glucose i. v. • bei BZ > 200 mg/dl (11,2 mmol/l) 4 – 6 IE Normalinsulin s. c.
Mit oraler Medikation therapierter Diabetes	• Metformin 48 h präoperativ absetzen • insulinotrope Substanzen am OP-Tag pausieren • am OP-Tag nüchtern lassen • Blutglucosekontrollen • bei längerer OP-Dauer 5%ige Glucose i. v. • bei BZ > 200 mg/dl (11,2 mmol/l) 4 – 6 IE Normalinsulin s. c. • vor erster Mahlzeit Wiederaufnahme der oralen Medikation
Mit Insulin behandelter Diabetes	• am OP-Tag nüchtern lassen • 50 % der üblichen Insulindosis als Basalinsulin (bei ICT übliche Basalinsulindosis) • Blutglucosekontrollen • peri- und postoperativ 5%ige Glucose i. v. • bei BZ > 200 mg/dl (11,2 mmol/l) 4 – 6 IE Normalinsulin s. c. • vor erster Mahlzeit Wiederaufnahme der üblichen Insulintherapie • bei Problemen Übergang auf Glucose-Insulin-Kalium-Infusion

2. Schwere Operationen mit Eröffnung von Körperhöhlen und/oder anschließender parenteraler Ernährung

Diätetisch eingestellter Diabetes	• parenterale Ernährung • Blutglucosekontrollen • bei BZ > 110 mg/dl (6,0 mmol/l) Insulinperfusor oder Glucose-Insulin-Kalium-Infusion
Mit oraler Medikation therapierter Diabetes	• präoperative Umstellung auf eine Insulintherapie • intra- und postoperativ Glucose-Insulin-Kalium-Infusion • engmaschige Blutglucosekontrollen • bei Beginn der regulären Ernährung Wiederaufnahme der oralen Medikation (bei stabiler Situation)
Mit Insulin behandelter Diabetes	• Umstellung auf Insulinperfusor oder Glucose-Insulin-Kalium-Infusion • engmaschige Blutglucosekontrollen • bei Beginn der regulären Ernährung Wiederaufnahme der üblichen Insulintherapie

Glucose-Insulin-Kalium-Infusion bereits bei leicht erhöhten Plasmaglucosewerten zu stellen und eine Normoglykämie anzustreben (Jacober u. Sowers 1999, Hirsch und Paauw 1997, Van den Berghe et al. 2001).

Besondere Sorgfalt bei kardiochirurgischen Eingriffen und bei Sectio caesarea

In der Kardiochirurgie, die aufgrund der Häufigkeit von aortokoronaren **Bypass-Operationen** bei Typ-2-Diabetespatienten mit koronarer Herzkrankheit eine besondere Rolle spielt, ist besonders auf eine gute peri- und postoperative Glucoseeinstellung zu achten. Bei unzureichender Diabeteseinstellung ist bei Diabetespatienten das Risiko von schweren Infektionen, besonders tiefen Sternalinfektionen, deutlich erhöht. In der Bochumer Klinik werden deshalb alle – auch vorher rein diätetisch behandelte – Diabetespatienten bei aortokoronaren Bypass-Operationen generell mit einer Glucose-Insulin-Kalium-Infusion therapiert. Hierdurch lassen sich peri- und postoperative Diabetesentgleisungen zuverlässig vermeiden.

Bei Entbindungen durch **Sectio caesarea** ist häufig durch die vorherige Tokolysebehandlung, teilweise auch durch Glucocorticoidgaben zur Steigerung der Lungenreife bei dem ungeborenen Kind, der prä- und perioperative Insulinbedarf sehr hoch. Bei der Plazentalösung fällt dann aber der Insulinbedarf drastisch, und es besteht ein hohes Risiko von schweren Hypoglykämien. Dieser Situation ist durch entsprechend engmaschige Blutglucosekontrollen Rechnung zu tragen.

Generell ist es angesichts der hohen Anzahl von Diabetespatienten bei operativen Eingriffen notwendig, Klinik- und Praxispersonal in operativ tätigen Einheiten für die Belange der peri- und postoperativen Diabetesbehandlung zu sensibilisieren und entsprechende lokale Standards zu etablieren (Tab. 9.3-**2**). Bei gut geschulten und im Selbstmanagement trainierten Patienten ist es häufig am günstigsten, die Diabetesbehandlung postoperativ sobald wie möglich wieder durch den Patienten selbst durchführen zu lassen, wobei aber auf eine entsprechende Überwachung und gegebenenfalls auch diabetologische Beratung keineswegs verzichtet werden darf.

9.4   Diabetes, Sport und Reisen

M. Pfohl (Duisburg), R. M. Schmülling (Tübingen)

SPORT

Sport für Diabetespatienten – eine Ergänzung der übrigen Therapie

Die methodischen Fortschritte in der Diabetologie wie Eigenmessung der Blutglucose, die differenzierte Applikation von Insulin mit unterschiedlicher Wirkdauer und viel besser geschulte und motivierte Patienten ermöglichen es heute, dass Diabetespatienten Sport betreiben können. Bei der Olympiade in Sydney 2000 gewann beispielsweise ein Schwimmer mit Typ-1-Diabetes, Gary Hall, die Goldmedaille über 50 m Freistil, die er spontan allen Diabetespatienten in der Welt widmete. Sport wird sogar in den Therapie- oder Präventionsplan eingebunden. Prinzipiell sollte es jedem Diabetespatienten ermöglicht werden, regelmäßig Sport zu treiben und seine körperliche Leistung bis zur individuellen Grenze auszuloten. Sport ermöglicht den Patienten ein **positives** Körpererlebnis mit Steigerung des Selbstvertrauens und der Lebensfreude. Weitere positive Auswirkungen von Muskelarbeit sind eine Senkung der triglyceridreichen Lipoproteine, eine Erhöhung des HDL-Cholesterins und bei regelmäßigem Training eine Verbesserung der Insulinresistenz mit Rückgang des Insulinbedarfs, vor allem bei Patienten mit Typ-2-Diabetes. Es sind allerdings einige wichtige Faktoren und auch **Risiken** zu beachten. Der blutzuckersenkende Effekt von körperlicher Betätigung ist zum Teil erwünscht, zum anderen aber müssen Hypoglykämien vermieden werden. Neben den allgemeinen Sport-assoziierten Risiken kommen bei Diabetespatienten zwei spezielle Gefahren hinzu, nämlich hypo- und hyperglykämische Entgleisungen sowie das deutlich erhöhte Risiko einer zum Teil inapparenten koronaren Herzerkrankung. Weitere Risiken bestehen in Abhängigkeit von der Ausprägung weiterer Folgeschäden des Diabetes mellitus wie Retinopathie, Nephropathie oder Neuropathie. Diesen Risiken ist durch entsprechende **Voruntersuchungen** und Beratungen der Patienten Rechnung zu tragen.

Verbesserung der Insulinsensitivität bei regelmäßigem Sport

Bei körperlicher Belastung wird in der Muskulatur zunächst muskeleigene Glucose zur Energiegewinnung eingesetzt, bei anhaltender Belastung wird die Glucose aus Muskelglykogen freigesetzt. Bei einem etwa 70 kg schweren Mann entspricht das in der Muskulatur enthaltene Glykogen ca. 1100 kcal, das Glykogen in der Leber zusätzlichen 500 kcal. Da die Skelettmuskulatur keine Glucose-6-Phosphatase enthält, wird das Muskelglykogen über die Glykolyse zu Pyruvat verstoffwechselt, sodass aus der Skelettmuskulatur keine Glucose direkt freigesetzt bzw. zur Aufrechterhaltung der Blutglucosekonzentration zur Verfügung gestellt werden kann. Ergänzend zum Glykogenabbau nimmt die Muskulatur – sofern zumindest geringe Insulinmengen zur Verfügung stehen – Glucose aus dem Blut respektive der interstitiellen Flüssigkeit auf, sodass die Blutglucosekonzentration – beim Gesunden auch die Insulinkonzentration – fällt und Glucagon ausgeschüttet wird. Dies wiederum induziert eine gesteigerte hepatische Glucoseproduktion durch mehr Glykogenolyse und Gluconeogenese. Bei anhaltender körperlicher Belastung werden weitere kontrainsulinäre Hormone wie Adrenalin, Noradrenalin, Cortisol und Wachstumshormon ausgeschüttet, die wiederum über eine verstärkte Lipolyse freie Fettsäuren zur direkten Verstoffwechselung durch die Skelettmuskulatur und Glycerol zur hepatischen Glucoseproduktion bereitstellen. Regelmäßige Muskelaktivität induziert eine Vermehrung mitochondrialer Enzyme, die Entwicklung neuer Muskelkapillaren und eine verstärkte Translokation der insulinabhängigen Glucosetransporter (GLUT-4) an die Zellmembran. Hierdurch lässt sich die verbesserte Insulinsensitivität bei regelmäßigem Sport erklären (Devlin 1992).

Voruntersuchungen sind notwendig: Augen, Nieren, Blutdruck, Herz

Bevor ein bisher nicht Sport treibender Diabetespatient mit Sport beginnt, sollten einige Voruntersuchungen durchgeführt werden. So muss das Stadium der Retinopathie bekannt sein, ein stabiler Augenhintergrundbefund bestehen, eine eventuell notwendige Laserbehandlung muss abgeschlossen sein. Die Nephropathie muss charakterisiert sein durch Albuminurie, Proteinurie, Serumcreatinin und eventuell endogene Creatinin-Clearance. Der Verlauf des Blutdruckes, des Pulses und eventuelle Zeichen einer Myokardischämie oder eines bereits abgelaufenen Myokardinfarktes werden im Rahmen des Ruhe-EKG und des sich anschließenden Belastungs-EKG analysiert. Zugleich wird im Rahmen des Belastungs-EKG die zur Zeit maximal erreichbare Leistung in Watt sowie die dazugehörige Pulsfrequenz (im Fall einer nicht erreichten Ausbelastungsfrequenz) festgestellt. Hieraus und aus dem Ruhepuls lässt sich dann die Pulsfrequenz bei verschiedenen Belastungsstufen berechnen (Tab. 9.4-1). Die **halbmaximale Leistung** ist diejenige körperliche Belastung, bei der Untrainierte unterhalb der anaeroben Schwelle ohne bedeutsamen Anstieg des Lactats trainieren können. Dabei handelt es sich um die **ökonomischste und effizienteste Form des Trainings**. Genauere Analysen mit Bestimmung von pH, pO_2 und pCO_2 sowie Lactat-Bestimmung sind in aller Regel nicht notwendig und werden nur im Rahmen von Leistungssport-Untersuchungen durchgeführt. Das Risiko, während eines Belastungs-EKG eine Hypoglykämie zu erreichen, ist gering. Ein Abfall des Blutzuckers während des Belastungs-EKG und bis zu 90 min danach ist nicht zu beobachten, da bei Überschreiten der anaeroben Schwelle ein starker Anstieg der Katecholamine erfolgt, der bei Diabetespatienten nach Ende der maximalen Belastung kurzfristig den Blutzucker steigen lässt.

Tabelle 9.4-1   Formel zur Berechnung der Belastungsintensität

(**Cave:** Gilt nicht bei autonomer Neuropathie)

$$\% \text{ maximale Belastung} = 100 \times \frac{\text{aktueller Puls} - \text{Ruhepuls}}{\text{maximaler Puls} - \text{Ruhepuls}}$$

Individuelle Festlegung der Leistungsgrenze anhand des Belastungs-EKG

Anhand des Belastungs-EKG kann die maximal erlaubte Belastung und die zugehörige Pulsfrequenz für jeden Diabetespatienten individuell festgelegt werden. Bei Patienten **ohne Folgeerkrankungen** mit einem günstigen Blutdruckverlauf spricht nichts gegen sportliche Belastungen bis zur körperlichen Erschöpfung. Bei Diabetespatienten **mit Folgeerkrankungen** wird man z. B. eine **Blutdruckgrenze von systolisch maximal 200 mmHg** festlegen, im Belastungs-EKG die **zugehörige Pulsfrequenz** ablesen und diese dem Patienten als **Grenzbelastung** vorgeben. Eine Überbelastung der Patienten ist vor allem bei Beginn sportlicher Aktivitäten zu vermeiden, damit keine deletären Auswirkungen auftreten. Einen Überblick über die Belastungsintensität in Relation zum relativen Maximalpuls und bei verschiedenen körperlichen Belastungen geben die Tab. 9.4-**1** bis 9.4-**3**.

Bei Diabetespatienten ist die metabolische Antwort auf Sport verändert.

Bei Patienten mit Diabetes mellitus sind die metabolischen Auswirkungen körperlicher Betätigung von mehreren Faktoren abhängig. Bei **mit Insulin** therapierten Diabetespatienten ist von entscheidender Bedeutung, dass die Freisetzung des exogenen Insulins bei fallenden Blutglucose-Konzentrationen nicht gestoppt werden kann, sodass mit **wesentlich stärkeren Blutglucose-Abfällen** als bei Nichtdiabetikern gerechnet werden muss. Zusätzlich kann die körperliche Aktivität die Insulinresorption aus subkutanen Depots beschleunigen, vor allem nach Insulininjektionen in die Extremitäten oder nach versehentlicher intramuskulärer Insulininjektion. Bei Typ-1-Diabetes mit **aktuellem Insulinmangel** hingegen können unter körperlicher Belastung **paradoxe Blutglucose-Anstiege und Ketonämien** auftreten (Berger et al. 1977). Sport treibende Diabetespatienten müssen deshalb die folgenden Einflussgrößen berücksichtigen:
- Blutglucose zu Beginn der körperlichen Belastung;
- bei Blutglucose über 250 mg/dl (14 mmol/l) Ketonkörper in Blut oder Urin;
- Tageszeit;
- Belastungsintensität und -dauer;
- letzte Insulininjektion und Mahlzeit.

Die Blutglucose zu Beginn des Sports erlaubt es abzuschätzen, ob eine zusätzliche Kohlenhydratzufuhr notwendig ist. Bei einer halbmaximalen Belastung fällt beispielsweise die Blutglucose durchschnittlich um 3 mg/dl (0,15 mmol/l) je Minute ab, sodass bei einer Ausgangsblutglucose von 200 mg/dl (11,2 mmol/l) eine halbe Stunde Joggen zu einer Normalisierung der Blutglucose ohne wesentliches Hypoglykämierisiko genutzt werden kann. Bei einer aktuellen Blutglucose über 250 mg/dl (14 mmol/l) mit Ketonämie oder -urie besteht ohne adäquate Insulinzufuhr das Risiko einer Ketoazidose, in diesem Fall muss die Sportausübung zurückgestellt werden.

Tabelle 9.4-2 Einteilung der körperlichen Belastung, basierend auf einer Dauer bis zu einer Stunde

Intensität	Prozent der maximalen Sauerstoffaufnahme (VO$_2$ max.)	Prozent des maximalen Pulses (220 minus Lebensalter)
Sehr leicht	<20	<35
Leicht	20–39	35–54
Moderat	40–59	55–69
Schwer	60–84	70–89
Sehr schwer	>85	>90
Maximal	100	100

Tabelle 9.4-3   Einteilung der körperlichen Belastung im Alltag und bei Sport

Tätigkeit – sehr leicht	kcal/h
Schlaf	65
Grundumsatz, liegend nüchtern	70
Sitzend, Grundumsatz u. Sitzaufwand	73
Stehen, straff	96
Theoretischer Unterricht	105
Tätigkeit – leicht	**kcal/h**
Kegeln	180
Morgengymnastik, leicht	210
Gehen (zügig, 6 km/h)	259
Reiten, Trab	294
Schwimmen (Brust, 1,2 km/h)	308
Tischtennis	315
Tätigkeit – moderat	**kcal/h**
Tanzen, Walzer	367
Reiten Galopp	469
Bäumesägen	480
Badminton/Tennis	480
Kanufahren	490
Tätigkeit – schwer	**kcal/h**
Rudern (Rollsitz, 6 km/h)	516
Paddeln (7,5 km/h)	567
Radfahren (21 km/h)	610
Skilanglauf (9 km/h)	630
Rudern (fester Sitz, 6 km/h)	651
Laufen (9 km/h)	694
Tätigkeit – sehr schwer	**kcal/h**
Laufen (12 km/h)	705
Radfahren (30 km/h)	840
Laufen (15 km/h)	847
Tätigkeit – maximal	**kcal/h**
Treppensteigen (1 h!)	1100

Der Energieverbrauch bei Sportarten mit stark wechselnder Belastungsintensität (z. B. **alpiner Skilauf, Tennis**) hängt vor allem von den Phasen mit Belastung der Rumpf- und Beinmuskulatur ab. Bei höherer Belastungsintensität ist der Energieverbrauch bei diesen Sportarten mit Laufen (9 km/h, siehe oben) vergleichbar.

Zur Vermeidung von Hypoglykämien: Insulindosisreduktion oder zusätzliche Kohlenhydratzufuhr

Obwohl die metabolischen Veränderungen bei insulintherapierten Diabetespatienten größeren interindividuellen Schwankungen unterliegen, lassen sich aus eigenen Studien einige **Faustregeln** für Sport treibende Diabetespatienten ableiten (Pfohl et al. 1990, Schmülling et al. 1990). Außer in Insulinmangel-Situationen führt beispielsweise eine einstündige Fahrradergometrie mit halbmaximaler Belastung (50 % VO$_2$ max.) ohne zusätzliche Kohlenhydratzufuhr oder Insulindosisanpassung zu einem Blutglucoseabfall um etwa 150 mg/dl (8,4 mmol/l) (Abb. 9.4-**1**). Auch im Einzelfall wird ein größerer Abfall als 60 mg/dl (3,4 mmol/l) in 20 min in der Regel nicht beobachtet. Bei normnahen Blutglucose-Ausgangswerten kann entweder die Insulindosis reduziert werden – was eine Vorausplanung der körperlichen Aktivität erfordert – oder rasch resorbierbare Kohlenhydrate (Glucose, Dextroenergen) eingenommen werden. Einfacher ist die Hypoglykämie-Prophylaxe durch zusätzliche Kohlenhydrataufnahme, bei den meisten Patienten reichen hier **für 1 Stunde halbmaximale Belastung** unabhängig von der Tageszeit **30 – 40 g (3 – 4 BE) rasch resorbierbare Kohlenhydrate** aus. Im Falle einer Reduktion der Insulindosis sind dagegen die Tageszeit und der generelle Insulinbedarf der Patienten von Bedeutung. In der Regel muss die **Insulindosis bei Sport morgens stärker reduziert werden als abends**. Bei eigenen Studien an jüngeren Typ-1-Diabetespatienten hat sich eine Reduktion des Normalinsulins um **10 IE morgens** oder um **5 IE abends** als adäquat **für eine einstündige halbmaximale Belastung** erwiesen. Bei 80 durchgeführten körperlichen Belastungen über jeweils eine Stunde traten nur in 2 Fällen Hypoglykämien unter 50 mg/dl (2,8 mmol/l) ein, die jedoch leicht waren und durch Unterbrechen der körperlichen Belastung mit zusätzlicher Glucoseeinnahme von 1 – 2 BE beendet werden konnten (Schmülling et al. 1990). Bei Patienten, die mit kurz wirkenden Insulinanaloga (Humalog, NovoRapid) behandelt werden, empfiehlt sich für postprandialen Sport eine Insulindosisanpassung in Anlehnung an Tab. 9.4-**4**.

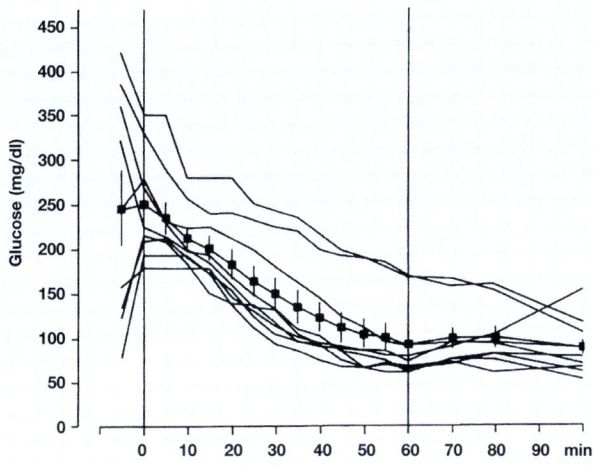

Abbildung 9.4-1   Plasmaglucoseverlauf bei 10 Patienten mit Typ-1-Diabetes bei halbmaximaler Belastung (Fahrradergometrie) über 60 min nach üblicher Insulindosierung ohne Anpassung bei erhöhten Ausgangswerten (Einzelwertkurven und Mittelwerte ± SEM) (Schmülling et al. 1990).

Tabelle 9.4-4   Faustregeln für die Anpassung von kurz wirkenden Insulinanaloga vor Sport unterschiedlicher Intensität und Dauer (nach: Rabasa-Lhoret et al. 2001)

Belastungsintensität (% der max. Belastbarkeit)	% Dosisreduktion	
	30-min-Belastung	60-min-Belastung
25	25	50
50	50	75
75	75	–

Körperliche Dauerbelastung über mehrere Stunden

Bei **Ausdauerbelastungen**, die etwa bei 30% der maximalen körperlichen Leistungs-fähigkeit liegen, reicht nach unseren Erfahrungen eine **Insulindosisreduktion um ca. 2 IE je Stunde** aus, einfacher ist jedoch die zusätzliche Zufuhr von **20 – 30 g (2 – 3 BE) rasch resorbierbarer Kohlenhydrate pro Stunde Sport** (Pfohl et al. 1990). Die in der Literatur beschriebenen Hypoglykämien nach Ausdauerbelastungen scheinen kein generelles Problem zu sein, sie lassen sich in aller Regel auch durch die zusätzliche Zufuhr von 20 – 30 g langsam resorbierbarer Kohlenhydrate **nach einer erschöpfen-den Ausdauerbelastung** verhindern (Soo et al. 1996). Eine Dosisreduktion des Lang-zeitinsulins in dieser Situation ist nach unseren Erfahrungen nicht indiziert, da bei vielen Patienten sogar eine Tendenz zu höheren Blutglucose-Konzentrationen nach einer Ausdauerbelastung besteht (Abb. 9.4-**2**).

Regelmäßige körperliche Aktivität, auch geringerer Intensität, ist vor allem für Typ-2-Diabetespatienten empfehlenswert.

Im Vergleich zu Nichtdiabetikern weisen Typ-2-Diabetespatienten neben der **Insu-linresistenz** in der Regel auch eine **niedrigere maximale Sauerstoffaufnahme** auf. Durch regelmäßige körperliche Aktivität bzw. Sport bessert sich die Insulinresistenz, die maximale Sauerstoffaufnahme nimmt zu, und auch die Aktivität mitochondrialer

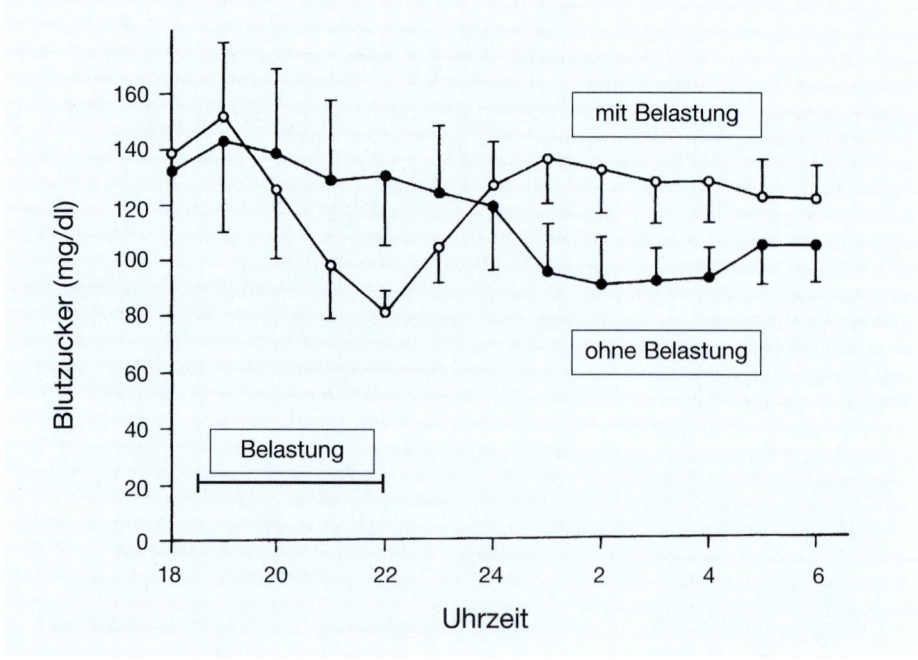

Abbildung 9.4-2   Nächtliche Plasmaglucose bei 8 Patienten mit Typ-1-Diabetes nach einer abendlichen Ausdauerbelastung über 3 h (19.00 – 22.00 Uhr) bei gleicher Basalinsulindosierung (Mittelwerte ± SD; offene Kreise mit, geschlossene ohne Belastung) (Pfohl et al. 1990).

Enzyme und damit die Effizienz des Muskelstoffwechsels werden günstig beeinflusst (Devlin 1992). Erfreulicherweise reichen hierfür bereits körperliche Belastungen vergleichsweise **geringer** Intensität aus (siehe Kap. 3.4, S. 143 f.), sofern sie **regelmäßig** sind (Mayer-Davis et al. 1998). Regelmäßige körperliche Aktivität erleichtert Patienten mit Typ-2-Diabetes auch eine gegebenenfalls notwendige Gewichtsreduktion (Yamanouchi et al. 1995). In der Regel bessert sich durch Sport aber eher die Diabeteseinstellung, gemessen am HbA_{1c}; für eine Gewichtsreduktion sind neben dem Sport vor allem auch diätetische Maßnahmen erforderlich (Boule et al. 2001). Das **Hauptproblem** besteht dabei jedoch nicht in der Implementierung, sondern der **Beibehaltung der regelmäßigen körperlichen Aktivität** bzw. Sportausübung. In einer größeren Untersuchung lag die Teilnahmequote der Patienten an einem Sportprogramm nach 6 Wochen noch bei 80 %, nach 3 Monaten aber unter 50 % und nach einem Jahr bei unter 20 % (Schneider et al. 1992). Eine Verbesserung dieser Situation lässt sich am ehesten durch ein flächendeckendes, wohnortnahes Angebot von Diabetessportgruppen – analog zu den Koronarsportgruppen – unter Ausnutzung von Gruppeneffekten erzielen.

Sport ist auch zur Prävention des Typ-2-Diabetes geeignet.

Angesichts der Schwierigkeiten, Patienten mit einem später oft sitzenden Lebensstil zu regelmäßigem Sport anzuhalten, bietet sich insbesondere eine Prävention des Typ-2-Diabetes durch Sport an. In einer schwedischen Studie konnte durch regelmäßigen Sport die Entwicklung eines Typ-2-Diabetes bei 40 – 49 Jahre alten Männern mit Glucoseintoleranz auf 11 % nach 5 Jahren reduziert werden, verglichen zu 29 % bei einem Kontrollkollektiv. Bei 76 % der sportlich aktiven Studienteilnehmer hatte sich die Glucosetoleranz nach 5 Jahren wieder verbessert, während sie bei 67 % der Kontrollgruppe schlechter geworden war (Eriksson et al. 1991). Diese Ergebnisse werden noch von anderen Untersuchungen gestützt (Wei et al. 1999) (siehe Kap. 3.3, S. 134 f.).

REISEN

Diabetes und Reisen

Urlaub und Reisen sind heute auch für Patienten mit Diabetes mellitus ein wesentlicher Bestandteil von Freizeitaktivitäten. Generell unterliegen Diabetespatienten **durch den Diabetes selbst keinen** nennenswerten Beschränkungen bezüglich der Reiseaktivitäten und Ziele, hier könnten sich **Einschränkungen allenfalls durch die Diabetes-Folgeerkrankungen** ergeben. Zur Vermeidung unliebsamer Zwischenfälle empfiehlt sich jedoch für Patienten mit Diabetes mellitus eine vorherige Beratung und eine auch bezüglich der Diabetesbehandlung ausgerichtete Planung der Reise. Analog zu anderen Reisevorbereitungen ist die **Vorbereitung anhand einer Checkliste** ideal, die je nach Reiseziel aber auch individuell überprüft und gegebenenfalls ergänzt werden muss.

Sorgfältige Reiseplanung und -vorbereitung ist essenziell; Insulin und Not-BE im Handgepäck griffbereit

Neben den allgemein üblichen Reisevorbereitungen sollten Patienten mit Diabetes mellitus darauf achten, dass die für die Diabetesbehandlung erforderlichen Utensilien wie Blutzucker- und Urinzuckermessstreifen, Diabetestagebuch und (internationaler) Diabetikerausweis sowie die regelmäßig eingenommenen Medikamente, vor allem das Insulin in ausreichender Menge und **stets griffbereit**, d. h. bei Flügen **im Handgepäck**, mitgeführt werden. Eine Übersicht für die allgemeine und die diabetesspezifische Reiseapotheke zeigt Tab. 9.4-5. Bei Reisen ins Ausland ist es empfehlenswert, sich bei einem feststehenden Reiseziel vor Antritt der Reise über Möglichkeiten der medizinischen Versorgung im Zielland zu informieren. Auf der Reise selbst sollten die Patienten immer **abgepackte Rationen kohlenhydrathaltiger Nahrungsmittel** mit sich führen, da sich eingeplante Mahlzeiten durchaus verzögern oder beispielsweise – auf dem Flughafen oder bei der Einreise in andere Länder – unerwartete Verzögerungen des Reisefortgangs ergeben können. Kohlenhydratreserven im Sinne von Not-BE sollten selbstverständlich ebenfalls mitgeführt werden.

Tabelle 9.4-5   Checkliste für die Reise/Diabetesbedarf im Handgepäck

- Insulin / Tabletten
- Spritzen / Nadeln / Pen / Pumpe
- Teststreifen / Testgerät
- Protokollheft
- Traubenzucker
- Eventuell Glucagon
- Internationaler Diabetikerausweis

Wahl des Verkehrsmittels allenfalls durch Folgeerkrankungen eingeschränkt

Generell können Patienten mit Diabetes mellitus sämtliche zur Verfügung stehenden Verkehrsmittel für Reisen nutzen, Einschränkungen können sich hier allenfalls durch Diabetesfolgeerkrankungen oder Begleiterkrankungen ergeben.

Bei Urlaubsreisen **mit dem Auto** sind für Diabetespatienten mit potenziell Hypoglykämien auslösender Medikation die üblichen Hinweise und Regeln zu beachten. Hier ist insbesondere die regelmäßige **Blutzuckertestung vor und auch während längerer Fahrten** von Bedeutung, da bereits leichte Hypoglykämien zu einer deutlichen Beeinträchtigung des Fahrvermögens führen (Cox et al. 2000). Die orale Medikation oder Insulinzufuhr sollte in üblicher Weise beibehalten werden, auch die gewohnten Mahlzeiten sollten zu den üblichen Zeiten und in den gewohnten Kohlenhydratmengen eingenommen werden.

Reisen **mit der Bahn** sind in der Regel ebenfalls unproblematisch, da hier sowohl die regelmäßigen Blutzuckerkontrollen als auch die Insulin- und Nahrungszufuhr gewährleistet sind.

Besonderheiten bei Flugreisen über mehrere Zeitzonen

Bei **Flugreisen** sind auf Kurzstrecken ebenfalls lediglich die o. g. Vorsichtsmaßnahmen (Handgepäck) zu beachten. Kontraindikationen gegen eine Flugreise können sich allenfalls durch die Diabetesfolge- oder -begleiterkrankungen ergeben. Bei Bedarf können bei den meisten Fluggesellschaften auch spezielle Diabetikermenüs vorbestellt werden. Bei Langstreckenflügen sollte neben den allgemeinen Empfehlungen zur Vermeidung von Thromboembolien eine gezielte Anpassung der Diabetestherapie durchgeführt werden. Langstreckenflüge über mehrere Zeitzonen führen bei Flügen **nach Westen zu einer „Verlängerung"** des Tages, während Flüge in **West-Ost-Richtung eine „Verkürzung"** des Tages bedingen. In diesen Fällen ist eine detaillierte Ausarbeitung des Flugplanes mit Anpassung der Insulintherapie notwendig, da während der Reise selbst durch die Anpassung der aktuellen Zeit an die jeweilige Zeitzone eine im Einzelfall doch etwas unübersichtliche Situation entstehen kann. Wir raten unseren Patienten dazu, **Zeitzonenverschiebungen um bis zu 4 Stunden mit kurz wirksamen Insulinpräparaten** auszugleichen, während bei **weiterreichenden** Zeitzonenverschiebungen eine **zusätzliche Basalinsulingabe** dazwischengeschaltet wird. In der Regel wird hier pro Stunde Zeitverschiebung $\frac{1}{24}$ der täglichen Basalinsulindosis benötigt. Generell ist es empfehlenswert, der Übersichtlichkeit halber **bis zum Erreichen des Zielortes die gewohnte Zeitzone beizubehalten**. Bei Eintreffen am Zielort sollte die Uhr auf die dortige Ortszeit umgestellt werden und der Tagesablauf von Anfang an – insbesondere auch in Bezug auf die Insulinapplikation bzw. orale Diabetesmedikation – an die neue Ortszeit angepasst werden. Da **in den ersten Nächten** nach dem Eintreffen am Zielort bei **insulintherapierten** Patienten ein deutlich **erhöhtes Hypoglykämie-Risiko** besteht, sollten nächtliche Blutzuckerkontrollen eingeplant werden. Ein Beispiel eines „Reiseplans" für einen Patienten mit Typ-1-Diabetes enthält Tab. 9.4-**6**. Eine Internet-basierte Software für die Erstellung von Insulinplänen bei Fernreisen wurde von der Fa. SCIARC, München, entwickelt.

Die Ernährung auf Reisen kann Probleme aufwerfen.

Probleme können auf Reisen für Diabetespatienten auch durch ungewohnte Nahrungsmittel entstehen, sodass hier generell zu einer etwas engmaschigeren Blutzuckerkontrolle geraten wird. Insulintherapierte Patienten müssen außerdem darauf hingewiesen werden, dass im Falle einer Gastroenteritis die Insulintherapie keinesfalls ausgesetzt werden darf, sondern allenfalls die Insulindosis angepasst wird. Bei Typ-2-Diabetespatienten mit Metformintherapie muss im Falle einer Gastroenteritis eine Metforminpause eingelegt werden. Ein weiterer Gesichtspunkt bei der Ernährung in anderen Ländern ist die Tatsache, dass sich „Diätprodukte" in vielen Ländern auf eine fettarme, nicht jedoch auf eine kohlenhydratbilanzierte Kost beziehen.

Tabelle 9.4-6   Beispiel eines Flugplans für einen Flug über mehrere Zeitzonen (Deutschland – Australien) mit Planung der Insulintherapie

---

Allgemeine Regeln für den Flug
- Blutzuckerkontrolle alle 2 h
- Ziel-Blutzucker um 30 – 50 mg/dl höher ansetzen als üblich (Hypoglykämie im Flugzeug ist unangenehmer als ein etwas schlechter eingestellter Tag), deshalb Normalinsulin vor den Mahlzeiten im Vergleich zu sonst um 2 IE reduzieren

Insulintherapievorschlag für den Hinflug
Vor dem Abflug (MEZ):
- Normalinsulin vor dem Frühstück um 2 IE reduzieren (s. o.)

ca. 7.00 MEZ	normales Basalinsulin (9 IE),
ca. 7.30 MEZ	Abflug
	2. Frühstück und Mittagessen, ggf. Abendessen wie üblich
19.00 MEZ	Zwischenlandung in Singapur (Ortszeit 01.00)
20.00 MEZ	Start in Singapur
21.00 MEZ	Abendessen
21.00 MEZ	normales Basalinsulin (10 IE)
22.00 MEZ	bis ca. 03.00 MEZ Schlaf/Nachtruhe
03.00 MEZ	(nach dem Wecken) Uhr auf australische Uhrzeit umstellen (bei 10 h Zeitverschiebung entspricht 03.00 MEZ = 13.00 AUZ)
14.00 AUZ	reduzierte Basalrate 6 IE
16.00 AUZ	Landung
	Abendessen wie üblich
21.00 AUZ	reduziertes Basalinsulin 8 IE (erste Nacht), anschließend Nachtruhe

Cave:
- in den ersten Nächten in Australien erhöhtes Hypoglykämierisiko,
- sicherheitshalber um 3.00 Uhr Blutzuckerkontrolle,
- der BE-Faktor morgens kann in den ersten Tagen verringert sein, ggf. anpassen.

Viel Spaß beim Flug und im Urlaub!

MEZ = mitteleuropäische Ortszeit, AUZ = australische Ortszeit

9.5   Soziale Aspekte des Diabetes mellitus
E. Schifferdecker (Kassel)

Sozialmedizinische Probleme ergeben sich bei einer chronischen Krankheit wie dem Diabetes mellitus, die vor allem bei den Typ-1-Diabetikern in Lebensphasen maximaler Schaffenskraft und großen Leistungswillens gravierend in die alltägliche Lebensgestaltung eingreift, zwangsläufig gehäuft. Praktisch wichtig sind die Frage der **Eignung für bestimmte Berufe,** die Teilnahme am **Straßenverkehr** sowie Fragen des **Schwerbehindertenrechts.** Vom behandelnden oder begutachtenden Arzt wird eine kompetente Beratung sowohl der Patienten als auch der mit diesen Fragen befassten

Behörden, Institutionen, Verbänden und Selbsthilfeorganisationen erwartet. Er muss hierbei oft abwägen zwischen den Bedürfnissen der Betroffenen und den gesamtgesellschaftlichen Interessen wie z. B. Sicherheit im Straßenverkehr, am Arbeitsplatz, Zweckmäßigkeit von Berufsbildungs- und Rehabilitationsmaßnahmen, Überprüfung der Notwendigkeit von Behandlungen, Hilfen oder Umschulungen und Leistungen der Sozialversicherung.

Berufswahl: individuelle Aspekte entscheidend, nur wenige generelle Kriterien

Die Eignung eines Diabetikers für einen bestimmten Beruf muss sehr stark unter individuellen Gesichtspunkten beurteilt werden. Wichtig ist auch, ob es um die Berufswahl **bei schon bestehendem Diabetes** geht oder ob der Diabetes während der Berufstätigkeit **neu aufgetreten** ist.

Der Ausschuss Soziales der Deutschen Diabetes-Gesellschaft hat im Mai 1999 seine Empfehlung zur „Beratung bei Berufswahl und Berufsausübung von Diabetikern" vom Mai 1984 neu bearbeitet. Diese Richtlinien sind als Grundlage zur Berufsberatung und als Leitlinien zur Bewertung individueller berufsbedingter Risiken bei Diabetikern allgemein anerkannt. Sie betonen, dass Diabetiker ohne andere schwerwiegende Erkrankungen oder ausgeprägte Diabetes-Folgeerkrankungen **fast alle Berufe** ausüben können, für die sie persönlich geeignet erscheinen und die sie ergreifen wollen. Unbedingt sollte ein beruflicher **Ausbildungsabschluss angestrebt** werden. Im Stadium der Diskussion innerhalb der DDG befindet sich derzeit ein umfangreicher Entwurf des Ausschusses Soziales mit „Empfehlungen zur Beurteilung beruflicher Möglichkeiten von Personen mit Diabetes mellitus" vom Mai 2003. Er fordert, bei berufsbezogenen Fragen grundsätzlich den zuständigen Diabetologen zu hören. Berufliche Einschränkungen bei Diabetes werden nach Wirtschaftszweigen und Hypoglykämie-Gefährdungskategorien detailliert systematisiert.

Einschränkungen bei der Berufswahl

Es gibt allerdings einige Berufe, die **für Diabetiker nicht oder weniger geeignet** sind.
Einschränkungen für spezielle Berufe können sich bezüglich folgender Kriterien ergeben:
1. Selbst- und Fremdgefährdung durch plötzlich aufgetretene Hypoglykämien.
2. Eingeschränkte Planbarkeit des Tagesablaufs und der Selbstkontrolle des Stoffwechsels.
3. Auftreten anderer Erkrankungen und eine evtl. absehbare oder nicht auszuschließende Gefahr von plötzlichen Gesundheitsstörungen, die fremder Hilfe bedürfen.
4. Berufliche Expositionen, die das Auftreten von akuten oder chronischen Folgen des Diabetes mellitus begünstigen.

Am häufigsten ergeben sich Probleme durch eine **Einschränkung** der Leistungsfähigkeit **aufgrund einer möglichen Hypoglykämie.** Das ist relevant bei folgenden Berufszweigen:
1. Personenbeförderung oder Transport gefährlicher Güter (z. B. Busfahrer, Straßenbahnfahrer, Lokomotivführer, Pilot, LKW-Fahrer).

2. Beruflicher Waffengebrauch (z. B. Polizeidienst, privater Wachdienst).
3. Kontrollaufgaben mit alleiniger Verantwortung für die Sicherheit (z. B. Verkehrs-kontrollen, Lenkung des Straßen-, Schienen-, Wasser- und Luftverkehrs, teilweise Leitstände in Kraftwerken und Industriebetrieben).
4. Arbeiten mit Absturzgefahr oder an sonstigen gefährlichen Arbeitsplätzen (z. B. Dachdecker, Gerüstbauer, Bauarbeiter an Hochbauten, Tätigkeiten an gefährlichen Maschinen, an Hochöfen).

Tätigkeitsverbote: Pilot, Lokführer, Schutzpolizist

Bei den oben aufgelisteten Berufen gelten teilweise **generelle Tätigkeitsverbote für Diabetiker,** sodass gar nicht erst eine Berufsausbildung begonnen werden kann (z. B. Pilot, Lokomotivführer, Schutzpolizei). Die Tauglichkeitsrichtlinien der Bundeswehr schließen Diabetiker vom **Wehrdienst** aus. Bei anderen Berufen ist eher von einer entsprechenden Berufswahl abzuraten.

Ungünstig: unregelmäßige Arbeitszeit

Im Gegensatz hierzu sind Berufe mit unregelmäßiger und nicht planbarer Arbeitszeit zwar oft ungünstig für eine optimale Einstellung, bei entsprechendem Engagement und Erfahrung des Einzelnen können Schwierigkeiten jedoch bewältigt werden. Dies gilt insbesondere für Berufe im Gesundheitswesen (z. B. Ärzte, Krankenpfleger, MTA), deren Wahl durch Diabetiker grundsätzlich zu begrüßen ist. Vor der Entscheidung für einen Beruf mit unregelmäßigen Arbeitszeiten ist eine umfassende Beratung notwendig; die Diabetiker sollten in der Lage sein, eine **intensivierte Insulintherapie** durchzuführen.

Gesundheitliche Probleme können auch in Berufen auftreten, die mit Expositionen von **starker Hitze, großem Überdruck** (Verschlimmerung einer Retinopathie möglich), bestimmten **chemischen Substanzen** (Gefahr einer Neuropathie) oder **Infektionserregern** verbunden sind.

Fazit für die Praxis

Die Beratung des Diabetikers zur Berufswahl muss sich nach **persönlicher** Neigung, Begabung und Wünschen des Einzelnen richten. Andererseits müssen die geltenden **Richtlinien** und **rechtlichen Normen** beachtet werden, z. B. die berufsgenossenschaftlichen Grundsätze für arbeitsmedizinische Vorsorgeuntersuchungen oder bei Berufen im Kfz-Bereich die Leitlinien zur Kraftfahrereignung des gemeinsamen Beirats für Verkehrsmedizin. Auch Aspekte des **Schwerbehindertengesetzes** müssen Berücksichtigung finden.

Neuauftreten eines Diabetes während des Berufslebens: Betriebsarzt einbeziehen

Tritt ein Diabetes während des Berufslebens auf, so sind **Möglichkeiten einer Umsetzung innerhalb des Betriebes** auszuloten, die auch die Wünsche und Vorstellungen des Betroffenen berücksichtigen. Hier ergibt sich oft Konfliktstoff durch die drohende Einkommensminderung bei Wegfall von z. B. Nachtschicht-, Gefahren-, Feiertagszulagen oder Überstundenvergütungen, da der neue Arbeitsplatz häufig „ruhiger" ist bzw. der Arbeitnehmer seine spezifische Qualifikation und bisherige Leistungsfähigkeit nicht mehr einbringen kann (z. B. der Kraftfahrer, der „nur noch" als Lagerarbeiter eingesetzt wird). In dieser Situation ist intensive **Beratung des Patienten und des Arbeitgebers über den Betriebsarzt** unumgänglich. Ist eine Weiterbeschäftigung beim bisherigen Arbeitgeber unter für alle annehmbaren Bedingungen nicht möglich, muss bezüglich eines **Berufswechsels** mit Umschulung unter Einschaltung des Arbeitsamtes beraten werden.

Richtlinien für Übernahme als Beamte: kein genereller Ausschluss

Für die Übernahme von Diabetikern in das Beamtenverhältnis bestehen Richtlinien, die die Deutsche Diabetes-Gesellschaft erarbeitet hat und die der Bundesminister des Inneren mit Rundschreiben vom 31.08.1982 empfehlend an die obersten Bundes- und Länderbehörden weitergeleitet hat. Generell ist ein Ausschluss von Diabetikern von pensionsberechtigten Anstellungen im Staatsdienst nicht gerechtfertigt. Vorausgesetzt wird aber eine auf Dauer mögliche gute Stoffwechseleinstellung. Diabetische Folgeerkrankungen an Augen und Nieren sollten nicht vorliegen. Verlangt wird ein ärztliches Zeugnis über die Qualität der Stoffwechselführung, der Nachweis regelmäßiger und langfristiger Stoffwechselkontrollen sowie die Bereitschaft zur Kooperation. Die Eignung sollte durch ein fachärztliches Gutachten von einem diabetologisch erfahrenen Arzt geklärt werden. Mindestens drei Blutzuckerwerte im Tagesverlauf sind zu messen, die Maximal-Werte sollten bei Insulintherapie 1 – 2 h nach den Mahlzeiten nicht wesentlich über 220 mg/dl Glucose liegen, bei Diät- und Tablettenbehandlung nicht über 160 mg/dl.

Folgender **Untersuchungskatalog** wird vorgeschrieben:

Neben der allgemeinen klinischen Untersuchung mit Blutdruckmessung, Palpation der Pulse und Inspektion der Füße ein EKG und die Röntgenuntersuchung der Brustorgane.

An Laboruntersuchungen Creatinin im Serum und Harnstatus, eine ophthalmologische Untersuchung sowie die genannten Stoffwechselkontrollen und durch den Bewerber dokumentierte Ergebnisse der regelmäßigen Stoffwechselselbstkontrollen.

Fahrtüchtigkeit von Diabetikern: durch EU-Richtlinien Änderungen in der alten Führerscheinklasse 2

Insulinbehandelte Diabetiker unterliegen als Autofahrer **keinem überdurchschnittlichen Unfallrisiko,** dies ist durch zahlreiche Untersuchungen belegt. Grundsätzlich besteht aber die Gefahr von **Hypoglykämien** bei Therapie mit Insulin und insulinotropen Substanzen, wie z. B. Sulfonylharnstoffen, sodass eine akute Einschränkung der Fahrtüchtigkeit möglich ist.

Maßgebend zur Begutachtung der Fahrtüchtigkeit von Diabetikern sind die „Begutachtungsleitlinien zur Kraftfahrereignung" des gemeinsamen Beirates für Verkehrsmedizin beim Bundesministerium für Verkehr und Bundesministerium für Gesundheit in der Neufassung von 2000. Diese Leitlinien sind **an die zweite EU-Führerscheinrichtlinie angepasst,** sodass sich Verschiebungen in der Bewertung der

Fahrtüchtigkeit von Diabetikern wegen der von den bisher gültigen deutschen Fahrerlaubnisklassen abweichenden Klassen der EU-Richtlinie ergeben. Bezüglich der Fahrerlaubnis zur Fahrgastbeförderung in Taxen, Mietwagen und Krankenkraftwagen ergeben sich keine Änderungen, da diese nicht unter die EU-Richtlinie fällt. Die Führerscheinklasse 2 ist nach den EU-Richtlinien aufgegliedert in die Klassen C und D mit Subklassen, wobei sich die Fahrerlaubnis der Klasse D auf Kraftomnibusse mit mehr als acht Plätzen bezieht.

Im Anhang III der EG-Richtlinien heißt es generell: „Zuckerkranken Bewerbern oder Fahrzeugführern kann eine Fahrerlaubnis vorbehaltlich des Gutachtens einer zuständigen ärztlichen Stelle und einer regelmäßigen für den betreffenden Fall geeigneten ärztlichen Kontrolle erteilt oder erneuert werden." Speziell zu den **Führerscheinklassen C und D** mit Unterklassen heißt es: „Zuckerkranken Bewerbern oder Fahrzeugführern, die mit Insulin behandelt werden müssen, darf eine Fahrerlaubnis **nur in sehr außergewöhnlichen Fällen** aufgrund eines ausführlichen Gutachtens einer zuständigen ärztlichen Stelle und vorbehaltlich einer regelmäßigen ärztlichen Kontrolle erteilt oder erneuert werden."

Dies bedeutet einerseits eine **Verschärfung** der Richtlinien für Diabetiker, da die Klasse C schon ab 3,5 Tonnen Fahrzeuggewicht gilt, wogegen die alte Klasse 2 erst ab 7,5 Tonnen Geltung hatte. Andererseits ist auch eine **Erleichterung** erkennbar, da im Gegensatz zu den früheren Richtlinien für die alte Klasse 2 eine Fahrerlaubnis in den Klassen C und D nicht generell verboten ist. In seinen Leitsätzen zu dieser Regelung zieht der Beirat für Verkehrsmedizin aber sehr enge Grenzen, indem er konstatiert, dass ein Diabetiker, der mit Insulin behandelt wird, nicht in der Lage ist, den gestellten Anforderungen zum Führen von Kraftfahrzeugen der Klassen C und D gerecht zu werden. Ausnahmen sollten nur bei außergewöhnlichen Umständen gemacht werden, die in einem ausführlichen Gutachten – seit 1.1.1999 nur noch durch Ärzte der Gesundheitsämter, Arbeits- und Betriebsmediziner oder für die Fragestellung zuständige Fachärzte mit verkehrsmedizinischer Qualifikation – zu beschreiben sind. Regelmäßige ärztliche Kontrollen sind dabei gefordert.

Für **insulinspritzende** Diabetiker wird generell empfohlen, regelmäßige ärztliche Stoffwechselkontrollen und Beratungen etwa alle sechs Wochen durchzuführen sowie **Stoffwechselselbstkontrollen mit Dokumentation der Befunde** vorzunehmen.

Mit oralen Antidiabetika vom **Sulfonylharnstofftyp** behandelte Diabetiker gelten als nur selten durch Hypoglykämien gefährdet, sie können nach den Leitlinien in der Regel uneingeschränkt den gestellten Anforderungen beim Führen eines Kraftfahrzeugs gerecht werden. Empfohlen werden regelmäßige Kontrollen und Beratungen durch den Arzt im Abstand von etwa acht Wochen sowie **Stoffwechselselbstkontrollen mit Dokumentation** der Befunde.

Minderung der Erwerbsfähigkeit (MdE) bzw. Grad der Behinderung (GdB) bei Diabetes mellitus

Tab. 9.5-**1**, linke Spalte, zeigt die **Kriterien zur Bemessung der MdE oder des GdB** bei Diabetes mellitus, wie sie 1996 in den novellierten „Anhaltspunkten für die ärztliche Gutachtertätigkeit im sozialen Entschädigungsrecht und nach dem Schwerbehindertengesetz" veröffentlicht wurden.

Der Ausschuss Soziales der Deutschen Diabetes-Gesellschaft hat kritisch hierzu

Tabelle 9.5-1 Minderung der Erwerbsfähigkeit (MdE) oder Grad der Behinderung (GdB) bei Diabetes mellitus
Links: nach Anhaltspunkten für die ärztliche Gutachtertätigkeit 1996; **rechts:** nach Ausschuss Soziales der DDG 1998

Diabetes mellitus	GdB-/MdE-Grad	Diabetes mellitus
durch Diät allein (ohne blutzuckerregulierende Medikation) oder	**10 v.H.**	behandelt mit Diät
durch Diät • und Kohlenhydratresorptionsverzögerer oder Biguanide (d.h. orale Antidiabetika, die allein nicht zur Hypoglykämie führen) ausreichend einstellbar	**20 v.H.**	• ohne blutzuckerregulierende Medikation
• und Sulfonylharnstoffe (auch bei zusätzlicher Gabe anderer oraler Antidiabetika) ausreichend einstellbar	**30 v.H.**	• und Kohlenhydratresorptionsverzögerern oder Biguaniden (d.h. orale Antidiabetika, die allein nicht zur Hypoglykämie führen)
• und orale Antidiabetika und ergänzende Insulininjektionen ausreichend einstellbar	**40 v.H.**	• und Sulfonylharnstoffen (auch bei zusätzlicher Gabe anderer oraler Antidiabetika)
durch Diät und alleinige Insulinbehandlung • gut einstellbar	**50 v.H.**	• und einer Insulininjektion pro Tag (auch bei zusätzlicher Gabe anderer oraler Antidiabetika)
• schwer einstellbar (häufig bei Kindern), auch gelegentliche, ausgeprägte Hypoglykämien	**50 – 60 v.H.**	• mit zwei und mehr Insulininjektionen pro Tag oder mit Insulininfusionssystemen, je nach Häufigkeit der notwendigen Stoffwechselselbstkontrollen

Häufige, ausgeprägte Hypoglykämien sowie Organkomplikationen sind in ihren Auswirkungen entsprechend zusätzlich zu bewerten.

Stellung genommen und den in Tab. 9.5-**1**, rechte Spalte, wiedergegebenen Vorschlag veröffentlicht (Ausschuss Soziales der Deutschen Diabetes-Gesellschaft 1998). Der Ausschuss bemängelt, dass wie in den alten Richtlinien weiterhin die beeinflussbare **Stoffwechselqualität** und **nicht die belastenden Maßnahmen,** wie Häufigkeit der Selbstkontrollen oder Insulininjektionen, berücksichtigt werden. Er schlägt vor, dass alle Typ-1-Diabetiker aufgrund der aufwendigen Therapie als schwer einstellbar im Sinne der Anhaltspunkte angesehen werden sollen. Folgerichtig erhielte jeder Diabetiker mit zwei und mehr Injektionen pro Tag nach den Kriterien des Ausschusses Soziales mindestens eine MdE von 50%.

Diese Einteilung ist im Einzelfall sicher häufig sinnvoll, sie sollte jedoch nicht pauschal erfolgen. Dies könnte dazu führen, dass im allgemeinen Bewusstsein jeder Typ-1-Diabetiker als schwerbehindert gilt und junge Typ-1-Diabetiker, die mit intensiver Therapie gut eingestellt sind, im Arbeitsleben diskriminiert werden. Hier lassen die offiziellen Anhaltspunkte mehr Spielraum.

Hypoglykämien müssen weiterhin in Analogie zur Einstufung von epileptischen Anfällen beurteilt werden. Kommt es sehr häufig zu schweren Hypoglykämien, die dann oft auch auf die Unfähigkeit, diese rechtzeitig zu erkennen, zurückzuführen sind, ist eine MdE bis 100% durchaus möglich.

Der Schwerbehindertenausweis: vom Diabetiker selbst beim Versorgungsamt zu beantragen!

Um eine Behinderung geltend zu machen, muss der Betroffene zunächst beim zuständigen Versorgungsamt einen Antrag auf einem dort anzufordernden Formblatt stellen. Er muss darin die entsprechenden Behinderungen/Gesundheitsstörungen mit eigenen Worten aufführen und die behandelnden Ärzte, die dazu Auskunft geben können, angeben. Diese werden dann um entsprechende Auskünfte gebeten. **Schwerbehindert ist,** wer einen **Grad der Behinderung** (GdB) von **mindestens 50%** zuerkannt erhält. Dieser Status bringt bestimmte Vorteile, z. B. können steuerliche Erleichterungen gewährt werden, der Jahresurlaub wird länger, vor allen Dingen besteht ein **verstärkter Kündigungsschutz** am Arbeitsplatz. Die Arbeitgeber ab einer bestimmten Betriebsgröße sind verpflichtet, 5% der Arbeitsplätze an Schwerbehinderte zu vergeben. Für jeden nicht entsprechend besetzten Arbeitsplatz ist eine Abgabe zu entrichten. **Schwerbehinderte Diabetiker sind durchaus für Arbeitgeber interessant,** wenn sie gut eingestellt und hoch motiviert sind, was ja häufig gegeben ist. Vorteilhaft aus Sicht des Arbeitgebers ist ja, dass sie keiner besonderen baulichen Voraussetzungen am Arbeitsplatz bedürfen wie z. B. Rollstuhlfahrer.

Die Frage, ob ein Schwerbehindertenstatus anzustreben ist, sollte sorgfältig abgewogen werden. Dem **älteren** Arbeitnehmer, der sein Karriereziel erreicht und ggf. z. B. im öffentlichen Dienst einen sicheren Arbeitsplatz hat, kann dieser Status **nur Vorteile** bringen. Steht ein Diabetiker jedoch **am Anfang der beruflichen Laufbahn** und kalkuliert möglicherweise notwendig werdende Arbeitgeberwechsel mit ein, sollte man eher zur Vorsicht raten.

Trauma als Diabetesursache meist unwahrscheinlich

Ein spezielles Problem stellt die Begutachtung eines Zusammenhangs zwischen Trauma und Diabetes dar. Grundsätzlich können exogene Ursachen zur Entstehung, vorzeitigen Manifestation oder Verschlimmerung eines Diabetes mellitus beitragen, insgesamt lässt sich ein ursächlicher Zusammenhang jedoch nur selten wahrscheinlich machen, auch wenn das Schlagwort „Schockzucker" in der Bevölkerung geläufig ist. **Extrem selten** ist die **direkte traumatische Läsion der Bauchspeicheldrüse,** hier muss eine massive direkte Verletzung des Organs oder eine schwere nekrotisierende Pankreatitis als Folge eines Kreislaufschocks nach z. B. Polytrauma mit operativen Eingriffen und entsprechend längerer intensivmedizinischer Behandlung in zeitlichem Zusammenhang mit der Diabetesmanifestation stehen. Zu fordern ist hier auch der Nachweis einer zusätzlichen exokrinen Pankreasinsuffizienz.

Psychische Traumatisierungen als Ursache einer vorzeitigen Diabetesmanifestation werden heute als eher **unwahrscheinlich** angesehen.

Fazit für die Praxis

Bei der **Berufswahl** können heute nahezu alle individuellen Wünsche verwirklicht werden, Einschränkungen, teilweise auch gesetzlich oder richtlinienmäßig fixiert, ergeben sich durch mögliche Selbst- und Fremdgefährdung, sehr unregelmäßige Tagesabläufe und spezifische gesundheitliche Gefährdung in einigen Berufen. Bei der Beurteilung der **Fahrtüchtigkeit** geht es um die Gefährdung durch Hypoglykämien bei mit Insulin oder mit insulinotropen Substanzen behandelten Diabetikern, hier gibt es Einschränkungen bei den Führerscheinklassen für LKW und bei der Personenbeförderung.

Vor- und Nachteile des **Schwerbehindertenstatus** für Diabetiker müssen individuell abgewogen werden, für ältere Berufstätige mit gesichertem Arbeitsplatz überwiegen meist die Vorteile: verstärkter Kündigungsschutz, mehr Jahresurlaub, steuerliche Erleichterungen.

10 Spezielle pharmakologische Aspekte

10.1 Wechselwirkungen von Antidiabetika mit anderen Arzneistoffen

H. P. T. Ammon (Tübingen)

Hypoglykämien nur selten Folge von Arzneimittelinteraktionen

Im Vordergrund der Wechselwirkungen von Antidiabetika mit anderen Pharmaka steht die Gefahr der Wirkungsverstärkung und -verlängerung und damit der Hypoglykämie.

Obwohl solche Interaktionen in Einzelfällen gravierende Folgen haben können, sind sie gegenüber anderen Faktoren, die die Stoffwechsellage beim Diabetiker beeinflussen, wie z. B. zu hohe Insulin- und Sulfonylharnstoffdosis, ungeeignete Präparate und Diätfehler, **meist von untergeordneter Bedeutung**. Vielfach beschränken sie sich auf hypoglykämische Episoden, und oft handelt es sich nur um einmalige und dazu nicht immer gesicherte Fälle. Jedoch sollte man im Einzelfall auch an eine solche Interaktion denken.

Nur geringe Unterschiede zwischen den Sulfonylharnstoffpräparaten

Die meisten Berichte über Interaktionen liegen zu den älteren Sulfonylharnstoffen vor. Dennoch dürfte es hinsichtlich des Auftretens von Wechselwirkungen nur geringe Unterschiede zwischen den Stoffen der ersten, der zweiten und der dritten Generation geben. Der Mechanismus der meisten Interaktionen betrifft auch hier sowohl das Gebiet der Pharmakokinetik als auch das der Pharmakodynamik, und manche der mit Antidiabetika interferierenden Stoffe treten sogar über mehrere Mechanismen mit diesen in Wechselwirkung.

Pharmakokinetische Interaktionen: Suspekt sind Stoffe mit nahezu vollständiger Metabolisierung in der Leber, nahezu vollständiger Exkretion durch die Niere und mit hoher Plasmaproteinbindung sowie Adsorbenzien.

Resorption

Die Resorption von Sulfonylharnstoffen, beschrieben bei **Chlorpropamid** (Diabiformin, Schweiz) und **Glipizid** (Glibenese, Schweiz), wird durch **Aktivkohle** (Kohle-

Compretten) bis zu 90 % gehemmt. Daraus ergibt sich, dass die Einnahme mehrere Stunden zeitlich versetzt werden sollte. **Acarbose** (Glucobay) vermindert die Bioverfügbarkeit von **Metformin** (Glucophage S, Mediabet). Auch hier ist eine zeitlich getrennte Verabreichung zu empfehlen.

Metabolismus

Die hypoglykämische Wirkung von **Sulfonylharnstoffen** wird durch Stoffe verstärkt bzw. verlängert, die infolge einer Hemmung der Biotransformation ihre Halbwertszeit erhöhen; dadurch kommt es zur Kumulation. Keine Interaktionen, die zur Änderung des Blutzuckerspiegels geführt hätten, konnten zwischen oralen Antidiabetika und den Antirheumatika **Ketoprofen** (Orudis), **Indoprofen, Fenbufen** und **Diclofenac** (Voltaren, Diclac) gefunden werden.

Dicoumarol führt ebenfalls über eine Hemmung der Metabolisierung zu einer Verlängerung der Halbwertszeit von **Tolbutamid** (Orabet). Da hierbei Hypoglykämien beobachtet wurden, wird vor dieser Kombination gewarnt. **Phenprocoumon** (Marcumar) beeinflusst dagegen die Eliminationszeiten von **Tolbutamid** (Orabet), **Glucodiazin** und **Glibenclamid** (Euglucon) nur innerhalb recht enger Grenzen und die von **Glisoxepid** (Pro-Diaban) praktisch gar nicht.

Eine Hypoglykämie wurde bei Patienten beobachtet, wenn sie gleichzeitig mit **Miconazol** (Daktar) **Tolbutamid** (Orabet), **Glibenclamid** (Euglucon), **Gliburid** oder **Gliclazid** (Diamicron) erhielten. Die Interaktion entsteht wahrscheinlich durch Minderung des Metabolismus der Sulfonylharnstoffe. Es handelt sich bei dieser Interaktion um eine klinisch wichtige Interaktion. Die Häufigkeit ist jedoch ungewiss.

Rifampicin, ein Induktor arzneistoffabbauender Enzyme, beschleunigt den Metabolismus von **Glibenclamid** (Euglucon) und **Glimepirid** (Amaryl). Hier ist eventuell eine Dosiskorrektur der Sulfonylharnstoffe erforderlich.

Cytochrom P3A4 (CYP3A4) ist für die Verstoffwechselung einer Reihe von Arzneistoffen zuständig. Bei gleichzeitiger Anwendung zweier Arzneistoffe, die durch CYP3A4 metabolisiert werden, kann es zur Verlangsamung des Abbaus des einen bzw. anderen Stoffes kommen und damit zur Erhöhung von deren Konzentration und Wirkungsstärke. **Repaglinid** (NovoNorm) wird vorwiegend über CYP3A4 metabolisiert. Deshalb sind Interaktionen mit anderen Arzneistoffen möglich, die ebenfalls diesen Weg benutzen. Von Interesse sind natürlich solche Stoffe, die auch bei Typ-2-Diabetikern zum Einsatz kommen, also Lipidsenker und Antihypertonika. So wurde eine höhere Inzidenz unerwünschter Wirkungen bei Patienten beobachtet, die gleichzeitig **Repaglinid** (NovoNorm) und **Simvastatin** (Denan, Docor), **Gemfibrozil** (Gevilon, siehe unten) oder **Nifedipin** (Adalat u. a.) erhielten. Es wird daher empfohlen, den Blutzuckerspiegel bei Patienten, die **Repaglinid** (NovoNorm) erhalten, sorgfältig zu beobachten, wenn sie gleichzeitig starke Enzyminduktoren bzw. Enzymhemmer einnehmen.

Berichtet wurde über zwei schwere Fälle von Hypoglykämie bei älteren Patienten, die gleichzeitig mit Sulfonylharnstoffen (**Glyburid = Glibenclamid** bzw. **Glipizid**) und dem Antibiotikum Clorithromycin behandelt wurden. Vermutet wird eine Interaktion im Bereich der Cytochrom-P-450-Systeme CYP2C9 bzw. CYP3A4.

Gemfibrozil (Gevilon) steigert moderat die Plasmakonzentration von **Glimepirid** (Amaryl), vermutlich durch Hemmung des Abbaus über CYP2C9. Dies gilt auch für

Fluconazol. Wegen der Interaktion von Gemfibrozil mit dem Abbau von Repaglinid (NovoNorm) mit Hypoglykämiefolge erfolgte ein Warnhinweis für die deutsche Ärzteschaft.

Renale Elimination

Bei älteren Patienten mit Typ-2-Diabetes, die **Glibenclamid** (Euglucon) einnahmen und eine verminderte Nierenfunktion hatten, kam es zu häufigen hypoglykämischen Attacken, wenn zusätzlich **Bezafibrat** (Azufibrat, Lipox) zur Behandlung einer Hyperlipidämie verordnet wurde. Es ist denkbar, dass die verminderte renale Clearance beider Arzneistoffe schließlich zu einer Interaktion zwischen beiden führte.

Metformin (Glucophage S) verstärkt die hypoglykämische Wirkung von **Sulfonylharnstoffen** und **Insulin**.

Nephrotoxische Stoffe, die die renale Elimination von Metformin herabsetzen, wie **Aminoglykoside**, **Amphotericin** (Ampho-Moronal), **Chemotherapeutika**, kationische Stoffe wie **Ranitidin** (Zantic, Sostril), **Cimetidin** (Tagamet), **Triamteren** (Dytide, diucomb) und **Trimethoprim** (Kepinol, Bactoreduct) können erhöhte Metformin-Blutspiegel zur Folge haben. Es sollte dann eine Reduktion der Metformindosis erfolgen. **Alkohol** steigert das Risiko der Lactazidose.

Eine Verminderung der renalen Ausscheidung von **Sulfonylharnstoffen** ist auch durch **Salicylate** und **Probenecid** möglich.

Plasmaproteineinbindung

Die meisten **Sulfonylharnstoffe** verfügen über eine relativ hohe Plasmaproteineinbindung (bis zu 99 %). Es kann daher schon die Verdrängung selbst kleinerer Mengen von Sulfonylharnstoffen aus dieser Proteinbindung ihren freien Anteil im Blut so stark erhöhen, dass damit ihre hypoglykämische Wirkung gesteigert bzw. verlängert wird. Infrage kommen **Clofibrat** (Duolip), **Sulfonamide**, **Acetylsalicylsäure** (Aspirin), **Salicylate, Phenylbutazon** (Ambene) und **Sulfafurazol.**

Allerdings sind solche Verdrängungseffekte im Hinblick auf eine Wirkungsverstärkung quantitativ nicht immer eindeutig zu beurteilen. Bei den **niedrig dosierbaren Sulfonylharnstoffen** ist die Frage der Verdrängung aus der Eiweißbindung wahrscheinlich sogar **ohne praktische Bedeutung**, da hier die Kapazität der Proteinbindungsmöglichkeiten im Blut noch nicht ausgeschöpft sein dürfte.

> **Pharmakodynamische Interaktionen: Suspekt sind Stoffe, die ihrerseits den Blutzuckerspiegel erhöhen oder senken.**

Verstärkung der Wirkung von Antidiabetika

Salicylate zusammen mit Sulfonylharnstoffen werden am häufigsten für hypoglykämische Zwischenfälle verantwortlich gemacht.

Stoffe, die die Tätigkeit des Sympathikus dämpfen, wie **Clonidin** (Catapresan) **und besonders β-Rezeptorenblocker** wie **Propranolol** (Dociton), **Acebutolol** (Prent), führen, wenn sie chronisch verabreicht werden, **zur Senkung des Blutzuckerspie-**

gels. Ursache ist die sympatholytische Wirkung, die u. a. mit einer Einschränkung der Glucoseabgabe aus der Leber einhergeht. Diese Stoffe vermindern darüber hinaus sowohl die Warnsymptome einer Hypoglykämie als auch Maßnahmen des Körpers, die gegen die Hypoglykämie gerichtet sind, und führen somit ohne Vorwarnung zu lang dauernder Blutzuckersenkung. Die Angaben in der Literatur sind uneinheitlich. Man sollte aber an eine solche Möglichkeit denken. Es sind vor allem insulinabhängige Patienten mit labilem Diabetes, bei denen gelegentlich Hypoglykämien nach β-Blockern beschrieben werden.

Die blutzuckersenkende Wirkung aller Antidiabetika kann durch eine akute **Alkoholintoxikation**, die ihrerseits zur Abnahme des Blutzuckerspiegels führt, **potenziert** werden. Infolge **einer Hemmung der Gluconeogenese durch Alkohol** treten insbesondere bei fastenden Personen Hypoglykämien auf, die zum Teil tödlich enden können.

Der **Insulinbedarf** sinkt bei geichzeitiger Verabreichung von **Oxytetracyclin** (Tetra-Gelomyrtol) und **Anabolika**.

Die Wirkungsverstärkung der Antidiabetika, die unter **Trometamol** (TRIS) auftreten kann, kommt durch eine Stimulation der Insulinsekretion zustande. Bei Diabetikern, die ACE-Hemmer eingenommen haben, kam es in einigen Fällen zur Hypoglykämie, wenn sie gleichzeitig Sulfonylharnstoffe eingenommen hatten. Empfohlen wird dann eine Dosisreduktion.

Salicylate und **Sulfonylharnstoffe** steigern aus den oben genannten Gründen auch die blutzuckersenkende Wirkung von **Biguaniden**. **Nicotinsäure** senkt den Blutzuckerspiegel, vermutlich indirekt aufgrund seiner antilipolytischen Wirkung. Eine Verstärkung der blutzuckersenkenden Wirkung der Antidiabetika ist daher denkbar.

Abschwächung der Wirkung von Antidiabetika

Stoffe, die blutzuckersteigernd wirken, sind u. a. **Adrenalin**, **Corticoide** und **Diuretika**. Zu den Diuretika, die die Wirkung der Antidiabetika herabsetzen, gehören insbesondere **Triamteren** (Dytide), **Thiazide** und **Etacrynsäure** (Hydromedin). Auch über eine Beeinträchtigung der Glucosetoleranz durch **östrogenhaltige hormonale Kontrazeptiva** ist berichtet worden. Sie können daher die Wirkung der Antidiabetika abschwächen. Nach **Isoniazid** (Isozid) kommt es ebenfalls zum Anstieg des Blutzuckerspiegels. Dies kann eine Erhöhung des Insulinbedarfs oder eine Steigerung der Dosierung von Sulfonylharnstoffen zur Folge haben.

Bei Diabetikern und prädisponierten Personen können **Chlorpromazin** (Propaphenin) und möglicherweise auch andere **Phenothiazine**, unter ihnen **Fluphenazin** (Lyogen), **Perphenazin** (Decentan), **Thioridazin** (Melleril) und **Trifluoperazin**, zur Blutzuckersteigerung führen. Ursache ist vermutlich eine Hemmwirkung auf die Insulinsekretion. Unter Umständen muss daher die Dosis an Insulin oder Sulfonylharnstoffen erhöht werden. Eine Reihe von Untersuchungen hat gezeigt, dass die Behandlung mit selektiven β-Blockern und **Thiaziden** die Insulinempfindlichkeit um etwa 15 – 30 % herabsetzt und dabei einen kompensatorischen Anstieg der Insulinkonzentration hervorruft. **Somatotropin** (Humatrope) wirkt dem hypoglykämischen Effekt von Insulin entgegen.

Interaktion im Bereich von K_{ATP}-Kanälen

Glimepirid (Amaryl), **Glibenclamid** (Euglucon) und **Repaglinid** (NovoNorm) schließen nicht nur K_{ATP}-Kanäle der B-Zelle, sondern auch am Herzen und an glatter Muskulatur. Dies sollte bei gleichzeitiger Anwendung des K_{ATP}-Kanalöffners Nicorandil – einer antianginös wirkenden Substanz zur Anwendung bei der koronaren Herzerkrankung – in Erwägung gezogen werden.

Unbekannter Mechanismus

Über die Gefahr einer Hypoglykämie, verursacht durch eine mögliche Wechselwirkung von **Gatifloxacin** (Bonoq) und oralen Antidiabetika, hat kürzlich die Arzneimittelkommission der deutschen Ärzteschaft (Arzneiverordnung in der Praxis 2004) berichtet.

Eine ausführliche Darstellung möglicher Interaktionen findet sich in der nachstehend aufgeführten Literatur (Ammon 2001, Ammon u. Werning 2000, Bussing u. Gende 2002, Gribble u. Reimann 2003, Hatorp et al. 2003, Niemi et al. 2001, Surekha et al. 1997).

10.2 Pharmakoökonomische Aspekte bei der Behandlung von Typ-2-Diabetikern

U. Panten (Braunschweig)

Bei den diagnostischen und therapeutischen Maßnahmen für Diabetiker entstehen **direkte** Kosten für medizinischen Sachbedarf und Dienstleistungen. Daneben gibt es **indirekte** Kosten, z. B. für den Patienten oder dessen Angehörige durch Diät und für die Gesamtgesellschaft durch Verlust an Arbeitstagen. Direkte und indirekte Kosten lassen sich relativ einfach in Geld beziffern. Schwieriger ist das Erfassen einer dritten Form von Kosten, der sog. **intangiblen** Kosten, die z. B. durch Verminderung der Lebensqualität des Patienten entstehen. Bevor nun empfohlen wird, eine bestimmte diagnostische oder therapeutische Maßnahme bei Diabetikern durchzuführen, sollte geprüft werden, welcher Nutzen durch die finanziellen Aufwendungen erzielt wird. Beispielhaft für die ökonomischen Aspekte bei der medizinischen Versorgung der Diabetiker soll im Folgenden auf Beziehungen zwischen Kosten und Nutzen der Pharmakotherapie für Typ-2-Diabetiker eingegangen werden.

Durch gute Diabetestherapie gewonnenes Lebensjahr global betrachtet um zwei Drittel billiger als durch Straßenausbau gewonnenes Lebensjahr

In der schwedischen DIGAMI-Studie (**D**iabetes Mellitus **I**nsulin **G**lucose Infusion in **A**cute **M**yocardial **I**nfarction) wurden Diabetiker mit akutem Myokardinfarkt (überwiegend Typ-2-Diabetiker) entweder mit antidiabetischer Standardtherapie behandelt oder mit intensivierter Insulinbehandlung (Insulin-Glucose-Infusion für mindestens 24 h und anschließend mindestens 3 Monate lang subkutane Insulininjektionen). Bei den Patienten mit intensivierter Insulinbehandlung sank die Mortalität im Nachuntersuchungszeitraum (durchschnittlich 3,4 Jahre) signifikant von 44% auf 33% und führte im ersten Behandlungsjahr zu zusätzlichen Behandlungskosten in Höhe von 975 Euro pro Patient (Malmberg 1997, Almbrand et al. 2000). Wenn zu diesen Kosten noch die als Folge des Gewinns an Lebensjahren (0,94 Jahre pro Patient) entstandenen Kosten für die Gesamtgesellschaft hinzugerechnet wurden (medizinische Kosten plus nichtmedizinische Kosten bei über 65-Jährigen minus den Gewinn durch zusätzliche Arbeitsleistung), so ergaben sich **16 900 Euro** als Kosten **pro gewonnenes Lebensjahr**. Unter gesamtgesellschaftlicher Perspektive für schwedische Verhältnisse gilt die intensivierte Insulinbehandlung als kosteneffektiv. Zum Vergleich sei angeführt, dass ein **durch Straßenbau**-Investitionen gewonnenes Lebensjahr in Schweden derzeit rund **50 000 Euro** kostet. Dieses Beispiel zeigt, wie umfassend **Kosten-Effektivitäts-Analysen** (Cost-Effectiveness Analyses) pharmakotherapeutischer Maßnahmen sind, die unter gesamtgesellschaftlicher Perspektive erstellt werden.

In vielen Fällen werden Kosten-Effektivitäts-Analysen aber unter **eingeschränkterer Perspektive** durchgeführt, z. B. **für Krankenversicherungsgesellschaften**. Von insgesamt 31,4 Milliarden DM Gesamtkosten (pro Typ-2-Diabetiker 9018 DM), die das deutsche Gesundheitswesen 1998 für alle Typ-2-Diabetiker aufwendete, leisteten die Gesetzlichen Krankenversicherungen 18,5 Milliarden DM, was 8% deren gesamten Leistungsausgaben ausmachte (Code-2-Studie [Liebl et al. 2003]). Von diesen 18,5 Milliarden DM fielen **2% auf orale Antidiabetika**, **5% auf Insulin** und **20% auf die übrigen Medikationskosten**, wie z. B. Antihypertensiva, Lipidsenker und Teststreifen. Welcher Nutzen wird durch derartige finanzielle Aufwendungen erzielt?

Intensivierte Diabetestherapie auch für Krankenkassen billiger

Die United Kingdom Prospective Diabetes Study (UKPDS) brachte u. a. das Ergebnis, dass eine „intensive" Behandlung mit einigen Sulfonylharnstoffen (Glibenclamid, Chlorpropamid, Glipizid) oder Insulin im Vergleich zu „konventioneller" Therapie (in erster Linie diätetische Behandlung) das HbA_{1c} stärker senkte und gleichzeitig mikrovaskuläre Komplikationen signifikant und makrovaskuläre Komplikationen grenzwertig signifikant verminderte (UKPDS Group 1998a). Während der Studiendauer führte die „intensive" Therapie zu einem Gewinn von 1,1 Jahren Lebenszeit und von 0,6 Jahren ohne Komplikationen. Die Kostenerhöhung bei „intensiver" Behandlung wurde durch geringere Kosten für die Behandlung von Komplikationen wieder ausgeglichen (Gray et al. 2000). Pro gewonnenes Jahr ohne Komplikationen errechneten sich Kosten für medizinische Maßnahmen in Höhe von 1166 Pfund, wenn übliche Patienten-Behandlungsbedingungen angenommen wurden und nicht die Bedingungen der an der Studie beteiligten Kliniken. Dieses Kosten-Effektivitäts-Verhältnis ist günstig – im Vergleich zu vielen anderen akzeptierten Therapie-Regimen (z. B. Behandlung mit Lipidsenkern).

Ein weiteres Ergebnis der UKPDS war, dass eine scharfe Blutdruckeinstellung bei Typ-2-Diabetikern mit Hypertonie sowohl mikrovaskuläre als auch makrovaskuläre Komplikationen signifikant verminderte (UKPDS Group 1998c). Auch hier wurden die zusätzlichen Kosten der aggressiveren, aufwendigeren Therapie durch geringere Kosten für die Behandlung von Komplikationen kompensiert (UKPDS Group 1998d). Für übliche Patienten-Behandlungsbedingungen entstanden pro gewonnenes Lebensjahr ohne Komplikationen Behandlungskosten in Höhe von 1049 Pfund.

Gemeinsam ist den oben aufgeführten Beispielen für Kosten-Effektivitäts-Analysen, dass der Nutzen, also das Therapieergebnis, als klare diabetesbezogene Endpunkte (gewonnene Lebensjahre, weniger mikrovaskuläre oder makrovaskuläre Komplikationen, Blutdrucksenkung) quantifiziert wurde. Dieser **Nutzen** tritt bei der Behandlung **relativ spät** in Erscheinung.

„QALY" (Quality-Adjusted Life Year) berücksichtigt auch die Lebensqualität.

Bei vielen chronischen Erkrankungen steht als Therapieergebnis der Gewinn an Lebensqualität im Vordergrund, weniger die Verlängerung des Lebens. Wenn bei der Kosten-Bewertung einer Therapie neben dem Gewinn an Lebensjahren auch die Änderung der Lebensqualität einbezogen wird, so handelt es sich um eine **Kosten-Nutzwert-Analyse** (Cost-Utility Analysis). Dabei können der ermittelten Lebensqualität z. B. Werte zwischen 0 (tot) und 1 (völlig gesund) zugeordnet werden. Wenn diese Werte mit den durch die Therapie gewonnenen Lebensjahren multipliziert werden, erhält man das Konstrukt **QALY (Quality-Adjusted Life Year)**. Bei der Behandlung von Diabetikern sind bisher nur wenig Untersuchungen zur Auswirkung der Therapie auf die Lebensqualität durchgeführt worden. Die Lebensqualität des Diabetikers wird durch Befragungstechniken ermittelt, bei denen Fragebögen mit vielen krankheitsspezifischen Fragen eingesetzt werden.

Schon 12 Wochen Sulfonylharnstofftherapie bringen Gewinn an Lebensqualität sowie ökonomischen Nutzen für Gesundheitssystem und Arbeitswelt.

Testa u. Simonson (1998) haben in einer randomisierten, kontrollierten Doppelblindstudie sorgfältig untersucht, wie die Lebensqualität von Typ-2-Diabetikern durch eine orale Therapie mit Glipizide-GITS (eine besondere pharmazeutische Präparation des **Sulfonylharnstoffs** Glipizid, die nur 1-mal pro Tag zu applizieren ist) beeinflusst wird. **Nach 12 Wochen** Behandlung mit Diät + Glipizide-GITS war die Lebensqualität im Vergleich zur Ausgangssituation (Behandlung nur mit Diät) **signifikant gebessert**, während in der Kontrollgruppe (Behandlung mit Diät + Placebo) keine Besserung der Lebensqualität zu sehen war. Je stärker das HbA_{1c} durch Glipizide-GITS gesenkt wurde, desto stärker war die Besserung der Lebensqualität. Gebessert wurden sowohl **körperliche** Beschwerden als auch **geistige** Funktionen. Darüber hinaus zeigte die Studie, dass die Glipizide-GITS-Behandlung **bereits innerhalb von 12 Wochen die ökonomischen Verluste** für das Gesundheitssystem und die Arbeitswelt **verminderte**: die Zahl der Arztbesuche, die Tage mit Bettlägerigkeit, die Tage mit beeinträchtigter Aktivität und die Fehlzeiten am Arbeitsplatz nahmen alle signifikant ab. Dies alles war in der Kontrollgruppe nicht der Fall.

Ähnliche Untersuchungen liegen für andere orale Antidiabetika nicht vor. Diese Ergebnisse von Testa u. Simonson (1998) können wahrscheinlich auf andere Sulfonylharnstoffe mit gleichem Wirkungsmechanismus übertragen werden, vielleicht auch auf die β-zytotropen Substanzen Repaglinid und Nateglinid. Für Metformin und β-Glucosidase-Hemmstoffe (Acarbose, Miglitol) müssen gesonderte Untersuchungen durchgeführt werden, weil diese Medikamente relativ häufig gastrointestinale Beschwerden verursachen und solche Beschwerden erfahrungsgemäß die Lebensqualität stark beeinträchtigen können. Außerdem stehen noch für alle oralen Antidiabetika publizierte Kosten-Effektivitäts- und Kosten-Nutzwert-Analysen aus, die deutsche Verhältnisse widerspiegeln.

Zurzeit für Deutschland nur einfache Kosten-Minimierungs-Analyse möglich

Daher muss man sich in Deutschland bei der Kostenbewertung für die Therapie mit den verschiedenen oralen Antidiabetika derzeit darauf beschränken, die Kosten zu vergleichen, die bei gleichem Therapieergebnis anfallen, z. B. bei einer Stoffwechselkontrolle mit $HbA_{1c} < 7\%$. Ein derartiger Vergleich stellt eine **Kosten-Minimierungs-Analyse** (Cost-Minimisation Analysis) dar, die einfachste Form einer pharmakoökonomischen Analyse. Eine entsprechende Studie aus den USA ergab, dass bei der Erstbehandlung von Typ-2-Diabetikern mit Glipizide-GITS, Metformin oder Acarbose die Medikamentenpreise die Hauptkostentreiber waren und Glipizide-GITS am günstigsten abschnitt (Ramsdell et al. 1999). Tab. 10.3-**1** (S. 386 u. 387) in Kap. 10.3 zeigt, dass von den **in Deutschland verfügbaren oralen Antidiabetika** unter Kostenaspekten Glibenclamid und Metformin am vorteilhaftesten sind. Eine Rechtfertigung der z. T. erheblich höheren Preise für Glimepirid, Repaglinid, Nateglinid, Acarbose, Miglitol, Rosiglitazon und Pioglitazon könnte dann gegeben sein, wenn nachgewiesen wird, dass diese Präparate bessere Stoffwechseleinstellung und stärkere Verbesserung der Lebensqualität als Glibenclamid und Metformin ermöglichen, abgesehen von den noch ausstehenden Ergebnissen der zahlreichen Langzeitstudien mit den neueren Substanzen, insbesondere zur kardiovaskulären Morbidität und zur Mortalität.

Zum Vergleich betragen die Tagestherapiekosten für **Humaninsulin** (40 IE) einschließlich Injektionszubehör ohne Blutzuckerteststreifen ca. 1,20 – 1,60 €.

Fazit für die Praxis

Pharmakoökonomische Aspekte rechtfertigen eine Therapie des Diabetes mellitus Typ 2 mit Insulin human und den oralen Antidiabetika Metformin und Glibenclamid.

10.3 Preisübersicht zur Therapie mit oralen Antidiabetika

Marianne Ehren (Bochum)

Es befindet sich eine Vielfalt von oralen Antidiabetika auf dem Markt, die entsprechend den individuellen Erfordernissen des Diabetespatienten – unter Berücksichtigung von Begleit- und Folgeerkrankungen sowie Kontraindikationen – einzusetzen sind. Einer differenzierten Therapie tragen auch die verschiedenen Leitlinien zur Diabetestherapie Rechnung. Das Disease-Management-Programm Diabetes mellitus Typ 2 (DMP) nennt Glibenclamid und Metformin als in erster Linie zu wählende orale Substanzen, da für diese Endpunktstudien vorliegen. Eine andere Therapiewahl ist bei in die DMP eingeschriebenen Patienten individuell zu begründen (vgl. Kap. 4.2, S. 217 ff.). Tab. 10.3-**1** gibt einen Überblick über die Tagestherapiekosten der in Deutschland zugelassenen oralen Antidiabetika.

Tabelle 10.3-1 Orale Antidiabetika

Gruppe	Wirkstoff	Handelsname	Dosis pro Tablette	Dosierung	Tagestherapiekosten (€) Bereich für alle angeführten Dosierungen
Sulfonyl-harnstoffe	Glibenclamid	(Semi-) Euglucon N	(1,75) 3,5 mg	1,75 – 7 mg morgens max. 10,5 mg (7 – 0 – 3,5)	0,11 – 0,39
		18 Generika Maninil	1,75/3,5 mg 1/1,75/3,5/5 mg	dto. 1 – 7 mg morgens max. 15 mg (10 – 0 – 5 mg)	0,11 – 0,32 0,11 – 0,46
	Glimepirid	Amaryl	1/2/3 mg	1-mal 1 – 3 mg morgens max. 6 mg	0,24 – 0,95
	Gliclazid	Diamicron Uno	30 mg	30 – 120 mg Einnahme morgens	0,35 – 1,40
	Gliquidon	Glurenorm	30 mg	15 – 120 mg in 1 – 3 Gaben	0,11 – 0,88
	Glibornurid	Gluborid	25 mg	12,5 – 50 mg morgens max. 75 mg/d (50 – 0 – 25)	0,14 – 0,80
Biguanide	Metformin	Glucophage	500/850/1000 mg	500 – 2000 (2550) mg i. d. R. morgens u. abends	0,16 – 0,39 (0,48)
		29 Generika	500/850/1000 mg	dto.	0,15 – 0,48

Die Tabelle enthält Informationen aus der Gelben Liste, Internetversion (www.gelbeliste.de), aktueller Stand Ende Januar 2004. Sie erhebt keinen Anspruch auf Vollständigkeit. Besonderheiten (z. B. Leber- und Niereninsuffizienz), die eine Änderung der Dosierung notwendig machen könnten, sind nicht berücksichtigt. Die Informationen dienen lediglich der Orientierung. Im Einzelfall müssen vor der Verordnung zusätzlich weitere Informationsquellen hinzugezogen werden.

Fortsetzung **Tabelle 10.3-1**   Orale Antidiabetika

Gruppe	Wirkstoff	Handelsname	Dosis pro Tablette	Dosierung	Tagestherapiekosten (€) Bereich für alle angeführten Dosierungen
Alpha-Glucosidase-Hemmer	Acarbose	Glucobay	50/100 mg	3-mal 50 – 100 mg (max. 3-mal 200 mg) vor den Hauptmahlzeiten	0,90 – 1,02 (2,04)
	Miglitol	Diastabol	50/100 mg	3-mal 50 – 100 mg vor den Hauptmahlzeiten	0,92 – 1,07
Glinide	Repaglinid	NovoNorm	0,5/1/2 mg	3-mal 0,5 – 4 mg (max. 16 mg/d) vor den Hauptmahlzeiten	1,00 – 2,76 (3,69)
	Nateglinid[1]	Starlix	60/120 mg	3-mal 60 – 120 mg (max. 3-mal 180 mg) vor den Hauptmahlzeiten	1,45 – 1,45 (2,92)[2]
Glitazone	Rosiglitazon[3]	Avandia	4/8 mg	1-mal morgens 4 – 8 mg (auch 2-mal tgl.: 4 – 0 – 4 mg)	1,28 – 1,92
	Pioglitazon[3]	Actos	15/30/45 mg	1-mal morgens 15 – 45 mg	1,29 – 2,31
Kombina-tions-präparate	Rosiglitazon/ Metformin	Avandamet	1 mg/500 mg 2 mg/500 mg	2-mal 2 Tbl. (entspr. 4 bzw. 8 mg Rosiglitazon/2000 mg Metformin)[4]	1,70 – 3,07

[1] EU-Zulassung nur in Kombination mit Metformin, siehe Packungsbeilage.
[2] Die Preisangabe bezieht sich nur auf die angegebene Substanz.
[3] EU-Zulassung in Kombination mit Metformin oder Sulfonylharnstoffen, als Monotherapie, wenn Metformin kontraindiziert ist oder nicht vertragen wird; siehe Packungsbeilage.
[4] Die Herstellerfirma empfiehlt als Anfangsdosierung die Tablette 1 mg/500 mg in der Verteilung 2 – 0 – 2, siehe Fachinformation.

Die Tabelle enthält Informationen aus der Gelben Liste, Internetversion (www.gelbeliste.de), aktueller Stand Ende Januar 2004. Sie erhebt keinen Anspruch auf Vollständigkeit. Besonderheiten (z. B. Leber- und Niereninsuffifizienz), die eine Änderung der Dosierung notwendig machen könnten, sind nicht berücksichtigt. Die Informationen dienen lediglich der Orientierung. Im Einzelfall müssen vor der Verordnung zusätzlich weitere Informationsquellen hinzugezogen werden.

11 Aktuelle Studienergebnisse 2003 mit diabetologischer Bedeutung

M. A. Nauck (Bad Lauterberg)

Epidemiologie

Die Häufigkeit von Übergewicht und Diabetes (Typ 2) steigt rasant (Mokdad et al. 2003) und kann durch den heutigen Lebensstil (hier: Sitzen vor dem Fernseher [Hu et al. 2003]) verursacht werden. Die quantitative Bedeutung der gesundheitlichen Folgen eines Diabetes mellitus steigt damit aus Sicht der Betroffenen, aber sprengt auch die traditionellen Grenzen der Gesundheitssysteme. Auch in Deutschland gibt es neben den Patienten, deren Diagnose Typ-2-Diabetes bekannt ist, eine nahezu gleich große Population, bei denen ein Diabetes bei einer Screening-Untersuchung (oraler Glucosetoleranztest) entdeckt werden würde (Rathmann et al. 2003).

Antihyperglykämische Therapie

Eine Metaanalyse, die zum Teil auf sehr alte Studienergebnisse zurückgreift, beschäftigte sich mit dem Nutzen einer Insulinpumpen-Behandlung. Während die einzelnen Studien keinen Hinweis für eine bessere Stoffwechselkontrolle unter Pumpenbehandlung liefern, kommt die „gepoolte" Auswertung zum Ergebnis einer Verbesserung des HbA_{1c} um 0,95 (0,8 – 1,1)%. Über technische Pumpenfehler und gehäufte Ketoazidosen wurde nur vor 1988 bzw. 1993 berichtet (Weissberg-Benchell et al. 2003).

Fritsche et al. (2003) und Hamann et al. (2003) verglichen verschiedene Injektionszeitpunkte für Insulin **Glargin** (Lantus). In Kombination mit Glimepirid (Amaryl) war bei Patienten mit Typ-2-Diabetes die morgendliche Injektion von Vorteil (niedrigerer HbA_{1c}), bei Patienten mit Typ-1-Diabetes waren keine wesentlichen (signifikanten) Unterschiede für die verschiedenen Injektionszeitpunkte zu erkennen.

Retinopathie

Das Auftreten einer das Sehvermögen bedrohenden Retinopathie bei Patienten mit Typ-2-Diabetes wurde in einer großen Studie aus Liverpool erfasst und analysiert. Aus diesen Daten können sinnvolle Screening-Intervalle abgeleitet werden, bei denen höchstens 5% von neu auftretenden Retinopathien, die das Sehvermögen gefährden könnten, nicht rechtzeitig bemerkt würden. Es ergeben sich Untersuchungsintervalle zwischen 5 Jahren (keine Retinopathie) und 3 Monaten (prä-proliferative Retinopathie) (Younis et al. 2003).

Nephropathie

Perkins et al. (2003) untersuchten die Albuminausscheidung bei Patienten mit Typ-1-Diabetes. Etwa die Hälfte hatte im Verlauf eine Regression der Albuminurie (um mindestens 50 % des Ausgangswertes), und zwar umso häufiger, je jünger die Patienten waren, je kürzer die Albuminurie bestand, je niedriger die Blutfette lagen und je niedriger (< 115 mmHg systolisch!) der Blutdruck war. ACE-Hemmer-Gebrauch und Rauchen hatten keinen signifikanten Einfluss.

Im Gegensatz zu den therapeutischen Erfolgen von AT_1-Blockern bei der frühen Nephropathie bei Typ-2-Diabetes ist eine Behandlung mit Irbesartan bei fortgeschrittener Nephropathie nicht in der Lage gewesen, kardiologische Komplikationen zu verhindern (Berl et al. 2003).

Neuropathie

Der Erfolg des Einsatzes eines oral verabreichbaren Opioids, Levorphanol (Levo-Dromoran, in Deutschland nicht im Handel) bei Patienten mit neuropathischen Schmerzen wurde von Rowbotham et al. (2003) beschrieben. Bei höherer Dosierung waren bessere Erfolge zu sehen.

Lipoproteinstoffwechsel

Für die ca. 6000 diabetischen Patienten in der britischen Heart Protection Study wurden die kardiovaskulären Endpunkte im Vergleich zu Nichtdiabetikern vorgestellt. Alle kardiovaskulären Endpunkte wurden um absolut 5,8 ± 4,8 % (Mittelwert ± SEM) gesenkt (p < 0,0001). Die relativen Risiken wurden bei Patienten mit und ohne Diabetes mellitus quantitativ ähnlich gesenkt. Auch bei Patienten mit Diabetes waren die Erfolge unabhängig von den Ausgangswerten der Lipidparameter (Collins et al. 2003). Auch diese Auswertung unterstützt die Verordnung von Statinen (hier: Simvastatin) ohne Berücksichtigung der Messung der Lipoproteinfraktionen bei Patienten mit deutlich erhöhtem kardiovaskulärem Risiko.

Hypertonie

In den USA wurde eine neue Klassifikation von Hypertonie-Stadien vorgestellt. Normal ist nur < 120/80 mmHg, die Kategorie 120–139/80–89 wird Prähypertonie genannt, und das Stadium 1 der klinisch manifesten Hypertonie liegt bei 140–159/90–99 mmHg. Oberhalb 160/100 beginnt Stadium 2. Nach den Richtlinien des Joint National Committee kann dann auch unmittelbar mit einer Kombinationstherapie begonnen werden (Chobanian et al. 2003). Wolf-Maier et al. verglichen Prävalenz und Ausprägung eines arteriellen Hypertonus in verschiedenen Ländern. In Deutschland ist das Hypertonie-Problem am größten und korreliert mit einer vergleichsweise hohen Mortalität durch zerebrovaskuläre Ereignisse (Wolf-Maier et al. 2003). Höhere 24-h-Blutdruckmessungen sagen kardiovaskuläre Ereignisse voraus. Dabei hat die 24-h-RR-Messung einen eigenständigen Vorhersagewert über die gelegentliche Blutdruckmessung hinaus (Clement et al. 2003). In der Therapie mit einem ersten Antihypertensivum zeigte sich Chlorthalidon anderen Antihypertensiva (Lisinopril, Amlodipin) nicht unterlegen und verhinderte kardiovaskuläre Endpunkte gleichermaßen (ALLHAT 2002). Auch in einer Metaanalyse klinischer Studien waren Diuretika in der klinischen Blutdrucksenkung anderer Antihypertensiva gleichwertig (Psaty et al. 2003). Oft waren zwei oder mehr Antihypertensiva zur Kontrolle des Blutdruckes notwendig (Cushman et al. 2002). Dies relativiert die Wichtigkeit der Frage nach dem ersten Antihypertensivum, insbesondere bei Patienten mit Metabolischem Syndrom, bei denen eher mehr Substanzen eingesetzt werden müssen.

Kardiologie

Die Restenoserate nach perkutaner transluminaler Koronarangioplastie (PTCA) ist bei Patienten mit Diabetes mellitus deutlich erhöht (Moses et al. 2003). Der Einsatz Sirolimus-eluierender Stents reduziert die Restenoserate deutlich (Schofer et al. 2003), insbesondere auch bei Patienten mit Diabetes mellitus (Moses et al. 2003). Damit müssen die herkömmlichen Vergleiche zwischen Bypass-Operation und PTCA/Stent bei Patienten mit Diabetes mellitus sicher noch einmal überdacht werden. Die Frage nach der besseren Akuttherapie bei akutem Myokardinfarkt (PTCA oder Fibrinolyse) muss nach der Metaanalyse von Keely et al. (2003) als zugunsten der Sofortangioplastie gelöst gelten.

Intensiv diskutiert werden die Befunde der STOP-NIDDM-Studie bei Patienten mit eingeschränkter Glucosetoleranz (Chiasson et al. 2003) und der MeRIA-Studie (Hanefeld et al. 2004) bei Patienten mit Typ-2-Diabetes, bei denen eine Acarbose-Therapie das Auftreten kardiovaskulärer Ereignisse, insbesondere von akuten Myokardinfarkten, deutlich senkte. Leider waren die kardiovaskulären „Endpunkte" nicht Hauptzielkriterien der Studien. Deshalb sollte zur Klärung offener Fragen und zur Untermauerung klinischer Konsequenzen aus diesen Studien eine Untersuchung von primär kardiovaskulären Ereignissen mit Acarbose (vs. Placebo) durchgeführt werden.

Körperliche Aktivität

Gregg et al. (2003) untersuchten den epidemiologischen Zusammenhang zwischen der Dauer und Intensität des Gehens bei Patienten mit Typ-2-Diabetes und ihrer Mortalität. 2 h/Woche Gehen, insbesondere bei mittlerer Intensität, senkte die Mortalität um ca. 30 %. Damit ist Gehen eine wichtige Maßnahme zur Steigerung der Lebenserwartung bei Patienten mit Typ-2-Diabetes, ähnlich wirksam oder sogar effektiver als viele medikamentöse Therapieansätze.

Ernährung

Zwei Untersuchungen verglichen die derzeit empfohlene fettarme Reduktionskost mit einer an der Atkins-Diät orientierten kohlenhydratarmen, d. h. ketogenen Ernährung. Brehm et al. (2003) untersuchten Frauen, die neben dem Übergewicht keine Begleiterkrankungen aufwiesen. Samaha et al. (2003) untersuchten ein Kollektiv mit einer hohen Prävalenz von Merkmalen eines Metabolischen Syndroms. In beiden Fällen war die Gewichtsreduktion bei kohlenhydratarmer Ernährung ausgeprägter, obwohl die Beratung die Gesamtkalorienaufnahme gar nicht zum Gegenstand hatte. Lipoproteinparameter wurden trotz höherer Fettaufnahme nicht ungünstig, sondern sogar eher günstiger beeinflusst. Die Dropout-Rate war in beiden Untersuchungen hoch und wurde nicht im Einzelnen erläutert. Dies könnte der Beginn eines Umdenkens in der Therapie der Adipositas sein, bedarf aber noch weiterer Untersuchungen.

Neue Therapieansätze für die Adipositas ergeben sich auch aus den appetitreduzierenden Eigenschaften des intestinalen Peptidhormons PYY_{3-36} (Batterham et al. 2003).

In einer griechischen Untersuchung wurde der Einfluss einer typisch mediterranen Ernährung auf die Mortalität erfasst (Trichopoulou et al. 2003). Die „Einhaltung" guter mediterraner Ernährungsgewohnheiten wurde mit einem Punkte-Score bewertet. Wer mehr als den Median an Gemüse, Früchten/Nüssen, Getreideprodukten und Fisch zu sich nahm, bekam einen Punkt, wer unter dem Schnitt lag, jeweils keinen Punkt. Umgekehrt wurde der Genuss von als ungünstig bewerteten Lebensmitteln (Fleisch, Geflügel, Milchprodukte) bewertet. Moderater Alkoholgenuss wurde mit einem Punkt, zu wenig und zu viel mit keinem Punkt bewertet. Mit viel Mühe wurde das Verhältnis einfach ungesättigter zu gesättigten Fetten analysiert. Werte über dem Median des Kollektivs wurden wiederum mit einem Punkt bewertet. Für sich betrachtet waren nur ein hoher Verzehr von Früchten und Nüssen und ein hohes Verhältnis einfach ungesättigter zu gesättigten Fettsäuren günstig für ein verbessertes Überleben. Ein Unterschied von 2 Punkten im mediterranen Ernährungs-„Score" war mit einer signifikant verbesserten Lebenserwartung (um ca. 30 % reduzierte Mortalität) assoziiert (Trichopoulou et al. 2003).

Sonstiges

Die durchschnittliche Schlafdauer ist mit dem KHK-Risiko assoziiert. Schlafdauern unter 6 h und über 9 h sind mit erhöhtem Risiko verbunden (Ayas et al. 2003).

Die vorgestellten Untersuchungen sind Mosaiksteine auf dem Weg zu einem besseren Verständnis zur Verbesserung der Lebenserwartung und zur Verhinderung von kardiovaskulären Komplikationen bei Menschen mit (und ohne) Diabetes. Ein besonderer Schwerpunkt lag auf dem Versuch, den Einfluss von Ernährungsfaktoren oder körperlicher Bewegung genauer zu erfassen und therapeutisch zu nutzen.

12 Diabetes mellitus im Internet

P. Bottermann (München)

Die nachstehend zum Thema Diabetes mellitus genannten Links sind nach bestem Wissen und Gewissen ausgewählt worden. Gleichwohl können Autor und Verlag für die Inhalte dieser Domains keine Haftung übernehmen.

Organisationen/Vereine

Domain	Titel/Anbieter
http://www.deutsche-diabetes-union.de	Deutsche Diabetes-Union e.V. (DDU)

Inhalt
Zusammenschluss von DDG (wissenschaftliche Fachgesellschaft), DDB und BdKJ (Selbsthilfeorganisationen der Betroffenen) zu einem Dachverband, um gemeinsame Ziele besser verfolgen zu können.

Domain	Titel/Anbieter
http://www.deutsche-diabetes-gesellschaft.de	Deutsche Diabetes-Gesellschaft e.V. (DDG)

Inhalt
Wissenschaftliche Fachgesellschaft. Informationen über die Deutsche Diabetes-Gesellschaft (DDG), vornehmlich für Mitglieder der DDG als rasche Informationsquelle gedacht.

Domain	Titel/Anbieter
http://diabetikerbund.de	Deutscher Diabetikerbund e.V. (DDB)

Inhalt
Mit über 40.000 Mitgliedern die größte und wichtigste Selbsthilfeorganisation für Diabetiker in Deutschland. Der Deutsche Diabetikerbund ist in 16 Landesverbände und viele Bezirks- und Ortsverbände gegliedert. Es bestehen etwa 650 Selbsthilfegruppen.

Domain	Titel/Anbieter
http://www.bund-diabetischer-kinder.de	Bund diabetischer Kinder und Jugendlicher e.V. (BdKJ)

Inhalt
Der Bund diabetischer Kinder und Jugendlicher und das Rehabilitations- und Schulungscenter Rosel-Bürger-Büsing-Stiftung nehmen sich speziell diabetischer Kinder und Jugendlicher sowie ihrer Eltern an, um umfassende Kenntnisse über den Diabetes bei Kindern und Jugendlichen zu vermitteln. Besonders sei auf die laufenden Seminarangebote hingewiesen.

Domain	**Titel/Anbieter**
http://www.diabetesstiftung.de	Deutsche Diabetes-Stiftung e.V.

Inhalt

Die Deutsche Diabetes-Stiftung e.V. wurde gemeinsam von der Deutschen Diabetes-Gesellschaft (DDG) und dem Deutschen Diabetikerbund (DDB) gegründet, um Forschungsvorhaben zu unterstützen, Fortbildung der Ärzte und des ärztlichen Hilfspersonals zu fördern, Diabetiker zu schulen und allgemeine Aufklärungsarbeit zu leisten.

„Der Herzkranke Diabetiker (DHD)" und „Das Zuckerkranke Kind (DZK)" sind Tochterstiftungen der Deutschen Diabetes-Stiftung.

Domain	**Titel/Anbieter**
http://www.stiftung-dhd.de	Die Stiftung „Der Herzkranke Diabetiker"

Inhalt

Hier handelt es sich um eine Tochterstiftung der Deutschen Diabetes-Stiftung (siehe oben).

Domain	**Titel/Anbieter**
http://www.das-zuckerkranke-kind.de	Die Stiftung „Das Zuckerkranke Kind"

Inhalt

Hier handelt es sich um eine Tochterstiftung der Deutschen Diabetes-Stiftung (siehe oben).

Domain	**Titel/Anbieter**
http://www.IDF.org	International Diabetes Federation (IDF)

Inhalt

Umfassende Informationen zum Thema Diabetes für Ärzte und Laien, wobei allgemeine internationale Fragen und Belange im Vordergrund stehen.

Domain	**Titel/Anbieter**
http://www.EASD.org	Europäische Gesellschaft für Diabetes (EASD)

Inhalt

Wissenschaftliche Tätigkeit, Forschung auf dem Gebiet des Diabetes mellitus und Umsetzung gewonnener Kenntnisse in der Behandlung von Diabetikern.

Domain	**Titel/Anbieter**
http://www.diabetes.org	American Diabetes Association (ADA)

Inhalt

Umfassende Informationen über die amerikanische Diabetes-Gesellschaft.

Domain	**Titel/Anbieter**
http://www.diabetesgate.de	Deutscher Diabetikerbund e.V.

Inhalt

Bezeichnet sich als das erste umfassende, internationale Themenportal Diabetes. Wird vom Deutschen Diabetikerbund unterstützt. Offenbar auch deutliche Unterstützung durch die pharmazeutische Industrie.

Domain	**Titel/Anbieter**
http://www.diabetes-deutschland.de	Deutsches Diabetes-Forschungs-institut an der Heinrich-Heine-Universität Düsseldorf

Inhalt

Qualitätsgesicherte Informationen für Betroffene und Ärzte aus dem Deutschen Diabetes-Forschungsinstitut Düsseldorf

Domain	**Titel/Anbieter**
http://www.diabetes-symposium.de	Institut für Diabetesforschung und Sciarc GmbH, München

Inhalt

Das Symposium ist ein innovatives Forum der Weiterbildung. Vorträge aus zukunftsweisenden Bereichen der Diabetologie, Endokrinologie und Inneren Medizin sollen hier präsentiert werden. Neuestes Wissen soll kompetent und effizient vermittelt werden.

Domain	**Titel/Anbieter**
http://www.gestations-diabetes.de	Ärzteteam im Bereich der Ärztekammer Niedersachsen

Inhalt

Informationen zum Thema Diabetes in der Schwangerschaft. Ein Forum für Ärzte im Internet.

Domain	**Titel/Anbieter**
http://www.diabetes-webring.de	Deutsches Diabetes-Forschungs-institut Düsseldorf

Inhalt

Gut strukturiertes Einsteigerportal zum Themengebiet Diabetes im Internet.

Domain	**Titel/Anbieter**
http://www.qualitaetsnetz-diabetes.de	Qualitätsnetz Diabetes Bochum – Wattenscheid – Hattingen

Inhalt

Praktische Informationen für Ärzte und Patienten.

Domain	**Titel/Anbieter**
http://www.diabetes-world.net	Bertelsmann-Springer-Medizin-Online GmbH

Inhalt

Internetportal für Diabetiker und für Ärzte mit einer Fülle von Informationen über Diabetes und diabetesbedingte Folgeerkrankungen, z.B. das diabetische Fuß-Syndrom.

Domain	**Titel/Anbieter**
http://www.patient-education.com	The Patient Education Institute 2300 Oakdale Boulevard Coralville, IA 52241

Inhalt

Vielseitige Informationen für Patienten, Englischkenntnisse erforderlich.

Domain	**Titel/Anbieter**
http://www.diabetesweb.de	P: CONNECT GmbH, Dortmund

Inhalt

Dialogplattform für Praxen, Kliniken und Patienten mit einem umfangreichen Patientenservice.

Domain	**Titel/Anbieter**
http://www.diabetespro.de	Wort & Bild Verlag GmbH & Co. KG, Baierbrunn bei München

Inhalt

Umfassende Informationen für Diabetiker, herausgegeben vom Wort & Bild Verlag, Herausgeber des Diabetes-Ratgebers, der kostenlos in Apotheken ausliegt.

Domain	**Titel/Anbieter**
http://www.diabsite.de	Helga Uphoff, Berlin

Inhalt

Kommunikations- und Informationsforum rund um den Diabetes mellitus, herausgegeben von einer Betroffenen.

Domain	**Titel/Anbieter**
http://www.diabeticus.de	*diabeticus,* Postfach 12 46, 46344 Raesfeld

Inhalt

Eine Gruppe von sechs Freunden, die ohne kommerzielle Interessen seit 1995 Informationen für Diabetiker präsentieren.

Domain	**Titel/Anbieter**
http://www.mellitux.de	Nutrion AG

Inhalt

Sehr umfangreiche Angaben über Lebensmittel, Lebensmittel (BE) und Insulin-berechnungen, Ernährungsplaner

Domain	Titel/Anbieter
http://www.diabetes.de	belindaproject

Inhalt
Informationen über die Zuckerkrankheit. Man ist bemüht, möglichst patientennah und praxisorientiert zu sein.

Domain	Titel/Anbieter
http://www.ernaehrung.de	Deutsches Ernährungsberatungs- und Informationsnetz (DEBInet)

Inhalt
Umfassende Informationen, nicht nur über Ernährung, des Berufsverbandes Deutscher Ernährungsmediziner e.V., der Deutschen Akademie für Ernährungsmedizin, des Verbandes der Diätassistentinnen, des Verbandes der Diplom-Ökotrophologen.

Domain	Titel/Anbieter
http://www.diabetes-kids.de	Familie Bertsch, Dreieich

Inhalt
Private Initiative einer Familie, deren zweijährige Tochter an Diabetes erkrankte.

Domain	Titel/Anbieter
http://www.diabetes-cme.de	Deutsches Diabetes-Forschungsinstitut an der Heinrich-Heine-Universität Düsseldorf

Inhalt
Zertifizierte Online-Fortbildung für Ärzte zum Themengebiet Diabetes mellitus auf Basis der Leitlinien der Deutschen Diabetes-Gesellschaft.

Industrieforum Diabetes (IFD)

Das Industrieforum Diabetes (IFD) wurde 1996 als Interessengemeinschaft forschender Unternehmen im Indikationsbereich Diabetes gegründet. Die Aktivitäten des IFD konzentrieren sich in erster Linie auf die Unterstützung von Diabetes-Organisationen und auf die Förderung qualifizierter Projekte, die nachhaltig zu einer Verbesserung der allgemeinen Situation in der Diabetiker-Versorgung und Diabetes-Therapie beitragen. Das IFD orientiert sich dabei an den zwei grundsätzlichen Zielsetzungen der St.-Vincent-Deklaration von 1989:

1. „Anhaltende Verbesserung der gesundheitlichen Situation und die Ermöglichung, ein normales Leben hinsichtlich Lebensqualität und Lebenserwartung zu führen.
2. Prävention und Therapie des Diabetes und seiner Komplikationen durch Einsatz vorhandener Möglichkeiten und Intensivierung der Forschungsarbeit."

Dem Industrieforum Diabetes gehören die nachfolgend genannten Firmen an (Stand August 2003):

AMYLIN EUROPE LDT	http://www.amylin.com
Aventis Pharma Deutschland GmbH	http://www.pharma-aventis.de
Bayer Vital GmbH	http://www.bayervital.de
Berlin-Chemie AG	http://www.berlin-chemie.de
Disetronic Medical Systems GmbH	http://www.disetronic.de
GlaxoSmithKline	http://www.glaxosmithkline.de
LifeScan Ortho-Clinical Diagnostics GmbH	http://www.lifescan.de
Lilly Deutschland GmbH	http://www.lilly-pharma.de
Merck KGaA	http://www.pw.merck.de
Merck Sharp & Dohme GmbH	http://www.msd.de
Novo Nordisk Pharma GmbH	http://www.germany.novonordisk.com
Roche Diagnostics GmbH	http:///www.roche.de
TAKEDA PHARMA GmbH	http://www.takeda.de
VITARIS GmbH & Co. KG	http://www.vitaris.de

Allgemeine Suche

Domain	Titel/Anbieter
http://www.google.de	Google Deutschland Suchmaschine
Domain	**Titel/Anbieter**
http://www.metager.de	MetaGer (Suchmaschine)
Domain	**Titel/Anbieter**
http://www.aladin.de	Aladin (Suchmaschine)
Domain	**Titel/Anbieter**
http://www.yahoo.de	Yahoo (Suchmaschine)
Domain	**Titel/Anbieter**
http://www.altavista.de	Altavista (Suchmaschine)

Inhalt

Suchmaschinen, geeignet für die Suche mit Begriffen wie z.B. „Diabetes" und „Diabetiker".

Domain	Titel/Anbieter
http://www.dino-online.de	DINO Deutsches InterNet Organisationssystem (Online-Branchenbuch)

Inhalt

Hier ist eine Suche nach Sachgebieten oder Sachbegriffen möglich.

13 Literaturverzeichnis

Acosta J, Hettinga J, Flückiger R, et al. J. Molecular basis for a link between complement and the vascular complications of diabetes. Proc Natl Acad Sci USA 2000;**97**:5440-5444.

Adler AI, Stratton IM, Neil HA, et al. Association of systolic blood pressure with macrovascular and microvascular complications of type 2 diabetes (UKPDS 36): prospective observational study. BMJ 2000;**321**:412-419.

Adolph W, Ahrens K, Alken A, Althoff PH, Anders M et al. Umstellung U40- auf U100-Insulin. Diabetes und Stoffwechsel 1995;**4**:105-108.

Agarwal R. Add-on angiotensin receptor blockade with maximized ACE inhibition. Kidney Int. 2001;**59**:2282-9.

Agency for Health Care Policy and Research (AHCPR). Using Clinical Practice Guidelines to Evaluate Quality of Care. Rockville MD, 1995. *[http://www.ahrq.gov]*.

Aguilar-Bryan L, Nichols CG, Wechsler SW et al. Cloning of the beta cell high-affinity sulfonylurea receptor: a regulator of insulin secretion. Science 1995;**268**:423-426.

Aiello LP, Gardner TW, King GL, Blankenship G, Cavallerano JD, Ferris FL 3rd et al. Diabetic retinopathy. Diabetes Care 1998;**21** (1):143-156.

Airey CM, Williams DDR, Martin PG, Bennett CMT, Spoor PA. Hypoglycaemia induced by exogenous insulin – „human" and animal insulin compared. Diab Med 2000;**17**:416-432.

Åkerblom HK, Virtanen SM, Hamalainen A, et al. Emergence of Diabetes-Associated Autoantibodies in the Nutritional Prevention of IDDM (TRIGR) Project. Diabetes 1999;**48** (Suppl. 1):A45.

Alberti KGMM, Zimmet PZ for the WHO Consultation Group. Definition, diagnosis and classification of diabetes mellitus and ist complications. Part I: Diagnosis and classification of diabetes mellitus. Provisional report of a WHO consultation. Diab Med 1998;**15**:539-553.

Albisser AM, Leibel BS, Ewart TG, Davidovac Z, Botz CK, Zingg W. An artificial endocrine pancreas. Diabetes 1974;**23**:389-396.

ALLHAT Collaborative Research Group. Major cardiovascular events in hypertensive patients randomized to doxazosin vs chlorthalidone: the antihypertensive and lipid-lowering treatment to prevent heart attack trial (ALLHAT). J Am Med Ass. 2000;**283**:1967-19.

ALLHAT Officers and Coordinators for the ALLHAT Collaborative Research Group. The Antihypertensive and Lipid-Lowering Treatment to Prevent Heart Attack Trial. Major outcomes in high-risk hypertensive patients randomized to angiotensin-converting enzyme inhibitor or calcium channel blocker vs diuretic: The Antihypertensive and Lipid-Lowering Treatment to Prevent Heart Attack Trial (ALLHAT). J Am Med Ass. 2002;**288**:2981-97.

Almbrand B, Johannesson M, Sjöstrand B, Malmberg K, Ryden L. Cost-effectiveness of intense insulin treatment after acute myocardial infarction in patients with diabetes mellitus. Results from the DIGAMI study. Eur Heart J 2000;**21**:733-739.

Althoff PH, Usadel KH, Mehnert H. Akute Komplikationen. In: Mehnert H, Standl E, Usadel KH, Hrsg. Diabetologie in Klinik und Praxis. Stuttgart: Georg Thieme, 1999:289-333.

American Diabetes Association. Clinical Practice Recommendations. Dyslipidemia Management in Adults With Diabetes. Diabetes Care. 2004;**27**:S68-71.

American Diabetes Association. Clinical Practice Recommendations. Screening for Type 2 Diabetes. Diabetes Care. 2004;**27**:S11-14.

American Diabetes Association. Clinical Practice Recommendations. Tests of Glycemia in Diabetes. Diabetes Care. 2004;**27**:S91-93.

American Diabetes Association. Evidence-based nutrition principles and recommendations for the treatment and prevention of Diabetes and related complications. Diabetes Care. 2002;**25** (Suppl. I):S50-60.

American Diabetes Association. Management of dyslipidemia in adults with diabetes. Diabetes Care 1999;**22S1**:56-59.

American Diabetes Association. Pancreas transplantation for patients with type 1 diabetes. Diabetes Care 2000;**23**:117.

Ammon HPT (ed). Arzneimittelneben- und Wechselwirkungen. Stuttgart: Wissenschaftliche Verlagsgesellschaft mbH, 2001.

Ammon HPT, Werning C, eds. Antidiabetika. Stuttgart: Wissenschaftliche Verlagsgesellschaft mbH, 2000.

Anderson BJ, Freedland KE, Clouse RE, Lustmann PJ. The prevalence of comorbid depression in adults with diabetes: a meta-analysis. Diabetes Care 2001;**24**:1069-1078.

Anderson BJ, Rubin RR. Practical psychology for diabetes clinicians. Alexandria: American Diabetes Association, 1996.

Anderson JH Jr, Brunelle RL, Keohane P, et al. Mealtime treatment with insulin analog improves postprandial hyperglycemia and hypoglycemia in patients with non-insulin-dependent diabetes mellitus. Multicenter Insulin Lispro Study Group. Arch Intern Med. 1997c;**157**:1249-55.

Anderson JH Jr, Brunelle RL, Koivisto VA, et al. Reduction of postprandial hyperglycemia and frequency of hypoglycemia in IDDM patients on insulin-analog treatment. Multicenter Insulin Lispro Study Group. Diabetes. 1997a;**46**:265-70.

Anderson JH Jr, Brunelle RL, Koivisto VA, Trautmann ME, Vignati L, DiMarchi R. Improved mealtime treatment of diabetes mellitus using an insulin analogue. Multicenter Insulin Lispro Study Group. Clin Therap. 1997b;**19**:62-72.

Andersson KE, Wagner G. Physiology of penile erection. Physiol Rev 1995;**75**:191-236.

Anderson RM. Patient empowerment and the traditional medical model. A case of irreconcilable differences? Diabetes Care 1995;**18**:412-415.

Andersen S, Tarnow L, Rossing P, Hansen B, Parving H. Renoprotective effects of angiotensin II receptor blockade in type 1 diabetic patients with diabetic nephropathy. Kidney Int. 2000;**57**:601-6.

[Anonymous]. Standards of medical care for patients with diabetes mellitus. Diabetes Care. 2003;**26**(Suppl. 1):S33-S50.

Apelquist J, Larsson J, Agardh CD. Th Influence of External Precipitating Factors and Peripheral Neuropathy on the Development and outcome of Diabetic Foot Ulcers. J Diabetic Complications 1990;**4**:21-25.

Armstrong DG, Lavery LA, Harkless LB. Validation of a diabetic wound classification system. The contribution of depth, infection, and ischemia to risk of amputation. Diabetes Care 1998;**21**:855-859.

Armstrong DG, Nguyen HC, Lavery LA, van Schie CHM, Boulton AJM, Harkless LB. Off-loading the diabetic foot wound – a randomized clinical trial. Diabetes Care 2001;**24**:1019-1022.

Armstrong DG, Tod WF, Lavery LA, Harkless LB, Bushman TR. The natural history of acute Charcot's arthropathy in a diabetic foot specialty clinic. Diabet Med 1997;**14**:357-363.

Aronoff S, Goldberg R, Kumar D, Lichtenstein E, Schwartz S, Sosenko J. Use of pre-mixed insulin regimen (Novolin 70/30) to replace self-mixed insulin regimens. Clin Therapeutics. 1994;**16**:41-9.

Aronson D, Rayfield EJ, Chesebro JH. Mechanisms determining course and outcome of diabetic patients who have had acute myocardial infarction. Ann Int Med 1997;**126**:296-306.

Arzneimittelkommission der Deutschen Ärzteschaft: Myopathien bzw. Leberreaktionen unter Ezetimib (Ezetrol®). Deutsches Ärzteblatt. 2004;**101**:B 795.

Arzneiverordnung in der Praxis. Deutsches Ärzteblatt. 2004;**31**:15.

Ärztliche Zentralstelle Qualitätssicherung, Arbeitsgemeinschaft der Wissenschaftlichen Medizinischen Fachgesellschaften. Das Leitlinien Manual von AWMF und ÄZQ. Zeitschrift für ärztliche Fortbildung und Qualitätssicherung (ZaeFQ) (ISSN 1431-7621), 2001;**95** (Suppl. I):1-84.

Ashwell S, Amiel S, Bilous R, et al. Improvement in HbA$_{1c}$ with insulin glargine + insulin lispro in comparison with NPH insulin + unmodified human insulin in people with type 1 diabetes [Abstract]. Proceedings of the 63rd Annual Scientific Sessions of the American Diabetes Association. 2003;13-17.

Assady S, Maor G, Amit M, Itskovitz-Eldor J, Skorecki KL, Tzukerman M. Insulin production by human embryonic stem cells. Diabetes 2001;**50** (8):1691-1697.

Assal JP, Mühlhauser I, Pernet A, Gfeller R, Jörgens V, Berger M. Patient education as the basis for diabetes care in clinical practice and research. Diabetologia 1985;**28**:602-613.

Ausschuss Ernährung der Deutschen Diabetes-Gesellschaft: Ernährungsempfehlungen für Diabetiker 2000. Ernährungs-Umschau 2000;**47**:182-186.

Ausschuss Soziales der DDG. Die Einstufung des Grades der Behinderung beim Diabetes mellitus. Diabetes und Stoffwechsel 1998;**7**:37-38.

Ausschuss Soziales der DDG. Die Fahrerlaubnis beim Diabetes mellitus. Diabetes und Stoffwechsel 1999;**8**:35-38.

Ausschuss Soziales der DDG. Empfehlungen zur Beratung bei Berufswahl und Berufsausübung von Diabetikern. Diabetologie-Informationen 1999;**21**:251-254.

Ausschuss Soziales der DDG. Empfehlungen zur Beurteilung beruflicher Möglichkeiten von Personen mit Diabetes mellitus vom Mai 2003, Diskussionsentwurf [www.deutsche.diabetes.gesellschaft.de].

Ayas NT, White DP, Manson JE, et al. A prospective study of sleep duration and coronary heart disease in women. Arch Intern Med. 2003;**163**:205-9.

Azen SP, Peters RK, Berkowitz K, Kjos S, Xiang A, Buchanan TA. TRIPOD (TRoglitazone In the Prevention Of Diabetes): a randomized, placebo-controlled trial of troglitazone in women with prior gestational diabetes mellitus. Control Clin Trials 1998;**19**:217-231.

Babaei-Jadidi R, Karachalias N, Ahmed N, Battah S, Thornalley PJ. Prevention of incipient diabetic nephrophathy by high-dose thiamine and benfotiamine. Diabetes. 2003;**52**:2110-20.

Bachmann W, Sieger C, Haslbeck M, Lotz N. Combination of insulin and glibenclamide in the treatment of adult-onset-diabetes (type 2). Diabetologia 1981;**21**:245-249.

Bakris GL, Weir MR, Shanifar S, et al. Effects of blood pressure level on progression of diabetic nephropathy: results from the RENAAL study. Arch Intern Med. 2003;**163**:1555-65.

Balkau B, Bertrais S, Ducimetiere P, Eschwege E. Is there a glycemic threshold for mortality risk? Diabetes Care 1999;**22** (5):696-699.

Batterham RL, Cohen MA, Ellis SM, et al. Inhibition of food intake in obese subjects by peptide YY3-36. N Engl J Med. 2003;**349**:941-8.

Becker DJ, LaPorte RE, Libman I, Pietropaolo M, Dosch HM. Prevention of type 1 diabetes: Is now the time? J Clin Endocrin Metab 2000;**85**:506.

Belling JP. Purity of Novo Nordisk insulins produced on yeast. Novo Nordisk-Mitteilung, 19.04.2000.

Benbarka MM, Prescott PT, Aoki TT. Practical guidelines on the use of insulin Lispro in elderly diabetic patients. Drugs Ageing. 1998;**12**:103-13.

Berger M. Die individualisierte Therapieziel-Definition. In: Diabetes mellitus. Berger M, Hrsg. München–Wien–Baltimore: Urban und Schwarzenberg; 1995: 403-406.

Berger M et al. Behandlungs- und Schulungsprogramm für Typ-2-Diabetiker, die nicht Insulin spritzen. Köln: Deutscher Ärzte-Verlag, 1994.

Berger M, Berchtold P, Cuppers HJ, et al. Metabolic and hormonal effects of muscular exercise in juvenile type diabetics. Diabetologia 1977;**13**:355-365.

Berger W. Rationale Grundlagen der Insulintherapie. Akt Endokr Stoffw 1990;**11**:203-211.

Berl T, Hunsicker LG, Lewis JB, et al. Cardiovascular outcomes in the Irbesartan Diabetic Nephropathy Trial of patients with type 2 diabetes and overt nephropathy. Ann Intern Med. 2003;**138**:542-9.

Berti L, Kellerer M, Bossenmaier B, Seffer E, Seipke G, Häring HU. The long action insulin analog HOE 901: characteristics of insulin signalling in comparison to Asp(B10) and regular insulin. Horm Metab Res. 1998;**30**:123-9.

Beulke-Sam J, Byrd RA, Hoyt JA, Zimmermann JL. A reproductive and developmental toxicity study in CD rats of LY275585, [Lys(B28), Pro(B29)]-Human insulin. J Am Coll Toxicol. 1994;**13**:247-60.

Beyer J, Federlin K, Fehm H-L et al. Kommentar zu dem Leserbrief von Herrn Dr. von Kriegstein. Diabetes und Stoffwechsel 1995;**4**:108.

Beyer J, Schulz G, Cordes U, Heiser A. Unterschiede im Insulinbedarf vollständig pankreatektomierter Patienten im Vergleich zu Typ-I-Diabetikern. Inn Med 1982;**9**:199-203.

Beyer U, Schafer D, Thomas A, et al. Recording of subcutaneous glucose dynamics by a viscometric affinity sensor. Diabetologia. 2001;**44**:416-23.

Bierhaus A, Hofmann MA, Ziegler R, Nawroth PP. The AGE/RAGE pathway in vascular disease and diabetes mellitus I. The AGE concept. Cardiovas Res 1998;**37**:586-600.

Bijlstra PJ, Lutterman JA, Russel FGM, Thien T, Smits P. Interaction of sulfonylurea derivatives with vascular ATP-sensitive potassium channels in humans. Diabetologia 1996;**39**:1083-1090.

Björck S, Mulec H, Johnsen SA, Norden G, Aurell M. Renal protective effect of enalapril in diabetic nephropathy. BMJ 1992;**304**:339-343.

Bland BJ. International Pancreas Transplant Registry Annual Report for 1998. IPTR Newsletter 2001;**13**:1-24.

Bland BJ. International Pancreas Transplant Registry Annual Report for 2002. IPTR Newsletter. 2003;**15**:1-28.

Boden G. Role of fatty acids in the pathogenesis of insulin resistance and NIDDM. Diabetes 1997;**46**:3-10.

Boehm BO, Home PD, Behrend C, et al. Premixed insulin aspart 30 vs. premixed human insulin 30/70 twice daily: a randomized trial in type 1 and type 2 diabetic patients. Diabet Med. 2002;**19**:393-9.

Boersma E, Harrington RA, Moliterno DJ, et al. Platelet glycoprotein IIb/IIIa inhibitors in acute coronary syndromes: a meta-analysis of all major randomised clinical trials. Lancet 2002;**359:** 189-198.

Bolinder J, Wahrenberg H, Linde B, Tyden G, Groth C-G, Östman J. Improved glucose counterregulation after pancreas transplantation in diabetic patients with unawareness of hypoglycemia. Transplant Proc 1991;**23:**1667-1669.

Bolli GB, Owens DR. Insulin glargine. Lancet. 2000;**356:**443-5.

Bolli G, De Feo P, Compagnucci P, et al. Abnormal glucose counterregulation in insulin-dependent diabetes mellitus. Interaction of anti-insulin antibodies and impaired glucagon and epinephrine secretion. Diabetes 1983;**32:**134-141.

Borroso I, Luan J, Middelberg RPS, et al. Candidate gene association study in type 2 diabetes indicates a role for genes involved in β-cell function as well as insulin action. PLoS Biology. 2003;**1:**41-55.

Boskovic R, Feig DS, Derewlany L, Knie B, Portnoi G, Koren G. Transfer of insulin lispro across the human placenta. Diabetes Care. 2003;**26:**1390-4.

Bottermann P, Parasiri-Bauer A. Mahlzeitenbezogene oder basalsekretionsbezogene Insulin-Substitution bei Sekundärversagen einer Sulfonylharnstofftherapie. Akt Endokr Stoffw. 1989;**10:** 260.

Boule NG, Haddad E, Kenny GP, Wells GA, Sigal RJ. Effects of exercise on glycemic control and body mass in type 2 diabetes mellitus: a meta-analysis of controlled clinical trials. JAMA 2001;**286:** 1218-1227.

Boyle PJ, Schwartz NS, Shah SD, Clutter WE, Cryer PE. Plasma glucose concentrations at the onset of hypoglycemic symptoms in patients with poorly controlled diabetes and in nondiabetics. N Engl J Med 1988;**318:**1487-1492.

Brange J: Galenics of insulin. Berlin, Heidelberg, New York, London, Paris, Tokyo: Springer-Verlag, 1987.

Brehm BJ, Seeley RJ, Daniels SR, D'Alessio DA. A randomized trial comparing a very low carbohydrate diet and a calorie-restricted low-fat diet on body weight and cardiovascular risk factors in healthy women. J Clin Endocrinol Metab. 2003;**88:**1617-23.

Brem H, Balledux J, Bloom T, Kerstein MD, Hollier L. Healing of Diabetic Foot Ulcers and Pressure Ulcers With Human Skin Equivalent – A New Paradigm of Wound Healing. Arch Surg 2000;**135:**627-634.

Brendel MD, Eckhard M, Brandhorst D, et al. Inselzelltransplantation — aktueller Stand und Perspektiven. Diabetes Stoffw. 2003;**12:**239-52.

Brendel MD, Hering BJ, Schultz AO, Bretzel RG. Adult islet allografts in type-1 diabetic recipients. ITR Newsletter 2001;**9:**1-19.

Brenner BM, Cooper ME, de Zeeuw D, et al. Effects of losartan on renal and cardiovascular outcomes in patients with type 2 diabetes and nephropathy. N Engl J Med 2001;**345:**861-869.

Bretzel RG, Alejandro R, Hering BJ, van Suylichem PTR, Ricordi C. Clinical islet transplantation – guidelines for islet quality control. Transplant Proc 1994;**26:**388-392.

Bretzel RG, Arnolds S, Medding J, Linn T. A direct efficacy and safety comparison of insulin aspart, human soluble insulin and human premix insulin (70/30) in patients with type 2 diabetes mellitus. Diabetes Care. 2004. [In press].

Bretzel RG, Brandhorst D, Brandhorst H, et al. Improved survival of intraportal pancreatic islet cell allografts in patients with type-1 diabetes mellitus by refined peritransplant management. J Mol Med 1999;**77:**140-143.

Bretzel RG, Voigt K, Schatz H. The United Kingdom Prospective Diabetes Study (UKPDS) Implications for the Pharmacotherapy of Type 2 Diabetes Mellitus. Exp Clin Endocrinol Diabetes 1998;**106:**369-372.

Bretzel RG. Biological alternatives to insulin therapy. Exp Clin Endocrinol Diabetes 1999;**107** (Suppl. 2):39-43.

Brik R, Berant M, Vardi P. The scleroderma-like syndrome in insulin dependent diabetes mellitus. Diabetes Metab Rev 1991;**7:**120-128.

Brown GK. Glucose transporters: structure, function and consequences of deficiency. J Inherit Metab Dis 2000;**23:**237-246.

Brown MJ, Castaigne A, de Leeuw PW, Mancia G, Rosenthal T, Ruilope LM. Study population and treatment titration in the International Nifedipine GITS Study: Intervention as a Goal in Hypertension Treatment (INSIGHT). J Hypertens. 1998;**16:**2113-16.

Brown MJ, Palmer CR, Castaigne A, et al. Morbidity and mortality in patients randomised to double-blind treatment with a long-acting calcium-channel blocker or diuretic in the International Nifedipine GITS study: Intervention as a Goal in Hypertension Treatment (INSIGHT). Lancet. 2000;**356:**366-72.

Brunner GA, Sendlhofer G, Wutte A, Ellmerer M, Soegaard B, Siebenhofer A, Hirschberger S, Krejs GJ, Pieber TR. Pharmacokinetic and pharmacodynamic properties of insulin analog NN304 in comparison to NPH insulin in humans. Diabetes 1999;**48** (Suppl. 1):A102.

Bruns W. Zur Therapie des Typ-II-Diabetes – Ansätze für eine frühzeitig beginnende pathophysiologisch begründete Therapie mit Insulin. Diabetes Dialog 1998;**1**:9-13.

Bruttomesso D, Pianta A, Mari A, et al. Restoration of early rise in plasma insulin levels improves the glucose tolerance of type 2 diabetic patients. Diabetes. 1999;**48**:99-105.

Buse J. Combining insulin and oral agents. Am J Med 2000;**108** (Suppl. 6A):23-32.

Bussing M, Gende A. Severe Hypoglycemia from Clarithromyci-sulfonylurea drug interaction. Diabetes Care. 2002;**25**:1659-60.

Cabana MD, Rand CS, Powe NR, et al. Why don't physicians follow clinical practice guidelines? A framework for improvement. JAMA 1999;**282** (15):1458-1465.

Cahill jr. GF. Beta-cell deficiency, insulin resistance, or both? New Engl J Med 1988;**318**:1268-1269.

Campbell IW. Metformin and the sulphonyl ureas: the comparative risk. Horm Metab Res. 1985;**15** (Suppl.):105-111.

Caputo S, Pitocco D, Ruotolo V, Ghirlanda G. What is the real contribution of fasting plasma glucose and postprandial glucose in predicting HbA_{1c} and overall blood glucose control? Diabetes Care. 2001;**24**:2011.

Carroll MF, Izard A, Riboni K, Burge MR, Schade DS. Control of Postprandial Hyperglycemia. Diabetes Care. 2002;**25**:2147-52.

Carson CC. Reconstructive surgery using urological prosthesis. Curr Opin Urol 1999;**9**:233-239.

Cavanagh PR, Young MJ, Adams JE, Vickers KL, Boulton AJ. Radiographic abnormalities in the feet of patients with diabetic neuropathy. Diabetes Care 1994;**17**:201-209.

Chan NN, Brain HP, Feher MD. Metformin-associated lactic acidosis: a rare or very rare clinical entity? Diabet Med 1999;**16**:273 - 281.

Chantelau E. Diät (?) bei Diabetes mellitus. In: Berger M (Hrsg.). Diabetes mellitus. München – Jena: Urban und Fischer, 2000.

Chantelau E. Obliterierende diabetische Mikroangiopathie am diabetischen Fuß – Tatsache oder Trugschluß? Z Ges Innere Medizin 1993;**48**:376-380.

Chapman TM, Noble S, Goa KL. Insulin aspart: a review of its use in the management of type 1 and 2 diabetes mellitus. Drugs. 2002;**62**:1945-81.

Cheitlin MD, Hutter AM Jr., Brindis RG. Use of sildenafil in patients with cardiovascular disease. Circulation 1999;**99**:168-177.

Chemin E. Surgical maggots. South Med J 1986;**79**:1143-1145.

Chen WW, Sese L, Tankatsen P, Tricomi V. Pregnancy associated with renal glycosuria. Obstetr Gynecol 1976;**47**:37-40.

Cherrington AD, Edgerton D, Sindelar DK. The direct and indirect effects of insulin on hepatic glucose production in vivo. Diabetologia 1998;**41**:987-996.

Cheung AT, Dayanandan B, Lewis JT, et al. Glucose-dependent insulin release from genetically engineered κ-cells. Science 2000;**290**:1959-1962.

Chiasson JL, Gomis R, Hanefeld M, Josse RG, Karasik A, Laakso M. The STOP-NIDDM Trial: an international study on the efficacy of an alpha-glucosidase inhibitor to prevent type 2 diabetes in a population with impaired glucose tolerance: rationale, design, and preliminary screening data of the Study to prevent non-insulin-dependent diabetes mellitus. Diabetes Care 1998;**21**:1720-1725.

Chiasson JL, Josse RG, Gomis R, Hanefeld M, Karasik A, Laakso M. Acarbose treatment and the risk of cardiovascular disease and hypertension in patients with impaired glucose tolerance: the STOP-NIDDM trial. J Am Med Ass. 2003;**290**:486-94.

Chiasson JL, Josse RG, Gomis R, Hanefeld M, Karasik A, Laakso M; STOP-NIDDM Trail Research Group. Acarbose for prevention of type 2 diabetes mellitus: the STOP-NIDDM randomised trial. Lancet. 2002;**359**:2072-7.

Chobanian AV, Bakris GL, Black HR, et al.; National Heart, Lung, and Blood Institute Joint National Committee on Prevention, Detection, Evaluation, and Treatment of High Blood Pressure; National High Blood Pressure Education Program Coordinating Committee. The Seventh Report of the Joint National Committee on Prevention, Detection, Evaluation, and Treatment of High Blood Pressure: the JNC 7 report. J Am Med Ass. 2003;**289**:2560-72.

Choi SH, Choi DH, Ko YK, et al. Preventive Effects of Rosiglitazone on Restenosis after Stenting in Patients with Type 2 Diabetes. Diabetes. 2003;**52**(Suppl. 1):A19.

Choudhury S, Hirschberg Y, Filipek R, Lasseter K, McLeod JF. Single-dose pharmacokinetics of nateglinide in subjects with hepatic cirrhosis. J Clin Pharmacol 2000;**40** (6):634-640.

Chow CC, Tsang LWW, Sorensen JP, Cockram CS. Comparison of insulin with or without continuation of oral hypoglycemic agents in the treatment of secondary failure in NIDDM patients. Diabetes Care 1995;**18**:307-314.

Chu J, Abbasi F, Lamendola C, McLaughlin T, Tsao P, Reaven G. Improvements in Vascular and Inflammatory Markers in Rosiglitazone-treated Insulin-resistant Subjects are independent of Changes in Insulin Sensitivity or Glycemic Control. Diabetes. 2003;**52**(Suppl. 1):A76.

Clarke WL, Cox DJ, Gonder-Frederick L, Julian D, Kovatchev B, Young-Hyman D. Biopsychobehavioral model of risk of severe hypoglycemia. Self-management behaviors. Diabetes Care 1999;**22**:580-584.

Clement DL, De Buyzere ML, De Bacquer DA, et al. Prognostic value of ambulatory blood-pressure recordings in patients with treated hypertension. N Engl J Med. 2003;**348**:2407-15.

Clement S. Diabetes self-management education. Diabetes Care 1995;**18**:1204-1214.

Cohen ST, Welch G, Jacobson AM, De Groot M, Samson J. The association of lifetime psychiatric illness and increased retinopathy in patients with type 1 diabetes mellitus. Psychosomatics 1997;**39**:98-108.

Collins R, Armitage J, Parish S, Sleigh P, Peto R; Heart Protection Study Collaborative Group. MRC/BHF Heart Protection Study of cholesterol-lowering with simvastatin in 5963 people with diabetes: a randomised placebo-controlled trial. Lancet. 2003; **361**(9374):2005-16.

Cooper PS. Application of external fixateurs for management of Charcot deformities of the foot and ankle. Foot Ankle Clin. 2002;**7**:207-54.

Couper JJ, Steele C, Beresford S, et al. Lack of Association Between Duration of Breast-Feeding or Introduction of Cow's Milk and Development of Islet Autoimmunity. Diabetes 1999;**48**:2145-2149.

Cox DJ, Gonder-Frederick L, Julian D, Cryer P, Lee JH, Richards FE et al. Intensive versus standard blood glucose awareness training (BGAT) with insulin-dependent diabetes: mechanisms and ancillary effects. Psychosom Med 1991;**53**:453-462.

Cox DJ, Gonder-Frederick L, Julian DM, Clarke W. Long-term follow-up evaluation of blood glucose awareness training. Diabetes Care 1994;**17**:1-5.

Cox DJ, Gonder-Frederick LA, Kovatchev BP, et al. Biopsychobehavioral model of severe hypoglycemia. II. Understanding the risk of severe hypoglycemia. Diabetes Care 1999;**22**:2018-2025.

Cox DJ, Gonder-Frederick LA, Kovatchev BP, Julian DM, Clarke WL. Progressive hypoglycemia's impact on driving simulation performance. Occurrence, awareness and correction. Diabetes Care 2000;**23**:163-170.

Cryer PE. Glucose counterregulation: prevention and correction of hypoglycemia in humans. Am J Physiol 1993;**264**:E149-155.

Cryer PE. Hierarchy of physiological responses to hypoglycemia: relevance to clinical hypoglycemia in type I (insulin-dependent) diabetes mellitus. Horm Metab Res 1997;**29**:92-96.

Cryer PE, Fisher JN, Shamoon H. Hypoglycemia. (Technical report) Diabetes Care 1994;**17**:734-755.

Cullen B, Smith R, McCulloch E, Sildock D, Morrison L. Mechanisms of action of PROGRAN, a protease-modulating matrix, for the treatment of diabetic foot ulcers. Wound Rep Reg. 2002;**10**:16-25.

Cushman WC, Ford CE, Cutler JA, et al. Success and predictors of blood pressure control in diverse North American settings: the antihypertensive and lipid-lowering treatment to prevent heart attack trial (ALLHAT). J Clin Hypertens. 2002;**4**:393-404.

Cusi K, DeFronzo RA. Metformin: a review of its metabolic effects. Diabetes Reviews 1998;**6**:89-131.

Cutfield WS, Wilton P, Bennmarker H, et al. Incidence of diabetes mellitus and impaired glucose tolerance in children and adolescents receiving growth-hormone treatment. Lancet 2000;**355**:610-613.

Dagogo-Jack S, Rattarasarn C, Cryer PE. Reversal of hypoglycemia unawareness, but not defective glucose counterregulation, in IDDM. Diabetes 1994;**43**:1426-1434.

Dagogo-Jack SE, Craft S, Cryer PE. Hypoglycemia-associated autonomic failure in insulin-dependent diabetes mellitus. Recent antecedent hypoglycemia reduces autonomic responses to, symptoms of, and defense against subsequent hypoglycemia. J Clin Invest 1993;**91**:819-828.

Dahlof B, Devereux RB, Kjeldsen SE, et al. Cardiovascular morbidity and mortality in the Losartan Intervention For Endpoint reduction in hypertension study (LIFE): a randomised trial against atenolol. Lancet. 2002;**359**:995-1003.

Dahlquist GG. Primary and secondary prevention strategies of pre-type 1 diabetes. Potentials and pitfalls. Diabetes Care 1999;**22** (Suppl. 2):6.

Dang CN, Prasad YDM, Boulton AJM, Jude EB. Methicillin-resistant Staphylococcus aureus in the diabetic foot clinic: a worsening problem. Diabet Med. 2003;**20**:159-61.

Danne T, Deiss D, Hopfenmüller W, von Schütz W, Kordonouri O. Experience with Insulin Analogues in Children. Horm Res. 2002;**57**(Suppl. 1):46-53.

Davey P, Grainger D, MacMillan J, Rajan N, Aristides M, Gliksman M. Clinical outcomes with insulin lispro compared with human regular insulin: a meta-analysis. Clin Ther. 1997;**19**:656-74.

Davis EA, Keating B, Byrne GC, Russell M, Jones TW. Hypoglycaemia: incidence and clinical predictors in a large population-based sample of children and adolescents with IDDM. Diabetes Care. 1997;**20**:22-5.

Davis TME, Fortun P, Mulder J, Davis WA, Bruce DG. Silent myocardial infarction and its prognosis in a community-based cohort of Type 2 diabetic patients: the Fremantle Diabetes Study. Diabetologia. 2004;**47**:395-9.

Davis T. Tesaglitazar. IDrugs. 2002;**5**:924-6.

DCCT Research Group. Early worsening of diabetic retinopathy in the Diabetes Control and Complications Trial. Arch Ophthalmol 1998a;**116** (7):874-886.

DCCT Research Group. The effect of intensive treatment of diabetes on the development and progression of long-term complications in insulin-dependent diabetes mellitus. The Diabetes Control and Complications Trial Research Group. N Engl J Med 1993;**329** (14):977-986.

De Meyts P. The structural basis of insulin and insulin-like growth factor-I receptor binding and negative co-operativity, and its relevance to mitogenic versus metabolic signalling. Diabetologia 1994;**37** (Suppl. 2):135-148.

Deckert T, Feld-Rasmussen B, Borch-Johnsen K, Jensen T, Kofoed-Enevoldsen A. Albuminuria reflects widespread vascular damage. The Steno hypothesis. Diabetologia 1989;**32**:219-226.

DeFronzo RA, Goodman AM and the Multicenter Metformin Study Group. Efficacy of metformin in NIDDM patients poorly controlled on diet alone or diet plus sulfonylurea. N Engl J Med 1995;**333**:541-549.

DeFronzo RA. Pathogenesis of type 2 diabetes: metabolic and molecular implications for identifying diabetes genes. Diabetes Reviews 1997;**5**:177-269.

Del Prato S, Heine RJ, Keilson L, Guitard C, Shen SG, Emmons RP. Treatment of Patients over 64 Years of Age with Type 2 Diabetes. Diabetes Care. 2003;**26**:2075-80.

Derwahl M, Schatz H. Pluriglanduläre Autoimmunerkrankungen. Med Welt 1991;**42**:1011-1017.

Desouza C, Salazar H, Cheong B, Murgo J, Fonseca V. Association of hypoglycaemia and cardiac ischemia. Diabetes Care. 2003;**26**:1485-9.

Detre KM, Lombardero MS, Brooks MM, et al. The effect of previous coronary-artery bypass surgery on the prognosis of patients with diabetes who have acute myocardial infarction. N Engl J Med 2000;**342**:989-997.

Deutsche Diabetes-Gesellschaft, Arbeitsgemeinschaft Diabetes und Schwangerschaft. Diagnostik und Therapie des Gestationsdiabetes (GDM). Diabetologie-Informationen 2001;**23**:157-165.

Deutsche Diabetes-Gesellschaft: Qualitätsrichtlinien und Qualitätskontrolle von Behandlungseinrichtungen für Typ-1- bzw. Typ-2-Diabetiker: Richtlinien der Deutschen Diabetes-Gesellschaft. Diabetes und Stoffwechsel 1997;**6**:40-44.

Deutsche Hochdruckliga. Leitlinien für die Prävention, Erkennung, Diagnostik und Therapie der arteriellen Hypertonie. DMW 2001;**126** (Suppl. 4).

Devereux RB, Dahlof B, Kjeldsen SE, et al. Effects of losartan or atenolol in hypertensive patients without clinically evident vascular disease: a substudy of the LIFE randomized trial. Ann Intern Med. 2003;**139**:169-77.

Devienni D, Walter YH, Smith HAT, Lee JS, Prasad P, McLeod JF. Pharmacokinetics of Nateglinid in Renally Impaired Diabetic patients. J Clin Pharmacol. 2003;**43**:163-70.

Devlin JT. Effects of exercise on insulin sensitivity in humans. Diabetes Care 1992;**15**:1690-1693.

DeWitt DE, Hirsch IB. Outpatient insulin therapy in type 1 and type 2 diabetes mellitus: scientific review. J Am Med Ass. 2003;**289**:2254-64.

Diabetes Control and Complications Trial: Implementation of treatment protocols in the Diabetes Control and Complications Trial. Diabetes Care 1995;**18**:361-376.

Diabetes Control and Complications Trial: The relationship of glycemic exposure (HbA1c) to the risk of development and progression of retinopathy in the diabetes control and complications trial. Diabetes 1995;**44**:968-983.

Diabetes Prevention Program Research Group. Reduction in the Incidence of Type 2 Diabetes with Lifestyle Intervention or Metformin. N Engl J Med 2002;**346**:393-403.

Diabetic Retinopathy Study Research Group. Indications for photocoagulation treatment of diabetic retinopathy: Diabetic Retinopathy Study Report no. 14. The Diabetic Retinopathy Study Research Group. Int Ophthalmol Clin 1987;**27** (4):239-253.

Diabetic Retinopathy Vitrectomy Study Research Group. Early vitrectomy for severe vitreous hemorrhage in diabetic retinopathy. Four-year results of a randomized trial: Diabetic Retinopathy Vitrectomy Study Report 5. Arch Ophthalmol 1990;**108** (7):958-964.

Diamant M, Heine RJ. Thiazolidinediones in Type 2 Diabetes Mellitus. Current Clinical Evidence. Drugs. 2003;**63**:1373-99.

Díaz R, Paolasso EA, Piegas LS et al. Metabolic modulation of acute myocardial infarction. The ECLA glucose-insulin-potassium pilot trial. Circulation 1998;**98**:2227-2234.

Dills DG, Schneider J and the Glimepiride/Glyburide Research Group. Clinical evaluation of glimepiride versus glyburide in NIDDM in a double-blind comparative study. Horm Metab Res 1996; **28**:426-429.

Ding VDH, Qureshi S, Szalkowski D, et al. Regulation of Insulin Signal Transduction Pathway by a New Small Molecule Insulin Receptor Activator in Rat Primary Adipocytes. Diab Res Clin Pract 2000;**50**(Suppl. 1):387.

Dong H, Woo SLC. Hepatic insulin production for type 1 diabetes. Endocrinology & Metabolism 2001;**12**(10):441-446.

Dornhorst A, Rossi M. Risk and prevention of type 2 diabetes in women with gestational diabetes. Diabetes Care 1998;**21**(Suppl. 2):B43-9.

DPT (Diabetes Prevention Trial). Type 1 Diabetes Study Group. Effects of Insulin in Relatives of Patients with Type 1 Diabetes Mellitus. N Engl J Med. 2002;**346**:1685-91.

Dreyer M, Pein M, Schmidt Chr, Heidtmann B, Schlünzen M, Roßkamp D. Comparison of the pharmacokinetics/dynamics of Gly(A21)-Arg(B3l,B32)-Human-Insulin (H0E7lGT) with NPH-Insulin following subcutaneous injection by using euglycaemic clamp technique. Diabetologia 1994;**37**(Suppl.1):A78.

Dunger DB, Edge JA. Predicting cerebral edema during diabetic ketoacidosis. N Engl J Med 2001; **344**:302-303.

Dunn CJ, Plosker GL, Keating GM, McKeage K, Scott LJ. Insulin glargine: an updated review of its use in the management of diabetes mellitus. Drugs. 2003;**63**:1743-78.

Early Treatment of Diabetic Retinopathy Study Group: Effects of aspirin treatment on diabetic retinopathy. ETDRS report number 8. Ophthalmology 1991a;**98**:757-765.

Early Treatment of Diabetic Retinopathy Study Group: Early Photocoagulation for Diabetic Retinopathy. Ophthalmology 1991b;**98**:766-785.

Eastman RC, Silverman R, Harris M, Javitt JC, Chiang YP, Gorden P. Lessening the burden of diabetes. Intervention strategies. Diabetes Care 1993;**16**:1095-1102.

Efanov AM, Zaitsev SV, Mest HJ, et al. The novel imidazoline compound BL11282 potentiates glucose-induced insulin secretion in pancreatic beta-cells in the absence of modulation of K_{ATP} channel activity. Diabetes. 2001;**50**:797-802.

Efendic S, Efanov AM, Berggren PO, Zaitsev SV. Two generations of insulinotropic imidazoline compounds. Diabetes. 2002;**51**(Suppl 3):S448-54.

Effects of ramipril on cardiovascular and microvascular outcomes in people with diabetes mellitus: results of the HOPE study and MICRO-HOPE substudy. Heart Outcomes Prevention Evaluation Study Investigators. Lancet 2000;**355**:253-259.

Efrat S. Cell-based therapy for insulin-dependent diabetes mellitus. European Journal of Endocrinology 1998;**138**:129-133.

Egan J, Rubin C, Mathisen A, Pioglitazone 027 Study group. Combination therapy with Pioglitazone and Metformin in patients with Type 2 diabetes. Diabetes 1999;**48**(Suppl.1):A117, 0504.

Eichenholtz SN. Charcot Joints. Springfield: Charles C. Thomas, 1966.

Einhorn D, Rendell M, Rosenzweig J, et al. Pioglitazone hydrochloride in combination with metformin in the treatment of type 2 diabetes mellitus: a randomised placebo-controlled study. The Pioglitazone 027 Study group. Clin Ther. 2001;**22**:1395-1409.

Eitel K, Staiger H, Brendel MD, et al. Different role of saturated and unsaturated fatty acids in beta-cell apoptosis. Biochem Biophys Res Commun. 2002; **299**:853-6.

Eitel K, Staiger H, Rieger J, et al. Protein kinase C-δ activation and translocation to the nucleus are required for fatty acid-induced apoptosis of insulin secreting cells. Diabetes. 2003;**52**: 991-7.

Elbein SC. An update on the genetic basis of type 2 diabetes. Current Opinion in Endocrinology and Diabetes 1998;**5**:116-125.

Elias and Cohen. Treatment of autoimmune diabetes and insulitis in NOD mice with heat shock protein 60 peptide p277. Diabetes 1995;**44**:1132; Diabetes 1996;**45**:271.

Ellerhorst JA, Comstock JP, Nell LJ. Protamine antibody production in diabetic subjects treated with NPH-insulin. Am J Med Sci 1990;**299**:298-301.

Ely KA, Tse G, Simpson JF, Clarfeld R, Page DL. Diabetic mastopathy. A clinicopathologic review. Am J Clin Pathol. 2000;**113**:541-5.

Entscheidungsgrundlage zur Evidenz-basierten Diagnostik und Therapie für Diabetes mellitus Typ 2 [www.aok-gesundheitspartner.de].

Enzlin P, Mathieu C, Van den Bruel A, Bosteels J, Vanderschueren D, Demyttenaere K. Sexual dysfunction in women with type 1 diabetes: a controlled study. Diabetes Care. 2002;**25:** 672-7.

Enzlin P, Mathieu C, van den Bruel A, Vanderschueren D, Demyttenaere K. Prevalence and predictors of sexual dysfunction in patients with type I diabetes. Diabetes Care. 2003;**26:**409-14.

Enzlin P, Mathieu C, Wanderschueren D, Demyttenaere K. Diabetes mellitus and female sexuality: a review of 25 years research. Diabet Med 1998;**15:**809-815.

Eriksson J, Lindstrom J, Valle T, et al. Prevention of Type II diabetes in subjects with impaired glucose tolerance: the Diabetes Prevention Study (DPS) in Finland. Study design and 1-year interim report on the feasibility of the lifestyle intervention programme. Diabetologia 1999; **42:**793-801.

Eriksson KF, Lindgarde F. Prevention of type 2 (non-insulin-dependent) diabetes mellitus by diet and physical exercise. The 6-year Malmo feasibility study. Diabetologia 1991;**34:**891-898.

Ernst E, Pittler MH. Yohimbine for erectile dysfunction: a systematic review and meta-analysis of randomized clinical trials. J Urol 1998;**159:**433-436.

Estacio RO, Jeffers BW, Gifford N, Schrier RW. Effect of blood pressure control on diabetic microvascular complications in patients with hypertension and type 2 diabetes. Diabetes Care. 2000; **23**(Suppl 2):B54-B64.

Estacio RO, Jeffers BW, Hiatt WR, Biggerstaff SL, Gifford N, Schrier RW. The effect of nisoldipine as compared with enalapril on cardiovascular outcomes in patients with non-insulin-dependent diabetes and hypertension. N Engl J Med. 1998;**338:**645-52.

Estacio RO, Schrier RW. Antihypertensive therapy in type 2 diabetes: implications of the appropriate blood pressure control in diabetes (ABCD) trial. Am J Cardiol. 1998;**82:**9R-14R.

EURODIAB IDDM Complications Study. Microvascular and acute complications in IDDM patients: the EURODIAB IDDM Complications Study. Diabetologia 1994;**37**(3):278-285.

European Agency for the Evaluation of Medicinal Products (EMEA). Points to consider document on the non-clinical assessment of carcinogenic potential of insulin analogues. Document CPMP/SWP/372/01. Available from URL: [http://www.emea.eu.int] [Accessed 2001].

European Agency for the Evaluation of Medicinal Products (EMEA). Insulin glargine: summary of product characteristics [online]. Available from URL:[http://www.emea.eu.int] [Accessed 2003].

European Diabetes Policy Group 1998. A desktop guide to type 1 (insulin-dependent) diabetes mellitus. Exp Clin Endocrinol Diabetes 1998;**106:**240-269. Deutsche Übersetzung: Leitfaden zu Typ-1-Diabetes mellitus. Diabetes und Stoffwechsel 2000;**9:**173-204.

European Diabetes Policy Group 1998 – 1999, International Diabetes Federation, European Region. A desktop guide for type 2-Diabetes mellitus. Exp Clin Endocrinol Diabetes 1999;**107:**390-420. Deutsche Übersetzung: Leitfaden zu Typ-2-Diabetes mellitus. Diabetes und Stoffwechsel 2000; **9:**104-136.

European Nicotinamide Diabetes Intervention Trial (ENDIT) Group. European Nicotinamide Diabetes Intervention Trial (ENDIT): a randomised controlled trial of intervention before the onset of type 1 diabetes. Lancet. 2004;**363:**925-31.

Expert Committee on the Diagnosis and Classification of Diabetes Mellitus. Diabetes Care 1997; **20:**1183-1197.

Fagerberg B, Edwards S, Halmos T, et al. Tesaglitazar (GALIDA™) improves the metabolic abnormalities associated with insulin resistance in a non-diabetic population. Diabetologia. 2003; **46**(Suppl 2):A175.

Fährenkemper T. Gefäßchirurgische Therapiemöglichkeiten beim diabetischen Fußsyndrom. Internist 1999;**10:**1036-1041.

Fajans SS, Bell GI, Polonsky KS. Molecular mechanisms and clinical pathophysiology of maturity onset diabetes of the young. New Engl J Med 2001;**345:**971-980.

Falanga V. Wound Bed Preparation and the Role of Enzymes: A Case for Multiple Actions of Therapeutic Agents. Wounds 2002;**14:**47-57.

Fanelli C, Pampanelli S, Lalli C, et al. Long-term intensive therapy of IDDM patients with clinically overt autonomic neuropathy: effects on hypoglycemia awareness and counterregulation. Diabetes 1997;**46:**1172-1181.

Fanelli CG, Epifano L, Rambotti AM, et al. Meticulous prevention of hypoglycemia normalizes the glycemic thresholds and magnitude of most of neuroendocrine responses to, symptoms of, and cognitive function during hypoglycemia in intensively treated patients with short-term IDDM. Diabetes 1993;**42:**1683-1689.

Fath-Ordoubadi F, Beatt KJ. Glucose-insulin-potassium therapy for treatment of acute myocardial infarction. An overview of randomized placebo-controlled trials. Circulation 1997;**96:**1152-1156.

Feige A. Diabetes mellitus und Gravidität. Klinik der Geburtshilfe und Frauenheilkunde, Band 5. Schwangerschaft II 1994:132-145.

Ferber S, Halkin A, Cohen H, et al. Pancreatic and duodenal homeobox gene 1 induces expression of insulin genes in liver and ameliorates steptozotocin-induced hyperglycemia. Nature Medicine 2000;**6**:568-572.

Ferrannini E. Insulin resistance versus insulin deficiency in non-insulin-dependent diabetes mellitus: problems and prospects. Endocr Rev 1998;**19**:477-490.

Fineman MS, Koda JE, Shen LZ, et al. The human amylin analog, pramlitide, corrects postprandial hyperglucagonemia in patients with type 1 diabetes. Metabolism. 2002;**51**:636-41.

Fishco WD. Surgically Induced Charcot's Foot. J Am Podiatr Med Assoc. 2001;**91**:388-93.

Fleming RE, Sly WS. Mechanisms of iron accumulation in hereditary hemochromatosis. Annu Rev Physiol 2002;**64**:663-680.

Florez H. Steps toward the primary prevention of type II diabetes mellitus. Various epidemiological considerations. Invest Clin 1997;**38**:39-52.

Fölsch UR, Lembcke B. Inhibition der intestinalen Alpha-Glukosidasen in der Therapie des Diabetes mellitus. Internist 1991;**32**:699-707.

Fonseca V, Bell D, Mecca T. Less symptomatic hypoglycemia with bedtime insulin glargine (Lantus) compared to bedtime NPH insulin in patients with type 2 diabetes [Abstract no. 449-P]. Diabetes. 2001;**50**(Suppl. 2):112-13.

Fonseca V, Biswas N, Salzmann A. Rosiglitazon in combination with Metformin effectively reduces hyperglycemia in patients with Type 2 diabetes. Diabetologia 1999;**42** (Suppl. 1):A320, 864.

Fonseca V, Grunberger G, Gupta S, Shen S, Foley JE. Addition of Nateglinide to Rosiglitazone Monotherapy suppresses Mealtime Hyperglycemia and Improves Overall Glycemic Control. Diabetes Care. 2003;**26**:1685-90.

Fonseca V, Rosenstock J, Patwardhan R, Salzman A. Effect of Metformin and Rosiglitazone Combination Therapy in Patients with Type 2 Diabetes Mellitus. J Am Med Ass. 2000;**283**:1695-1702.

Fontbonne A, Charles MA, Juhan-Vague I, et al. The effect of metformin on the metabolic abnormalities associated with upper-body fat distribution. BIGPRO Study Group. Diabetes Care 1996;**19**:920-926.

Forjanic-Klapproth J, Home P. Progression of retinopathy with insulin glargine or NPH insulin: a multi-trial analysis. Diabetologia 2001;**44** (Suppl. 1):A287.

Forsblom CM, Groop PH, Ekstrand A, Groop LC. Predictive value of microalbumi-nuria in patients with insulin-dependent diabetes of long duration. BMJ 1992;**305**:1051-1053.

Frandsen KB, Moses R, Gomis R, Clauson P. Efficacy and safety study of Repaglinide, a flexible prandial glucose regulator, in type 2 diabetes patients. Diabetologia 1999;**42** (Suppl. 1):A242, 910.

Franklin SS, Larson MG, Khan SA, et al. Does the relation of blood pressure to coronary heart disease risk change with aging? The Framingham Heart Study. Circulation 2001;**103**:1245-1249.

Frayling TM, Walker M, McCarthy MI, et al. Parent-offspring trios. A resource to facilitate the identification of type 2 diabetes genes. Diabetes 1999;**48** (12):2475-2479.

Freyberger H, Bröcker M, Yakut H, et al. Increased levels of platelet-derived growth factor in vitreous fluid of patients with proliferative diabetic retinopathy. Exp Clin Endocrinol Diabetes 2000;**108**:106-109.

Fritsche A, Schweitzer MA, Häring H. Improved Glycemic Control and Reduced Nocturnal Hypoglycemia in Patients with Type 2 Diabetes with Morning Administration of Insulin Glargine compared with NPH Insulin. Diabetes. 2002;**51**(Suppl. 2):A54.

Fritsche A, Schweitzer MA, Häring H-U, 4001 Study Group. Glimepiride combined with morning insulin glargine, bedtime neutral protamine hagedorn insulin, or bedtime insulin glargine in patients with type 2 diabetes; a randomized, controlled trial. Ann Intern Med. 2003;**138**:952-9.

Frykberg RG. Diabetic Foot Ulcerations. In: Frykberg RG (ed). The High Risk Foot in Diabetes Mellitus. New York: Churchill Livingstone, 1991.

Füchtenbusch M, Standl E, Schatz H. Clinical efficacy of new thiazolidinediones and glinides in the treatment of type 2 diabetes mellitus. Exp Clin Endocrinol Diabetes 2000;**108**:151-163.

Fuhrmann K, Reiher H, Semmler K et al. Prevention of congenital malformations in infants of insulin-dependent diabetic mothers. Diabetes Care 1983;**6**:219-223.

Fulcher G, Yue D, Gilbert R, et al. Insulin glargine vs. NPH insulin in patients with type 1 diabetes: the effects of intensive insulin therapy on glycaemic control, hypoglycaemia and quality of life [Abstract]. Diabetologia. 2002;**45**(Suppl. 2):A258.

Furlong NJ, Hulme SA, O'Brien SV, Hardy KJ. Repaglinide versus Metformin in Combination with Bedtime NPH Insulin in Patients with Type 2 Diabetes established on Insulin/Metformin Combination Therapy. Diabetes Care. 2002;**25**:1685-90.

Gaede P, Vedel P, Larsen N, Jensen GVH, Parving HH, Pedersen O. Multifactorial intervention and cardiovascular disease in patients with type 2 diabetes. N Engl J Med. 2003;**348:**383-93.

Gallen IW, Carter C. Prospective audit of the introduction of insulin glargine (Lantus) into clinical practice in type 1 diabetic patients. Diabetes Care. 2003;**26:**3352-3.

Garber AJ, Duncan TG, Goodman AM, Mills DJ, Rohlf JL. Efficacy of metformin in type II diabetes: results of a double-blind, place-controlled, dose-response trial. Am J Med 1997;**103** (6):491-497.

Gardner SE, Frantz RA, Doebbeling BN. The validity of the clinical signs and symptoms used to identify localized chronic wound infection. Wound Rep Reg. 2001;**9:**178-86.

Gardner SG, Gale EA, Williams AJ, et al. Progression to diabetes in relatives with islet autoantibodies. Is it inevitable? Diabetes Care 1999;**22:**2049.

Garg SK, Carmain JA, Braddy KC, Anderson JH, Vignati L, Jennings MK, Chase HP. Pre-meal insulin analogue insulin Lispro vs. Humulin® R insulin treatment in young subjects with Type 1 diabetes. Diabetic Med. 1996;**13:**47-52.

Garratt KN, Brady PA, Hassinger NL, Grill DE, Terzic A, Holmes DR. Sulphonylurea drugs increase early mortality in patients with diabetes mellitus after direct angioplasty for acute myocardial infarction. JACC 1998;**33:**119-124.

Gavish D, Leibovitz E, Shapira I, Rubinstein A. Bezafibrate and simvastatin combination therapy for diabetic dyslipidaemia: efficacy and safety. J Intern Med 2000;**247:**563-569.

Gegick CG, Altheimer MD. Comparison of effects of thiazolodinediones on cardiovascular risk factors: observations from a clinical practice. Endocr Pract. 2001;**7:**162-9.

Geisen K, Vegh A, Krause E, Papp JG. Cardiovascular effects of conventional sulfonylureas and glimepiride. Horm Metab Res 1996;**28:**496-507.

Geiss LS, Herman WH, Smith PJ. Mortality in non-insulin-dependent diabetes. In: Diabetes in America. 2nd edition. NIH Publication 1995;95-1468:233-250.

Genuth SM. Diabetic ketoacidosis and hyperglycemic hyperosmolar coma. Curr Ther Endocrinol Metab 1997;**6:**438-447.

Gerber M, Galley P, Weinert W, et al. An empirical algorithm for glycemic control: a progress report [Abstract]. Diabetes Technol Ther. 2002;**4:**219.

Gerich JE, Mokan M, Veneman T, Korytkowski M, Mitrakou A. Hypoglycemia unawareness. Endocr Rev 1991;**12:**356-371.

Gerich JE. The genetic basis of type 2 diabetes mellitus: impaired insulin secretion versus impaired insulin sensitivity. Endocr Rev 1998;**19:**491-503.

Ghazzi MN, Perez JE, Antonucci TK, et al. Cardiac and glycemic benefits of troglitazone treatment in NIDDM. The Troglitazone Study Group. Diabetes 1997;**46** (3):433-439.

Girling JC, Dornhorst A. Pregnancy and Diabetes mellitus. In: Pickup JC, Williams G (eds). Textbook of Diabetes. Vol 2, 2nd edition. Berlin: Blackwell Wissenschafts-Verlag GmbH, 1997:72.1-72.34.

Glaser N, Barnett P, McCaslin I et al. Risk factors for cerebral edema in children with diabetic ketoacidosis. N Engl J Med 2001;**344:**264-269.

Glazer B, Zalani S, Symanowski SM, et al. The cardiovascular safety profile of insulin Lispro (LP). Diabetologia.1997;**40**(Suppl. 1):A351.

Goldberg RB, Mellies MJ, Sacks FM, et al. Cardiovascular events and their reduction with pravastatin in diabetic and glucose-intolerant myocardial infarction survivors with average cholesterol levels: subgroup analyses in the cholesterol and recurrent events (CARE) trial. The Care Investigators. Circulation 1998;**98:**2513-2519.

Goldstein I, Lue TF, Padma-Nathan H, Rosen RC, Steers WD, Wicker PA. Oral sildenafil in the treatment of erectile dysfuncton. New Engl J Med 1998;**338:**1397-1404.

Goldstein I, Young JM, Fischer J, Bangerter K, Segerson T, Taylor T. Vardenafil, a New Phosphodiesterase Type 5 Inhibitor, in the Treatment of Erectile Dysfunction in Men With Diabetes: A multicenter double-blind placebo-controlled fixed-dose study. Diabetes Care. 2003;**26:**777-83.

Gomis R, Jones NP, Vallance SE, Patwardhan R. Low-dose Rosiglitazone enhances glycemic control when combined with Sulfonylureas in Type 2 diabetes. Diabetologia 1999;**42** (Suppl.1):A227, 851.

Gray A, Raikou M, McGuire A, et al. Cost effectiveness of an intensive blood glucose control policy in patients with type 2 diabetes: economic analysis alongside randomised controlled trial (UKPDS 41). BMJ 2000;**320:**1373-1378.

Gregg EW, Gerzoff RB, Caspersen CJ, Williamson DF, Narayan KM. Relationship of walking to mortality among US adults with diabetes. Arch Intern Med. 2003;**163:**1440-7.

Gribble FM, Reimann F. Differential selectivity of insulin secretagogues. Mechanisms, clinical implications, and drug interactions. Diabetes Complications. 2003;**17**(Suppl. 2):11-15.

Gribble FM, Reimann F. Sulphonylurea action revisited: the post-cloning era. Diabetologia. 2003;**46:**875-91.

Gribble FM, Tucker ST, Seino S, Ashcroft FM. Tissue specificity of sulfonylureas. Studies on cloned cardiac and β-cell K$_{ATP}$ channels. Diabetes 1998;**47**:1412-1418.

Gries FA, Cameron NE, Low PA, Ziegler D, eds. Textbook of Diabetic Neuropathy. Stuttgart, New York: Thieme; 2003.

Grimsby J, Sarabu R, Corbett WL, et al. Allosteric activators of glucokinase: potential role in diabetes therapy. Science. 2003;**301**:370-3

Gromada J, Dissing S, Kofod H et al. Effects of the hypoglycemic drugs repaglinide and glibenclamid on ATP-sensitive potassium-channels and cytosolic calcium levels in beta TC3 cells and rat pancreatic beta cells. Diabetologia 1995;**38** (9):1025-1032.

Gruessner RWG, Sutherland DER, Troppmann C, et al. The surgical risk of pancreas transplantation in the cyclosporine era: an overview. J Am Coll Surg 1997;**185**:128-144.

Grundy SM, Vega GL, McGovern ME, et al. Diabetes Multicenter Research Group. Efficacy, safety, and tolerability of once-daily niacin for the treatment of dyslipidemia associated with type 2 diabetes: results of the assessment of diabetes control and evaluation of the efficacy of niaspan trial. Arch Intern Med. 2002;**162**:1568-76.

Gu K, Cowie CC, Harris MI. Mortality in adults with and without diabetes in a national cohort of the U.S. population, 1971 – 1993. Diabetes Care 1998;**21**:1138-1145.

Haffner S. Coronary heart disease in patients with diabetes (editorial). N Engl J Med 2000;**342**:1040-1042.

Haffner SM, Greenberg AS, Weston WM, Chen H, Williams K, Freed M, Effect of rosiglitazone treatment on non-traditional markers of cardiovascular disease in patients with type 2 diabetes mellitus. Circulation. 2002;**106**:679-84.

Haffner SM, Lehto S, Ronnemaa T, Pyörälä K, Laakso M. Mortality from coronary heart disease in subjects with type 2 diabetes and in nondiabetic subjects with and without prior myocardial infarction. N Engl J Med 1998;**339**:229-234.

Haisch J, Remmele W. Effektivität und Effizienz ambulanter Diabetikerschulungen: Ein Vergleich von Schwerpunktpraxis und Allgemeinpraxis. Dtsch Med Wochenschr 2000;**125**:171-176.

Haller H. Postprandial glucose and vascular disease. Diabet Med 1997;**14** (Suppl. 3):50-56.

Hall JA, Summers KH, Obenchain RL. Cost and utilization comparisons among propensity score-matched insulin lispro and regular insulin users. J Managed Care Pharm. 2003;**3**:263-8.

Hamann A, Matthaei S, Rosak C, Silvestre L. A randomized clinical trial comparing breakfast, dinner, or bedtime administration of insulin glargine in patients with type 1 diabetes. Diabetes Care. 2003;**26**:1738-44.

Hammersley MS, Meyer LC, Morris RJ, Manley SE, Turner RC, Holman RR. The Fasting Hyperglycaemia Study: I. Subject identification and recruitment for a non-insulin-dependent diabetes prevention trial. Metabolism 1997;**46**:44-49.

Hammes HP, Bertram B, Bornfeld N, et al. Diagnostik, Therapie und Verlaufskontrolle der diabetischen Retinopathie und Makulopathie. In: Scherbaum WA, Lauterbach KW, Renner R, Hrsg. Evidenz-basierte Diabetes-Leitlinien DDG. Bochum: Deutsche Diabetes-Gesellschaft, 2000 (ISBN 3-933740-16-9).

Hammes HP, Du X, Edelstein D, et al. Benfotiamine blocks three major pathways of hyperglycemic damage and prevents experimental diabetic retinopathy. Nat Med. 2003;**9**:294-9.

Hanefeld M, Leonhard W (Hrsg.). Das Metabolische Syndrom. Ein integriertes Konzept zur Diagnostik und Therapie eines Clusters von Zivilisationskrankheiten. Stuttgart: Gustav Fischer Verlag, 1996.

Hanefeld M, Cagatay M, Petrowitsch T, Neuser D, Petzinna D, Rupp M. Acarbose reduces the risk for myocardial infarction in type 2 patients: meta-analysis of seven long-term studies. Eur Heart J. 2004;**25**:10-16.

Hanefeld, M, Fischer S, Julius U, et al. Risk factors for myocardial infarction and death in newly detected NIDDM: the Diabetes Intervention Study, 11-year follow-up. Diabetologia 1996;**39** (12):1577-1583.

Hanninen JA, Takala JK, Keinanen-Kiukaanniemi SM. Depression in subjects with type 2 diabetes. Predictive factors and relation to quality of life. Diabetes Care. 1999;**22**(6):997-8.

Hansson L, Hedner T, Lund-Johansen P, et al. Randomised trial of effects of calcium antagonists compared with diuretics and beta-blockers on cardiovascular morbidity and mortality in hypertension: the Nordic Diltiazem (NORDIL) study. Lancet. 2000;**356**:359-65.

Hansson L, Lindholm LH, Niskanen L, et al. Effect of angiotensin-converting-enzyme inhibition compared with conventional therapy on cardiovascular morbidity and mortality in hypertension: the Captopril Prevention Project (CAPP) randomised trial. Lancet. 1999;**353** (9153):611-616.

Hansson L, Zanchetti A, Carruthers SG, et al. Effects of intensive blood-pressure lowering and low-dose aspirin in patients with hypertension: principal results of the Hypertension Optimal Treatment (HOT) randomised trial. HOT Study Group. Lancet. 1998;**351** (9118):1755-1762.

Harding KG, Morris HL, Patel GK. Healing chronic wounds — New physical, pharmacological, biological, and surgical treatments offer the possibility of tailor-made therapy. BMJ. 2002;**324:** 160-3.

Häring HU, Joost HG, Laube H, et al. Antihyperglykämische Therapie des Diabetes mellitus Typ 2. Evidenz-basierte Diabetes-Leitlinie DDG (Diskussionsentwurf). Diabetes & Stoffwechsel 2001; **10:**223-232.

Häring H-U, Joost H-G, Laube H, Matthaei S, Meissner H-P, Panten U, Schernthaner G. Antihyperglykämische Therapie des Diabetes mellitus Typ 2. Diabetes und Stoffwechsel. 2003;**12**(Suppl. 2):13-31.

Haslbeck M, Luft D, Neundörfer B, et al. Diagnose und Therapie der autonomen diabetischen Neuropathien. Deutsche Evidenz-basierte Diabetes-Leitlinie. Diabetes & Stoffwechsel 2001;**10:**113-132.

Haslbeck M, Redaèlli M, Parandeh-Shab F, et al. Diagnostik, Therapie und Verlaufskontrolle der sensomotorischen diabetischen Neuropathien. In: Scherbaum WA, Lauterbach KW, Renner R (Hrsg). Evidenz-basierte Diabetes-Leitlinien DDG. Deutsche Diabetes-Gesellschaft, 2000.

Hasslacher C, for the Multinational Repaglinide Renal Study Group. Safety and Efficacy of Repaglinide in Type 2 Diabetic Patients with and without impaired renal function. Diabetes Care. 2003;**26:**886-91.

Hasslacher C, Gandjour A, Redaèlli M, et al. Diagnose, Therapie und Verlaufskontrolle der Diabetischen Nephropathie. In: Scherbaum WA, Lauterbach KW, Renner R, Hrsg. Evidenz-basierte Diabetes-Leitlinien DDG. Bochum: Deutsche Diabetes-Gesellschaft, 2000 (ISBN 3-933740-15-0).

Hauner H, Stockamp B, Haastert B. Prevalence of Lipohypertrophy in insulin-treated diabetic patients and predisposing factors. Exp Clin Endocrinol Diabetes 1996;**104:**106-110.

Hauner H. Ernährung und Metabolisches Syndrom. Internist 1995;**36:**1040-1045.

Hauner H. Insulin Glargin — das erste lang wirkende Insulinanalogon. Ergebnisse einer Anwendungsbeobachtung mit 10.258 Patienten. Dtsch Ärztebl. 2003;**100:**A3022-27.

Hauner H. Verbreitung des Diabetes mellitus in Deutschland. Dtsch med Wschr 1998;**123:**777-782.

Haupt E, Knick B, Koschinsky T, Liebermeister H, Schneider J, Hirche H. Oral antidiabetic combination therapy with sulphonylureas and metformin. Diabe Metab 1991;**17:**224-231.

Hatorp V, Hansen KT, Thomsen MS. Influence of drug interaction with CYP3A4 on the pharmacokinetics, pharmacodynamics, and safety of the prandial glucose regulator repaglinide. J Clin Pharmacol. 2003;**43:**649-60.

Haymond MW, Schreiner B. Mini-dose glucagon rescue for hypoglycemia in children with type 1 diabetes. Diabetes Care. 2001;**24:**643-5.

Hayward RS, Wilson MC, Tunis SR, Bass EB, Guyatt G. Users' guides to the medical literature. VIII. How to use clinical practice guidelines. A. Are the recommendations valid? The Evidence-Based Medicine Working Group. JAMA 1995;**274** (7):570-574.

Heart Outcomes Prevention Evaluation Study Investigators. Effects of ramipril on cardiovascular and microvascular outcomes in people with diabetes mellitus: results of the HOPE study and MICRO-HOPE substudy. Lancet. 2000;**355:**253-9.

Heart Protection Study Collaborative Group. MRC/BHF Heart Protection Study of cholesterol lowering with simvastatin in 20,536 high-risk individuals: a randomised placebo-controlled trial. Lancet. 2002;**360:**7-22.

Hedman CA, Lindström T, Arnquist HJ. Direct comparison of insulin lispro and aspart shows small differences in plasma insulin profiles after subcutaneous injection in type 1 diabetes. Diabetes Care 2001;**24:**1120-1121.

Heimesaat MM, Sarfert P, Klamann A, et al. Predictors of a lethal outcome of acute myocardial infarction in patients with Type 2 diabetes [Abstract]. Diabetologia 1998;**41** (Suppl.1):A 123.

Heinemann L, Heise T. Klinische Wirkungen und Pharmakodynamik der Insulinanaloga Lispro, Aspart und Glargin. Dtsch Med Wochenschr. 2001;**126:**597-604.

Heinemann L, Klappoth W, Rave R, Hompesch B, Linkeschowa R, Heise T. Intraindividuelle Variabilität der metabolischen Wirkung von inhaliertem Insulin mit einem Absorptionsverstärker. Diabetes und Stoffwechsel 1999;**8** (Suppl.1):32.

Heinemann L, Linkeschowa R, Rave K, et al. Time-action profile of the long-acting insulin analogue insulin glargine (HOE 901) in comparison with those of NPH insulin and placebo. Diabetes Care. 2000;**23:**644-9.

Heinemann L, Weyer C, Rauhaus M, Heinrichs S, Heise T. Variability of the metabolic effect of soluble insulin and the rapid-acting insulin analogue insulin aspart. Diabetes Care. 1998;**21:** 1910-14.

Heinze E. Behandlung des Typ-I-Diabetes beim Kind und Adoleszenten. Pädiat Prax 1999;**55**:27-44.

Heise T, Nosek L, Draeger E, Biilmann Rønn B, Kapitza C, Heinemann L. Lower within-subject variability of insulin detemir compared to NPH insulin and insulin glargine in subjects with Type 1 diabetes. Diabetologia. 2003;**46**(Suppl. 2):A6.

Heise T, Weyer C, Serwas A, et al. Time-action profiles of novel premixed preparations of insulin lispro and NPH insulin. Diabetes Care. 1998;**21**:800-3.

Herpertz S, Johann B, Lichtblau K, et al. Patienten mir Diabetes mellitus: psychosoziale Belastung und Inanspruchnahme von psychosozialen Angeboten. Med Klinik 2000;**95**:369-377.

Herpertz S, Petrak F, Albus C, Hirsch A, Kruse J, Kulzer B. Evidenzbasierte Diabetes-Leitlinie DDG. Psychosoziales und Diabetes mellitus. Diabetes und Stoffwechsel. 2003;**12**(Suppl. 2):67-94.

Hershon K, Blevins T, Donley D, et al. Lower fasting blood glucose (FBG) and less symptomatic hypoglycemia with QD insulin glargine (Lantus) compared to BID NPH in subjects with type 1 diabetes [Abstract no. 466-P]. Diabetes. 2001;**50**(Suppl. 2):116-17.

Hess D, Li L, Martin M, et al. Bone marrow-derived stem cells initiate pancreatic regeneration. Nat Biotechnol. 2003;**21**:763-76.

Hindman BJ. Sodium bicarbonate in the treatment of subtypes of acute lactic acidosis: physiologic considerations. Anesthesiology 1990;**72**:1064-1076.

Hirsch IB, Boyle PJ, Craft S, Cryer PE. Higher glycemic thresholds for symptoms during beta-adre-nergic blockade in IDDM. Diabetes 1991;**40**:1177-1186.

Hirsch IB, Farkas-Hirsch R, Skyler JS. Intensive insulin therapy for treatment of type I diabetes. Diabetes Care 1990;**13**:1265-1283.

Hirsch IB, Paauw DS. Diabetes management in special situations. Endocrinol Metab Clin North Am 1997;**26**:631-645.

Hirschberg Y, Karara AH, Pietri AO, McLeod JF. Improved Control of mealtime Glucose Excursions with coadministration of Nateglinid and Metformin. Diabetes Care 2000;**23**:349-353.

HOE 901/2004 Study Investigators Group. Safety and efficacy of insulin glargine (HOE 901) versus NPH insulin in combination with oral treatment in type 2 diabetic patients. Diabetic Med. 2003;**20**:545-51.

Holl RW, Teller WM, Heinze E. Semilente-insulin at bedtime is superior to NPH-insulin for the suppression of the dawn-phenomenon in adolescents with type-I-diabetes. Exp Clin Endocrinol Diabetes 1996;**104**:360-364.

Hollander PA, Schwartz SL, Gatlin MR, et al. Nateglinid, but not Glyburide, selectively enhances early insulin release and more effectively controls post-meal glucose excursions with less total insulin exposure. Diabetes 2000;**49** (Suppl.1):A111.

Hollander PA, Schwartz SL, Gatlin MR, Jiehzien H, Foley JE, Dunning B. Importance of Early Insulin Secretion. Comparison of nateglinide and glyburide in previously diet-treated patients with type 2 diabetes. Diabetes Care 2001;**24**:983-988.

Holly JMP, Amiel SA, Sandhu RR, Rees LH, Wass JAH. The role of growth hormone in diabetes mel-litus. J Endocr 1988;**118**:353-364.

Holman R. Results of the 5-year follow-up of UKPDS. Vortrag auf dem IDF/EASD-Kongress, Paris 2003.

Holman RR, Cull CA, Turner RC. A randomized double-blind trial of acarbose in type 2 diabetes shows improved glycaemic control over 3 years. Diabetes Care 1999;**22**:960-964.

Holstein A, Egberts EH. Risk of hypoglycaemia with oral antidiabetic agents in patients with Type 2 diabetes. Exp Clin Endocrinol Diabetes. 2003;**111**:405-14.

Holstein A, Plaschke A, Egberts EH. Lower incidence of severe hypoglycemia in patients with type 2 diabetes treated with glimepride versus glibenclamide. Diabetes Metab Res Rev. 2001;**17**: 467-73.

Holstein A, Plaschke A, Egberts EH. Lower incidence of severe hypoglycemia in type 2 diabetic patients treated with glimepiride versus glibenclamide. Diabetologia 2000;**43** (Suppl. 1):A40.

Holstein A, Plaschke A, Hamme C, Egberts EH. Characteristics and time course of severe glimepi-ride- versus glibenclamide-induced hypoglycemia. Eur J Clin Pharmacol. 2003;**59**:91-7.

Home PA. A randomized, multicentre trial of insulin glargine versus NPH insulin in people with type 1 diabetes [Abstract no. 800]. European Insulin Glargine Study Group. Diabetologia. 2002; **45**(Suppl. 2):A258.

Home PD, Bartley P, Landin-Olsson M, Russel-Jones D, Hylleberg B, Draeger E. Insulin detemir of-fers improved glycemic control, less weight gain, and flexible timing of administration compar-ed to NPH insulin. Diabetologia. 2003;**46**(Suppl. 2):A7.

Home PD, Lindholm A, Hylleberg B, Round P, for the UK Insulin Aspart Study Group. Improved gly-caemic control with insulin aspart — a multicentre randomized double-blind cross-over trial in type 1 diabetes mellitus. Diabetes Care. 1998;**21**:1904-9.

Home PD, Lindholm A, Riis A, European Insulin Aspart Study Group. Insulin aspart vs. human insulin in the management of long-term blood glucose control in type 1 diabetes mellitus: a randomized controlled trial. Diabet Med. 2000;**17**:762-70.

Hoogwerf BJ, Mehta A, Reddy S. Advances in the treatment of diabetes mellitus in the elderly: development of insulin analogues. Drugs Ageing. 1996;**9**:438-48.

Horton ES, Clinkinbeard C, Gatlin M, Foley J, Mallows S, Shen S. Nateglinide alone and in combination with metformin improves glycemic control by reducing mealtime glucose levels in type 2 diabetes. Diabetes Care. **23**: 2000;1660-5.

Horton ES, Clinkingbeard C, Gatlin M, Foley J, Mallows S, Shen S. Nateglinide alone and in combination with metformin improves glycemic control by reducing mealtime glucose levels in type 2 diabetes. Diabetes Care 2000;**11**:1660-1665.

Hoss U, Gessler R, Sternberg F, Salgado M, Fußgänger R. Continuous glucose monitoring and automated insulin infusion. Biocybernetics and Biomedical Engineering. 1999;**19**:69-76.

Hostetter MK. Handicaps to Host Defense. Diabetes 1990;**39**:271-275.

Hotamisligil GS, Arner P, Caro JF, Atkinson RL, Spiegelman BM. Increased adipose tissue expression of tumor necrosis factor-alpha in human obesity and insulin resistance. J Clin Invest 1995;**95**: 2409-2415.

Hotamisligil GS, Spiegelman BM. Tumor necrosis factor alpha: a key component of the obesity-diabetes link. Diabetes 1994;**43**:1271-1278.

Hotta K, Funahashi T, Arita Y, et al. Plasma concentrations of a novel, adipose-specific protein, adiponectin, in type 2 diabetic patients. Aerterioscler Thromb Vasc Biol. 2000;**20**(6):1595-9.

Hovorka R, Chassin L, Massi-Benedetti M, Orsini-Federici M, et al. Model predictive control algorithm for artificial pancreas [Abstract]. Diabetes Technol Ther. 2002;**4**:221-2.

Howell MA, Guly HR. A comparison of glucagon and glucose in prehospital hypoglycemia. J Accid Emerg Med 1997;**14**:30-32.

Howlett HC, Bailey CJ. A risk-benefit assessment of metformin in type 2 diabetes mellitus. Drug Saf 1999;**20**:489-503.

Hu FB, Li TY, Colditz GA, Willett WC, Manson JE. Television watching and other sedentary behaviors in relation to risk of obesity and type 2 diabetes mellitus in women. J Am Med Ass. 2003;**289**:1785-91.

Hu S, Wang S, Fanelli B, et al. Pancreatic β-Cell KATP Channel Activity and Membrane-Binding Studies with Nateglinide: A Comparison with Sulfonylureas and Repaglinide. JPET 2000;**293**: 444-452.

Hube F, Hauner H. The role of TNF-α in human adipose tissue: prevention of weight gain at the expense of insulin resistance? Horm Metab Res 1999;**31**:626-631.

Hummel M, Füchtenbusch M, Schenker M, Ziegler AG. No major association of breast-feeding, vaccination, and childhood viral diseases with early islet autoimmunity in the German BABY-DIAB Study. Diabetes Care 2000 Jul;**23** (7):969-974.

Ianus A, Holz GG, Theise ND, Hussain MA. In vivo derivation of glucose-competent pancreatic endocrine cells from bone marrow without evidence of cell fusion. J Clin Invest. 2003;**111**:843-50.

Internationaler Konsensus der Internationalen Arbeitsgruppe über den diabetischen Fuß. Mainz: Kirchheim-Verlag, 1999.

Irsigler K, Kritz H. Long-term continuous intravenous insulin therapy with a portable insulin dosage-regulating apparatus. Diabetes 1979;**28**:196-203.

Isshiki K, Haneda M, Koya D, Maeda S, Sugimoto T, Kikkawa R. Thiazolidinedione compounds ameliorate glomerular dysfunction independent of their insulin-sensitizing action in diabetic rats. Diabetes. 2000;**49**:1022-32.

IUPAC-IUB Commission on Biochemical Nomenclature. A One-Letter Notation for Amino Acid Sequences Tentative Rules. J Biol Chem. 1968;**243**:3557-9.

Jackson A, Ternand C, Brunzell C, et al. Moran A. Insulin glargine improves hemoglobin A1c in children and adolescents with poorly controlled type 1 diabetes. Pediatric Diabetes. 2003;**4**: 64-9.

Jacob S, Balletshofer B, Henriksen EJ, et al. Beta-blocking agents in patients with insulin resistance: effects of vasodilating beta-blockers. Blood Press 1999;**8** (5–6):261-268.

Jacober SJ, Sowers JR. An update on perioperative management of diabetes. Arch. Intern Med 1999;**159**:2405-2411.

Jacob S, Motz W, Steinhagen-Thiessen E, Tschöpe D. Minimaler metabolischer Datensatz für vaskuläre Risikopatienten. Diabetes & Stoffwechsel. 2003;**12**:31-3.

Jaksch-Angerer M, Hofmann S, Bauer MF, et al. Mitochondriale Erkrankungen. Deutsches Ärzteblatt 1996;**46**:2393-2401.

Janka HU, Redaelli M, Gandjour A, et al. Epidemiologie und Verlauf des Diabetes mellitus in

Deutschland. In: Evidenz-basierte Diabetes-Leitlinien DDG (Hrsg: Scherbaum WA, Lauterbach KW, Renner R). Deutsche Diabetes- Gesellschaft, Düsseldorf, 2000;**1**:13-30.

Janka HU, Redaèlli M, Gandjour A, et al. Epidemiologie und Verlauf des Diabetes mellitus in Deutschland. In: Scherbaum WA, Lauterbach KW, Renner R, Hrsg. Evidenz-basierte Diabetes-Leitlinien DDG. Bochum: Deutsche Diabetes-Gesellschaft, 2000 (ISBN 3-033740-08-8).

Jeffcoate W, Lima J, Nobrega L. The Charcot foot. Diabet Med 2000;**17**:253-258.

Jehle PM, Micheler C, Jehle DR, Breitig D, Boehm BO. Inadequate suspension of neutral protamin Hagedorn (NPH) insulin in pens. Lancet 1999;**354**:1604-1607.

Jelinek JE. The skin in diabetes. Diabet Med 1993;**10**:201-213.

Johnson JA, Majumdar SR, Simpson SH, Toth EL. Decreased mortality associated with the use of metformin compared with sulfonylurea monotherapy in type 2 diabetes. Diabetes Care. 2002; **25**:2244-8.

Joint National Committee on Prevention, Detection, Evaluation and Treatment of High Blood Pressure (JNC VI). NIH Publication No.98-4080, November 1997.

Jovanovic L, Ilic S, Pettitt DJ, Hugo K, Gutierrez M, Bowsher RR, Bastyr EJ 3rd. Metabolic and immunologic effects of insulin lispro in gestational diabetes. Diabetes Care. 1999;**22**:1422-7.

Jovanovic L. Retinopathy risk: what is responsible? Hormones, hyperglycemia, or humalog? Diabetes. 1999;**22**:846-8.

Jozzo P, Hallstein K, Oikonen V et al. Effects of Metformin and Rosiglitazon Monotherapy on Insulin-mediated hepatic glucose uptake, and their relation to visceral fat in type 2 diabetes. Diabetes. 2003;**52**(Suppl. 1):A76.

Jude EB, Selby PL, Burgess J, et al. Bisphosphonates in the treatment of Charcot neuroarthropathy: a double-blind randomised controlled trial. Diabetologia 2001;**11**:2032-2037.

Kadowaki T, Miyake Y, Hagura R, et al. Risk factors for worsening of diabetes in subjects with impaired glucose tolerance. Diabetologia 1984;**26**:44-49.

Kahn CR, Flier JS, Var RS. The syndrome of insulin resistance and acanthosis nigricans. N Engl J Med 1976;**294**:739-745.

Kalatz B, Hoss U, Pfeiffer BM, Freckmann G, Haug C, Fußgänger R. Feedback-regulation of subcutaneous insulin infusion by continuous subcutaneous glucose measurement [Abstract]. Acta Diabetol. 2000;**37**:164.

Kalbag J, Hirschberg Y, McLeod J, Gareffa S, Lasseter K. Comparison of mealtime glucose regulation by Nateglinide and Repaglinide in Healthy subjects. Diabetes 1999;**48** (Suppl.1):A167, 0456.

Kallmann B, Hüther M, Tubes M, et al. Systemic bias of cytokine production toward cell-mediated immune regulation in IDDM and toward humoral immunity in Graves disease. Diabetes 1997; **46**:237.

Kanfer FH, Reinecker H, Schmelzer D. Selbstmanagement in der klinischen Praxis. Berlin, Heidelberg: Springer, 1998.

Kang S, Creagh FM, Peters JR, Brange J, Volund A, Owens DR. Comparison of subcutaneous soluble human insulin and insulin analogues (Asp^{B9}; Glu^{B27}; Asp^{B10}; Asp^{B28}) on meal-related plasma glucose excursions in Type 1 diabetic subjects. Diabetes Care. 1991;**14**:571-7.

Karjalainen J, Martin JM, Knip M, et al. A bovine albumin peptide as possible trigger of insulin-dependent diabetes mellitus. N Engl J Med 1992;**327**:302.

Kaufman FR, Devgan S, Roe TF, Costin G. Perioperative management with prolonged intravenous insulin infusion versus subcutaneous insulin in children with type I diabetes mellitus. J Diabetes Complications 1996;**10**:6-11.

Keeley EC, Boura JA, Grines CL. Primary angioplasty versus intravenous thrombolytic therapy for acute myocardial infarction: a quantitative review of 23 randomized trials. Lancet. 2003;**361**: 13-20.

Keen H, Jarrett RJ, McCartney P. The ten-year follow-up of the Bedford survey (1962 – 1972): glucose tolerance and diabetes. Diabetologia 1982;**22**:73-78.

Keilson L, Mather S., Walter YH, Subramanian S, McLeod JF. Synergistic effects of Nateglinide and meal administration on insulin secretion in patients with Type 2 Diabetes mellitus. J Clin Endocrinol Metab 2000;**85**:1081-1086.

Kellerer M, Häring HU. Insulin analogues: Impact of cell model characteristics on results and conclusions regarding mitogenic properties. Exp Clin Endocrinol Diabetes 2001;**109**:63-64.

Kellerer M, Rett K, Renn W, Groop L, Häring HU. Circulating TNF-alpha and leptin levels in offspring of NIDDM patients do not correlate to individual insulin activity. Horm Metab Res 1996;**28**:737-743.

Kelley DE. Effects of weight loss on glucose homeostasis in NIDDM. Diabetes Reviews 1995;**3**:366-377.

Kenyon NS, Chatzipetrou M, Masetti M, et al. Long-term survival and function of intrahepatic islet allografts in rhesus monkeys treated with humanized anti-CD 154. Proc Natl Acad Sci USA 1999a;**96:**8132-8137.

Kenyon NS, Fernandez LA, Lehmann R, et al. Long-term survival and function of intrahepatic islet allografts in baboons treated with humanized anti-CD 154. Diabetes 1999b;**48:**1473-1481.

Kerner W, Fuchs C, Redaelli M, et al. Definition, Klassifikation und Diagnostik des Diabetes mellitus. In: Scherbaum WA, Lauterbach KW, Joost HG, Hrsg. Evidenzbasierte Diabetes-Leitlinien DDG. 1. Aufl. Deutsche Diabetes-Gesellschaft 2001.

Kerner W, Pfeiffer EF. The artificial pancreas-applications, problems, and promises. In: Samols E, ed. The Endocrine Pancreas. New York: Raven Press Ltd; 1991:441-56.

Kerner W, Schultz M, Schock D, Pfeiffer EF. Variations of insulin requirements in insulin-dependent diabetics for meals taken at different times of the day. In: Federlin K, Pfeiffer EF, Raptis S (eds). Islet-pancreas-transplantations and artifical pancreas. Stuttgart, New York: Georg Thieme Verlag, 1982:228-230.

Kessler H. Insulin per Lungenzug. Diabetiker hoffen auf neue Sprays, aber Nebenwirkungen könnten Zulassung verhindern. Zürich: SonntagsZeitung, 06.04.2003.

Kessler L, Bibault P, Ortéga F, et al. Hyperbaric oxygenation accelerates the healing rate of nonischemic chronic diabetic foot ulcers: a prospective randomized study. Diabetes Care. 2003;**26:** 2378-82.

Kessler SB, Botzlar A, Kalteis TA. Indications and procedure in surgical treatment of diabetic foot syndrome. Internist (Berl) 1999;**40:**1024-1028.

Khan MA, St Peter JV, Xue JL. A prospective, randomized comparison of the metabolic effects of pioglitazone or rosiglitazone in patients with type 2 diabetes who were previously treated with troglitazone. Diabetes Care. 2002;**25:**708-11.

Kidney Disease Outcome Quality Initiative. K/DOQI clinical practice guidelines for chronic kidney disease: evaluation, classification, and stratification. Am J Kidney Dis. 2002;**39**(Suppl. 1):S1-S203.

King H, Aubert RE, Herman WH. Global burden of diabetes, 1995–2025: prevalence, numerical estimates, and projections. Diabetes Care 1998;**21:**1414-1431.

Kipnes MS, Krosnick A, Rendell MS, Egan JW, Mathisen Al, Schneider RL. Pioglitazone hydrochloride in combination with sulphonylurea therapy improves glycemic control in patients with type 2 diabetes mellitus: a randomized placebo-controlled study. Am J Med. 2001;**111:** 10-17.

Kjeldsen SE, Dahlof B, Devereux RB, et al. Effects of losartan on cardiovascular morbidity and mortality in patients with isolated systolic hypertension and left ventricular hypertrophy: a Losartan Intervention for Endpoint Reduction (LIFE) substudy. J Am Med Ass. 2002;**288:**1491-8.

Klahr S, Levey A, Beck G, et al. The effects of dietary protein restriction and blood-pressure control on the progression of chronic renal disease. N Engl J Med. 1994;**330:**877-84.

Klamann A, Sarfert P, Schulte G, Launhardt V, Schmiegel W, Nauck MA. Myocardial infarction in diabetic versus non-diabetic subjects. Relation of survival and infarct size following therapy with sulfonylureas (glibenclamide). Eur Heart J 2000;**21:**220-229.

Klein R, Klein BE, Lee KE, Moss SE, Cruickshanks KJ. Prevalence of self-reported erectile dysfunction in people with long-term IDDM. Diabetes Care 1996;**19:**135-141.

Klein R, Klein BE, Moss SE, Cruickshanks KJ. The Wisconsin Epidemiologic Study of Diabetic Retinopathy. XV. The long-term incidence of macular edema. Ophthalmology 1995;**102** (1):7-16.

Klein R, Klein BE, Moss SE, Davis MD, DeMets DL. Is blood pressure a predictor of the incidence or progression of diabetic retinopathy? Arch Intern Med 1989;**149** (11):2427-2432.

Klein R, Klein BE, Moss SE, Davis MD, DeMets DL. The Wisconsin epidemiologic study of diabetic retinopathy. II. Prevalence and risk of diabetic retinopathy when age at diagnosis is less than 30 years. Arch Ophthalmol 1984a;**102** (4):520-526.

Klein R, Klein BE, Moss SE, Davis MD, DeMets DL. The Wisconsin epidemiologic study of diabetic retinopathy. III. Prevalence and risk of diabetic retinopathy when age at diagnosis is 30 or more years. Arch Ophthalmol 1984b;**102** (4):527-532.

Klepzig H, Kober G, Matter C, et al. Sulfonylureas and ischaemic preconditioning; a double-blind, placebo-controlled evaluation of glimepiride and glibenclamide. Eur Heart J 1999;**20:** 439-446.

Klotz T, Sachse R, Heidrich A, et al. Vardenafil increases penile rigidity and tumescence in erectile dysfunction patients: a RigiScan and pharmakinetic study. World J Urol 2001;**19:**32-39.

Knatterud GL, Klimt C, Osborne RK, Meinert CL, Martin DB, Hawkins BS. A study of the effects of hypoglycemic agents on vascular complications in patients with adult-onset diabetes. V. Evaluation of phenformin therapy. Diabetes 1975;**24** (Suppl. 1):65-184.

Knowler WC, Barrett-Connor E, Fowler SE, Hamman RF, Lachin JM, Walker EA, Nathan DM, for the Diabetes Prevention Program Research Group. Reduction in the incidence of type 2 diabetes with lifestyle intervention or metformin. N Engl J Med. 2002;**346:**393-403

Köbberling J, Tillil H. Empirical risk figures for first degree relation of non-insulin dependent diabetics. In: Köbberling J, Tattersall RB, eds. The genetics of diabetes mellitus. London: Academic Press, 1982:201-211.

Koch K. Insulin-Analoga – Arzneimittelbehörde räumt Unsicherheiten ein. Dt Äbl 2001;**98:**B311-314.

Kohlmann CW, Kulzer B (ed). Diabetes und Psychologie. Bern: Huber, 1995.

Koshiyama H, Shimono D, Kumawura N, Minamikawa J, Nakamura J. Inhibitory effect of pioglitzone on carotid arterial wall thickness in type 2 diabetes. J Clin Endocrinol Metab. 2001;**86:**3452-6.

Koskinen P, Manttari M, Manninen V, Huttunen JK, Heinonen OP, Frick MH. Coronary heart disease incidence in NIDDM patients in the Helsinki Heart Study. Diabetes Care 1992;**15:**820-825.

Kriegstein E v. Erschreckender Marketingeinfluss. Dt Äbl 2001;**98:**A1050.

Kriegstein E v. Insulin-Liste, Stand Dezember 2001. Pharmazeutische Zeitung 2002;**147**.

Kriegstein E v. Insulin-Tabelle IV/2003. Diabetes und Stoffwechsel. 2003;**12:**221-4.

Kriegstein E v. Mehr Wissen für Typ-l-Diabetiker. Hrsg. Deutscher Diabetiker-Bund e. V. 2. Aufl. Mainz: Verlag Kirchheim, 1994.

Krolewski AS, Laffel LM, Krolewski M, Quinn M, Warram JH. Glycosylated hemoglobin and the risk of microalbuminuria in patients with insulin-dependent diabetes mellitus. N Engl J Med 1995;**332:**1251-1255.

Kulzer B. Psychologische Interventionskonzepte bei Diabetes mellitus. In: Weber-Falkensammer H (ed). Psychologische Therapieansätze in der Rehabilitation (104 – 162). Stuttgart: Fischer, 1992.

Kumar S, Boulton AJM, Beck-Nielsen H, Berthezene F, Muggeo M, Persson B et al. Troglitazone, an insulin action enhancer, improves metabolic control in NIDDM patients. Diabetologia 1996;**39:**701-709.

Kunt T, Forst T, Pfützner A, Beyer J, Wahren J. The physiological impact of proinsulin C-peptide. Pathophysiology 1999;**5:**257-262.

Kurtzhals P, Schäffer L, Sorensen A, et al. Correlations of receptor binding and metabolic and mitogenic potencies of insulin analogs designed for clinical use. Diabetes 2000;**49:**999-1005.

Kuusisto J, Mykkänen L, Pyörälä K, Laakso M. NIDDM and its metabolic control predict coronary heart disease in elderly subjects. Diabetes 1994;**43**:960-967.

Laakso M. Glycemic control and the risk for coronary heart disease in patients with non-insulin-dependent diabetes mellitus. Ann Int Med 1996;**124:**127-130.

Lalau JD, Westeel PF, Debussche X, et al. Bicarbonate haemodialysis: an adequate treatment for lactic acidosis in diabetics treated by metformin. Intensive Care Med 1987;**13:**383-387.

Lampeter EF, Klinghammer A, Scherbaum WA, Heinze E, Haastert B, Giani G, Kolb H and The Denis Group. The Deutsche Nicotinamide Intervention Study – DENIS: An attempt to prevent type 1 diabetes. Diabetes 1998;**47:**980.

Landstedt-Hallein L, Adamson U, Arner P, Bolinder J, Lins PE. Comparison of bedtime NPH or preprandial regular insulin combined with glibenclamide in secondary sulfonylurea failure. Diabetes Care 1995;**18:**1183-1186.

Lang U. Die Betreuung der schwangeren Diabetikerin. Gynäkologe 1989;**22:**74-184.

Lang U, Feige A. Diabetes mellitus und Gravidität. In: Künzel W, Hrsg. Klinik der Frauenheilkunde und Geburtshilfe. Bd. 5. Schwangerschaft II. München: Urban & Fischer, 2002.

Lebovitz H. α-Glucosidase inhibitors as agents in the treatment of diabetes. Diabetes Reviews 1998;**6:**132-145.

Lebovitz HE. Diabetic ketoacidosis. Lancet 1995;**345:**767-772.

Lebovitz HE. Insulin secretagogues: old and new. Diabetes Reviews 1999;**7** (3):139-146.

Ledermann HM. Is maturity onset diabetes at young age (MODY) more common in Europe than previously assumed? Lancet 1995;**345:**648 (letter).

Lee CH, Olson P, Evans RM. Minireview: lipid metabolism, metabolic diseases, and peroxisome proliferator-activated receptors. Endocrinology. 2003;**144:**2201-7.

Lee HC, Kim SJ, Kim KS, Shin HC, Yoon JW. Remission in models of type 1 diabetes by gene therapy using a single-chain insulin analogue. Nature 2000;**408:**483-488.

Lee TM, Chou TF. Impairment of myocardial protection in type 2 diabetic patients. J Clin Endocrinol Metab. 2003;**88:**531-7.

Lehto S, Rönnemaa T, Haffner SM, Pyörälä K, Kallio V, Laasko M. Dyslipidemia and hyperglycemia predict coronary heart disease events in middle-aged patients with NIDDM. Diabetes 1997;**46:**1354-1359.

Leitlinie zur Betreuung Neugeborener diabetischer Mütter. Deutsche Gesellschaft für Perinatale

Medizin, Board für Pränatal- und Geburtsmedizin der DGGG, AG für Materno-Fetale Medizin, AG Diabetes und Schwangerschaft der DDG, Deutsche Gesellschaft für Kinderheilkunde, Berufsverband der Kinderärzte, Deutsche Gesellschaft für Neonatalogie und Pädiatrische Intensivmedizin. A.2.53. Frauenarzt. 2003;**44:**439-41.

Leitlinien der DDG, Hypertonie beim Diabetes mellitus, AWMF online: [www.uni-duesseldorf.de/WWW/AWMF/II/diab007k.htm].

Leitlinien für die Prävention, Erkennung, Diagnostik und Therapie der arteriellen Hypertonie, Deutsche Hochdruckliga, AWMF online.

Lepore G, Dodesini AR, Nosari I, Trevisan R. Both continuous subcutaneous insulin infusion and a multiple daily insulin injection regimen with glargine as basal insulin are equally better than traditional multiple daily insulin injection treatment [Letter]. Diabetes Care. 2003;**6:**1321-2.

Levandoski LA, White NH, Santiago JV. Localized skin reactions to insulin: insulin lipodystrophies and skin reactions to pumped subcutaneous insulin therapy. Diabetes Care 1982;**5:**6-10.

Levin ME. Foot lesions in patients with diabetes mellitus. Endocrinol Metab Clin North Am. 1996;**25:**447-62.

Levy CJ, Kinsley BT, Bajaj M, Simonson DC. Effect of glycemic control on glucose counterregulation during hypoglycemia in NIDDM. Diabetes Care 1998;**21:**1330-1338.

Lewis EJ, Hunsicker LG, Bain RP, Rohde RD, for the Collaborative Study Group. The effect of angiotensin-converting-enzyme inhibition on diabetic nephropathy. N Engl J Med 1993;**329:**1456-1462.

Lewis EJ, Hunsicker LG, Clarke WR, et al. Renoprotective effect of the angiotensin-receptor antagonist irbesartan in patients with nephropathy due to type 2 diabetes. N Engl J Med 2001;**345:** 851-860.

Li CL, Pan CY, Lu JM, et al. Effect of metformin on patients with impaired glucose tolerance. Diab Med 1999;**16:**477-481.

Liebl A, Spannheimer A, Reitberger U, Görtz A. Arzneimitteltherapie und Medikationskosten von Patienten mit Diabetes Typ 2 in Deutschland. Diabetes und Stoffwechsel. 2003;**12:**145-51.

Ligueros-Saylan M, Khaljlieh S, Lee J, et al. Nateglinid had a low hypoglycemic potential in a missed-meal situation. Diabetes 2000;**49** (Suppl. 1):A1511.

Lindholm A, McEwen J, Riis A. Significantly improved postprandial glycaemic control with the novel rapid-acting insulin aspart. Diabetologia. 1998;**41**(Suppl. 1):A49.

Lindholm LH, Hansson L, Ekbom T, et al. Comparison of antihypertensive treatments in preventing cardiovascular events in elderly diabetic patients: results from the Swedish Trial in Old Patients with Hypertension-2. STOP Hypertension-2 Study Group. J Hypertens. 2000;**18:**1671-75.

Lindholm LH, Ibsen H, Dahlof B, et al.; LIFE Study Group. Cardiovascular morbidity and mortality in patients with diabetes in the Losartan Intervention For Endpoint reduction in hypertension study (LIFE): a randomised trial against atenolol. Lancet. 2002;**359:**1004-10.

Lindner TH, Cockburn BN, Bell GI. Molecular genetics of MODY in Germany. Diabetologia 1999;**42:** 121-123.

Lindström T, Olsson PO, Arnqvist HJ. The use of human ultralente is limited by great intraindividual variability in overnight plasma insulin profiles. Scand J Clin Lab Invest 2000;**60:**341-347.

Lingenfelser T, Buettner U, Martin J, et al. Improvement of impaired counterregulatory hormone response and symptom perception by short-term avoidance of hypoglycemia in IDDM. Diabetes Care 1995;**18:**321-325.

Lingenfelser T, Renn W, Sommerwerck U, et al. Compromised hormonal counterregulation, symptom awareness, and neurophysiological function after recurrent short-term episodes of insulin-induced hypoglycemia in IDDM patients. Diabetes 1993;**42:**610-618.

Lipes MA, Davalli AM, Cooper EM. Genetic engineering of insulin expression in nonislet-cells: implications for β-cell replacement therapy for insulin-dependent diabetes mellitus. Acta Diabetologia 1997;**34:**2-5.

Lippert J, Ritz E, Schwarzbeck A, Schneider P. The rising tide of endstage renal failure from diabetic nephropathy type II – an epidemiological analysis. Nephrol Dial Transplant 1995;**10:**462-467.

Lohmann T, Seissler J, Verlohren HJ, et al. Distinct genetic and immunological features in patients with onset of IDDM before and after age 40. Diabetes Care 1997;**20:**524.

Löwel H, Lewis M, Keil U, et al. Zeitliche Trends von Herzinfarktmorbidität, -mortalität, 28-Tage-Letalität und medizinischer Versorgung. Z Kardiol 1995;**84:**596-605.

Lue TF. Erectile dysfunction. New Engl J Med 2000;**342:**1802-1813.

Luft D (Hrsg). Praxisleitfaden der Diabetischen Polyneuropathie. Bremen: Uni-Med, 2000.

Luft D, Schmülling RM, Eggstein M. Lactic acidosis in biguanide-treated diabetics: a review of 330 cases. Diabetologia 1978:75-87.

Luft D. Symptomatische Behandlung schmerzhafter diabetischer Neuropathien. Internist 1999;**40:** 140-147.

Lumelsky N, Blondel O, Laeng P, Velasco I, Ravin R, McKay R. Differentiation of embryonic stem cells to insulin-secreting structures similar to pancreatic islets. Science 2001;**293** (5529):428.

Lustmann PJ, Anderson RJ, Freedland K, DeGroot M, Carney RM, Clouse RE. Depression and poor glycemic control – a meta-analytic review of the literature. Diabetes Care 2000;**23:**934-942.

Lutterman JA, Pijpers E, Netten PM, Jorgensen LN. Glycaemic control in IDDM patients during one day with injection of human insulin or the insulin analogues insulin X14 and insulin X14 (+Zn). In: Berger M, Gries FA, eds. Frontiers in Pharmacology. Stuttgart: Thieme; 1993:102-9.

MacCuish AC. Treatment of hypoglycemia. In: Frier BM, Fisher BM, eds. Hypoglycemia and Diabetes. London: Edward Arnold, 1993:212-221.

Maggs DG, Weyer C, Kolterman OG. The human amylin analog, pramlintide, corrects postprandial hyperglucagonemia in patients with type 1 diabetes. Metabolism. 2002;**51:** 636-41.

Malik RA, Williamson S, Abbott C, et al. Effect of angiotensin-converting-enzyme (ACE) inhibitor trandolapril on human diabetic neuropathy: randomised double-blind controlled trial. Lancet 1998;**352** (9145):1978-1981.

Malmberg K for the DIGAMI Study Group. Prospective randomised study of intensive insulin treatment on long term survival after acute myocardial infarction in patients with diabetes mellitus. BMJ 1997;**314:**1512-1515.

Malmberg K, Norhammar A, Wedel HLR. Glycometabolic state at admission: Important risk marker of mortality on conventionally treated patients with diabetes mellitus and acute myocardial infarction. Long-term results from the diabetes and insulin-glucose-infusion in acute myocardial infarction (DIGAMI) study. Circulation 1999;**99:**2626-2632.

Malmberg K, Rydén L, Efendic S et al. Randomized trial of insulin-glucose infusion followed by subcutaneous insulin treatment in diabetic patients with acute myocardial infarction (DIGAMI study): Effects on mortality at 1 year. J Am Coll Cardiol 1995;**26:**57-65.

Malone JI, Morrison AD, Pavan PR, Cuthbertson DD. Diabetic Control and Complications Trial. Prevalence and significance of retinopathy in subjects with type 1 diabetes of less than 5 years' duration screened for the diabetes control and complications trial. Diabetes Care. 2001;**24:** 522-6.

Mancia G, Brown M, Castaigne A, et al. Outcomes with nifedipine GITS or Co-amilozide in hypertensive diabetics and nondiabetics in Intervention as a Goal in Hypertension (INSIGHT). Hypertension. 2003;**41:**431-6.

Manecke RG, Mulhall JP. Medical treatment of erectile dysfunction. Ann Med 1999;**31:**388-398.

Manning M, Spahn M, Jünemann KP. Gefäßchirurgie, Implantationschirurgie und Vakuumerektionshilfe. Urol A 1998;**37:**509-515.

Marre M, Whatmough I, Pongowski M, Guitard C. Nateglinid added to Metformin offers safe and effective treatment for type 2 diabetes. Diabetes 2000;**49** (Suppl.1):A361.

Martin S, Scherntaner G, Nerup J, et al. Follow-up of cyclosporin A in type 1 (insulin-dependent) diabetes mellitus: lack of long term effects. Diabetologia 1991;**34:**429.

Martin S, Wolf-Eichbaum D, Duinkerken G, et al. Development of type 1 diabetes despite severe hereditary B-cell deficiency. N Engl J Med 2001;**345:**1036-1040.

Masson EA, Patmore JE, Brash PD, et al. Pregnancy outcome in Type 1 diabetes mellitus treated with insulin lispro (Humalog). Diabetic Medcine. 2003;**20:**46-50.

Matthaei S, Hamann A, Klein HH, et al. Association of Metformin's effect to increase insulin-stimulated glucose transport with potentiation of insulin-induced translocation of glucse tranporters from intracellular pool to plasma membrane in rat adipocyte. Diabetes. 1991;**40:** 850-857.

Matthaei S, Hamann A. Molekulare Mechanismen der antihyperglykämischen Wirkung von Metformin. Diabetes und Stoffwechsel 1993;**2:**307-314.

Matthaei S, Stumvoll M, Kellerer M, Häring HU. Pathophysiology and Pharmacological Treatment of Insulin Resistance. Endocrine Reviews 2000;**21:**585-618.

Mayer-Davis EJ, D'Agostino R Jr., Karter AJ, et al. Intensity and amount of physical activity in relation to insulin sensitivity: the Insulin Resistance Atherosclerosis Study. JAMA 1998;**279:**669-674.

McKeage K, Goa KL. Insulin glargine: a review of its therapeutic use as a long-acting agent for the management of type 1 and 2 diabetes mellitus. Drugs. 2001;**61:**1599-1624.

McKenzie SB, O'Connell J, Smith LA, Ottinger WE. A primary intervention program (pilot study) for Mexican American children at risk for type 2 diabetes. Diabetes Educ 1998;**24:**180-187.

Mehnert H. Therapie des Diabetes mellitus. In: Platt D, Mutschler E (Hrsg). Pharmakotherapie im Alter. Stuttgart: WVA, 1999:225-245.

Mehnert H. Typ-2-Diabetes. Pathogenese, Diagnostik, Therapie, Folgeschäden. 2. Aufl. München: Medikon-Verlag, 2000: 59.

Meier JJ, Gallwitz B, Nauck MA. Glucagon-like peptide 1 and gastric inhibitory polypeptide: potential applications in type 2 diabetes mellitus. Bio Drugs. 2003;**17:**93-102.

Meinert CL, Knatterud GL, Prout TE, Klimt CR for the UGDP study group. A study of the effects of hypoglycemic agents on vascular complications in patients with adult-onset diabetes. Diabetes 1970;**19:**789-830.

Mertes G. Efficacy and safety of acarbose in the treatment of type 2 diabetes: data from a 2-year surveillance study. Diabetes Res Clin Pr 1998;**40:**63-70.

Merz M, Walter YH, Brookman L, Ma P, Gerich JE, McLeod JF. Risk of delayed hypoglycemia is reduced with Nateglinid compared to Repaglinid. Diabetologia 2000;**43** (Suppl.1):A186, 714.

Messerli FH. Implications of discontinuation of doxazosin arm of ALLHAT. Antihypertensive and Lipid-Lowering Treatment to Prevent Heart Attack Trial. Lancet. 2000;**355:**863-4.

Meyer C, Hering BJ, Grossmann R, et al. Improved glucose counterregulation and autonomic symptoms after intraportal islet transplants alone in patients with type I diabetes mellitus. Transplantation 1998;**66:**233-240.

Meyer KA, Kushi LH, Jacobs DR Jr, Folsom AR. Dietary fat and incidence of type 2 diabetes in older Iowa women. Diabetes Care. 2001;**24**(9):1528-35.

Meyerhoff C, Bischof F, Sternberg F, Zier H, Pfeiffer EF. On line continuous monitoring of subcutaneous tissue glucose in men by combining portable glucosensor with microdialysis. Diabetologia 1992;**35:**1087-1092.

Miller RE, Chernish SM. On use of glucagon – ancillary effects and other considerations. In: Picazo J, ed. On the use of glucagon – ancillary effects and other considerations. MTP Press. 1982;55-67.

Mitrakou A, Ryan C, Veneman T, et al. Hierarchy of glycemic thresholds for counterregulatory hormone secretion, symptoms, and cerebral dysfunction. Am J Physiol 1991;**260:**E67-E74.

Mocanu MM, Maddock HL, Baxter GF, et al. Glimepiride, a novel sulfonylurea, does not abolish myocardial protection afforded by either ischemic preconditioning or diazoxide. Circulation 2001;**103:**3111-3116.

Mokdad AH, Ford ES, Bowman BA, et al. Prevalence of obesity, diabetes, and obesity-related health risk factors 2001. J Am Med Ass. 2003;**289:**76-9.

Molnar GD, Taylor WF, Ho MM. Day-to-day variation of continuously monitored glycaemia: A further measure of diabetic instability. Diabetologia 1972;**8:**342-348.

Monnier L, Lapinski H, Colette C. Contributions of fasting and postprandial plasma glucose increments to the overall diurnal hyperglycemia of type 2 diabetic patients. Diabetes Care. 2003;**26:**881-5.

Morgan NG, Chan SL. Imidazoline binding sites in the endocrine pancreas: can they fulfil their potential as targets for the development of new insulin secretagogues? Curr Pharm Des. 2001;**7:**1413-31.

Mortensen HB, Lindholm A, Olsen BS, Hylleberg B. Rapid appearance and onset of action of insulin aspart in paediatric subjects with type 1 diabetes. Eur J Pediatr. 2000;**159:**483-8.

Mortensen HB, Robertson KJ, Aanstoot HJ, et al. Insulin management and metabolic control of type 1 diabetes mellitus in childhood and adolescence in 18 countries. Hvidore Study Group on Childhood Diabetes. Diabet Med. 1998;**15:**752-9.

Moses JW, Leon MB, Popma JJ, et al. Sirolimus-eluting stents versus standard stents in patients with stenosis in a native coronary artery. N Engl J Med. 2003;**349:**1315-23.

Moses R, Slobodniuk R, Boyages S, et al. Effect of Repaglinide Addition to Metformin Monotherapy on Glycemic Control in Patients with Type 2 Diabetes. Diabetes Care. 1999;**22:**119-24.

Mosmann TR, Sad S. The expanding universe of T-cell subsets: Th1, Th2 and more. Immunol today 1996;**17:**138.

Mühlendahl v KE, Herkenhoff H. Long-term course of neonatal diabetes. N Engl J Med 1995;**325:**704-708.

Müller G, Satoh Y, Geisen K. Extrapancreatic effects of sulfonylureas – a comparison between glimepiride and conventional sulfonylureas. Diabetes Res Clin Pract 1995;**28** (Suppl.):115-137.

Müller UA, Femerling M, Risse A, Schumann M, Use G, Jörgens V, Berger M für die ASD. Ausbildung der Patienten mit Typ-I-Diabetes zur Selbsttherapie. Bericht aus den Kliniken der Arbeitsgemeinschaft für Strukturierte Diabetestherapie (ASD) in Deutschland 1998. Med Klin 2000;**95:**359-368.

Murphy NP, Keane SM, Ong KK, et al. Randomized cross-over trial of insulin glargine plus insulin lispro or NPH insulin plus regular human insulin in adolescents with type 1 diabetes on intensive insulin regimens. Diabetes Care. 2003;**26:**799-804.

Nakagami T. Hyperglycaemia and mortality from all causes and from cardiovascular disease in five populations of Asian origin. Diabetologia. 2004;**47**:385-94.

Nathan DM. Isolated pancreas transplantation fpr type 1 diabetes [Commentary]. JAMA. 2003;**290**: 2861-63.

National Institute for Clinical Excellence (NICE). Guidance on the use of long-acting insulin analogues for the treatment of diabetes – insulin glargine. NICE Technology Appraisal Guidance 2002 (No. 53), available from: [www.nice.org.uk].

National Institute for Clinical Excellence: Guidance on the use of debriding agents and specialist wound care clinics for difficult to heal surgical wounds. Technology Appraisal Guidance. London 2001;**24**.

National Institute of Health. Third report of the National Cholesterol Education Program Expert Panel on Detection, Education and Treatment of High Blood Cholesterol in Adults (Adult Treatment Panel III). Bethesda, MD: National Institutes of Health; 2001, NIH Publication 01-3670.

Nationales Programm für Versorgungs-Leitlinien bei der Bundesärztekammer. Nationale Versorgungs-Leitlinie Diabetes mellitus Typ 2 (Kurzfassung). 1. Aufl. Mai 2002.

Nauck MA, Deifuß S, Klamann A, Sarfert P, Schmiegel WH. Plasma glucose at hospital admission and previous metabolic control determine myocardial infarct size and survival in Type 2-diabetic patients. Diabetologia 2002.

Niedner R. Lokaltherapie der schlecht heilenden Wunde. Med Mo Pharm 1990;**13**:340-348.

Niemi M, Backman JT, Neuvonen M, Laitila J, Neuvonen PJ, Kivisto KT. Effects of fluconazole and fluvoxamine on the pharmacokinetics and pharmacodynamics of glimepiride. Clin Pharmacol Ther. 2001;**69**:194-200.

Niemi M, Backman JT, Neuvonen M, Neuvonen PJ. Effects of gemfibrozil, itraconazole, and their combination on the pharmacokinetics and pharmacodynamics of repaglinide: potentially hazardous interaction between gemfibrozil and repaglinide. Diabetologia. 2003;**46**:347-51.

Niemi M, Neuvonen PJ, Kivisto KT. Effects of gemfibrozil on the pharmacokinetics and pharmacodynamics of glimeripide. Clin Pharmacol Ther. 2001;**70**:439-45.

Niskanen L, Hedner T, Hansson L, Lanke J, Niklason A. Reduced cardiovascular morbidity and mortality in hypertensive diabetic patients on first-line therapy with an ACE inhibitor compared with a diuretic/beta-blocker-based treatment regimen: a subanalysis of the Captopril Prevention Project. Diabetes Care. 2001;**24**:2091-6.

Norris SL, Engelau MM, Venkat Narayan KM. Effectiveness of self-management training in type 2 diabetes. A systematic review of randomized controlled trials. Diabetes Care 2001;**24**:561-587.

Olefsky JM. Treatment of Insulin resistance with peroxisome proliferator-activated receptor gamma agonists. J Clin Invest 2000;**106**:467-472.

Olsson J, Lindberg G, Gottsater M, et al. Increased mortality in Type II diabetic patients using sulphonylurea and metformin in combination: a population-based observational study. Diabetologia 2000;**43**:558-560.

Otto H, Somville T. Stellungnahme: Die ärztliche Betreuung der schwangeren Diabetikerin der Deutschen Gesellschaft für Gynäkologie und Geburtshilfe (DGGG) und der Arbeitsgemeinschaft Diabetes und Schwangerschaft der Deutschen Diabetes-Gesellschaft (DDDG). Frauenarzt 1999;**12** (40):1475-1477.

Overkamp D, Volk A, Maerker E, Heide PE, Wahl HG, Rett K, Häring HU. Acute effect of glimepiride on insulin-stimulated glucose metabolism in glucose-tolerant insulin-resistant offspring of patients with type 2 diabetes. Diabetes Care. 2002;**25**:2065-73.

Padma-Nathan H, Hellstrom WJ, Kaiser FE, et al. Treatment of men with erectile dysfunction with transurethral alprostadil. Medical Urethral System for Erection (MUSE) Study Group. New Engl J Med 1997;**336**:1-7.

Pahor M, Tatti P. The Fosinopril versus Amlodipine Cardiovascular Events Trial (FACET) and combination therapies. Am J Cardiol. 1999;**83**:819-20.

Pan XR, Li GW, Hu YH, et al. Effects of diet and exercise in preventing NIDDM in people with impaired glucose tolerance. The Da Qing IGT and Diabetes Study. Diabetes Care 1997;**20**:537-544.

Parong NG, Lambert PW. Cutaneous manifestations of diabetes mellitus. Prim Care 2000;**27**:371-383.

Parving HH, Lehnert H, Brochner-Mortensen J, Gomis R, Andersen S, Arner P; Irbesartan in Patients with Type 2 Diabetes and Microalbuminuria Study Group. The effect of irbesartan on the development of diabetic nephropathy in patients with type 2 diabetes. N Engl J Med. 2001;**345**: 870-8.

Pedersen J, Molsted-Pedersen L. Diabetes mellitus and pregnancy. The hyperglycemia-hyperinsulinisen theory and the weight of the newborn baby. Diabetes, Excerpta Medica Amsterdam, 1971:678-685.

Perez MI, Kohn SR. Cutaneous manifestations of diabetes. J Am Acad Dermatol 1994;**30:**519-531.

Perimenis P, Gyftopoulos K, Athanasopoulos A, Barbalias G. Diabetic impotence treated by intra-cavernosal injections: high treatment compliance and increasing dosage of vaso-active drugs. Eur Urol 2001;**40:**398-403.

Perkins BA, Ficociello LH, Silva KH, Finkelstein DM, Warram JH, Krolewski AS. Regression of micro-albuminuria in type 1 diabetes. N Engl J Med. 2003;**348:**2285-93.

Perkins BA, Olaleye D, Zinman B, Bril V. Simple screening tests for peripheral neuropathy in the diabetes clinic. Diabetes Care 2001;**24:**250-256.

Peters EJG, Childs MR, Wunderlich RP, Harkless LB, Armstrong DG, Lavery LA. Functional Status of persons with diabetes-related lower-extremity amputations. Diabetes Care 2001;**24:**1799-1804.

Petrides AS. Liver disease and diabetes mellitus. Diabetes Rev 1994;**2:**2-18.

Pettit DJ, Ospina P, Kolaczynski JW, Jovanovic L. Comparison of an insulin analog, insulin aspart, and regular human insulin with no insulin in gestational diabetes mellitus. Diabetes Care. 2003;**26:** 183-6.

Peyrot M, Rubin RR. Levels and risks of depression and anxiety symptomatology among diabetes adults. Diabetes Care 1997;**20:**585-590.

Pfeifer KJ, Krötz M, Kessler SB. Die bildgebende Diagnostik des diabetischen Fuß-Syndroms unter besonderer Berücksichtigung der radiologisch-interventionellen Therapiemöglichkeiten. Internist 1999;**10:**1042-1050.

Pfeiffer A, Spranger J, Meyer-Schwickerath R, Schatz H. Growth factor alterations in advanced diabetic retinopathy: a possible role of blood retina barrier breakdown. Diabetes 1997;**46:**26-30.

Pfeiffer EF, Thum C, Clemens AH. The artificial beta-cell, a continuous control of blood sugar by external regulation of insulin infusion (glucose-controlled-insulin-infusion-system). Horm Metab Res 1974;**6:**339-342.

Pfeiffer EF, Thum C. Die künstliche β-Zelle. Ein automatisch gesteuertes Insulin-Infusions-System zur Behandlung von Zuckerkranken. Naturwissenschaften. 1974;**61:**455-6.

Pfohl M, Pfeiffer A, Schatz H. Spot glucose measurement in epidermal interstitial fluid – an alternative to capillary blood glucose estimation? Exp Clin Endocrinol Diabetes 2000;**108:**1-4.

Pfohl M, Schatz H. Strategies for the prevention of type 2 diabetes. Exp Clin Endocrinol Diabetes 2001;**109** (Suppl. 2):S240-S249.

Pfohl M, Schmülling RM, Renn W, Schnauder G, Jakober B, Eggstein M. Effects of 3 hours exercise in the evening. Diabetologia 1990;**33** (Suppl. 2):119.

Phelps G, Hall P, Chapman I, Braund W, Mackinnon M. Prevalence of genetic haemochromatosis among diabetic patients. Lancet 1989;**II:**233-234.

Pieber T, Grill V, Kristensen A, Draeger E. Treatment of insulin detemir allows flexible timing of administration in subjects with Type 1 diabetes. Diabetologia. 2003;**46**(Suppl. 2):A7.

Pieber TR, Eugene-Jolchine I, Derobert E. Efficacy and safety of HOE 901 versus NPH insulin in patients with type 1 diabetes mellitus. Diabetes Care. 2000;**23:**157-62.

Pingel M, Skelbaek-Pedersen B, Brange J. Glucagon preparations. In: Lefèbvre PJ, ed. Handbook of experimental pharmacology. Berlin, Heidelberg: Springer; 1983(66/I):175-88.

Pirags V, Assert R, Haupt K, Schatz H, Pfeiffer A. Activation of human platelet protein kinase C-beta 2 in vivo in response to acute hyperglycemia. Exp Clin Endocrinol Diabetes 1996;**104:**431-440.

Pirart J. Diabetes mellitus and its degenerative complications: a prospective study of 4,400 patients observed between 1947 and 1973. Diabete-Metab 1977;**3:**97-107, 173-182, 245-256.

Pirsch JD. Pancreas transplant rejection. Graft 2000;**3:**34-37.

Pluchinotta AM, Talenti E, Lodovichetti G, Tiso E, Biral M. Diabetic fibrous breast disease: a clinical entity that mimics cancer. Eur J Surg Oncol. 1995;**21:**207-9.

Porcellati F, Rossetti P, Fanelli CG, et al. Glargine vs NPH as basal insulin in intensive treatment of TIDM given lispro at meals: one year comparison [Abstract no. 145]. Diabetologia. 2002; **45**(Suppl. 2):A51.

Porst H, Rosen R, Padma-Nathan H, et al. The efficacy and tolerability of vardenafil, a new, oral selective phosphodiesterase type 5 inhibitor, in patients with erectile dysfunction: the first at-home clinical trial. Int J Impot Res 2001;**13:**192-199.

Psaty BM, Lumley T, Furberg CD, et al. Health outcomes associated with various antihypertensive therapy used as first-line agents: a network meta-analysis. J Am Med Ass. 2003;**289:**2534-44.

Pyörälä K, Pedersen TR, Kjekshus J, Faergeman O, Olsson AG, Thorgeirsson G. Cholesterol lowering with simvastatin improves prognosis of diabetic patients with coronary heart disease. A subgroup analysis of the Scandinavian Simvastatin Survival Study (4S). Diabetes Care 1997;**20:**614-620.

Raats CJ, Van Den Born J, Berden JH. Glomerular heparan sulfate alterations: mechanisms and relevance for proteinuria. Kidney Int. 2000;**57**:385-400.

Rabasa-Lhoret R, Bourque J, Ducros F, Chiasson JL. Guidelines for premeal insulin dose reduction for postprandial exercise of different intensities and durations in type 1 diabetic subjects treated intensively with a basal-bolus insulin regimen (ultralente-lispro). Diabetes Care 2001;**24**:625-630.

Rajagopal J, Anderson WJ, Kume S, Martinez OI, Melton DA. Insulin staining of ES cell progeny from insulin uptake. Science. 2003;**229**:363.

Rami B, Schober E. Postprandial glycaemia after regular and Lispro in children and adolescents with diabetes. Eur J Pediatr. 1997;**15**:838-40.

Ramsdell J, Grossman J, Stephens J, Botteman M, Arocho R. A short-term cost-of-treatment model for type 2 diabetes: comparison of glipizide gastrointestinal therapeutic system, metformin, and acarbose. Am J Manag Care 1999;**5**:1007-1024.

Randle PJ, Garland PB, Hales CN, Newsholme EA. The glucose fatty-acid cycle. its role in insulin sensitivity and the metabolic disturbance of diabetes mellitus. Lancet 1963;i:785-789.

Raskin P, Guthrie RA, Leiter L, Riis A, Jovanovic L. Use of insulin aspart, a fast-acting insulin analog, as the mealtime insulin in the management of patients with type 1 diabetes. Diabetes Care. 2000;**23**:583-8.

Raskin P, Klaff L, Bergenstal R, Halle JP, Donley D, Mecca T. A 16-week comparison of the novel insulin analog insulin glargine (HOE 901) and NPH human insulin used with insulin lispro in patients with type 1 diabetes. Diabetes Care. 2000;**23**:1666-71.

Raskin P, Klaff L, McGill J, et al. Efficacy and Safety of Combination Therapy. Repaglinide plus Metformin versus Nateglinide plus Metformin. Diabetes Care. 2003;**26**:2063-8.

Raskin P, Park G, Zimmerman J. The effect of HOE 901 on glycaemic control in type 2 diabetes [Abstract]. Diabetes. 1998;**47**(Suppl. 1):A103.

Ratner RE, Hirsch IB, Neifing JL, Garg SK, Mecca TE, Wilson CA. Less hypoglycemia with insulin glargine in intensive insulin therapy for type 1 diabetes. U.S. Study Group of Insulin Glargine in Type 1 Diabetes. Diabetes Care 2000;**23**:639-643.

Rathmann W, Haastert B, Icks A, et al. High prevalence of undiagnosed diabetes mellitus in Southern Germany: target populations for efficient screening. The KORA Survey 2000. Diabetologia. 2003;**46**:182-9.

Ratner RE, Want LL, Fineman MS, et al. Adjunctive therapy with the amylin analogue pramlintide leads to a combined improvement in glycemic and weight control in insulin-treated subjects with type 2 diabetes. Diabetes Technol Ther. 2002;**4**:51-61.

Ravid M, Brosh D, Levi Z, Bar-Dayan Y, Ravid D, Rachmani R. Use of enalapril to attenuate decline in renal function in normotensive, normoalbuminuric patients with type 2 diabetes mellitus. A randomized, controlled trial. Ann Intern Med 1998;**128**:982-988.

Ravid M, Lang R, Rachmani R, Lishner M. Long-term renoprotective effect of angiotensin-converting enzyme inhibition in non-insulin-dependent diabetes mellitus. A 7-year follow-up study. Arch Intern Med. 1996;**156**:286-9.

Raz I, Elias D, Avron A, Tamir M, Metzger M, Cohen IR. Beta-cell function in new-onset type 1 diabetes and immunomodulation with a heat-shock protein peptide (DiaPep277): a randomized, double-blind, phase II trial. Lancet 2001;**358**:1749-1753.

Reddy KS, Statta RJ, Shokouh-Amiri H, et al. Simultaneous kidney-pancreas transplantation without antilymphocyte induction. Transplantation 2000;**69**:49-54.

Reike H. Infektionen beim Syndrom des diabetischen Fußes. In: Reike H (Hrsg). Diabetisches Fuß-Syndrom. Berlin: De Gruyter, 1999a;95-119.

Reike H. Wundheilung und lokale Wundbehandlung. In: Reike H (Hrsg). Diabetisches Fuß-Syndrom. Berlin: De Gruyter, 1999b;145-163.

Reinsch B, Ehren M, Hering S, Pfohl M. Hyper- und Hypoglykämien im Praxisalltag. Notfallmedizin 2000;**26**:22-26.

Reinsch B., Ehren M., Pfohl M. Hypoglykämische Notfälle bei Typ 1- und Typ 2-Diabetespatienten. Notfallmedizin. 2003;**29**:134-8.

Reinsch B, Hering S, Behre A, Ehren M, Enderle M, Schatz H, Pfohl M. Ketonkörper-Monitoring im Vollblut bei diabetischer Ketoazidose und bei hyperglykämischer Entgleisung. Diab Stoffw 2001;**10** (Suppl. 1):128.

Renard E, Jacques D, Chammas M, et al. Increased prevalence of soft tissue hand lesions in type 1 and type 2 diabetes mellitus: various entities and associated significance. Diabète Métab. 1994;**20**:513-21.

Rendell MS, Rajfer J, Wicker PA, Smith MD. Sildenafil for the treatment of erectile dysfunction in men with diabetes: a randomized controlled trial. Sildenafil diabetes study group. JAMA 1999;**281**:421-426.

Renner R, Liebl A, Neumann Chr, Hepp D. Zinkverzögerte Insuline zur adäquaten Insulinsubstitution während der Nacht bei Typ 1 diabetischen Patienten mit NPH-Versagen (TPNV). Diabetes und Stoffwechsel 1995;**4**:194.

Report of the Expert Committee on the Diagnosis and Classification of Diabetes Mellitus. Diabetes Care 1997;**20**:1183-1197.

Ricordi C, Lacy PE, Finke EH, Olack BJ, Scharp DW. Automated method for isolation of human pancreatic islets. Diabetes 1988;**37**:413-420.

Riddle MC, Rosenstock J, Gerich J. The treat-to-target trial: randomized addition of glargine or human NPH insulin to oral therapy of type 2 diabetic patients. Diabetes Care. 2003;**26**:3080-6.

Risse A. Diabetisches Polyneuropathie-Syndrom: Diagnostik und neophänomenologische Aspekte der Therapie. In: Reike H (Hrsg). Diabetisches Fuß-Syndrom. Berlin: De Gruyter, 1999; 35-54.

Ritz E, Keller C, Bergis KH. Nephropathy of type II diabetes mellitus. Nephrol Dial Transplant 1996;**11** (Suppl. 9):38-44.

Ritz E, Ogata H, Orth S. Smoking: a factor promoting onset and progression of diabetic nephropathy. Diabetes Metab. 2000;**26**(Suppl.14):54-63.

Ritz E, Orth SR. Nephropathy in patients with type 2 diabetes mellitus. N Engl J Med 1999;**341**:1127-1133.

Robertson RP, Davis C, Larsen J, Stratta R, Sutherland DER. Pancreas and islet transplantation for patients with diabetes (Technical Review). Diabetes Care 2000;**23**:112-116.

Rochlitz H, Voigt A, Lankat-Buttgereit B, et al. Cloning and quantitative determination of the human Ca^{2+}/calmodulin-dependent protein kinase II (CaaMK II) isoforms in human beta cells. Diabetologia 2000;**43**:465-473.

Roden M, Bernroider E. Hepatic glucose metabolism in humans — its role in health and disease. Best Pract Res Clin Endocrinol Metab. 2003;**17**:365-83.

Roffi M, Chew DP, Mukherjee D, et al. Platelet glycoprotein IIb/IIIa inhibitors reduce mortality in diabetic patients with non-ST-segment-elevation acute coronary syndromes. Circulation 2001; **104**:2767-2771.

Rohlfing CL, Wiedmeyer HM, Little RR, England JD, Tennill A, Goldstein DE. Defining the relationship between plasma glucose and HbA_{1c}: analysis of glucose profiles and HbA_{1c} in the Diabetes Control and Complications Trial. Diabetes Care. 2002;**25**:275-8.

Roll U, Ziegler AG. Combined antibody screening for improved prediction of IDDM-modern strategies. Exp Clin Endocrinol Diabetes 1997;**105**:1-14.

Romano G, Moretti G, Di Benedetto A, et al. Skin lesions in diabetes mellitus: prevalence and clinical correlations. Diabetes Res Clin Pract 1998;**39**:101-106.

Römpp Chemie Lexikon. 9. Aufl. Falbe J, Regitz M (Hrsg). Stuttgart, New York: Georg Thieme Verlag, 1995.

Rosak C. Insulinanaloga: Struktur, Eigenschaften und therapeutische Indikationen. Teil 1: Kurzwirkende Insulinanaloga. Internist. 2001;**42**:1523-35.

Rosak C. Insulinanaloga: Struktur, Eigenschaften und therapeutische Indikationen. Teil 2: Langwirkende Insulinanaloga. Internist. 2001;**42**:1692-9.

Rosen BM, Miodovnik M, Holcberg G. Hypoglycemia: The price of intensive insulin therapy for pregnant women with insulin dependent diabetes mellitus. Obstetrics & Gynecology 1995;**85**: 417-422.

Rosenbauer J, Herzig P, Kries v R, Neu A, Giani. Temporal, seasonal, and geographical incidence patterns of Type I diabetes mellitus in children under 5 years of age in Germany. Diabetologia 1999; **42**:1055-1059.

Rosenbloom AL, Hanas R. Diabetic ketoacidosis (DKA): treatment guidelines. Clinical Pediatr 1996; **35**:261-266.

Rosenbloom AL, Schatz DA. Diabetic ketoacidosis in childhood. Pediatr Ann 1994;**23**:284-288.

Rosenstock J, Park G, Zimmerman J. Basal insulin glargine (HOE 901) versus NPH insulin in patients with type 1 diabetes on multiple daily insulin regimens. Diabetes Care. 2000;**23**:1137-42.

Rosenstock J, Riddle M, HOE901/4002 Study Group. Treatment to Target Study: Timing and Frequency of Nocturnal Hypoglycemia. The Value of Adding bedtime Basal Insulin Glargine over NPH Insulin in Insulin-Naïve Patients with Type 2 Diabetes on Oral Agents. Diabetes. 2002; **51**(Suppl. 2):A482.

Rosenstock J, Schwartz SL, Clark Jr CM, Park GD, Donley DW, Edwards MB. Basal insulin therapy in type 2 diabetes: 28-week comparison of insulin glargine (HOE 901) and NPH insulin. Diabetes Care. 2001;**24**:631-6.

Rossetti P, Pampanelli S, Fanelli C, et al. Intensive replacement of basal insulin in patients with type 1 diabetes given rapid-acting insulin analog at mealtime. Diabetes Care. 2003;**26**:1490-6.

Rubino F, and Marescaux, J. Effect of Duodenal-Jejunal Exclusion in a Non-obese Animal Model of Type 2 Diabetes. A New Perspective for an Old Disease. Ann Surg. 2004;**239**:1-11.

Rubin R. Psychotherapy and Counselling in diabetes mellitus. In: Snoek FJ, Skinner TC, eds. Psychology in diabetes care. Chichester: Wiley & Sons, 2000:235-263.

Rubin RR. Psychotherapy in diabetes mellitus. Seminars in Clinical Neuropsychiatry 1997;**2**:72-81.

Ruggenenti P, Remuzzi G. The diagnosis of renal involvement in non-insulin-dependent diabetes mellitus. Curr Opin Nephrol Hypertens. 1997;**6**:141-5.

Rutledge KS, Chase HP, Klingensmith GJ, Walraves PA, Slover RH, Garg SK. Effectiveness of postprandial humalog in toddlers with diabetes. Pediatrics. 1997;**100**:968-72.

Ryder RE, Owens DR, Hayes TM, Ghatei MA, Bloom SR. Unawareness of hypoglycaemia and inadequate hypoglycaemic counterregulation: no causal relation with diabetic autonomic neuropathy. BMJ 1990;**301**:783-787.

Rytter L, Troelsen S, Beck-Nielsen H. Prevalence and mortality of acute myocardial infarction in patients with diabetes. Diabetes Care 1985;**8**:230-234.

Sackett DL, Richardson WS, Rosenberg W, Haynes RB. Evidence-based Medicine. How to practice and teach EBM. New York: Churchill Livingstone, 1997.

Saenz de Tejada I, Anglin G, Knight JR, Emmick JT. Effects of tadalafil on erectile dysfunction in men with diabetes. Diabetes Care. 2002;**25**:2159-64.

Salmeron J, Hu FB, Manson JE, et al. Dietary fat intake and risk of type 2 diabetes in women. Am J Clin Nutr. 2001;**73**:1019-26.

Samaha FF, Iqbal N, Seshadri P, et al. A low-carbohydrate as compared with a low-fat diet in severe obesity. N Engl J Med. 2003;**348**:2074-81.

Sanders LJ, Frykberg RG. Charcot foot. In: Levin ME, O'Neal LW, Bowker JH eds. The Diabetic foot, 5 th edn. St. Louis: Mosby Year Book, 1993: 149-180.

Sanders LJ, Frykberg RG. Diabetic Neuropathic Osteoarthropathy: The Charcot Foot. In: Frykberg RG (ed). The High Risk Foot in Diabetes Mellitus. New York: Churchill Livingstone, 1991.

Sartor G, Schersten B, Carlstrom S, Melander A, Norden A, Persson G. Ten-year follow-up of subjects with impaired glucose tolerance: prevention of diabetes by tolbutamide and diet regulation. Diabetes 1980;**29**:41-49.

Savage PJ, Pressel SL, Curb JD, et al. Influence of long-term, low-dose, diuretic-based, antihypertensive therapy on glucose, lipid, uric acid, and potassium levels in older men and women with isolated systolic hypertension: The Systolic Hypertension in the Elderly Program. SHEP Cooperative Research Group. Arch Intern Med. 1998;**158**:741-51.

Scandinavian Simvastatin Survival Study Group. Randomised trial of cholesterol lowering in 4444 patients with coronary heart disease: the Scandinavian Simvastatin survival study (4S). Lancet 1994;**344**:1383-1389.

Schäfers RF, Lütkes P, Ritz E, Philipp T. Leitlinie zur Behandlung der arteriellen Hypertonie bei Diabetes mellitus. Konsensus-Empfehlungen der Deutschen Liga zur Bekämpfung des hohen Blutdruckes e. V., der Deutschen Diabetes-Gesellschaft und der Gesellschaft für Nephrologie. DMW 1999;**124**:1356-1372 und Diabetes und Stoffwechsel 2000;**9**:89-103.

Scharp DW, Lacy PE, Santiago JV, McCullough CS, Weide LG, Falqui L, Marchetti P, Gingerich RL, Jaffe AS, Cryer PE et al. Insulin independence after islet transplantation into type I diabetic patients. Diabetes 1990;**39**:515-518.

Schatz H. Die Langerhanssche Insel: Regulation der Biosynthese und Sekretion von Insulin. Diabetologie Informationen 1999a;**3**:202-205.

Schatz H. Insulin-Biosynthese und Sekretion. Stuttgart: Thieme; 1976.

Schatz H. Preclinical and clinical studies on safety and tolerability of repaglinide. Exp Clin Endocrinol Diabetes 1999b;**107** (Suppl. 4):144-148.

Schatz H. Wirkprofil und erste Ergebnisse neuer PPAR-gamma-Agonisten. Symposium Medical 2001;**12**:15-16.

Schatz H, Ammermann S. Human Proinsulin: Bioactivity and Pharmaco-Kinetics after Intravenous and Subcutaneous Administration. Horm Metab Res 1988;**18** (Suppl. 1):1-5.

Schatz H, Bottermann P, Kriegstein E v. Insulintabelle 2000. Bochum: Geschäftsstelle der Deutschen Diabetes-Gesellschaft, 2000.

Schatz H, für den Pharmakotherapie-Ausschuss der Deutschen Diabetes-Gesellschaft (DDG). Pharmakotherapie des Diabetes mellitus und Disease Management Programme (DMPs). Stellungnahme der Deutschen Diabetes-Gesellschaft. 2004. [Im Druck].

Schatz H, Joost HG. Stellungnahme zur mitogenen Wirkung von Insulin und Insulinanaloga. Diabetes und Stoffwechsel 2001;**10**:46.

Schatz H, Mark M, Ammon HPT. Antidiabetika – Diabetes mellitus und Pharmakotherapie. Stuttgart: Wissenschaftl. Verlagsgesellschaft, 1986.

Schatz H, Schoppel K, Lehwalder D, Schandry R. Efficacy, Tolerability and Safety of Nateglinid in Combination with Metformin. Results from a Study under General Practice Conditions. Clin Exp Endocrinol Diabetes. 2003;**111**:262-6.

Schatz H, Wehling M. Fighting against the „Hypertriglyceridaemic Waist": a new international institute for the metabolic syndrome. Exp Clin Endocrinol Diabetes. 2003;**111**:119-20.

Scheen SJ, Castillo MJ, Lefebvre PJ. Glucagon-induced plasma c-peptide response in diabetic patients: Influence of body weight and relationship to insulin requirement. Diabetes & Metabolism 1996;**22**:455-458.

Scherbaum WA, Lankisch MR, Pawlowski B, Somville T. Insulin Lispro in pregnancy – retrospective analysis of 33 cases and matched controls. Exp Clin Endocrinol Diabetes 2002;**110**.

Schernthaner C. Progress in the immunointervention of type-1 diabetes mellitus. Horm Metab Res 1995;**27**:554.

Schernthaner G, Wein W, Sandholzer K, Equiluz-Bruck S, Bates PC, Birkett MA. Postprandial insulin Lispro: a new therapeutic option for type 1 diabetic patients. Diabetes Care. 1998;**21**:570-3.

Schifferdecker E, Schatz H. Krankheiten des Stoffwechsels und des Endokriniums. In: Fritze E. Die ärztliche Begutachtung. Darmstadt: Steinkopff, 1996.

Schleicher ED. Biochemical Aspects of Diabetic Nephropathy. In: Mogensen CE (ed). The Kidney in Hypertension and Diabetes mellitus. 5. Auflage. Boston, Dordrecht, London: Kluwer Academic Publishers, 2000:263-279.

Schloot N, Eisenbarth GS. Isohormonal therapy of endocrine autoimmunity. Immunol today 1995;**16**:289.

Schmülling RM, Jakober B, Pfohl M, Overkamp D, Eggstein M. Exercise and insulin requirements. Horm Metab Res 1990;**24**:83-87.

Schmülling RM, Pfohl M, Renn W, et al. Flugreisen trotz Diabetes? Der Einfluß einer westlichen und östlichen Zeitverschiebung auf den Rhythmus zirkadianer Hormone und die Stoffwechseleinstellung von Typ-I-Diabetikern. Z Allg Med 1995;**71**:212-225.

Schnauder G, Pfohl M, Laukenmann P, Hübener C, Hepp C, Eggstein M, Schmülling RM. Exercise and Alcohol – Inducing Nocturnal Hypoglycemia? Diabetologia 1992;**35** (Suppl.1):A183.

Schneider DJ, Nordt TK, Sobel BE. Stimulation by proinsulin of expression of plasminogen activator inhibitor type-1 in endothelial cells. Diabetes 1992;**41**:890-895.

Schneider S, Kunt T, Forst T, Pfützner A, Goitom K, Beyer J. Mikrozirkulatorische Effekte des humanen Proinsulin C-Peptid. Diabetes und Stoffwechsel 1999;**8** (Suppl. 1):84.

Schneider SH, Khachadurian AK, Amorosa LF, Clemow L, Ruderman NB. Ten-year experience with an exercise-based outpatient life-style modification program in the treatment of diabetes mellitus. Diabetes Care 1992;**15**:1800-1810.

Schober E, Schoenle E, Van Dyk J, Wernicke-Panten K. Comparative trial between insulin glargine and NPH insulin in children and adolescents with type 1 diabetes mellitus. J Pediatr Endocrinol Metab. 2002;**15**:369-76.

Schoemaker et al. The SCGM1 System: subcutaneous continuous glucose monitoring based on microdialysis technique. Diabetes Technol Ther. 2003;**5**:599-608.

Schofer J, Schlüter M, Gershlick AH, et al. Sirolimus-eluting stents for treatment of patients with long atherosclerotic lesions in small coronary arteries: double-blind, randomised controlled trial (E-SIRIUS). Lancet. 2003;**362**:1093-9.

Schrier RW, Estacio RO, Jeffers B. Appropriate Blood Pressure Control in NIDDM (ABCD) Trial. Diabetologia. 1996;**39**:1646-54.

Schwartz FW., Wille E, Fischer CG, et al. Sachverständigenrat für die konzertierte Aktion im Gesundheitswesen. Bedarfsgerechtigkeit und Wirtschaftlichkeit. Gutachten 2000/2001. Kurzfassung [www.svr-gesundheit.de/Gutacht/SOGU 00/kurzf00.pdf.Seite 58].

Schwartz NS, Clutter WE, Shah SD, Cryer PE. Glycemic thresholds for activation of glucose counterregulatory systems are higher than the thresholds for symptoms. J Clin Invest 1987;**79**:777-781.

Scottish Intercollegiate Guidelines Network. SIGN Guidelines. An introduction to SIGN methodology for the development of evidence-based clinical guidelines, 1999. [www.show.scot.nhg.nh/sign/home.htm].

Seipke G. Persönliche Mitteilung. 2000.

Service FJ, Molnar GD, Rosevear JW, Ackerman E, Gatewood LC, Taylor WF. Mean amplitude of glycemic excursions, a measure of diabetic instability. Diabetes 1970;**19**:644 - 655.

Shah R, Miller M, Zhang Y, et al. A fully implanted artificial pancreas [Abstract]. Diabetes Technol Ther. 2002;**4**:235.

Shank ML, Del Prato S, De Fronzo RA. Bedtime insulin/daytime glipizide. Effective therapy for sulfonylurea failures in NIDDM. Diabetes 1995;**44**:165-172.

Shapiro AMJ, Lakey JRT, Ryan EA, et al. Islet transplantation in seven patients with type 1 diabetes mellitus using a glucocorticoid-free immunsuppressive regimen. N Engl J Med 2000;**343**:230-238.

Sharma K, Ziyadeh FN. Hyperglycemia and diabetic kidney disease. The case for transforming growth factor β as a key mediator. Diabetes 1995;**44**:1139-1146.

Shaten BJ, Smith GD, Kuller LH, Neaton JD. Risk factors for the development of type II diabetes among men enrolled in the usual care group of the Multiple Risk Factor Intervention Trial. Diabetes Care 1993;**16**:1331-1339.

Sherman RA. Maggot versus conservative debridement therapy for the treatment of pressure ulcers. Wound Rep Reg. 2002;**10**:208-14.

Shichiri M, Kishikawa H, Ohkubo Y, Wake N. Long-term results of the Kumamoto study on optimal diabetes control in NIDDM. Diabetes Care. 2000;**23**(Suppl. 2):B21-B29.

Shojaee-Moradie F, Powrie JK, Sundermann E, et al. Novel hepatoselective insulin analog. Diabetes Care 2000;**23**:1124-1129.

Shymko RM, Dumont E, De Meyts P, Dumont JE. Timing-dependence of insulin-receptor mitogenic signalling: a plausible model based on coincidence of hormone and effector binding. Biochem J 1999;**339**:675-688.

Sidossis LS, Wolfe RR. Glucose and insulin-induced inhibition of fatty acid oxidation: the glucose-fatty acid cycle reversed. Am J Physiol 1996;**270**:E733-738.

Siegmund T, Born T, Weber S, et al. Basal insulin therapy in type 2 diabetes: a prospective 18-month comparison of insulin glargine and NPH insulin in patients with a multiple injection regimen [Abstract no. 1976-PO]. Proceedings of the 63rd Annual Scientific Sessions of the American Diabetes Association. 2003:13-16.

Skak K, Gotfredsen C, Hansen JB, Sturis J, Markholst H. Improved β-cell survival in a Type I diabetes rat model after treatment with a β-cell selective potassium channel opener. Diabetologia. 2003; **46**(Suppl 2): A63.

Skyler JS, Marks JB. Immune intervention in type 1 diabetes mellitus. Diabetes Rev 1993;**1**:15-42.

Slezak LA, Andersen DK. Pankreatic resection: effects on glucose metabolism. World J Surg 2001; **25**:452-460.

Slieker LJ, Brooke GS, DiMarchi RD, et al. Modifications in the B10 and B26-30 regions of the B chain of human insulin alter affinity for the human IGF-1 receptor more than for the insulin receptor. Diabetologia 1997;**40**:S54-61.

Smets YFC, Westendorp RGJ, van der Pijl JW, et al. Effect of simultaneous pancreas-kidney transplantation on mortality of patients with type-1 diabetes mellitus and end-stage renal failure. Lancet 1999;**353**:1915-1919.

Smith RM, Mandel TE. Pancreatic islet xenotransplantation: the potential for tolerance induction. Immunol Today 2000;**21**:42-48.

Soler NG, Bennett MA, Pentecost BL, Fitzgerald MG, Malins JM. Myocardial infarction in diabetics. Q J Med 1975;**44**:125-132.

Song DK, Ashcroft FM. Glimepiride block of cloned beta-cell, cardiac and smooth muscle K (ATP) channels. Br J Pharmacol 2001;**133**:193-199.

Soria B, Roche E, Berna G, Leon-Quinto T, Reig JA, Martin F. Insulin-secreting cells derived from embryonic stem cells normalize glycemia in streptozotocin-induced diabetic mice. Diabetes 2000;**49** (2):157-162.

Soo K, Furler SM, Samaras K, Jenkins AB, Campbell LV, Chisholm DJ. Glycemic responses to exercise in IDDM after simple and complex carbohydrate supplementation. Diabetes Care 1996;**19**:575-579.

Spollett GR. Assessment and management of erectile dysfunction in men with diabetes. Diabetes Educ 1999;**25**:65-73.

Sprafka J, Burke G, Folsom A, McGovern P, Hahn L. Trends in prevalence of diabetes mellitus with myocardial infarction and effect of diabetes on survival. Diabetes Care 1991;**14**:537-543.

Stammberger I, Bube A, Durchfeld-Meyer B, Donaubauer H, Troschau G. Evaluation of the carcinogenic potential of insulin glargine (Lantus) in rats and mice. Int J Toxicol. 2002;**21**:171-9.

Standl E, Baumgartl HJ, Füchtenbusch M, Stemplinger J. Effect of acarbose on additional insulin therapy in type 2 diabetic patients with late failure of sulphonylurea therapy. Diab Obes & Metab 1999a;**1**:215-220.

Standl E, Eckert S, Fuchs C, et al. Diabetes und Herz: Deutsche Evidenz-basierte Diabetes-Leitlinie (DDG). Diabetes und Stoffwechsel 2001;**10**:29-42.

Standl E, Fuchs CH, Parandeh-Shab F, et al. Management der Hypertonie beim Patienten mit Diabetes mellitus. In: Scherbaum WA, Lauterbach KW, Renner R, Hrsg. Evidenz-basierte Diabetes-Leitlinien DDG. Bochum: Deutsche Diabetes-Gesellschaft, 2000 (ISBN 3-933740-10-X).

Standl E, Füchtenbusch M. The role of oral antidiabetic agents: why and when to use an early-phase insulin secretion agent in type 2 diabetes mellitus. Diabetologia. 2003;**46**(Suppl. 1):30-6.

Standl E, Janka HU, Mehnert H. Behandlung mit nichtinsulinotropen oralen Antidiabetika. In: Mehnert H, Standl E, Usadel KH. Diabetologie in Klinik und Praxis. Stuttgart, New York: Thieme, 1999b:163-178.

Standl E, Maxeiner S, Schweitzer MA, for the HOE901/4009 Study Group. Incidence of nocturnal hypoglycaemia in patients with Type 2 diabetes is comparable when either morning or bedtime insulin glargine is coadministered with glimepiride. Diabetologia. 2003;**46(**Suppl. 2):A6.

Standl E. Results of an international, multicentered, randomised 28-week study for the comparison of glargine insulin (HOE 901) and NPH insulin in the intensified treatment (ICT) of type 1 diabetes [Abstract no. pFr107]. Exp Clin Endocrinol Diabetes. 2000;**108**(Suppl. 1):159.

Standl E, Schnell O. A new look at the heart in diabetes mellitus: From ailing to failing. Diabetologia 2000;**43**:1455-1469.

Standl E, Stiegler H, Janka HU, Hillebrand B. Das diabetische Fußsyndrom. In: Mehnert H, Standl E, Usadel KH. Diabetologie in Klinik und Praxis. Stuttgart: Thieme, 1999c:481-505.

Stark S, Sachse R, Liedl T, et al. Vardenafil increases penile rigidity and tumenescence in men with erectile dysfunction after a single oral dose. Eur Urol 2001;**40**:181-190.

Stefan N, Stumvoll M. Adiponectin – its role in metabolism and beyond. Horm Metab Res. 2002;**34**:469-74.

Stellungnahme: Die ärztliche Betreuung der schwangeren Diabetikerin. Deutsche Gesellschaft für Gynäkologie und Geburtshilfe (DGGG), Arbeitsgemeinschaft Diabetes und Schwangerschaft der Deutschen Diabetes-Gesellschaft (DDG). A.2.39. Frauenarzt. 1999;**12**:1475-7.

Steppan CM, Bailey ST, Bhat S, et al. The hormone resistin links obesity to diabetes. Nature 2001;**409**:307-312.

Stock P. The early management of the pancreas transplant recipient. Graft 2000;**3** (Suppl. 1):S45-S51.

Strasser D, Nützi E, Spinas GA, Berger W. Treatment of early-morning hyperglycemia in type 1 diabetics with amorphous zinc insulin (Semilente) at bedtime. Horm Res 1993a;**39**:173-178.

Strasser D, Nützi E, Spinas GA, Berger W. Treatment of early-morning hyperglycemia in type 1 diabetics with amorphous zinc insulin (Semilente) at bedtime. Horm Res 1993b;**39**:5-6.

Stratton IM, Adler AI, Neilö HA, et al. Association of glycaemia with macrovascular and microvascular complications of type 2 diabetes (UKPDS 35): prospective observational study. Brit Med J 2000;**321**:405-412.

Stratton IM, Kohner EM, Aldington SJ, et al. for the UKPDS Group. UKPDS 50: Risk factors for incidence and progression of retinopathy in type 2 diabetes over 6 years from diagnosis. Diabetologia 2001;**44**:156-163.

Stuckey BGA, Jadzinsky MN, Murphy LJ, et al. Sildenafil citrate for treatment of erectile dysfunction in men with type I diabetes. Diabetes Care 2003; **26:** 279-84.

Stumvoll M, Nurjhan N, Perriello G, Dailey G, Gerich JE. Metabolic effects of metformin in non-insulin-dependent diabetes mellitus. N Engl J Med 1995;**333**:550-554.

Surekha V, Peter JV, Jeyaseelan L, Cherian AM. Drug interaction: rifampicin and glibenclamide. Nath Med J India. 1997;**10**:11-12.

Symanowski SM, Brunelle RI, Anderson JH. A new technique of population subgroup analysis to evaluate the safety of insulin Lispro. Abstract of the 15th International Diabetes Federation Congress. Kobe. 1994:120.

Tamas G, Marre M, Astorga R, Dedov I, Jacobsen J, Lindholm A, Insulin Aspart Study Group. Glycaemic control in type 1 diabetic patients using optimised insulin aspart or human insulin in a randomised multinational study. Diabetes Res Clin Pract. 2001;**54**:105-14.

Targoni OS, Tary-Lehmann M, Lehmann PV. Prevention of murine EAE by oral hydrolytic enzyme treatment. J Autoimmun 1999;**12**:191.

Tattersall RB, Fajans SS. A difference between the inheritance of classical juvenile-onset and maturity onset diabetes of the young people. Diabetes 1975;**24**:44.

Tatti P, Pahor M, Byington RP, et al. Outcome results of the Fosinopril Versus Amlodipine Cardiovascular Events Randomized Trial (FACET) in patients with hypertension and NIDDM. Diabetes Care. 1998;**21**:597-603.

Ter Braak EW, Woodworth JR, Bianchi R, et al. Injection site effects on the pharmacokinetics and glucodynamics of insulin Lispro and regular insulin. Diabetes Care. 1996;**19**:1437-40.

Testa M, Simonson D. Health economic benefits and quality of life during improved glycemic control in patients with type 2 diabetes mellitus. JAMA 1998;**280**:1490-1496.

Teufel NI, Ritenbaugh CK. Development of a primary prevention program: insight gained in the Zuni Diabetes Prevention Program. Clin Pediatr (Phila) 1998;**37:**131-141.

The bypass angioplasty revascularization investigation (BARI) investigators. Comparison of coronary bypass surgery with angioplasty in patients with multivessel disease (published erratum appears in N Engl J Med 1997;**336**:147). N Engl J Med 1996;**335**:217-225.

The bypass angioplasty revascularization investigation (BARI). Influence of diabetes on 5-year mortality and morbidity in a randomized trial comparing CABG and PTCA in patients with multivessel disease: the Bypass Angioplasty Revascularization Investigation (BARI). Circulation 1997;**96**:1761-1769.

The Canadian European Diabetes Study Group. Cyclosporin-induced remission of IDDM after early intervention. Association of 1 yr. of cyclosporin treatment with enhanced insulin secretion. Diabetes 1988;**37**:1574.

The DECODE Study Group. Glucose tolerance and cardiovasular mortality. Comparison of fasting and 2-hour diagnostic criteria. Arch Intern Med. 2001;**161**:397-404.

The DECODE Study Group. Glucose tolerance and mortality: comparison of WHO and American Diabetes Association diagnostic criteria. European Diabetes Epidemiology Group. Diabetes Epidemiology: Collaborative analysis of Diagnostic criteria in Europe. Lancet 1999;**354** (9179): 617-621.

The DECODE Study Group: Glucose tolerance and mortality: comparison of WHO and American Diabetes Association diagnostic criteria. European Diabetes Epidemiology Group. Diabetes Epidemiology: Collaborative analysis of diagnostic criteria in Europe. Lancet. 1999;**354**:617-21.

The DECODE-study group. Is fasting glucose sufficient to define diabetes? Epidemiological data from 20 European studies. Diabetologia 1999;**42**:647-654.

The DECODE-study group. Will new diagnostic criteria for diabetes mellitus change phenotype of patients with diabetes? Reanalysis of European epidemiological data. BMJ 1998;**317**:371-375.

The Diabetes Control and Complications (DCCT) Research Group. Effect of intensive therapy on the development and progression of diabetic nephropathy in the Diabetes Control and Complications Trial. Kidney Int 1995;**47**:1703-1720.

The Diabetes Control and Complications Trial Research Group: Epidemiology of Severe Hypoglycemia in the Diabetes Control and Complications Trial. The American Journal of Medicine 1991;**90**:450-459.

The Diabetes Control and Complications Trial Research Group. Hypoglycemia in the Diabetes Control and Complications Trial. Diabetes 1997;**46**:271-286.

The Diabetes Control and Complications Trial Research Group. Retinopathy and nephropathy in patients with type 1 diabetes four years after a trial of intensive therapy. N Engl J Med 2000;**342**:381-389.

The Diabetes Control and Complications Trial Research Group. The absence of a glycemic threshold for the development of long-term complications: the perspective of the Diabetes Control and Complications Trial. Diabetes 1996;**45**:1289-1298.

The Diabetes Control and Complications Trial Research Group. The effects of intensive insulin treatment of diabetes on the development and progression of long-term complications in insulin-dependent diabetes mellitus. N Engl J Med 1993;**329**:977-986.

The Diabetes Prevention Program. Design and methods for a clinical trial in the prevention of type 2 diabetes. Diabetes Care 1999;**22**:623-634.

The Expert Committee on the Diagnosis and Classification of Diabetes Mellitus: Follow-up Report on the Diagnosis of Diabetes Mellitus. Diabetes Care. 2003;**26**:3160-7.

The Expert Committee on the Diagnosis and Classification of Diabetes Mellitus: report of the expert committee on the diagnosis and classification of diabetes mellitus. Diabetes Care 1997; **20**:1183-1197.

The ISAM study group. A prospective trial of intravenous streptokinase in acute myocardial infarction. N Engl J Med 1986;**314**:1465-1471.

Thomas S, Jones M, Shutler S, Jones S. Using larvae in modern wound management. J Wound Care 1996;**5**:60-69.

Tietge M, Lenzen S. Gene therapy of diabetes mellitus – aims, methods and future prospects. Experimental Clinical Endocrinology und Diabetes, 1995;**103** (2):46-55.

Tillil H, Köbberling J. Genetische Aspekte des Diabetes mellitus und ihre Bedeutung für die Beratung in der Geburtshilfe. Gynäkologe 1998;**31**:154-161.

Toeller M, et al. Nutritional intake of 2868 IDDM-patients from 30 centers in Europe. Diabetologia 1996;**39**:929-939.

Toeller M. Ergänzung zum Bericht des Ausschusses Ernährung. Diabetologie-Informationen 1993;**15**:109.

Tomai F, Crea F, Gaspardone A, et al. Ischemic preconditioning during coronary angioplasty is prevented by glibenclamide, a selective ATP-sensitive K+ channel blocker. Circulation 1994; **90:**700-705.

Tomlinson D, ed. Neurobiology of Diabetic Neuropathy. San Diego, London: Academic Press; 2002.

Toombs CF, Moore TL, Shebuski RJ. Limitation of infarct size in the rabbit by ischaemic preconditioning is reversible with glibenclamide. Cardiovasc Res 1993;**27:**617-622.

Torgerson JS, Hauptman J, Boldrin MN, Sjostrom L. XENical in the Prevention of Diabetes in Obese Subjects (XENDOS) Study. A randomized study of orlistat as an adjunct to lifestyle changes for the prevention of type 2 diabetes in obese patients. Diabetes Care. 2004;**27:**155-61.

Torjesen PA, Birkeland KI, Anderssen SA, Hjermann I, Holme I, Urdal P. Lifestyle changes may reverse development of the insulin resistance syndrome. The Oslo Diet and Exercise Study: a randomized trial. Diabetes Care 1997;**20:**26-31.

Trichopoulou A, Costacou T, Bamia C, Trichopoulos D. Adherence to a Mediterranean diet and survival in a Greek population. N Engl J Med. 2003;**348:**2599-2608.

Tuomilehto J, Lindstrom J, Eriksson JG, et al. Prevention of type 2 diabetes mellitus by changes in lifestyle among subjects with impaired glucose tolerance. N Engl J Med. 2001;**344:**1343-50.

Tuomilehto J, Rastenyte D, Birkenhager WH, et al. Effects of calcium-channel blockade in older patients with diabetes and systolic hypertension. Systolic Hypertension in Europe Trial Investigators. N Engl J Med 1999;**340** (9):677-684.

UK Prospective Diabetes Study (UKPDS) Group. Effect of intensive blood-glucose control with sulphonylureas or insulin compared with conventional treatment and risk of complications in patients with type 2 diabetes (UKPDS 33). Lancet 1998a;**352:**837-853.

UK Prospective Diabetes Study (UKPDS) Group. Effect of intensive blood-glucose control with metformin on complications in overweight patients with type 2 diabetes (UKPDS 34). Lancet 1998 b;**352:**854-865.

UK Prospective Diabetes Study (UKPDS) Group. Efficacy of atenolol and captopril in reducing risk of macrovascular and microvascular complications in type 2 diabetes (UKPDS 39). BMJ 1998e; **317:**713-720.

UK Prospective Diabetes Study (UKPDS 38). Tight blood pressure control and risk of macrovascular and microvascular complications in type 2 diabetes: UK Prospective Diabetes Study Group. BMJ 1998 c;**317:**703-713.

UK Prospective Diabetes Study (UKPDS) Group. Lost effectiveness analysis of improved blood pressure control in hypertensive patients with type 2 diabetes (UKPDS 40). BMJ 1998 d;**317:** 720-726.

University Group Diabetes Program. A study of the effect of hypoglycemic agents on vascular complications in patients with adult-onset diabetes. Diabetes 1970;**19** (Suppl. 2):474-830.

US Renal Data System (USRDS). Annual Data Report. Bethesda, MD. National Institute of Health: Institute of Diabetes and Digestive and Kidney Diseases, 1994.

Vague P, Selam J-L, Skeie S, et al. Insulin detemir is associated with more predictable glycemic control and reduced risk of hypoglycemia than NPH insulin in patients with type 1 diabetes on a basal-bolus regimen with premeal insulin aspart. Diabetes Care. 2003;**26:**590-6.

Valle T, Tuomilehto J, Eriksson J. Epidemiology of NIDDM in Eruopids. In: Alberti KGMM, Zimmet P, DeFronzo RA, Keen H, eds. International textbook of diabetes mellitus, 2nd edn. Chichester, New York, Brisbane, Toronto: Wiley, 1997:125-142.

Van den Berghe G, Wouters P, Weekers F, et al. Intensive insulin therapy in critically ill patients. New Engl J Med 2001;**345:**1359-1367.

Velho G, Froguel P. Genetic, metabolic and clinical characteristics of maturity onset diabetes of the young. Europan Journal of Endocrinology 1998;**138:**233-239.

Venstrom JM, McBride MA, Rother KI, Hirschberg B, Orchard TJ, Harlan DM. Survival after pancreas transplantation in patients with diabetes and preserved kidney function. JAMA. 2003;**290:** 2817-23.

Vering T. ADICOL – Advanced Insulin Infusion using a Control Loop. Therapieforum Diabetes. 2003;**2:**24-7.

Villhauer EB, Brinkman JA, Naderi GB, Burkey BF, Dunning BE, Prasad K, Mangold BL, Russell ME, Hughes TE. 1-[[(3-hydroxy-1-adamantyl)amino]acetyl]-2-cyano-(S)-pyrrolidine: a potent, selective, and orally bioavailable dipeptidyl peptidase IV inhibitor with antihyperglycemic properties. J Med Chem. 2003;**46:**2774-89.

Volk A, Maerker E, Rett K, Häring HU, Overkamp D. Glimepiride – effects on peripheral insulin sensitivity. Diabetologia 2000;**43** (Suppl. 1):A39;154 [Abstract].

Volk A, Renn W, Overkamp D, et al. Insulin action and secretion in healthy, glucose tolerant first degree relatives of patients with type 2 diabetes mellitus. Influence of body weight. Exp Clin Endocrinol Diabetes 1999;**107:**140-147.

Voyaki SM, Staessen JA, Thijs L, et al. Follow-up of renal function in treated and untreated older patients with isolated systolic hypertension. Systolic Hypertension in Europe (Syst-Eur) Trial Investigators. J Hypertens. 2001;**19**:511-19.

Wagner A, Risse A, Brill HL, et al. Therapy of severe diabetic ketoacidosis. Zero-mortality under very-low-dose insulin application. Diab Care 1999;**22**:674-677.

Wagner F. The dysvascular foot: a system for diagnosis and treatment. Foot & Ankle 1981;**2**:64-122.

Wald M, Lawrenz K, Luckner D, Seimann R, Mohnike K, Schober E. Glucagon therapy as a possible cause of erythema necrolyticum migrans in two neonates with persistent hyperinsulinaemic hypoglycaemia. Eur J Pediatr. 2002;**161**:600-3.

Wang PH. Growing pains in the pursuit of diabetes prevention. Lancet. 2004;**363**:910.

Wannamethee SG, Shaper AG. Weight change and duration of overweight and obesity in the incidence of type 2 diabetes. Diabetes Care 1999;**22**:1266-1272.

Watkins PJ. The diabetic foot. BMJ. 2003;**326**:977-9.

Wei M, Gaskill SP, Haffner SM, Stern MP. Effects of diabetes and level of glycemia on all-cause and cardiovascular mortality. Diabetes Care 1998;**21**:1167-1172.

Wei M, Kampert JB, Barlow CE, et al. Relationship between low cardiorespiratory fitness and mortality in normal-weight, overweight, and obese men. JAMA 1999;**282**:1547-1553.

Weimar B, Rauber K, Brendel MD, Bretzel RG, Rau WS. Percutaneous transhepatic catheterization of the portal vein: a combined CT- and fluoroscopy-guided technique. Cardiovasc Intervent Radiol 1999;**22**:342-344.

Weissberg-Benchell J, Antisdel-Lomaglio J, Seshadri R. Insulin Pump Therapy: A meta-analysis. Diabetes Care. 2003;**26**:1079-87.

Wellmer A, Misra VP, Sharief MK, Kopelman PG, Anand P. A double-blind placebo-controlled clinical trial of recombinant human brain-derived neurotrophic factor (rhBDNF) in diabetic polyneuropathy. J Peripher Nerv Syst. 2001;**6**:204-10.

Weyer C, Funahashi T, Tanaka S, et al. Hypoadiponectinemia in obesity and type 2 diabetes: close association with insulin resistance and hyperinsulinemia. J Clin Endocrinol Metab. 2001;**86**:1930-5.

White NH, Skor DA, Cryer PE, Levandoski LA, Bier DM, Santiago JV. Identification of type I diabetic patients at increased risk for hypoglycemia during intensive therapy. N Engl J Med 1983;**308**:485-491.

Wiefels K, Hübinger A, Dannehi K, Gries FA. Insulin kinetic and dynamic in diabetic patients under insulin pump therapy after injection of human insulin or the insulin analogue (Asp^{B28}). Horm Metab Res. 1995;**27**:421-4.

Wieman TJ, Smiell JM, Su Y. Efficacy and Safety of a Topical Gel Formulation of Recombinant Human Platelet-Derived Growth Factor-BB (Becaplermin) in Patients with Chronic Neuropathic Diabetic Ulcers. Diabetes Care 1998;**21**:822-827.

Wilde MI, McTavish D. Insulin lispro: a review of its pharmacological properties and therapeutic use in the management of diabetes mellitus. Drugs. 1997;**54**:597-614.

Wilson PW, Kannel WB, Anderson KM. Lipids, glucose intolerance and vascular disease: the Framingham Study. Monogr Atheroscler 1985;**13**:1-11.

Wing RR, Venditti E, Jakicic JM, Polley BA, Lang W. Lifestyle intervention in overweight individuals with a family history of diabetes. Diabetes Care 1998;**21**:350-359.

Witthaus E, Stewart J, Bradley C. Improved psychological outcomes after initiation of insulin treatment in patients with type II diabetes [Abstract no. 787]. Diabetologia. 2000;**43**(Suppl. 1):A205.

Witthaus E, Stewart J, Bradley C. Treatment satisfaction and psychological well-being with insulin glargine compared with NPH in patients with type 1 diabetes. Diabet Med. 2001;**18**:619-25.

Wolf G. Angiotensin II is involved in the progression of renal disease: importance of non-hemodynamic mechanics. Nephrologie 1998;**19**:451-456.

Wolf L. Chirurgische Interventionen beim diabetischen Fuß-Syndrom. Seminar: Angiologie und Diabetologie. Delecke, 2000.

Wolfenbuttel BHR, Nijst L, Sels JPJE, Menheere PPCA, Müller PG, Nieuwenhuijzen Kruseman AC. Effects of a new oral hypoglycaemic agent, repaglinide, on metabolic control in sulphonylurea-treated patients with NIDDM. Eur J Clin Pharmacol 1993;**45**:113-116.

Wolffenbuttel BHR, Gomis R, Squattrito S, Jones NP, Patwardhan RN. Addition of low-dose rosiglitazone to sulphonylurea therapy improves glycaemic control in Type 2 diabetic patients. Diabetic Medicine. 2000;**17**:40-7.

Wolfenbuttel BHR, Landgraf R on behalf of the Dutch and German Repaglinide Study group. A 1-year multicenter randomized double-blind comparison of repaglinide and Glyburide for the treatment of Type 2 diabetes. Diabetes Care 1999;**22**:463-467.

Wollmer A, Rannefeld B, Johansen BR, Hejnaes KR, Balschmidt P, Hansen FB. Phenol-promoted structural transformation of insulin in solution. Biol Chem Hoppe-Seyler 1987;**368**:903-911.

Woodfield SL, Lundergan CF, Reiner JS et al. Angiographic findings and outcome in diabetic patients treated with thrombolytic therapy for acute myocardial infarction: The GUSTO-1 experience. J Am Coll Cardiol 1996;**28**:1661-1669.

World Health Organization. Diabetes mellitus: Report of a WHO study group. Geneva, World Health Org., 1985 (Tech. Rep. Ser. no. 727).

Wright A, Burden ACF, Paisey RB, Cull CA, Holman RR. Sulfonylurea Inadequacy. Efficacy of addition of insulin over 6 years in patients with type 2 diabetes in the U.K. Prospective Diabetes Study (UKPDS 57). Diabetes Care 2002;**25**:330-336.

Yamanouchi K, Shinozaki T, Chikada K, et al. Daily walking combined with diet therapy is a useful means for obese NIDDM patients not only to reduce body weight but also to improve insulin sensitivity. Diabetes Care 1995;**18**:775-778.

Yki-Järvinen H, Dressler A, Ziemen M. Less nocturnal hypoglycemia and better post-dinner glucose control with bedtime-insulin glargine compared with bedtime NPH insulin during insulin combination therapy in type 2 diabetes. Diabetes Care. 2000;**23**:1130-6.

Yki-Järvinen H, Ryysy L, Nikkilä K, Tulokas T, Vanamo R, Heikkila M. Comparison of bedtime insulin regimens in patients with type 2 diabetes mellitus. A randomized, controlled trial. Ann Intern Med 1999;**130**:389-396.

Younis N, Broadbent DM, Vora JP, Harding SP. Incidence of sight-threatening retinopathy in patients with type 2 diabetes in the Liverpool Diabetic Eye Study: a cohort study. Lancet. 2003;**361**:195-200.

Youssef S, Stuve O, Patarroyo JC, et al. The HMG-CoA reductase inhibitor, atorvastin, promotes a Th2 bias and reverses paralysis in central nervous system autoimmune disease. Nature. 2002; **420**:78-84.

Yudkin J, Oswald G. Determinants of hospital admission and case fatality in diabetic patients with myocardial infarction. Diabetes Care 1988;**11**:351-358.

Yusuf S, Sleight P, Pogue J, Bosch J, Davies R, Dagenais G. Effects of an angiotensin-converting-enzyme inhibitor, ramipril, on cardiovascular events in high-risk patients. The Heart Outcomes Prevention Evaluation Study Investigators. N Engl J Med 2000;**342** (3):145-153.

Zalzman M, Gupta S, Giri RK, et al. Reversal of hyperglycemia in mice by using human expandable insulin-producing cells differentiated from fetal liver progenitor cells. Proc Natl Acad Sci (USA). 2003; **100**:7253-8.

Zander M, Madsbad S, Madsen JL, Holst JJ. Effect of 6-week course of glucagon-like peptide 1 on glycaemic control, insulin sensitivity, and beta-cell function in type 2 diabetes: a parallel-group study. Lancet. 2002;**359**:824-30.

Zhang B, Salituro G, Szalkowski D, et al. Discovery of a small molecule insulin mimetic with anti-diabetic activity in mice. Science 1999;**284**:974-977.

Ziegelstein RC, Fauerbach JA, Stevens SS, Romanelli J, Richter DP, Bush DE. Patients with depression are less likely to follow recommendations to reduce cardiac risk during recovery from a myocardial infarction. Archives of Internal Medicine. 2000;**160**:1818-23.

Ziegler AG, Hummel M, Schenker M, Bonifacio E. Autoantibody appearance and risk for development of childhood diabetes in offspring of patients with type 1 diabetes: the 2-year analysis of the German BABYDIAB Study. Diabetes 1999a;**48**:468.

Ziegler D, Laux G, Dannehl K, Spüler M, Mühlen H, Mayer P, Gries FA. Assessment of cardiovascular autonomic function: age-related normal ranges and reproducibility of spectral analysis, vector analysis, and standard tests of heart rate variation and blood pressure responses. Diabetic Med 1992;**9**:166-175.

Ziegler D, Piolot R, Strassburger K, Lambeck H, Dannehl K. Normal ranges and reproducibility of statistical, geometric, frequency domain, and non-linear measures of 24-hour heart rate variability. Horm Metab Res 1999b;**31**:672-679.

Zimny S, Dessel F, Ehren M, Pfohl M, Schatz H. Early detection of microcirculatory impairment in diabetic patients with foot at risk. Diabetes Care 2001;**24**:1810-1814.

Zimny S, Schifferdecker E, Schatz H. Alteration of the Plantar Pressure Distribution in Diabetic Patients with Diabetic Foot Syndrome: Quantitative Assessment of Plantar Pressures using the Dynamic Pedobarography. Diabetes und Stoffwechsel 2000;**9**:322-326.

Zöch G. Das Prinzip der vakuumunterstützten Wundbehandlung. Eur Surg. 2003;**35**(Suppl. 191): 3-5.

Sachwortverzeichnis

Gesamt-, LDL- und HDL-Cholesterin

mg/dl	mmol/l	mmol/l	mg/dl
20	0,5	0,5	19,2
25	0,7	0,6	23,1
30	0,8	0,7	26,9
35	0,9	0,8	30,8
40	1,0	0,9	34,6
45	1,2	1,0	38,5
50	1,3	1,1	42,3
55	1,4	1,2	46,2
60	1,6	1,3	50,0
65	1,7	1,4	53,8
70	1,8	1,5	57,7
75	2,0	1,6	61,5
80	2,1	1,7	65,4
85	2,2	1,8	69,2
90	2,3	1,9	73,1
95	2,5	2,0	76,9
100	2,6	2,1	80,8
105	2,7	2,2	84,6
110	2,9	2,3	88,5
115	3,0	2,4	92,3
120	3,1	2,5	96,2
125	3,3	2,6	100,0
130	3,4	2,7	103,8
135	3,5	2,8	107,7
140	3,6	2,9	111,5
145	3,8	3,0	115,4
150	3,9	3,1	119,2
155	4,0	3,2	123,1
160	4,2	3,3	126,9
165	4,3	3,4	130,8
170	4,4	3,5	134,6
175	4,6	3,6	138,5
180	4,7	3,7	142,3
185	4,8	3,8	146,2
190	4,9	3,9	150,0
195	5,1	4,0	153,8
200	5,2	4,2	161,5
205	5,3	4,4	169,2
210	5,5	4,6	176,9
215	5,6	4,8	184,6
220	5,7	5,0	192,3
225	5,9	5,2	200,0
230	6,0	5,4	207,7
235	6,1	5,6	215,4
240	6,2	5,8	223,1
245	6,4	6,0	230,8
250	6,5	6,2	238,5

mg/dl	mmol/l	mmol/l	mg/dl
255	6,6	6,4	246,2
260	6,8	6,6	253,8
265	6,9	6,8	261,5
270	7,0	7,0	269,2
275	7,2	7,2	276,9
280	7,3	7,4	284,6
285	7,4	7,6	292,3
290	7,5	7,8	300,0
295	7,7	8,0	307,7
300	7,8	8,2	315,4
310	8,1	8,4	323,1
320	8,3	8,6	330,8
330	8,6	8,8	338,5
340	8,8	9,0	346,2
350	9,1	9,2	353,8
360	9,4	9,4	361,5
380	9,9	9,6	369,2
400	10,4	9,8	376,9
420	10,9	10,0	384,6
440	11,4	10,5	403,8
460	12,0	11,0	423,1
500	13,0	12,0	461,5
550	14,3	13,0	500,0
600	15,6	14,0	538,5

Kreatinin

mg/dl	µmol/l	µmol/l	mg/dl
0,6	53,0	40,0	0,5
0,8	70,7	60,0	0,7
1,0	88,4	80,0	0,9
1,2	106,1	100,0	1,1
1,4	123,8	120,0	1,4
1,6	141,4	140,0	1,6
1,8	159,1	160,0	1,8
2,0	176,8	180,0	2,0
2,5	221,0	200,0	2,3
3,0	265,2	250,0	2,8
3,5	309,4	300,0	3,4
4,0	353,6	350,0	4,0
4,5	397,8	400,0	4,5
5,0	442,0	450,0	5,1
6,0	530,4	500,0	5,7
7,0	618,8	600,0	6,8
8,0	707,2	700,0	7,9
9,0	795,6	800,0	9,0
10,0	884,0	900,0	10,2